国家卫生健康委员会"十四五"规划教材

全国高等中医药教育教材

供中药学等专业用

临床中药学

第3版

中藥

主　编　王　建　张　冰

副主编　周　昕　任艳玲　王英豪　朱建光

编　委　（按姓氏笔画排序）

马　莉（南京中医药大学）　　　张　冰（北京中医药大学）

王　建（成都中医药大学）　　　张顺贞（云南中医药大学）

王　茜（河北中医学院）　　　　林志健（北京中医药大学）

王英豪（福建中医药大学）　　　周　昕（上海中医药大学）

叶　蕾（滨州医学院）　　　　　赵志英（中国药科大学）

宁艳梅（甘肃中医药大学）　　　胡晨霞（广州中医药大学）

朱建光（河南中医药大学）　　　高　峰（陕西中医药大学）

任艳玲（辽宁中医药大学）　　　唐　怡（成都中医药大学）

李煦照（贵州中医药大学）　　　常惟智（黑龙江中医药大学）

秘　书（兼）唐　怡

人民卫生出版社
·北京·

图书在版编目（CIP）数据

临床中药学 / 王建，张冰主编 . —3 版 . —北京：
人民卫生出版社，2021.5（2025.9 重印）
ISBN 978-7-117-31532-6

Ⅰ.①临⋯ Ⅱ.①王⋯②张⋯ Ⅲ.①中药学 —中医
学院 —教材 Ⅳ.①R28

中国版本图书馆 CIP 数据核字（2021）第 085481 号

人卫智网	www.ipmph.com	医学教育、学术、考试、健康，
		购书智慧智能综合服务平台
人卫官网	www.pmph.com	人卫官方资讯发布平台

临床中药学
Linchuang Zhongyaoxue
第 3 版

主　　编：王　建　张　冰
出版发行：人民卫生出版社（中继线 010-59780011）
地　　址：北京市朝阳区潘家园南里 19 号
邮　　编：100021
E - mail：pmph @ pmph.com
购书热线：010-59787592　010-59787584　010-65264830
印　　刷：河北新华第一印刷有限责任公司
经　　销：新华书店
开　　本：850×1168　1/16　印张：21
字　　数：550 千字
版　　次：2012 年 6 月第 1 版　　2021 年 5 月第 3 版
印　　次：2025 年 9 月第 8 次印刷
标准书号：ISBN 978-7-117-31532-6
定　　价：69.00 元

数字增值服务编委会

主　编　王　建　张　冰

副主编　周　昕　任艳玲　王英豪　朱建光　唐　怡

编　委　(按姓氏笔画排序)

马　莉 (南京中医药大学)　　　张　冰 (北京中医药大学)

王　建 (成都中医药大学)　　　张顺贞 (云南中医药大学)

王　茜 (河北中医学院)　　　　林志健 (北京中医药大学)

王英豪 (福建中医药大学)　　　周　昕 (上海中医药大学)

叶　蕾 (滨州医学院)　　　　　赵志英 (中国药科大学)

宁艳梅 (甘肃中医药大学)　　　胡晨霞 (广州中医药大学)

朱建光 (河南中医药大学)　　　高　峰 (陕西中医药大学)

任艳玲 (辽宁中医药大学)　　　唐　怡 (成都中医药大学)

李煦照 (贵州中医药大学)　　　常惟智 (黑龙江中医药大学)

秘　书(兼)　唐　怡

◇◇◇ 修 订 说 明 ◇◇◇

　　为了更好地贯彻落实《中医药发展战略规划纲要(2016—2030年)》《中共中央国务院关于促进中医药传承创新发展的意见》《教育部 国家卫生健康委 国家中医药管理局关于深化医教协同进一步推动中医药教育改革与高质量发展的实施意见》《关于加快中医药特色发展的若干政策措施》和新时代全国高等学校本科教育工作会议精神,做好第四轮全国高等中医药教育教材建设工作,人民卫生出版社在教育部、国家卫生健康委员会、国家中医药管理局的领导下,在上一轮教材建设的基础上,组织和规划了全国高等中医药教育本科国家卫生健康委员会"十四五"规划教材的编写和修订工作。

　　为做好新一轮教材的出版工作,人民卫生出版社在教育部高等学校中医学类专业教学指导委员会、中药学类专业教学指导委员会和第三届全国高等中医药教育教材建设指导委员会的大力支持下,先后成立了第四届全国高等中医药教育教材建设指导委员会和相应的教材评审委员会,以指导和组织教材的遴选、评审和修订工作,确保教材编写质量。

　　根据"十四五"期间高等中医药教育教学改革和高等中医药人才培养目标,在上述工作的基础上,人民卫生出版社规划、确定了第一批中医学、针灸推拿学、中医骨伤科学、中药学、护理学5个专业100种国家卫生健康委员会"十四五"规划教材。教材主编、副主编和编委的遴选按照公开、公平、公正的原则进行。在全国50余所高等院校2 400余位专家和学者申报的基础上,2 000余位申报者经教材建设指导委员会、教材评审委员会审定批准,聘任为主编、副主编、编委。

　　本套教材的主要特色如下:

　　1. 立德树人,思政教育　坚持以文化人,以文载道,以德育人,以德为先。将立德树人深化到各学科、各领域,加强学生理想信念教育,厚植爱国主义情怀,把社会主义核心价值观融入教育教学全过程。根据不同专业人才培养特点和专业能力素质要求,科学合理地设计思政教育内容。教材中有机融入中医药文化元素和思想政治教育元素,形成专业课教学与思政理论教育、课程思政与专业思政紧密结合的教材建设格局。

　　2. 准确定位,联系实际　教材的深度和广度符合各专业教学大纲的要求和特定学制、特定对象、特定层次的培养目标,紧扣教学活动和知识结构。以解决目前各院校教材使用中的突出问题为出发点和落脚点,对人才培养体系、课程体系、教材体系进行充分调研和论证,使之更加符合教改实际、适应中医药人才培养要求和社会需求。

　　3. 夯实基础,整体优化　以科学严谨的治学态度,对教材体系进行科学设计、整体优化,体现中医药基本理论、基本知识、基本思维、基本技能;教材编写综合考虑学科的分化、交叉,既充分体现不同学科自身特点,又注意各学科之间有机衔接;确保理论体系完善,知识点结合完备,内容精练、完整,概念准确,切合教学实际。

　　4. 注重衔接,合理区分　严格界定本科教材与职业教育教材、研究生教材、毕业后教育教材的知识范畴,认真总结、详细讨论现阶段中医药本科各课程的知识和理论框架,使其在教材中得以凸显,既要相互联系,又要在编写思路、框架设计、内容取舍等方面有一定的区分度。

5. 体现传承,突出特色　本套教材是培养复合型、创新型中医药人才的重要工具,是中医药文明传承的重要载体。传统的中医药文化是国家软实力的重要体现。因此,教材必须遵循中医药传承发展规律,既要反映原汁原味的中医药知识,培养学生的中医思维,又要使学生中西医学融会贯通,既要传承经典,又要创新发挥,体现新版教材"传承精华、守正创新"的特点。

6. 与时俱进,纸数融合　本套教材新增中医抗疫知识,培养学生的探索精神、创新精神,强化中医药防疫人才培养。同时,教材编写充分体现与时代融合、与现代科技融合、与现代医学融合的特色和理念,将移动互联、网络增值、慕课、翻转课堂等新的教学理念和教学技术、学习方式融入教材建设之中。书中设有随文二维码,通过扫码,学生可对教材的数字增值服务内容进行自主学习。

7. 创新形式,提高效用　教材在形式上仍将传承上版模块化编写的设计思路,图文并茂、版式精美;内容方面注重提高效用,同时应用问题导入、案例教学、探究教学等教材编写理念,以提高学生的学习兴趣和学习效果。

8. 突出实用,注重技能　增设技能教材、实验实训内容及相关栏目,适当增加实践教学学时数,增强学生综合运用所学知识的能力和动手能力,体现医学生早临床、多临床、反复临床的特点,使学生好学、临床好用、教师好教。

9. 立足精品,树立标准　始终坚持具有中国特色的教材建设机制和模式,编委会精心编写,出版社精心审校,全程全员坚持质量控制体系,把打造精品教材作为崇高的历史使命,严把各个环节质量关,力保教材的精品属性,使精品和金课互相促进,通过教材建设推动和深化高等中医药教育教学改革,力争打造国内外高等中医药教育标准化教材。

10. 三点兼顾,有机结合　以基本知识点作为主体内容,适度增加新进展、新技术、新方法,并与相关部门制订的职业技能鉴定规范和国家执业医师(药师)资格考试有效衔接,使知识点、创新点、执业点三点结合;紧密联系临床和科研实际情况,避免理论与实践脱节、教学与临床脱节。

本轮教材的修订编写,教育部、国家卫生健康委员会、国家中医药管理局有关领导和教育部高等学校中医学类专业教学指导委员会、中药学类专业教学指导委员会等相关专家给予了大力支持和指导,得到了全国各医药卫生院校和部分医院、科研机构领导、专家和教师的积极支持和参与,在此,对有关单位和个人表示衷心的感谢!希望各院校在教学使用中,以及在探索课程体系、课程标准和教材建设与改革的进程中,及时提出宝贵意见或建议,以便不断修订和完善,为下一轮教材的修订工作奠定坚实的基础。

人民卫生出版社

2021 年 3 月

前 言

为适应新时期中医药学人才培养需要，在国家卫生健康委员会的领导和全国高等中医药教育教材建设指导委员会的指导下，依据中药学专业的培养目标、教学和执业要求，根据第2版教材使用的反馈信息，由来自成都中医药大学、北京中医药大学等16所高等医药院校的18名专家学者共同编写修订了本教材。

临床中药学以研究中药基本理论和各药临床合理应用为核心，是中药学、中医学及中西医结合各专业学生必修的重要专业基础课程。本教材以"三基""五性""三特定"为编写指导方针，注重知识点、创新点和执业需求的有机结合，突出课程的基础性、适用性、科学性、创新性和时代性。教材共26章，第1~4章为绪言、中药的性能、中药的功效与主治、影响中药作用的要素等基础理论；第5~26章按功效分类，介绍400味常用中药的性味归经、主要功效、临床应用、用法用量等内容。其中，要求掌握的中药有180味，熟悉120味，了解100味。中药的名称、植物拉丁学名及用量，均依据2020年版《中华人民共和国药典》。

本次修订坚持以"性、效、用"为主线，突出理论与应用的结合。内容力求适用而不繁复，层次分明，言简意赅，术语规范，易懂易学。教材新增思政元素，并进一步丰富了数字增值服务内容；每章前设学习目标、配有PPT课件；列表简介了解药物及拓展药物，主次分明；每章后设复习思考题并配有答题要点，"扫一扫，测一测"以强化知识运用技能；增加期中和期末模拟试卷及参考答案，以便复习自测。此外，为适应新形势教学发展需求，编写团队精心制作"有毒无毒"概念、大黄泻下试验2个微视频，加深学生感性认知，激发学生学习兴趣。教材附录部分介绍了中药药性理论研究进展，并增补了历代代表本草著作简表。

本教材的编写得到了人民卫生出版社及相关院校的大力支持，谨此致以诚挚的谢意！也感谢成都中医药大学曾南教授、夏厚林教授对本教材药理、化学内容的悉心指导；感谢任艳玲老师、唐怡老师在纸质版和PPT校对中给予的大力协助。由于学科发展日新月异，本教材不足之处在所难免，敬望各位读者予以批评指正，不胜感激！

编者

2021 年 3 月

目 录

第一章

绪　言

学习目标

1. 通过学习中药学的发展历史,掌握历代代表性本草著作、代表作的作者以及学术成就。

2. 理解先辈们对中药基本知识与中药学基础理论的认知、积累过程,感悟中药对人类防治疾病所做出的重大贡献,为树立专业思想和文化自信奠定基础。

在广袤而富饶的中国大地上,分布着品种繁多、资源丰富、产量宏丰的天然药材。古代本草著作中记载的药物品种近 3 000 种,现今已达到 12 807 种,是我国医药科学发展的重要物质基础。我国利用这些宝贵资源防病治病已有悠久的历史,为保障人民群众的身体健康和中华民族的繁衍昌盛做出了巨大的贡献。迄今,中药材依然是中医用于防治疾病的一种重要手段。

2015 年修订的《国家基本药物目录管理办法》首次纳入中药饮片,对中药的管理和质量要求更加规范。《中华人民共和国药典》(2020 年版)一部共收载了 2 711 个品种的质量标准。其中药材和饮片 646 种(不含收载在品种项下的饮片标准),成分制剂和单味制剂 1 629 种,植物油脂和提取物 48 种。

中医药在预防、养生保健、治疗、康复等方面显示出其特有的优势,引起了国内外医学界人士的广泛关注。当今社会逐渐进入老龄化,不少保健品具有预防动脉硬化、改善代谢功能、增强免疫力、改善心肺功能、延缓衰老等作用。有的中药保健品还远销海外,受到欢迎。

随着国际市场对天然药品的需求量增大,其产业化规模也将不断扩大,对相关从业人员的需求量也在不断增加。因此,认识与掌握中药学的相关知识,不仅是时代发展的需要与执业需求,而且对于个人养生保健也大有裨益。

临床中药学涵盖中药基础理论与常用单味中药的应用两部分。中药基础理论主要包括中药的性能、功效、配伍及合理应用等理论,对指导临床用药有重要意义。各味中药用于临床,会涉及多个环节。其中药材的品种、产地、采收、炮制、贮存对中药的内在质量产生直接影响。在实际运用中,药物之间的配伍、用法用量等是否合理、规范,理论指导正确与否,均会影响药效发挥,进而影响临床用药的安全性、有效性。可见,理论与实际紧密关联,难以割裂。

第一节　中药与中药学的基本概念

明确中药与中药学的相关基本概念,其间的联系与区别,有助于学习和理解中药领域的相关知识体系。

一、中药的相关基本概念

（一）中药

中药是指在中医药理论指导下认识和使用的药用物质及其制剂,主要包含中药材、中药饮片和中成药等。

在西方医药全面传入中国后,为了与西药加以区别,因而将中药作为我国传统药物的总称。中药所使用的药物大多数是我国天然产的,也有源自外国的,还有少数是化学药品。因此,中药既非天然药的代名词,也非单纯的地域概念。

（二）中药材

中药材是指仅经过简单产地加工的中药原料。一般指原植物、动物、矿物除去非药用部位的商品药材,符合药品标准,具有天然药物属性,是生产中药饮片的原料。

（三）中药饮片

中药饮片是指中药材按中医药理论指导,采用中药炮制规范,经过加工炮制后的可直接用于中医临床调配和制剂的中药。即对中药材经净制、切制、炮炙处理,制成一定规格的饮片,以适应医疗要求及调配、制剂的需要,保证用药安全和有效。因为饮片便于煎饮,故又称咀片。

（四）中成药

中成药是指在中医药理论的指导下,以中药饮片为原料,按照规定的处方、生产工艺和质量标准生产的制剂,是中药的重要组成部分。其处方是根据中医理论,针对某种病证或症状制定的,故应依据中医理论辨证选药,或辨病辨证结合选药。中成药具有特定的名称和剂型,在标签和说明书上注明了批准文号、品名、规格、处方成分、功效和适应证、用法用量、禁忌、注意事项、生产批号、有效期等内容。我国是中成药的发源地,也是全球主要生产和消费市场。

（五）草药

"草药"一词最早见于梁代《本草经集注》"若筛散草药",有"植物药"之意。而"草药"的另一含义,是指主流本草没有明确记载,官方药局鲜见,而被民间医生所习用的有效药物,包括植物、动物、矿物,也是中药的组成部分。换言之,草药是中药的初级阶段,而中药是草药的提高阶段,两者无本质区别。宋代所指"草药"的含义为后者,主要相对于"官药"而言。

（六）天然药

天然药是指将植物、动物和矿物直接入药或从中提取有效成分使用的药物,主要相对于化学药而言。

天然药与中药均使用植物、动物和矿物,但中药是在中医药理论指导下使用的具有一定生物活性的天然产物。中药具有天然药物的属性,在临床使用时,离不开中医药理论的指导。

（七）民族药

民族药是指在我国,除汉族以外的各兄弟民族使用的、以本民族传统医药理论和实践为指导的药物。民族药发源于少数民族地区,具有鲜明的地域性和民族传统文化特色。各民族在与疾病长期斗争的过程中,不同程度地积累了医药相关知识,形成了具有各民族特色的医药理论体系,如藏药、维吾尔药、蒙药、傣药、壮药、苗药、羌药等。中药则主要指汉族的传统医药。

二、中药学与临床中药学

中药学是中医药学的一门学科。由于该学科的不断发展,逐步分化为中药鉴定学、药用植物学、中药化学、中药药理学、中药炮制学、中药制剂学、临床中药学等分支学科,并向各自纵深领域不断发展。临床中药学,既是中医学,也是中药学的二级学科,是整个中医药学的核心和基础,是一门医药交叉学科。

(一) 中药学

中药学是研究中药基础理论、应用知识和技能以及各种中药的品种来源、药材鉴别、种植(或养殖)、采收、贮存、加工炮制、制剂、性能、功效、应用、药理、化学成分等一切与中药相关的一级学科,又称为"广义中药学"。

(二) 临床中药学

临床中药学是以临床安全、有效、合理用药为目的,研究中药基础理论和各药临床应用的一门二级学科,也是一门重要的专业基础课程。

中药性能理论、功效理论、配伍理论、应用理论,以及凡是影响临床效应的相关要素,均属于临床中药学研究的范畴。在中药学一级学科项下,该学科以中药的性能、功效、主治为核心,将中医学和中药学紧密地联系在一起。

在中医学的学科群中,临床中药学是一门重要的专业基础课程,与方剂学一道,是衔接中医基础学科与临床各学科之间的桥梁,使中医理、法、方、药构成一个有机整体。同时,临床中药学又是中药学学科群中的龙头学科,为中药鉴定学、中药化学、中药药理学、中药炮制学、中药制剂学等的现代化研究提供依据。

第二节 中药发展简史

中药起源于人类的生产活动和医疗实践。随着生产力的发展和社会的进步,人们用药知识与经验愈见丰富。先秦时期,《诗经》《山海经》《五十二病方》对多数药物的应用及某些药物基本理论已有记载。《黄帝内经》对中药学发展产生了巨大影响,为本草专著的问世奠定了中医理论基础。

一、秦汉、魏晋南北朝时期

(一) 秦汉时期

人们的药物知识日益增加,外来药品的增多丰富了本草学内容。西汉时期,我国药学已具备雏形,并有药物专书流传民间。《神农本草经》的问世,标志着我国药学发展趋向成熟阶段。该书大约成书于东汉末年,载药 365 种,根据药物功效及毒性分为上、中、下三品。该书明确论述药物四气、五味、有毒无毒等药性基本理论,对药物产地、采集、鉴别、配伍等均予以简要说明。《神农本草经》总结了汉代以前药学知识和经验,奠定了我国药学基础,对中药学发展产生了深远影响。其为现存最早的本草学专著,被奉为中医学的四大经典之一。公元 3 世纪吴普编写的《吴普本草》是现存最早整理和注释《神农本草经》的重要本草著作,充实和发展了《神农本草经》在毒性认识、药材选用、临床宜忌等方面的药性论述,堪称魏以前本草学之大成。

(二) 魏晋南北朝时期

《神农本草经》成书之后,至魏晋南北朝时期,临床用药不断发展。西域南海诸国香料

笔记栏

药物输入我国,使药物品种逐渐增多。《神农本草经》由于战乱破坏及多次传抄等原因,已很混乱且错误较多,部分药物知识与原来记述不尽相同。为此,梁代陶弘景对当时《神农本草经》原条文进行考证,并将收集的药物新用途及不同记载,结合自己的认识,逐一补充加注到有关项下,并增加当时名医常用药物即《名医别录》所载药物 365 种,共载药 730 种,撰成《本草经集注》。该书将药物分为玉石、草木、虫兽、果、菜、米食、有名无实七类,首创自然属性分类法;纠正了药性的错误;重视药物产地、采集及加工炮制和其疗效的关系;对药物的鉴定、剂量、用法等予以明确论述;并首创"诸病通用药",增列了"解百药及金石等毒例""服药食忌"等,保障临床用药安全。该书在本草发展史上占有重要地位,初步构建了本草学的综合编写模式,从《新修本草》到《证类本草》始终沿袭其体例发展,直到《本草纲目》问世才代替它。

思政元素

陶弘景的创新精神

梁代陶弘景所著的《本草经集注》在本草发展史上有着举足轻重的地位,他勇于创新,首创了自然属性分类,初步奠定了其后本草著作的编写模式。其对所载药物的四性标示颇具特色,多在寒凉性药下加黑点,温热性药下加红点,平性药不作特殊标示,简单明了,编撰手法颇具创新;并将四气分为寒、微寒、大寒、平、温、微温、大温、大热八个层次,较《神农本草经》有所发展。《本草经集注》又创"诸病通用药",增列了"解百药及金石等毒例""服药食忌"等,对临床安全合理用药大有裨益。此外,在化学方面还认识到金、银两种金属能与水银化合成汞剂,可用以镀金、镀银,并用其鉴别钾盐和钠盐,指出硝石以火烧之,紫青烟起,即为真硝石,这与现代分析化学"火焰分析法"相似,推动了中药化学的发展。《本草经集注》是我国本草史上的一个里程碑,该著作对《神农本草经》进行了传承与创新,同时为后世《新修本草》的编撰修订打下了牢固的基础。

南朝刘宋雷敩撰写的《雷公炮炙论》是我国第一部炮制专著,对我国药学发展产生了极大影响。

二、唐宋时期

(一)隋唐时期

隋唐时期,医药学迅速发展,外来药物日益增多。《本草经集注》屡经传抄,错误较多,且该著作成书于南北朝分裂时期,缺乏对中国北方药物情况的了解,内容局限,已不能适应当时社会需要。因而有必要对本草进行全面整理、总结。

唐显庆四年(公元 659 年),由长孙无忌、李勣领衔,苏敬等 23 人撰写而成的《新修本草》(又名《唐本草》),因是以政府名义组织编纂和颁行的,故称为我国第一部药典,也是世界上最早药典。全书包括《本草》《药图》《图经》三部分,共 54 卷,载药 850 种,将药物分为玉石、草、木、兽禽、虫鱼、果、菜、米谷、有名未用等九类,详细介绍每类药物的性味、产地、采集、主治等知识。该书内容丰富,取材精要,以图文并茂的形式开创了世界药学著作的编写先例,具有较高的学术水平和科学价值,对国内外医药学发展产生了巨大影响。

思政元素

世界上最早的药典——《新修本草》

唐《新修本草》是我国历史上第一部药典,也是世界上公开颁布最早的药典,比欧洲最早的《佛罗伦萨药典》及世界医学史上著名的《纽伦堡药典》还早几百年。《新修本草》在《本草经集注》基础上,补充药图,开创了图文并茂的世界药学著作编写先例,从全国各道地药材产区征集实物、药图,并于书中增附图经,实为我国本草学史上的创举,开创了其后本草著作编写的新格局;并对药物形态鉴别、真伪辨别等产生了积极的影响。其既有药典属性,也具本草属性。公元731年,日本律令《延喜式》中载有"凡医生皆读苏敬《新修本草》",说明其影响之深远。

《新修本草》具有较高的学术水平和科学价值,系统总结了唐以前的药物学成就,内容丰富,且在传承基础上勇于探索,不断创新。从《新修本草》中可以体会到中医药文化源远流长,底蕴深厚,它是中华民族的瑰宝,是先辈们留给我们的宝贵财富。

唐代陈藏器编写的《本草拾遗》扩展了用药范围,并提出宣、通、补、泻、轻、重、燥、湿、滑、涩十种分类方法,对后世方药分类产生了很大影响。孟诜撰写、张鼎增补的《食疗本草》是我国最早的食疗专著。该书总结前人成就,结合作者自身实践经验,正式确立了比较完善而系统的食疗体系,堪称唐以前食疗认识集大成者。

五代后蜀(公元935—960年)韩保昇等编写的《蜀本草》在药品的性味、形态和产地等方面均增加了新内容,该书对本草学发展有一定影响。日华子撰写《日华子本草》,总结唐末五代药物成就,汇集当时流行的多种本草。李时珍将日华子视为历史上最伟大的药学权威之一,日本、朝鲜等国的本草书都借用了《日华子本草》的有关内容。

(二) 宋代及金元时期

宋代医药学发展呈现蓬勃局面。嘉祐二至五年,掌禹锡等以《开宝本草》为蓝本,附《蜀本草》《药性论》中的各家之说,编写成《嘉祐补注本草》(简称《嘉祐本草》),其收集内容较广泛,对药物资料的保存有很大贡献。嘉祐六年,苏颂等将各郡县及外来进口药物图与有关药物资料编辑成册,名《图经本草》,该书对辨认药物真伪和指导药物采集等都起到了重要作用。

公元1082年,唐慎微以《嘉祐本草》《图经本草》为基础,对经史百家典籍中有关药学资料进行整理,撰写《经史证类备急本草》(简称《证类本草》),全书30卷。《经史证类备急本草》载药1 746种,每味药附有药图,附方3 000余首。这种方药兼收、图文并重的编写体例,较前代本草著作有所进步。该书不仅切合实际,而且为后世保存了大量古代方药宝贵文献,具有极高的学术价值和文献价值。

此外,寇宗奭的《本草衍义》忽思慧的《饮膳正要》等对本草学的发展均有一定影响。南宋陈衍编写的《宝庆本草折衷》选材考究、校审精良,体例严谨,编述简要,切合实用,首载相反药物歌诀,提出推求药物性味的两种方法,反映了南宋时期医药学发展情况,堪称南宋民间本草的代表之作。该时期医药家重视药物的配伍禁忌,"十八反"歌诀也在此时期出现。

金元时期,出现了大量体现临床药学特征的代表性著作,如张元素的《医学启源》《珍珠囊》,李东垣的《药类法象》《用药心法》,王好古的《汤液本草》等,进一步丰富和发展了

笔记栏

中药的升降浮沉、归经理论。元末明初时期徐彦纯编写的《本草发挥》一书偏重药理阐释，以《黄帝内经》释药，承袭易水派用药思想，强调药物的五行特性，总结金元各家本草，是明初医生的用药依据，对后世本草学产生了深远影响。

三、明清时期

（一）明代

明代医药学进一步发展，沿用已久的《证类本草》已不符合时代需求，需进一步总结和提高。我国伟大医药学家李时珍以《证类本草》为蓝本，对古本草进行了全面系统的整理总结，于公元 1578 年完成科学巨著《本草纲目》。该书共 52 卷，载药 1 892 种，新增药物 374 种。根据药物自然属性分为水、火、土、金石、草、谷、菜、果、木、服器、虫、鳞、介、禽、兽、人共 16 部，共 60 类。每味药都按释名、集解、修治、气味、主治、发明、附方等项分别叙述，详细地介绍药物名称的由来和含义、产地、形态、鉴别、采集、栽培、炮制、主治等特点。尤其在"发明"项下，主要阐述各家及李时珍的经验体会，更加丰富了本草学的内容。"附方"收录与该药有关的方剂。全书共收载附方 11 096 首。另外，在卷首附 1 109 幅药图。该书分类先进，以 16 部为纲，60 类为目，纲目清晰，便于查阅，较旧本草前进了一大步，为植物学分类奠定了基础。《本草纲目》批判地继承前人成果，对过去本草中的许多错误予以科学纠正。该书总结了我国 16 世纪以前的本草学知识，为此后本草学研究提供了宝贵资料。

思政元素

李时珍勇于实践和严谨求实的科学家精神

明代杰出的医药学家李时珍，阅读了 800 余位医家的书籍，亲自采访和考察，足迹遍布大半个中国，不畏艰辛，勇于探索，刻苦钻研，跋山涉水，亲自采药，辨别真伪；反复临床，以身试药，实践求真，呕心沥血，花费 27 载撰著而成 200 余万字的划时代巨著《本草纲目》。其集本草学之大成，被翻译成多国文字，流传海外，对世界医药学及各自然学科领域均产生了重大影响。

《本草纲目》创建了药物新自然属性分类体系，以"总体为纲，部分为目"，按"从微至巨""从贱至贵"原则将药物进行分类，对世界植物学的发展乃至进化论的产生都有积极影响；并被达尔文在其著作中多次引用，称之为"古代中国百科全书"。李时珍勇于实践创新、严谨求实的科学态度和孜孜追求的工匠精神值得我们学习。

刘文泰等撰写的《本草品汇精要》开创了"功能主治"的先河，以"24 项"改革释药体例，载药 1 815 种，其中新增 48 种；彩图 1 358 幅，其中新增药图 366 幅，是明代唯一的官修大型综合性本草，也是中国古代最大的一部彩色本草图谱。它体现了集体的智慧和劳动，保存着大量明代中叶以前的中药知识和技术，在体例和内容方面都有其特色和独到之处，是一部值得推崇的古代本草文献。其还继承了《神农本草经》以来以注重临床实践结果为宗旨的优秀传统，以及金元以来的中医药学理论。

王纶编写的《本草集要》弥补了《大观本草》中未收录后世医学大家张元素、李东垣、朱丹溪的本草思想的缺憾，对明代中后期药物学发展有一定影响，是一部颇有价值的综合性本草著作。

陈嘉谟编写的《本草蒙筌》是明清时期初习医学的必读课本。该书对药材的品种鉴别、炮制理论发展等有较大贡献,是继《大观本草》之后,《本草纲目》之前的一部重要本草著作。

此外,明代缪希雍的《炮炙大法》是当时影响最大的炮制专著。朱橚的《救荒本草》收集了民间可供食用的植物 400 余种,丰富了本草学内容。李中立的《本草原始》注重生药学研究。兰茂编著的《滇南本草》是一部专门记载云南地区药物知识的地方本草著作。这些本草著作在我国本草史上均有一定的地位。

(二) 清代

清代本草著作较多,多为对已有本草的增补、删繁、辑佚等,其中以《本草纲目拾遗》和《植物名实图考》为杰出代表。赵学敏所著《本草纲目拾遗》成书于公元 1765 年,全书共 10 卷,载药 921 种,新增药物 716 种,为古代新增药物之最。该书参照《本草纲目》分类,删去人部,把金石分为两部,又增藤、花两部,共 18 部。所收载药物多是《本草纲目》未收载的民间药物,也包括一些进口药物。该书是继《本草纲目》之后的重要本草著作,具有重要的文献学价值。

清代凌奂编写的《本草害利》是我国最早的中药安全用药专著。该书强调"凡药有利必有害",提出"药害"理论,明释药物毒性,详述用药禁忌,开创了本草毒理学先河。张璐撰写的《本经逢原》注重临床实用性,开创了清代注解《神农本草经》的先河,推动了清代本草的进步,促进了临床中药学的成熟与发展。蒋介繁的《本草择要纲目》择药少而精,阐述详细,含气味、主治、用药禁忌等内容,以药性论药,辨析药君臣佐使;还收载大量经典古方以治疑难杂症,强调用药的恶畏禁忌。其为清代古方的代表性著作,与医学紧密联系,医药结合,是一部宝贵的临床医药指导用书。

此外,清代吴其濬的《植物名实图考》对植物名称和实物进行考证,为研究药用植物提供了宝贵资料。汪昂的《本草备要》从《本草纲目》选择 478 种临床常用中药,每味药均标明"十剂"所属,其内容精练,切合实际,广为流传。黄宫绣的《本草求真》在上篇阐述药物性味、功用等,下篇介绍脏腑病证和六淫病证主药等,其内容较切合临床,很有实用价值。张仲岩的《修事指南》较系统地论述了各种炮制方法,是研究炮制的重要著作。严西亭的《得配本草》重点论述药物配伍应用,是一部探讨中药配伍规律的本草。

四、近现代

鸦片战争以后至民国时期,中医药学仍然以其顽强的生命力继续发展,并取得了一定成果。陈存仁主编的《中国药学大辞典》收录词目 4 300 条,汇集丰富的古今药物资料。虽错误较多,仍不失为近代具有重要影响力的药学著作。另外,张山雷编撰的《本草正义》重视前人经验,纠正古书错误,书中多是作者对药物疗效的新见解和临床经验,是理论结合实际的名著。张锡纯的《药物讲义》对所收载药物的功用、主治等均有论述,并有自己的用药心得和经验,具有一定实用价值,是流传较广的中药著作。

民国时期,随着西方近代科学技术在我国的传播,中药化学成分、药理作用等方面的研究取得一些成果,在一定程度上促进了中药学发展。

中华人民共和国成立以后,我国政府高度重视中医药事业的发展,本草学取得了史无前例的巨大成就。人民卫生出版社陆续影印、重刊或校点评注了《神农本草经》《新修本草》(残卷)、《证类本草》《本草纲目》等重要古代本草。对亡佚本草的辑复也取得突出成绩。比较能够反映当代本草学术成就的本草著作有历版《中华人民共和国药典》《中药大辞典》《中药志》《全国中草药汇编》《中华本草》等。《中华人民共和国药典》(一部)为中药质量标准、生产、供应、检验和使用等方面提供了可靠依据。《中华本草》是由国家中医药管理局主持,全国中医药院校参与编写的一部划时代巨著。全书共34卷,全10册,前30卷载药8 980种,总结了中华民族2000余年来的中药学成就,是一部重要的学习参考工具书。

学习小结

1. 学习内容

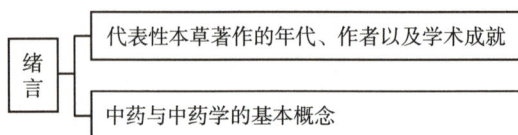

绪言 —— 代表性本草著作的年代、作者以及学术成就

绪言 —— 中药与中药学的基本概念

2. 学习方法

(1)关注要素:学习绪论,初步认识与中药及中药学相关的基本概念;可按照年代的先后顺序,梳理本草学的整个历史发展脉络,认知先辈们对中药基础理论以及中药应用知识的积累过程,记诵不同年代,各个医药学家撰著的本草著作所载药味数、取得的显著学术成就及其分类方法。

(2)知识要点(表1-1)

表1-1 古代本草代表著作的学术价值

代表本草专著	成书年代/作者	载药/味	学术成就
《神农本草经》	东汉末年(不晚于公元2世纪)	365	我国最早的药学专著;总结了四气五味、有毒无毒、配伍法度、剂型选择等;初步奠定了中药学理论基础
《本草经集注》	魏晋南北朝梁代(500年),陶弘景	730	系统整理补充《神农本草经》的内容;首创自然属性分类;初步确定了综合性本草著作编写模式
《新修本草》	隋唐(659年),苏敬等23人编撰	850	世界上最早的药典、我国第一部药典性本草;开创图文对照编撰药学专著的先例
《证类本草》	宋代(1082年),唐慎微	1 746	方3 000余首;图文对照,方药并收;医药结合,资料翔实,具有极高的学术价值和文献价值
《本草纲目》	明代(1578年),李时珍	1 892	图1 100余幅,方11 000余首;突出中医辨证用药特色;对世界医药学产生了巨大影响
《本草纲目拾遗》	清代(1765年),赵学敏	921	新增药物716种;补充、修订《本草纲目》

(王 建 张 冰)

复习思考题

1. 中药学与临床中药学在学科方面有何联系与区别?

2. 《本草拾遗》与《本草纲目拾遗》两者有无关联?

3. 《本草纲目》与《本草纲目拾遗》有何联系与区别?

扫一扫
测一测

◆◆◆ 第二章 ◆◆◆

中药的性能

中药的性能：是对药物作用的基本性质和特征的高度概括，分别从不同角度概括了中药的多种特性，用于阐明药物发挥效应的机制，是中药基础理论的核心部分，也是中药药性理论的简称。对中药性能的认知，是前人在长期医疗实践过程中，依据中药作用于机体所产生的生物效应（即中药对机体的作用），不断总结、充实、发展，逐步形成的一套体现中医药特色的理论体系，是以阴阳、脏腑、经络等学说为理论基础，以治则治法为指导思想，并以药物的作用为依据加以认识和概括的。学习和掌握中药性能，对认识和理解中医药特色乃至指导临床用药具有重要的意义。

中药的性能主要包括四气、五味、归经、升降浮沉、有毒无毒等内容。

中药对机体的作用：指中药作用于机体，会产生一定的生物效应，主要包括治疗效应和不良作用。①中药的治疗效应，又称中药的作用、功效或功能；②中药的不良作用，主要包括副作用和毒性反应。其临床运用原则为：充分利用中药的治疗作用，避免不良反应发生。

中药的性状：指药物的形状、颜色、气味、滋味、质地（包括轻重、疏密、坚软、润燥等），是以药材为观察对象。中药的性能是依据药物作用于机体后的反应归纳概括出来的，是以人体为观察对象。

第一节 四 气

我国第一部药学专著《神农本草经》序录记载"药有酸咸甘苦辛五味，又有寒热温凉四气"，即是对四气五味内涵的最早概括。每味药物具有自身特定的"味""气"，故而产生其特定的生物效应。

一、基本概念

对中药四气理论的认知与其他药性相似，主要基于药物作用于机体的反应和对病证的改善而概括总结，并以中医八纲辨证为理论基础。

（一）基本含义

1. 四气　又称四性，是指药物具有的寒、热、温、凉四种药性，是反映药物影响人体寒热病理变化以及阴阳盛衰的作用性质，是中药的重要性能之一。

2. 平性　指药物对机体寒热变化影响不明显，既不改善寒热证或症，也不加重寒热证或症，即认为药性不偏寒热，称平性。因其介于寒、热之间，故有"寒热平"三性说。在常用中药中，平性药占有一定数量。

（二）认知方式

四性主要是依据患者服药后，药物对机体寒热病证的改善以及所产生寒热效应来认知的。

1. 对病证的改善　大多数药物的寒热药性是源于药物经患者服用吸收后，对寒热病证或寒热症状的改善而被概括认知。如黄连能清泻心火、胃火，改善心热烦躁或胃热口渴、灼痛等热证，故性寒；石膏、知母能够改善高热、烦躁、口渴等气分热证，药性寒凉；肉桂、干姜能够温胃散寒，改善胃寒腹痛等寒证，其性温热。

2. 直接作用　部分药物的寒热药性是基于药物对机体直接产生的寒热效应被认知。如薄荷入口有凉爽感，其性"凉"；生姜入胃有温暖之感，为"温性"。故有"入腹则知其性"之说。这种直接作用，既可以是对寒、热证的改善的正向作用，也有可能是对寒、热证或症状的加重作用。

（三）确定依据

四性是以中医八纲中的寒热辨证为理论基础，依据药物作用于机体所发生的反应概括出来的药性理论，主要与药物所治病证的寒热性质相对而言。正如《黄帝内经》记载："所谓寒热温凉，反从其病也。"

凡是能够减轻或消除热证的药物，称为寒凉药，如石膏、知母、黄芩、大黄等；能够减轻或消除寒证的药物，称为温热药，如附子、肉桂、干姜、吴茱萸等。依据药物清热或祛（散）寒作用的强弱，再进一步区分层次。如清热力强者，为大寒或寒性，其力较弱者，称微寒或凉性；温里祛寒之力强者，称大热或热性，其力稍次者，称温，再次者，称微温。实际上，四性主要可分为两大类：寒与凉为同类，凉次于寒；温与热同类，温次于热。而大热、热、温、微温，大寒、寒、微寒、凉，其间只是存在程度上的差异。一般而言，温热属阳，寒凉属阴。

二、所示作用

四性从某种角度高度概括了药物的作用特点。就治疗作用即功效而言，其能直接表达药物干预或导致寒热病理偏向和阴阳盛衰的特点。

1. 治疗作用　具有清热、泻火、解毒、攻下、平肝等功效的药物，其性多为寒凉；具有温里散寒、发散风寒、补阳、祛风湿散寒等功效的药物，其性多偏温热。

但驱虫药、收涩药、部分外用药的四性特征不显著。可见，四性只是反映药物作用的一种特性，要全面认识和掌握药物的作用，仅依靠四气性能来认识尚显不足，应当综合其他性能加以认识理解。

2. 不良作用　一药具有多效，其在发挥治疗作用的同时，不为病情所需的作用有可能对机体产生不良影响，可见任何药物均有两面性。典型的温热性药物，有助热、伤阴的不良作用，不适宜于热证患者。寒凉性药物，有助寒、伤阳的不良作用，故不适宜于阳虚、脾胃虚寒患者。

三、临床意义

中医临床治病非常重视对寒热病性的辨证，并依循病性确定相应治则，即"寒者热之，热者寒之"。故掌握中药四性,对指导临床辨证用药具有十分重要的意义。

(一)寒热对应治疗

寒凉药治热证,温热药治寒证是临床用药的基本方式。利用药物寒热温凉偏性,以纠正疾病的寒热。《神农本草经》序录的"疗寒以热药,疗热以寒药"是指导临床用药的基本原则。如气分热证或肺胃实火证,选择石膏、知母等寒凉药;里寒证,选择附子、干姜等温热性药。

(二)寒热合并用药

临床上患者所患疾病往往错综复杂,有表寒里热、外热内寒、上热下寒、寒热互结、胃寒肠热等诸多寒热错杂之证。基于此,只有将寒性药与热性药合并应用,才能全面照顾病情,兼收寒热并除之效。

(三)寒热真假辨用

辨清真寒假热,真热假寒证的实质,针对其"真"而选药,才能治疗病证的本质,否则会加重病情。有时可在处方中加用药性相反的反佐药,以防止药性过偏,而与病情格拒。

第二节 五 味

人们对"五味"的认知最早。在春秋战国时代,伴随饮食调养理论就有四时五味的宜忌,过食五味所产生的不良作用等记述。而作为药性理论的五味,最早见于秦汉时期的《素问》及《神农本草经》。前者对五味的作用、阴阳五行属性以及应用有大量论述,后者明确指出"药有酸咸甘苦辛五味"的内涵。

一、基本概念

对五味的认识,最初源于对药物真实滋味的感知。而药性五味,则是药物对机体产生的某些作用特性的概括。

(一)基本含义

五味是指辛、甘、酸、苦、咸五种药味,用于反映药物散、补、敛、泻、软等作用性质,是中药性能的组成部分。

药物的实际滋味不止五种,还有淡、涩味,因受五行学说的影响,前人认为淡味是甘味的余味,将其附于甘后;涩味是酸味的变味,附于酸味后,迄今依然称为五味。

(二)确定依据

五味认知经历了由自然属性的性状五味,逐步发展到效应特征的性能五味的演变过程。

1. 性状五味 最初对药物五味的认识,主要源于对药物拥有辛、甘、苦、酸、咸五种口尝或鼻嗅而直接感知的真实滋味或气味的认知,既是药材性状的直接反映,也是药物所含化学成分群的表达,是对药物自然属性中初始药性的认知。

2. 功能五味 随着人们用药知识的积累,逐步发现辛味与发散、甘味与补虚、苦味与泄燥、酸味与收涩等效应具有关联性,即以药物滋味表达效应特征(特点),形成了早期的五味理论。

总而言之,现今对五味的确定,主要源于药物作用于人体后产生的不同反应或依据药物对某些病证的治疗效应,是对药物作用规律的高度概括,表示药物的某些作用特点。其既有物质属性,更具功能属性。

二、作用特性

五味,除表示真实滋味外,主要反映该药的某种作用特点。若用之不当,也会产生不良作用。

(一) 辛味

具有"散""行"的特性,有发散、行气、活血等作用特点。如麻黄、桂枝、薄荷等发散表邪的解表药,枳实、陈皮等消除气滞的行气药以及川芎、郁金等活血化瘀药,均标以辛味。此外,一些气味芳香辛辣的药物,如化湿药、开窍药、祛风湿药、温里药等,也具有"行""散""开"的特性,一般也标以辛味。

(二) 甘味

具有"补""和""缓"的特性,有补虚、和中、缓急止痛、缓和药性或调和药味等作用。补虚药以及具有解除挛急疼痛、缓和药物毒性和峻猛之性的药物,如甘草、大枣等均标以甘味。

(三) 酸(涩)味

具有"敛""涩"的特性,有收敛、固涩等作用。能收敛固涩,治疗滑脱证的止汗、敛肺止咳、涩肠止泻、止血、固精、缩尿、止带的药物,多标以酸味或涩味。习惯将实际滋味为酸(如乌梅、五味子等)的收涩药标以酸味,而对滋味不酸,但具有收涩作用的药物(如龙骨、牡蛎等),则标以涩味。因有"涩附于酸"之说,故常将两者并列。此外,酸味还有生津作用,如乌梅、五味子等。

(四) 苦味

具有"泄""燥"的特性。

1."泄"　指有降泄、清泄、通泄作用。①降泄逆气,既指降泄肺气,止咳平喘,如苦杏仁、葶苈子等;又指降泄胃气以止呕,如赭石、枇杷叶等。②通泄,指通泄大肠以泻下通便,如大黄、芦荟等。③清泄与寒性结合,有清泻热邪作用,如栀子、夏枯草等。

2."燥"　指燥湿,结合药性,有苦寒燥湿作用,如清热燥湿药黄连、黄芩等;苦温燥湿作用,如芳香化湿药苍术、草豆蔻等。止咳平喘药、攻下药、清热药、燥湿药,一般标以苦味。

此外,尚有苦能"坚阴"特性的表述,即指黄柏泻肾中虚火而存阴。

(五) 咸味

具有"软坚"的特性,有软坚散结或软坚泻下的作用。能够消散瘿瘤、瘰疬、痰核、癥积等肿块的药物(如牡蛎、昆布等),多标以咸味。而咸能软坚泻下,指攻下药芒硝泻下通便的作用特点,相对局限。很多药物标注的咸味,多指其来源于海洋生物的实际滋味特征。

(六) 淡味

具有"渗""利"的特性,有利水渗湿作用。虽然具有利水渗湿(或利尿)作用的药物很多,但历来标淡味的药不多,只有茯苓、薏苡仁等少数药物。

五味的作用,只是反映中药性能中的一个方面,或某类药或个别药的作用特征。如前述,一药有多效,多数药物具有几种味。因此,针对具体药物,应当综合该药其他性能特点,才能准确认识药物的功效,以指导临床用药。

不良作用:辛味药物过用,能耗气、伤津,不适宜于气虚津亏者;酸涩味药物易收敛邪气,不适宜于湿热未尽,表邪未解者;甘味药物过用,易腻膈碍胃,令人中满,不适宜于脾虚湿盛中满者;苦味药物过用,易伤津、败胃,不适宜于脾胃虚寒或受寒者;"多食咸,则脉凝泣而变色",咸味药物过量,容易引起血液瘀滞,故气滞血瘀者不宜使用。

三、气味配合

(一) 原则与规律

原则：任何气与任何味均可组配；气只能有一，而味可有一个或两个，或更多。味越多，作用越广。如当归辛甘温，甘以补血、辛以活血行气、温能通血脉散寒，故有补血、活血行气、温经散寒止痛等作用，可用治血虚、血滞、血寒所引起的多种疾病。

规律：气味均一，一气二味或多味。

(二) 气味配合与疗效的关系

一种药具有多种功效，从某种角度反映了气味结合的规律。一类药物的气味异同，也同样反映出功效的表达规律。

1. 气味相同而功能相近　如辛温的药物多具有发散风寒的作用，苦寒的药物多具有清热作用，甘温的药物多具有补气助阳的作用。

2. 气味相异而功能不同　性同而味异：如麻黄辛温散风寒，苦杏仁苦温则降肺气止咳平喘，大枣甘温能补脾益气，肉苁蓉咸温补肾助阳。味同而性异：如薄荷辛凉发表散热，而附子辛热则补火助阳等，还须与归经结合。

(三) 意义

气偏于定性，味偏于定能。须将两者结合，才能准确辨别药物的作用。如同为辛味之品的生姜和薄荷均能发散表邪，但前者性温，长于发散风寒；后者性凉，长于疏散风热。

第三节　归　经

中医对归经理论的认识，始于先秦和秦汉，发展于唐宋，成熟于金元，完善于明清，经历了较长的历史时期。清代《要药分剂》对药物归经做了较为全面的总结，其将历代文献中表述的"引经""行经""入""走""归"以及为某某经药的说法，统称为"归经"，迄今依然沿用。

一、基本概念

归经，是以临床为根、中医脏腑经络学说理论为本，以药物所治具体病证的病位为依据，经过长期实践总结出来的药性理论。

归经是指药物对机体某一或某些部位(脏腑或经络)的选择性作用，用于表示药物作用部位、作用范围的一种性能，有"定位"特点，是中药性能的重要组成部分，也是阐明药物作用机制、指导临床用药的药性理论之一。

药物作用于机体，发挥治疗效应有一定的范围。一味药物对某脏腑或某经络的病证能发挥明显的治疗作用，而对其余部位的作用不明显，或没有作用。归经理论更为准确地表达了药物作用的靶部位，更有利于提高辨证用药的准确性。

二、认知依据

归经，是以中医脏象学说和经络学说为理论基础，以药物所治病证病位的疗效为依据总结的性能。即将药物的具体功效与脏腑经络的病证相结合，以表达某些药物对某一或某些脏腑、经络病变发挥的主要治疗作用。

如安神药都具有宁心安神功效，主治心神不宁之失眠、健忘等，故主归心经；开窍药有开窍醒神功效,主治闭证神昏,因其由邪气闭阻心窍,导致神明失用所致,依据"心主神明",故主归心经。平肝潜阳药能平抑肝阳,主治肝阳上亢眩晕,因此主归肝经。针对具体药物而言,一种中药具有多种功效,有的药物可归多个经。如麻黄具有发散风寒,宣肺平喘功效,主治风寒表证(风寒邪气侵袭肺卫),咳喘证(由肺气上逆所致),病位在肺,故归肺经;其又可利水消肿,主治水肿(膀胱与水液代谢密切相关),故又归膀胱经。

经络是沟通人体表里内外的一种网络系统。体表的疾病可以通过经络影响脏腑,而脏腑的疾病信号也可以通过经络传递至体表反映出来。两者之间既有联系,又有区别。历代医家在诊治疾病时所采用的辨证方法有所侧重,有采用六经或经络辨证,故归经的表示各有特色。如羌活、藁本具有发散风寒、祛风湿止痛功效,主治风寒表证头身疼痛、风湿痹痛,前人标示主归膀胱经。因足太阳膀胱经主一身之表,为一身之藩篱,风寒外侵,足太阳膀胱经受之,则表现为头身疼痛,其归膀胱经即以六经辨证为依据,而非脏腑辨证。

归经理论涉及中医学脏腑的概念,与现代医学解剖学中的脏器有较大区别,不能等同视之。

三、临床意义

根据疾病的临床表现,通过辨证审因,诊断出病变所在脏腑经络,依据归经选择适当的药物治疗疾病,可以增加用药的准确性,提高临床疗效。如同为苦寒的清热药,石膏、知母长于清肺胃热,主治肺胃热证,而主归肺、胃经;龙胆、夏枯草长于清肝火,治肝火上炎证而主归肝经;黄连、栀子清心热,长于治心火上炎证,而主归心经。又如同为甘寒的补阴药,沙参、麦冬长于补肺胃阴而主归肺、胃经;枸杞子、女贞子长于补肝肾阴而主归肝、肾经等。可见,把握了归经,对指导临床准确选药,提高用药准确性具有十分重要的意义。

第四节 升降浮沉

升降浮沉理论,从萌芽到形成经历了较为漫长的历史过程。早在秦汉时期的《黄帝内经》就有许多篇章表述了升降浮沉相关内容。金元时期医家张元素撰著的《珍珠囊》《医学启源》中,对升降浮沉理论有很大发挥,其弟子李东垣继承并发扬,形成了以升降浮沉为中心的"药类法象"思想。

一、基本概念

对药物升降浮沉作用趋向性的认知,主要依据中医基础理论对气机的认识。气的升降出入运动是机体生命活动的表达方式,反映了脏腑、经络、营卫、气血、津液等生理活动及新陈代谢的整个过程。其与药物作用于机体所产生的不同疗效,或针对病证病势所呈现出的不同作用趋向性密切相关。

(一) 基本含义

升降浮沉是表示药物作用趋向性的一种性能。药物的作用趋向是与疾病的病势相对立而言,也是通过药物对病证的治疗效应加以认识和概括的药性理论。

升与降、浮与沉是相对立的。升即上升,表示作用趋向于上;降即下降,表示作用趋向于下;浮即指发散,表示作用趋向于外;沉即指收藏,表示作用趋向于内。

(二) 认知方式

升降浮沉,主要是对药物所治疗疾病的病势加以概括的一种药性理论,与疾病病势相反。病证可表现出不同趋势,如泄泻、脱肛的病势向下;咳喘、呕吐分别为肺气上逆或胃气上逆所致,其病势向上;风邪外束,麻疹之疹出不透,其病势向内;表虚不固之自汗、盗汗,其病势向外。能够改善或消除这些病证的药物分别具有升、降、浮、沉的作用趋向。

又如黄芪、柴胡、升麻等能够升阳举陷,治疗泄泻、脱肛等病势向下的中气下陷证,其性向上为升;苦杏仁能够降肺气以止咳平喘,旋覆花降胃气以止呕吐,纠正病势向上的病证,其性向下为降;薄荷、牛蒡子能疏散风邪、透疹,治疗麻疹疹出不透的病势向内病证,其性向外而浮;五味子、山茱萸能够止汗,治疗自汗、盗汗等病势向外的病证,其性向内收敛而沉。这些药物都有显著的"趋向"特点。

二、所示效应

一般而言,有发散表邪、祛风湿、升阳举陷、开窍醒神、涌吐等功效的药物,其性向上向外,多具有升浮的作用趋向;具有清热、泻下、利湿、安神、止咳平喘、平肝潜阳、息风止痉、收敛固涩等功效的药物,其性向下向内,多具有沉降的作用趋向。

由于药物作用具有多效应、多层次的特点,故部分药物具有二向性。如麻黄,既可发汗(向外),又可平喘、利尿(向下)。再如胖大海,既可宣肺利咽而有升浮趋向,又可清肠通便而有沉降趋向。但有些药物的升降浮沉作用趋向则不明显,如消食药、外用药等。

三、临床意义

利用升降浮沉理论指导临床调节气机,对于纠正病势具有一定意义。

逆病势选药:利用药物的升降浮沉性能,逆病势而选药,以调节或纠正人体气机升降出入失调,使其恢复正常。

升降配合应用:人体气机升降出入周而复始,将升浮药与沉降药同用,以调节气机升降。如黄龙汤用性沉降的大黄、芒硝、积实等,佐少量性升浮的桔梗。

顺应病势,通因通用:有时也可顺病势而用药,如食积胃胀呕吐,选用涌吐药瓜蒂,祛除积滞;治湿热泻痢,配大黄、槟榔泻湿热积滞,以"通因通用"。

此外,中药的作用趋向并非一成不变,可随炮制、配伍等因素干预而发生改变。通过炮制可改变中药的升降浮沉性能。酒制则升,姜炒则散,醋炒收敛,盐炒下行。如大黄属于沉降药,泻下通便,清泻热邪,主治热结便秘;经酒炒后,大黄则可清上焦火热,治目赤头痛。故李时珍言:"升者引之以咸寒,则沉而直达下焦,沉者引之以酒,则浮而上至巅顶。"

通过配伍可影响中药升降浮沉的药性。如发散升浮药麻黄配清热泻火的沉降药石膏,则使麻黄的升散之性受到制约,而用于治疗肺热咳喘;又如牛膝引血下行为沉降药,与桃仁、红花及桔梗、柴胡、积壳等升达清阳、行气药同用,也随之上升,主治胸中瘀血证。正如李时珍所说:"升降在物,亦在人也。"

四、与性味的关系

中药的各性能是从不同角度反映药物的作用特性,既有区别又有内在联系。除前述苦寒相伴、辛温相随外,又与作用趋向相关联。一般而言,味辛、甘,性温、热的药物,多具升浮之性,属阳,如桂枝、附子、黄芪等药;而味苦、酸、咸,性寒、凉的药物,多具沉降之性,属阴,如大黄、白芍、赭石等。正如王好古所言:"夫气者天也,温热天之阳;寒凉天之阴,阳则升,阴则降;味者地也,辛甘淡地之阳,酸苦咸地之阴,阳则浮,阴则沉。"李时珍强调:"酸咸无升,甘辛无降;寒无浮,热无沉。"可见,各性能虽反映药物的不同特性,但又从另一角度提示其间具有内在关联,应当结合互参,掌握其规律。

ER-2-1

有毒无毒
基本概念

第五节　有毒无毒

早在远古时代,人们在觅食的过程中就发现了"毒"。在认识药物治疗作用的同时,了解到其毒性反应及程度,形成了对药物"有毒无毒"的认识。随着临床经验的积累和药性理论的发展,对毒药和毒性的认识也有所发展,"有毒无毒"成为中药性能的重要内容之一。

一、基本概念

(一)"有毒无毒"

"有毒无毒"是指药物对人体能否造成伤害的一种性能,用于反映中药的安全程度。《神农本草经》首先提出"药有酸咸甘苦辛五味,又有寒热温凉四气,及有毒无毒",说明有毒无毒与四气、五味一样成为描述药物的基本特性之一。

药物有毒与无毒是相对而言的。无毒的药物一般性质平和、偏性较小、毒副反应少。现代药学认为有毒药物,其治疗量幅度小,安全性低,用药剂量稍超过常用治疗剂量,即可对机体产生损害,甚或导致死亡。无毒药物,常用治疗量与中毒剂量间的安全幅度较大,安全性高,一般对机体无明显损害,而大剂量应用可能对机体造成伤害。

(二)中药"毒"

对"毒"的认知,主要四种观点:其一,"毒"乃药物之总称;其二,"毒"是指药物具有某种偏性,凡中药皆有偏性;其三,"毒"是指药物的峻烈程度;其四,"毒"是药物对人体的毒副反应。

(三)毒药与剧毒药

1. 毒药　是指对机体发生化学或物理作用,能损害机体,引起功能障碍、疾病甚至死亡的物质。

2. 剧毒药　是指中毒剂量与治疗剂量比较接近,或某些治疗量已达到中毒剂量的范围,因此治疗用药时安全系数小的药物;也指毒性对机体组织器官损害剧烈,可产生严重或不可逆后果的药物。

二、确定依据

中药有毒无毒,是通过临床实践及实验研究验证的。药物是否产生毒性主要根据以下方面来确定:

(一)药物是否含有毒成分

药物有毒无毒是由其所含成分对机体有无毒性决定的。一般不含有毒成分的药物对机体无毒,即为无毒之品。含有毒成分的药物对机体有毒,即为有毒之品。

(二)药物整体是否有毒

中药大多是含有多种成分的天然药物,每种成分可受其他成分的制约,有毒成分也不例外。一些中药虽含有毒成分,但在整体上不一定显示毒性。如有些中药含有毒成分的同时,还含有某些相应的拮抗成分。某些有毒中药所含糖类、维生素 C 等成分能够不同程度地缓解其毒性。有些中药虽含有毒成分,但含量微小,整体往往不显示毒性。总之,中药毒性成分与整体毒性既有内在联系,又有一定差异。一般来说,有毒药物必含有毒成分,而含有毒成分的药物,整体不一定显示毒性。

(三) 用药剂量是否适当

适当剂量是确定中药整体有无毒性的关键依据。一般而言,剂量适当,不会对机体产生毒害作用,即为"无毒"。若用量超出机体承受的最大剂量,对机体产生毒害,出现中毒反应,即为"有毒"。故机体能够承受药物的最大剂量是药物有毒与无毒的界限。

三、影响因素与注意

中药的有毒无毒是相对的。药物是否呈现毒性反应,受诸多因素的影响。使用有毒中药时,更应重视用药的安全性。

(一) 影响因素

1. 用量 药物毒性反应的发生及危害的轻重,主要取决于用量的大小。如毒性很大的砒霜、生草乌、生川乌等,若合理使用,不超过中毒剂量也不会导致中毒。而有的无毒的药物,如补虚药人参,如果用量过大,也会引起毒副反应,甚至导致死亡。

2. 品种 部分中药具有多个品种,而不同品种产生的毒、效不同。加之中药品种存在较多混乱现象,有些中药有几个或几十个品种,其中有的有毒,有的无毒,若混用易导致中毒事件的发生。如五加皮有南北之分,南五加皮属五加科植物而无毒,北五加皮为萝藦科植物而有毒。

3. 产地 不同的地域环境对药材的内在质量产生明显影响。如生长在云南的乌头属植物,其有毒成分含量随海拔升高而增加。环境污染和滥用农药,可使药材中重金属和有毒成分的含量增加,影响用药安全。

4. 采收 采收时节不同,有毒药材的毒性成分含量不同。如苦楝皮中苦楝素的含量,每因入药部位、采收季节不同而明显改变,其含量越高的药材毒性越大。

5. 贮存 某些药物贮存不当,会使药物化学成分发生变化,产生或增强毒性。如轻粉保管不善,曝光贮存,会发生化学变化,分解生成氯化汞及金属汞,不仅颜色渐渐变深,其毒性也大大增强。

6. 炮制 许多有毒中药经过合理炮制,可以降低或消除毒性。如甘遂有毒,醋制可降低其毒性。有的药物若炮制不当,毒性反而增强,如雄黄火煅后毒性增强。

7. 配伍 中药经过合理配伍,可限制其某种毒性。如甘草与附子同用,可减轻附子毒性。槟榔与常山配伍,可使常山致吐作用减轻。也有因配伍不当而产生毒性或毒性增强,如十八反等。

8. 制剂 不同制剂条件下,毒性成分的溶出度存在差异。如生半夏所含止呕成分能溶于热水,而催吐、引起失音甚至死亡的成分却难溶于水而溶于醇。因此,生半夏酒剂的毒性比汤剂强。煎煮时间对中药的毒性也有影响,如乌头先煎,其毒性大减或消除,而山豆根久煎则毒性增加。

9. 给药途径 不同的给药途径,不仅会影响药物的治疗效果,也会影响药物的毒性。一般而言,同样毒物按照毒性反应出现的早晚,其排列次序为:静脉注射、呼吸吸入、腹腔注射、肌内注射、皮内注射、口服、灌肠、皮肤贴敷。如少量蛇毒口服无毒,而皮内注射则有毒。

10. 机体 体质不同,承受药物最大治疗剂量也有差异,机体状态不同,对药物毒副作用的敏感度不同。

此外,用药时间、是否对证等因素都可能对药物毒性产生影响。

(二) 使用注意

在应用有毒药物时,应当注意:①用药要合理。根据患者体质、疾病状态,科学合理选择药物,杜绝乱用滥投,孕妇、老幼及体虚者禁用或慎用毒烈之品,并注意配伍禁忌。②用量要准确。采用小剂量渐增法,切忌初次大剂量而致中毒。③采制要合理。严格把控好采制药物各环节,在确保有效性的同时,杜绝伪劣品。④识别过敏体质,尽早预防治疗。此外,对药物的煎煮、服用方法等方面也应予以重视;监管部门要抓好药物鉴别,防止品种混用,注意保管好毒剧中药,从不同环节确保用药安全,避免中毒事件发生。

学习小结

1. 学习内容

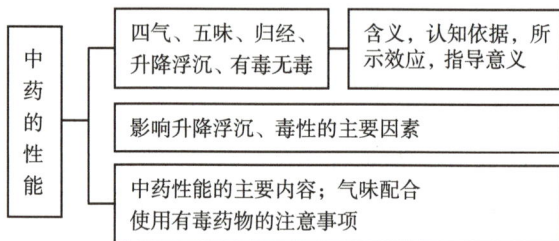

2. 学习方法

(1)关注要素:学习中药性能,关键在于把握各种性能的含义及其所示效应特征;充分理解各种性能的认知依据与中医学基础理论密切相关,在综合分析学习的基础上,进一步强化对所示效应及临床指导意义的理解。

(2)知识要点(表 2-1、表 2-2)

表 2-1　中药性能要点

性能	含义	特性	依据
四气	寒、热、温、凉	定寒热性	药物作用于机体的反应;与病证寒热性质相对
五味	酸、苦、甘、辛、咸	定能	最初依据药物滋味,其后反映药物作用特点
归经	对机体病位的选择性	定位	以所治病位为依据;以脏象、经络学说为基础
升降浮沉	作用趋向性	定向	药物作用趋向与疾病病势趋向相对
有毒无毒	伤害性及偏性	定安全性	是否含有毒成分,整体是否呈现毒性,用量是否恰当

表 2-2　影响毒性的因素与注意事项

影响因素	用量、品种、产地、采收、贮存、炮制、配伍、制剂、给药途径、体质、服药时间等
使用注意	注意用药要合理、用量要适当、采制要严格、识别过敏者

(王　建　张　冰)

复习思考题

1. 中药的性能与中药材的性状之间有何联系与区别?
2. 中药四气、五味与升降浮沉之间有何联系? 其间有何规律?
3. 中药是否呈现毒性与哪些因素密切相关?

第三章

中药的功效与主治

第一节　中药的功效

中药功效的认知经历了漫长的历史时期。最初对药物效应的表达是功效与主治混杂,且以主治为主,多是对药物治疗疾病的客观直接描述。直至明末清初,中药功效专项开始分列,如《本草备要》《本草求真》等本草专著将功效单列于药名之下,或作为眉批提示,为近代中药学设立功效专项体例奠定了基础。其后,中药功效不断发展,逐渐成为中药理论的核心部分,其表述更为成熟、规范,在指导临床用药方面发挥着重要的作用。

一、功效的认知

中药功效的表达最初较为简略,多与主治混杂。唐代陈藏器《本草拾遗》的“宣、通、补、泄、涩、滑、轻、重、燥、湿”用药十剂,是功效分类的开端,明末功效始单列分类,在民国有所发展,至今不断规范。

(一) 基本含义

中药的功效是在中医药理论指导下对药物诊断、治疗和保健作用的高度概括,是药物对人体医疗作用在中医学范畴内的特殊表述形式。即指中药防治、诊断疾病及强身健体的作用。

中药的功效在理论上、内容上和形式上都有别于其他医药学对药物作用的认识和表述,具有明显的中医药特色,与现代药理作用迥然不同。

中药的作用不仅包括中药的功效,还包括药物的毒副作用及其他非医疗甚至非人体的用途。换言之,中药功效是中药作用的一部分,其作用对象是人体。

1. 初级功效　指以中医药理论为基础,用直接观察手段,对药物防治、诊断疾病及改善机体某种状况的客观记载。表述用语原始直白,虽简明但不精练。

2. 高级功效　指以中医药理论为基础,采用分析、归纳、推理等手段,对中药防治、诊断疾病及强身健体作用的高度概括。表述用语成熟精练,简明扼要。

(二) 认知过程

功效的认知是在中医药理论指导下,根据机体用药后的反应,即用药前后症状、体征的变化,通过审证求因、辨证论治及归纳分析反推而得。

1. 主治与功效混用　古代本草在记述药物时,对功效和主治的含义缺乏明确的界定,明代前常常将两者混用,如"主寒热""截疟""治瘘""已心痛"等,给学习和掌握中药的应用带来了困难。

2. 功效专列　明末以后,功效专项开始分列,有辛温解表、祛风、补虚等功效分类,民国时期的药学教材编写体例随之发生了变化,促进了当今中药学教材中功效术语的规范和功效理论的发展,也进一步加强了与性能、主治等的有机联系。

二、功效的表述

中药的功效表述与认知相同,经历了从随意到规范,由混杂不清到明晰规范的漫长发展过程。

(一) 初级功效的表述

常与病证或症状等相对应,所用语句多为动词加疾病名称构成的词组。如"已心痛""已疥""截疟""治皮胀""止泻痢""发表出汗""延年"等。

(二) 高级功效的表述

常与病因病机、治则治法等相对应,所用语句多为动词加病邪(如风、寒、暑、湿、燥、火等)、脏器(如心、肺、脾、肾、肝、胃、小肠、胆、皮肤等)、生理功能或分泌排泄物(如阴、阳、气、血、津、液、精、尿、便)及病理产物或反应(如痰浊、瘀血、疼痛、结石)等名称构成的词组。如清热、燥湿、散风寒、祛风湿,平肝、补肝、补肾、清肺,补气、生津、行气、活血、通便、利尿,化痰、祛痰、泻火、化瘀、排石等。

三、功效的分类

中药的功效是以中医药理论为指导,通过临床实践总结、凝练形成,故其语言表述基本与中医的治疗学或辨证学相呼应,富有中医药特色。

(一) 中医治疗学分类

中医临床治病,通常需要审证求因,辨证与辨病结合,关注患者症状,故将药物产生的治疗作用进一步分为对因、对症、对病证、对现代病症的功效。

1. 对因功效　指针对致病因素加以改善的治疗作用。中医学认为引起疾病的原因主要有外感六淫和疫疬邪气,内伤七情,金疮、虫毒兽伤以及食积、结石、痰饮、瘀血等病理因素等多种致病因素。对因功效还包含祛邪、扶正、调理脏腑、消除病理产物等功效。如属于祛邪的功效有祛风、散寒、除湿、清热、泻下、涌吐、解毒、杀虫等;属于扶正的功效有补气、助阳、滋阴、养血等;属于调理脏腑或气血的功效有疏肝、宣肺、理气、活血等;属于消除病理产物的功效有消食、利水、祛痰、化瘀、排石、排脓等。

2. 对症功效　指缓解或消除疾病过程中患者出现的某种自觉症状或临床体征的治疗作用,也是一种治标的治疗作用。如止痛、止血、止呕、止咳、平喘、止汗、止泻、止带、固崩、涩精、止遗等功效。

3. 对病证功效　指针对中医"病证"所发挥的治疗作用。"病"是对某种特定疾病全过程的特点与规律的概括。如针对疟疾、痹证、黄疸、肺痈等病证进行治疗,而有截疟、祛风湿、利胆退黄、消痈以及通鼻窍、驱杀绦虫、蚀疣等功效。

4. 对现代病症功效　指针对现代医学所描述的病症发挥的治疗作用。如针对高血压、高脂血症、糖尿病、肿瘤等病症,而有降血压、降血脂、降血糖、抗肿瘤等作用。

(二) 中医辨证学分类

依据中医辨证进行功效分类,即有针对八纲、气血精津液、卫气营血、六经及三焦等辨证方法表达的功效术语。

1. 八纲辨证 指针对阴阳、表里、寒热、虚实等病证加以改善的治疗作用。如解表、温里、清里热、散里寒、补阴、补阳等功效。

2. 病因辨证 指针对外感六淫邪气及内伤病因等加以改善的治疗作用。如散风、祛寒、清暑、解郁、安神、消食、生肌等功效。

3. 气血津液辨证 指针对气血津液病证加以改善的治疗作用。如补气、行气、养血、活血、止血、生津、化痰等功效。

4. 脏腑辨证 指针对某脏腑的功能失调加以改善的治疗作用。如养心、清心、补脾、健脾、温肾、补肾等功效。

5. 六经辨证 指针对六经病变加以改善的治疗作用。如和解少阳、散太阳经风寒等功效。

6. 卫气营血辨证 指针对温病学卫气营血层次不同加以改善的治疗作用。如清气分热、透营转气、清营凉血等功效。

7. 三焦辨证 指针对上、中、下三焦不同病变部位加以改善的治疗作用。如宣化上焦湿浊、芳化中焦湿浊、清利下焦湿热等功效。

此外,中药的功效还有另外一种分类方法,即将功效分为中药治疗功效和保健功效两大类。中药治疗功效在整个中药功效中占绝大多数,而其所形成的系统与层次也较复杂。正是由于这些不同系统、不同层次的功效形成的网络,才构成了较为完善的中药功效体系。

中药治疗功效包括对因治疗功效(含对证功效、对病功效)、对症治疗功效。中药保健功效又含中药预防功效和中药养生功效。为了便于治疗药与保健药分别注册管理,有关部门规定:不以治疗疾病为目的,主要用于调整人体的生理功能,并适宜于特殊人群服用的"药物",称为功能性食品。同时将中药的保健功能限制在增强免疫力、辅助降血脂、辅助降血糖、抗氧化、辅助改善记忆、缓解视疲劳、促进排铅、清咽、辅助降血压、改善睡眠、促进泌乳、缓解体力疲劳、提高缺氧耐受力、辅助保护辐射危害、减肥、改善生长发育、增加骨密度、改善营养性贫血、辅助保护化学性肝损伤、祛痤疮、祛黄褐斑、改善皮肤水分、改善皮肤油分、调节肠道菌群、促进消化、通便、辅助保护胃黏膜损伤等方面。

中药功效的分类是相对的。不论何种分类法,多种功效都是用具有中医药特色的语言表述,故可依据其对应的主治与衔接语言进行相应判别。

掌握功效,首先应充分理解各种功效术语的含义。功效术语都是动宾结构词组。其动词使用灵活,变化较多,有的功效术语中动词殊异,其含义近似,或者完全相同,如化瘀、消瘀、逐瘀、散瘀、行瘀及破瘀。动词不同,其含义迥异,如化湿、燥湿、利湿、胜湿等。此外,还应注意中药功效存在层次性,如石膏的清热泻火,包括清气分热、清肺热与清胃热;牡蛎的收敛固涩,包括止汗、固精等;麦冬养阴,包括养肺阴、养胃阴、养心阴等。功效的层次分化越细致,对该药的认识越深入,更能提高临床选药的准确性。

第二节 主 治 病 证

中医药对主治病证的认知早于功效,同样经历了一个漫长的历史过程。古代对中药效

笔记栏

应最直接的认识和表述就是所治病证,即主治。

一、含义与认知

(一) 基本含义

主治是指药物在临床的主要适应病证,包括疾病、证候及症状,又称主要适应范围,简称主治。

(二) 认知过程

与对中药功效的认知一样,对中药主治病证的认识主要通过生活实践与临床实践而得,也经历了漫长的历程。但相对而言,以主治病证表达药物效应的方式相对多于功效。如最早的药学专著《神农本草经》记载防风:"主大风,头眩痛,恶风,风邪,目盲无所见,风行周身,骨节疼痹,烦满。"檗木(黄柏):"黄疸,肠痔,止泄利,女子漏下赤白。"诸如此类,以主治病证为主的表述方式非常普遍。

二、表述与分类

主治病证的分类与功效相似,不同学者有不同的认识。依据历代本草专著及历版《中药学》教材对主治病证的归纳、总结认识,常见 3 种分类:

(一) 证名类主治

以疾病的证候表述中药的主治病证,如热淋、血淋、热咳、冷哮、湿热黄疸、风热表证、风寒表证、风寒夹湿表证等。

(二) 病名类主治

以疾病名称表述中药的主治病证,如疟疾、肺痈、肠痈、水火烫伤、痫病、蛔虫病等。

(三) 症状类主治

以疾病的证候呈现的某一症状表述中药的主治,如呕吐、痉挛抽搐、泻痢、疼痛、惊悸、耳鸣、耳聋、口臭等。

此外,个别药物的主治病证,也借用现代医学病症名,如胃下垂、高血压、高脂血症等。

以上几种表述中,以证名常用,其次是病名,再其次是症状名。

第三节　性、效、证间的关系

功效是药物防治疾病的基本作用,性能只是对功效性质的高度概括,主治病证是确定中药功效的依据,功效从某种角度又反映和提示了主治。可见,三者之间相互关联,密不可分。

中药的性能特点涵盖了对功效和主治病证的高度概括,而功效与主治病证又是性能特点在防治疾病中的具体体现。临床治病时,常将性能特点与功效、主治病证相结合,以指导配伍应用。

中药的功效与主治关系虽然密切,但毕竟不是同一层次的概念。对于药物的初级功效,本草专著中记载药物的主治时,常常在句首冠以"主治""主""治""疗"等字样。如麻黄、干姜、五味子、紫菀、款冬花等药物,《神农本草经》均载"主(止)咳逆上气",但在治疗"咳逆上气"中所发挥的功效各不相同。麻黄宣肺平喘,干姜温肺止咳,五味子敛肺止咳,紫菀、款冬花化痰止咳等。

因此,针对具体药物而言,掌握性能、功效、主治病证三要素非常重要,其中功效是核心。掌握了某药的功效,就抓住了要领,以便上推性能,下联主治。

学习小结

1. 学习内容

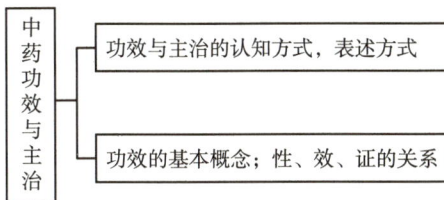

2. 学习方法

(1)关注要素:学习中药功效与主治,应当紧密结合中医学基础理论,充分理解中药功效是主治及性能特点在防治疾病中的综合体现,关注其表述方式。体会把握了功效,就抓住了中药的要领。依据功效,可上推性能,下联主治,执简驭繁,指导临床用药。

(2)知识要点(表3-1)

表 3-1　依据中医治疗学的功效分类与表述

类型		表达方式
中医治疗学	对因功效　祛邪	祛风、散寒、除湿、清热、解毒、杀虫等
	扶正	补气、养血、滋阴、助阳等
	调脏腑	宣肺、和胃、疏肝、理脾等
	消除病理产物	排脓、排石、化瘀、化痰、消食等
	对病证功效	截疟、祛风湿、通鼻窍、利胆退黄等
	对症功效	止痛、止血、止呕、止咳、平喘、止汗、止泻等
	对现代病症功效	降血压、降血糖、降血脂、抗肿瘤等

(王　建)

复习思考题

1. 依据中医治疗学分类,对因功效表述与中医基础理论中的哪些致病因素相关?
2. 中医治疗学分类中的对因功效与中医辨证学分类中的病因辨证有无联系?

扫一扫
测一测

第四章

影响中药作用的要素

学习目标

1. 通过本章学习,重点把握中药的炮制目的,影响中药用量的因素,中药七情配伍关系的含义及意义,用药禁忌中的配伍禁忌与妊娠禁忌等内容。

2. 理解在实际应用过程中,中药的品质与处方用药等多个环节均会影响临床用药的安全性和有效性,为建立临床合理用药的正确认识奠定基础。

中药用于临床能否发挥理想的治疗作用,受诸多因素的影响。一方面,中药的品种、产地、采集、炮制及贮存因素会对中药的品质产生影响,直接影响中药材的有效成分含量,影响其内在质量,进而影响临床用药的安全性、有效性。另一方面,医者在用药过程中的合理用药问题,如辨证是否正确、配伍是否合理、用法用量是否正确规范、疗程是否恰当等因素也会影响中药的安全性和有效性。

第一节　中药的品质

中药的品种来源、产地、采集时节是否正确,炮制及贮存是否合理,均对中药的内在质量产生重要影响,从而影响中药的品质。现代研究认为,以上每一个环节与中药药效成分含量密切相关。

一、中药的品种

自《神农本草经》起,就十分强调使用正品药,提出要重视中药材的"真伪"。梁代陶弘景《本草经集注》序录载:"一物有谬,便性命及之。"提示倘若所用药材的品种有误,则会危及性命。历代本草学家为澄清中药的混乱品种,开展了大量工作。

(一)品种的含义

品种是指在一定的生态和经济条件下,经自然或人工选择形成的动、植物群体,具有相对的遗传稳定性和生物学及经济学上的一致性,并可以用普通的繁殖方法保持其恒久性。品种的遗传因素、生态环境及个体发育过程的多态性,对药用植物体内次生代谢反应和次生代谢物的积累产生较大的影响。

我国幅员辽阔,物种繁多,各地使用的药材品种和习惯不尽相同。长期以来,在中医药领域中同一药材的多基源现象非常普遍,再者同名异物、同物异名的现象存在,加之历代本草记载中遗留下来的诸多问题,致使中药品种问题变得十分复杂。此外,中药品种的发展变异,对中药药性和临床疗效会产生一定影响,也会影响科研结果。倘若忽视对中药品种重要性的认识,势必导致医者不知药而用方,其效难求,科研结果亦无法得出正确结论,进而导致科研项目的失败。

(二) 不同品种中药的内在质量差异

有学者调查,临床所用的贯众主要有 7 个品种,分属于 4 个科 5 个属,包括绵马贯众即鳞毛蕨科鳞毛蕨属植物粗茎鳞毛蕨,以及同属植物辽东鳞毛蕨,蹄盖蕨科峨眉蕨属植物峨眉蕨、乌毛蕨科乌毛蕨属植物乌毛蕨,乌毛蕨科狗脊蕨属植物狗脊蕨及其同属植物单芽狗脊蕨、球子蕨科荚果蕨属植物荚果蕨。其中,绵马贯众有小毒,长于杀虫,自 2010 年版《中华人民共和国药典》以来将其作为正品药物名称。而其余品种的贯众毒性相对较小,驱虫力弱,长于清热解毒。可见,品种不同,其有效性和安全性也存在差异。

再如麻黄,药理研究表明,草麻黄、木贼麻黄中的麻黄碱含量较高,故在麻黄汤、麻杏甘石汤中选择该品种麻黄,能达到发汗解表、宣肺平喘的主要功效;而中麻黄含伪麻黄碱较高,在以利水、解表化饮为主的越婢汤、小青龙汤中,以选择中麻黄为佳。此外,西藏中麻黄和东北产的草麻黄含甲基麻黄碱较高,故在抗变态反应和治疗哮喘及皮肤疾病的麻黄蝉衣汤、阳和汤中,以选此类品种为优。可见,依据不同目的,在不同的方剂中,不同品种麻黄所发挥的作用有很大区别。

因而,作为医药工作者,了解品种差异对中药药性及临床用药的安全性、有效性会产生影响,有着重要的实际意义。中医药科研人员更应重视品种对性、效、用产生的影响。

二、中药的产地

中药主要来源于天然的植物、动物和矿物。这些药物的生长和形成依赖于所处的自然环境条件。我国疆土、海域辽阔,地形复杂,水土、气候、日照、温差、湿度、生物分布等生态环境各异。古代医药学家经过长期的观察、比较,逐步了解到某地区适合某些植物、动物的生长,不一定适宜另一些物种的生长,而且各地所产的同一种药材,其质量优劣不一,产量也不同。正如寇宗奭《本草衍义》所载:"凡用药必须择土地所宜者,则药力具,用之有据。"可见,中药材的产量和质量具有明显的地域性。为保证天然药材的质量,唐宋以来,逐步形成了"道地药材"的概念。

(一) 道地药材含义

道地药材是指历史悠久,品种优良,栽培(养殖)加工合理,产量宏丰,疗效显著,具有明显地域特色,且质量优于其他产地的中药材。判定道地药材的重要依据是临床疗效。

如四川的黄连、川芎、附子、川贝母,江苏的薄荷、苍术,东北的人参、细辛、五味子,河南的地黄、牛膝、山药、菊花,山东的阿胶,甘肃的当归,山西的党参,宁夏的枸杞子,广西的肉桂等,均是著名的道地药材。

(二) 道地药材变迁与多道地性

1. 道地药材变迁 道地药材并非一成不变,可随历史变迁、环境条件的变化而改变。如三七原产于广西,称为广三七或田七;云南产者后来居上,称为滇三七,因而成为三七新的道地产区。随着中医药事业的发展,药材消费量日趋增加,有的道地药材已无法满足临床需要。因此很有必要扩大道地药材的生产规模,或者在确保原有药材质量、性能和疗效的前提下,进行植物药材的异地引种或药用动物的异地驯养。如西洋参原产于北美,在我国引种成功;原产于贵州的天麻在陕西人工培育成功等。总之,应当在关注资源和生态保护前提下,科学、规范化地进行引种或驯养,并以保证临床疗效为前提,不能盲目从事。

2. 多道地性 为了扩大药材的使用范围,有的药材在其他地区引种成功,产量、质量及疗效与初始道地药材相近,该药材在其后的引种地也称为道地药材,即一药具有多道地性特点。如杭白芷，最初以浙江杭州为杭白芷的道地产区，而现今四川遂宁的杭白芷也同样符合道地药材的内涵，该地区也称白芷的道地产区，即体现了同一药材的多道地性。

目前，国家非常重视中药材种植的科学化、规范化管理，为了进一步发展优质的道地药材生产，制定了相应标准。即要求按照《中药材生产质量管理规范》(GAP)建立新的药材生产基地，这项工作必将推动我国道地药材的生产发展，为中药早日走向世界奠定良好基础。

三、中药的采集

中药材的采收季节、时间和方法，直接影响药材中有效成分的含量，进而影响临床疗效。因此，适时合理的采收，是保证药材质量，保证治疗效果的关键。

（一）植物药材的采收

中药材中植物药所占比例最高，因此应重视该类药的采收规律。主要以根、茎、叶、花、果实的生长特性为依据，按不同的用药部位适时采收。

1. 全草类　全草入药的草本植物，多在植物生长旺盛期，有效成分含量高，因此多在枝叶茂盛的花前期或初见花时采收。有的割取地上部分，如薄荷、益母草、紫苏等；须带根者则连根拔起全株，如蒲公英、车前草、紫花地丁等。茵陈则以幼嫩全草入药；忍冬藤、首乌藤等以茎叶入药者，采收时节与全草相同。

2. 叶类　叶类药材通常在花蕾将开或花盛开时采收。如艾叶、番泻叶、荷叶等。但桑叶习惯上在深秋或初冬时采集，即称"冬桑叶"或"霜桑叶"。

3. 花类　花类药材多在花盛开时采收。因花类大多次第开放，故分批次采收，如菊花、旋覆花、洋金花。红花宜在花冠由黄变为橙色时采收。

部分花类药材，须采取含苞待放的花蕾，如金银花、槐花、辛夷、款冬花等。蒲黄等花粉类药材应当在花朵完全开放后采收。

4. 果实和种子类

（1）成熟果实：多数应在果实成熟时或将要成熟时采摘，如枸杞子、山楂、川楝子等。

（2）幼果：有的药物需用幼果入药。即不待成熟后采收，如枳实、青皮、藏青果等。

（3）浆果：有的浆果容易变质，最好在略成熟时采收，如枸杞子、桑椹、女贞子等。

（4）种子：通常在果实完全成熟后采收。如沙苑子、菟丝子、车前子等。有的种子成熟后易脱落或外壳易裂开，应当在刚成熟时采集，如牵牛子、小茴香等。

5. 根和根茎类　一般根及根茎类药材于秋末或春初，有效成分含量高，产量质量均佳的时节采收。如天麻、葛根、苍术、桔梗、大黄等。个别药材采收时节不同，如半夏、延胡索等，多于夏季采收。

6. 树皮和根皮类　树皮一般于春、夏时节植物生长旺盛，营养丰富，质量好且树皮易于剥离的时节采收，如黄柏、杜仲、厚朴等；而肉桂多于 10 月含油多时剥离。应注意保护药源，避免伐树取皮。根皮常于秋后苗枯，或早春萌发前采收，如地骨皮、牡丹皮、桑白皮等。

（二）动物及矿物类药材的采集

动物类药材的采集，应当以保证药效、保护资源为前提，根据其活动季节捕捉。因药材品种不同，采集时间各异，没有明显的规律性。一般而言，潜藏于地下的小动物，宜夏末秋初捕捉，如全蝎、蜈蚣、地龙等；桑螵蛸应在 3 月中旬采集；鹿茸应在清明后 45~60 天截取，过时则会角化；制取阿胶的驴皮，应当于冬至以后皮厚质优时剥取。

矿物药大部分可随时采集。

四、中药的炮制

炮制,古时又称"炮炙""修事""修治"。多数中药材在应用和制成剂型以前,常根据临床用药目的,药材自身特点以及贮存、配方和制剂的要求,对药材进行加工处理,统称为炮制。中药炮制的发展有着悠久的历史。其方法多样,内容非常丰富。

(一) 炮制目的

根据药物特性以及临床安全有效用药的原则,不同药物通过不同的炮制方法,可达到不同的目的。而同一味药物,即使采用同一种炮制方法,有时可达到几种目的。总括而言,炮制的目的有以下5方面:

1. 增效　即增强药物作用,提高临床疗效,是中药炮制的主要目的。在具体炮制过程中,加入一些辅助药料(如酒、醋、姜、蜜等具有药效的液体辅料)拌和,以增强某方面的疗效。如蜂蜜本身具有润肺功效,蜜炙桑叶、百部能够增强润肺止咳功效;又如酒炒当归、川芎可增强二味药物的活血功效。

2. 减毒　即降低或消除药物的毒副作用,以保证用药安全。一些有毒或作用峻烈的药,若直接生用,即使在安全剂量范围内,也容易产生毒性或副作用;通过特殊炮制处理后,可使毒性或副作用降低或消除。如马钱子砂烫;天南星用白矾或生姜共浸并煮透后,几乎无毒。但有的药物,其有效成分即是导致毒副作应的成分,在炮制时应注意适度,太过则疗效难以保证。

3. 纠性　即改变药物的性能功效,使其适应病情或扩大应用。中药具有的性能和某一功效有时不一定完全适应病情需要,经过特殊炮制处理,改变原有性能功效,使其适应病情。如天南星温燥之性强且有毒,能燥湿化痰,主治寒痰咳嗽等病证。若治疗热痰咳嗽,其温燥毒性不为病情所需,则常用性味苦寒的猪胆汁炮制处理,即胆南星,其性变为寒凉而宜于治疗热痰咳喘。地黄有清热凉血功效,经过蒸制后(即熟地黄)药性变温,则可补血。

4. 矫臭味　即矫臭、矫味,便于服用。一些具有臭气、异味的药物,如地龙,或有刺激性的药物如乳香、没药;再如味苦难以下咽的黄连等药材,通过炮制既能保证药效,又不至于味臭或味苦难咽。

5. 净药材改性状　即改变药材性状,便于贮存制剂;纯净药材,以保证质量和称量准确。有的药材必须通过特殊炮制以后才能运输、贮存。如桑螵蛸、五倍子必须蒸制,才能杀死虫卵或蚜虫,否则会失效。将植物药材切制成一定规格的饮片,便于调配制剂。采集后的药材,去掉须根、泥土、杂质等非药用部分,以保证药材质量和称量的准确性。

(二) 炮制方法

历代记述的中药炮制方法很多,常用的炮制方法有:

1. 修制　指通过簸、筛、刮、刷、拣等方法以清除杂质,切制饮片(或小段),以及砸、捣、碾、磨、锉等粉碎方法处理,以纯净药材,便于贮存、调剂、制剂为目的,是炮制的最初阶段。

2. 水制　是指用较低温度的清水或用其他液体辅料处理药材的一种炮制方法。通过洗、淋、泡、润、浸、漂等方法,以使药材洁净、软化,或降低盐分,消除不良异味及毒烈之性为目的。如水漂吴茱萸、盐苁蓉;润软槟榔便于切片等。

水制法中,"水飞"法较特殊。水飞是将不溶于水的矿物或贝壳类药材粉碎后,置于乳钵或碾槽内加水反复研磨,制取极细粉末的加工法。如水飞炉甘石、雄黄等。

3. 火制　是指将药物直接用火加热,或与辅料(液体或固体)拌炒的加工方法。常通过炒、炙、煅、煨、烘焙等火制法,以达到增效、减毒、改变性能、缓和药性、便于制剂等目的。

(1)炒法:有清炒和辅料炒之分。①清炒:不加辅料直接在锅内翻炒的方法。根据炒制的火力和药材变色情况,清炒又有炒黄、炒焦、炒炭等区别。②辅料炒:将药物与固体辅料(如米、砂、土、麸、蛤粉等)拌炒的方法。如麸炒枳壳、砂烫龟甲等。

(2)炙法:又是炒制法的一种,即用液体辅料(如酒、蜂蜜、醋、姜汁、盐水等)与药物拌炒的方法,简称"炙"。如蜜炙甘草,酒炙大黄,醋炙甘遂、延胡索等。

(3)煅法:指将药物与猛火直接或间接煅烧的炮制方法。其目的是使其质地松脆,易于粉碎,有利于有效成分溶出。①直接煅:将质地坚硬的贝壳类和矿物药材,直接置于无烟炉火上煅烧,称直接煅,又叫明煅。②间接煅:将质地轻的植物、动物类药材置于耐高温的密闭容器中放在火上煅烧,称间接煅,又叫闷煅。

(4)煨法:将药材用湿纸或湿面粉包裹后,置于火灰中烫至熟透的方法,如生姜、葛根等煨用。

(5)烘焙:指将药材用微火加热,使之干燥的方法。

4. 水火共制法 是指利用水或液体辅料与火共同对药材进行加工的方法。常见有淬、燀、蒸、煮等。如甘草水煮远志、苦杏仁,桃仁燀去皮,醋淬磁石,何首乌、地黄蒸熟等,可达到易粉碎、增效、改变性能功效、降低毒副作用、便于贮存等炮制目的。

5. 其他制法 除上述方法外,还有一些特殊炮制方法,如制霜、发酵、发芽等。

(1)制霜:将种子类药材压榨去油或将某些矿物药材重结晶的加工方法。如将芒硝放入西瓜内所析出的结晶,即西瓜霜;巴豆榨去部分油后,即为巴豆霜。

(2)发酵:将药材与辅料拌和,置于一定温度和湿度条件下,利用霉菌发酵、生霉,改变药性的生产方法,称发酵,如神曲、淡豆豉等。

(3)发芽:是指将具有发芽能力的种子药材用水浸泡,并保持一定温度、湿度使其萌发幼芽的方法,如麦芽、稻芽等。

综上所述,针对不同中药,即使采用相同的炮制方法,其达到的目的也不完全相同。如同为醋炙,柴胡、青皮、香附、延胡索等醋炙,可增强疏肝或止痛功效;而甘遂、京大戟、芫花、商陆等有毒药醋炙,则能降低其毒性。此外,针对同一中药采用相同的炮制方法,可达到多个目的。如蜜炙麻黄,既能增强其平喘功效,又可降低其辛温发散之性;蜜炙马兜铃,既可增强其止咳平喘之效,又可降低马兜铃的毒副作用。

中药的炮制对临床安全有效用药及药物的制剂、运输、贮存等方面均会产生重大影响,其中蕴藏着极其丰富的科学内涵,值得进一步深入研究,并加以利用。

五、中药的贮存

中药材采集以后,除少数用鲜品外,一般都要进行干燥或初步加工炮制后才能贮存。若药材贮存不当,会导致药材变质,质量下降,而直接影响临床用药的安全性和有效性。

(一)常见中药的变质现象

中药材贮存的温度、湿度不当及放置时间过长或保存容器不合要求,均易导致变质现象发生。常见的有虫蛀、霉变、变色、走油等。

1. 虫蛀 不仅使药材质量下降,还会使药材被污染。

2. 霉变 会致药材失效,还可能产生毒素(如黄曲霉毒素),对人体肝脏有极强的危害性。

3. 变色 意味着药材中的化学成分已发生变化,也是药材变质的象征。

4. 走油 一些含脂肪油或挥发油的药材,若保存容器不当,放置时间过长,温度过高,其油类变质并向外溢出,这种现象称为"走油",如核桃仁、柏子仁等;有的含糖分多的药材变质后表面也会出现油样物质,如天冬、牛膝等。

（二）贮存条件与方法

中药的贮存应当以保证药材质量，防止变质为前提。一般药材应保存在清洁、干燥、通风的环境里，注意调节温度、湿度，避免药材挤压。含挥发性成分的药物，宜置于遮光密闭的容器内保存，如冰片等。而剧毒药品和名贵药材，应专人专管。

前人总结了一些简单易行的贮存方法，如用花椒防虫蛀、石灰防潮等。近年来，研究者们也在研制一些既能保证药材质量，又不致使其变质的有效贮存方法。如采用气体灭菌技术（环氧乙烷灭菌杀虫剂）、^{60}Co-γ 射线辐射等技术，可直接杀灭霉菌、杂菌和害虫；采用远红外线辐射技术、太阳能集热器干燥技术、气幕防潮技术、人工制冷等技术，控制药材贮存环境的温度、湿度，既可防虫霉，又无污染残毒等问题。

第二节 中药的应用

中药的应用主要涉及配伍、用量、用法等内容。而配伍是否恰当，用药是否规范，有无违背配伍禁忌，用法用量准确与否，即临床用药是否合理，都会影响临床用药的安全性、有效性。

一、中药配伍

中药配伍后，药与药之间会呈现种种变化关系。临床防治疾病，通常需要采用合理的配伍形式，以增强疗效，降低或消除毒副作用，扩大应用范围，全面照顾病情。若配伍不合理，则会减效、增毒，影响临床用药的安全有效。

（一）内涵与内容

1. 含义　在中医药理论指导下，依据病情需要和药物的特性，按照一定的法则，将两种及两种以上的药物配合使用，称中药的配伍。临床中药学讨论的配伍关系是指《神农本草经》中提及的"七情"，即指单行以及其余六种配伍关系的总称。

2. 内容　七情主要包括单行、相须、相使、相畏、相杀、相恶、相反七个方面的内容。其主要探讨任意两味药物组合所产生的配伍关系。

方剂学讨论的配伍，主要指药物在方剂中所占有的不同地位或作用，用"君臣佐使"加以反映，是另一类配伍。

（二）七情各配伍关系的含义

1. 单行　指两味药物配伍后各行其是，互不影响临床效应的配伍关系。如神曲与连翘配伍，治疗食积发热者，神曲消食，连翘清热，两者合用，既不增强也不降低相互的药效，也不会产生新的毒副作用，即认为属单行配伍关系。

另有一种认识，指单味药物治疗某种病情单一的疾病。即对病情单一的疾病，选用一种针对性强的药物来取得疗效。如独参汤单用人参一味，大剂量浓煎频服治疗气虚欲脱证；清金散单用黄芩一味治疗肺热咳血；《仁斋直指方》载单用黄连一味治疗湿热泄痢轻症。

2. 相须　性能功效相似的药物配合使用，以增强药物治疗效应的配伍关系。其中配伍的两种药物多为一些相对固定的配伍药对，两者不可分离，其他药物难以替代。如麻黄与桂枝配伍可以增强发汗解表之力，蜈蚣与全蝎配伍可以增强息风止痉之功。

3. 相使　某方面性能功效相似的药物配合使用，以一种药物为主药，另一种药物为辅药，辅药能提高主药某方面治疗效应的配伍关系。如治疗脾虚水肿，补气利水的黄芪与利水健脾的茯苓合用，黄芪为主药，茯苓为辅药，茯苓能增强黄芪补气利水作用。

4. 相畏　一种药物的毒副作用能被另一种药物降低或消除的配伍关系。如生半夏、生天南星的毒副作用能被生姜降低或消除,称生半夏或生天南星畏生姜。

5. 相杀　一种药物能够降低或消除另一种药物毒副作用的配伍关系。如生姜能降低或消除生半夏、生天南星的毒副作用,称生姜杀生半夏或生天南星的毒。

6. 相恶　两药合用后,一种药物能使另一种药物治疗效应降低甚至丧失的配伍关系。由于中药功效复杂,相恶是指两药配伍后,某方面或某几方面治疗效应减弱或丧失,并非两药治疗效应全部减弱。如人参恶莱菔子,指人参用于治疗元气虚脱证或脾肺气虚时,莱菔子行气消积,减弱了人参的补气作用。

7. 相反　两药合用后,使原有的毒副作用增强或者产生新的毒副作用的配伍关系。相反属于临床用药时应当禁忌使用的配伍形式。目前学术界多将"十八反""十九畏"的部分内容纳入相反配伍形式中。

(三) 七情配伍意义

七情配伍关系中,相须、相使可增强临床疗效,相畏、相杀可降低或消除毒副作用,使临床用药更安全有效,故是值得充分利用的配伍关系;相恶导致治疗效应削弱或消除,原则上应当避免使用;而相反会导致毒副作用增强或产生新的毒副作用,影响临床用药的安全性,是临床用药应当禁忌的配伍关系。单行的药物之间不产生明显影响,可以发挥预期疗效,体现"存效"或显效,同样为临床所需。

药物配伍以后,在体内相互作用的机制极其复杂。虽然不外是协同和拮抗两方面,但还存在着七情中尚未包含的内容,如药物配伍后所产生的原有药物所不具有的新的药效。其复杂的作用机制仍有待深入研究。

思政元素

七情配伍"相须相使"的团队协作精神

前人在长期医疗实践中发现单味药物治病力量有限,为应对临床复杂多变的病情,便将药物与药物配伍组合使用,其间便产生了多种配伍关系。早在秦汉时期《神农本草经》序录将其概括为"七情",即药"有单行者,有相须者,有相使者,有相畏者,有相恶者,有相反者,有相杀者。凡此七情,合和视之。当用相须相使者良,勿用相恶相反者。若有毒宜制,可用相畏相杀者;不尔,勿合用也"。可见,相须、相使两种配伍可产生协同作用,发挥增效效果,以保证临床用药的有效性;相畏、相杀两种配伍能使毒性药物的毒副作用减弱或消除,以保证临床用药的安全性;医者当充分利用增效减毒配伍关系。相恶有可能使药物某种治疗效应降低,相反会使毒副作用增强或产生新的毒副作用,是临床应当避免或禁忌使用的配伍关系。

一味药物具有多种功效,联合配伍应用就是希望将药物优势发挥至最大,将不足与弊端降到最低,最终达到安全、有效用药的目的。每一个人作为独立的个体,有自身的长处,也存在某方面不足。在从事某些工作时,"单行"力弱而有限,通常需要组建团队,优势互补,"相须相使"共同协作,体现价值,成就事业,当避免"相恶"内耗减效的情形发生,影响事业发展。

二、用药禁忌

用药禁忌是指为确保临床安全、有效用药,应当注意避免或者禁忌使用的一些方面。其主要包括配伍禁忌、妊娠用药禁忌、病证用药禁忌和服药食忌四方面。

(一) 配伍禁忌

1. 含义　凡药物合用后药效减弱或丧失,或者原有毒副作用增强以及产生新的毒副作用者均属于配伍禁忌,应当避免合用,即《神农本草经》序录所载"勿用相恶、相反者"。但"相恶""相反"所导致的后果不同。"相反为害,甚于相恶",相反会危害患者的健康,甚至危及生命,故更应当高度重视"相反"的配伍内容。

关于对"十八反"和"十九畏"配伍禁忌认知,目前医药界依然沿用金元以来概括的内容。多数学者认为其产生的后果,要么是"相反",要么是"相恶"。

2. 内容

(1)十八反:乌头反贝母、瓜蒌、半夏、白蔹、白及;甘草反甘遂、大戟、芫花、海藻;藜芦反人参、沙参、丹参、玄参、苦参、细辛、芍药。

(2)十九畏:硫黄畏朴硝,水银畏砒霜,狼毒畏密陀僧,巴豆畏牵牛,丁香畏郁金,牙硝畏三棱,川乌、草乌畏犀角,人参畏五灵脂,官桂畏赤石脂。

《神农本草经》中虽提及相反有 18 种,但实际上附子也属于乌头类,贝母又包括川贝母、浙贝母;瓜蒌含全瓜蒌、瓜蒌子、瓜蒌皮、天花粉;芍药含赤芍、白芍,可见并不止 18 种。目前"十八反"主要是指"相反"配伍关系。"十九畏"中各药之间配伍究竟属于何种配伍关系目前尚无定论,但一般认为,大多属于"相反"或"相恶"的配伍范畴。

应当注意"十九畏"与配伍关系中"相畏"的含义不同。"十九畏"属于药物的配伍禁忌,而相畏是药物配伍后毒副作用减低或消除,是临床用药时提倡采用的配伍形式。

综上,虽然"十八反""十九畏"涉及的问题复杂,研究结果尚无定论,且有不少学者持相反见解。但目前《中华人民共和国药典》依然将"十八反""十九畏"列为不宜同用的配伍禁忌范畴。因此,对"十八反""十九畏"所列药对在临床应用中仍须慎重,若无充分科学依据和临床应用证实,仍要避免盲目配伍应用。

(二) 妊娠用药禁忌

1. 基本含义　在妊娠期间对母体和胎儿产生严重不良影响的药物,均属于妊娠用药禁忌。

2. 禁忌原则　凡是引起妊娠期妇女堕胎,对母体不利,对胎儿生长发育不利,对产程不利,不利于优生优育的药物均应当禁忌。

3. 禁忌药分类　根据药物对妊娠期妇女的损害程度不同,将妊娠禁忌药分为禁用药与慎用药两类。

(1)禁用药:大多是毒性强,或药性峻猛,或堕胎作用强的药物,如水银、马钱子、轻粉、雄黄、斑蝥、甘遂、芫花、巴豆、牵牛子、大戟、商陆、麝香、三棱、莪术、水蛭、虻虫等。

(2)慎用药:包括活血通经、行气破滞、攻下导滞及具有辛热或滑利之性的药物,如桃仁、红花、牛膝、枳实、青皮、大黄、番泻叶、芒硝、芦荟、附子、干姜、肉桂、冬葵子、滑石、薏苡仁等。

凡禁用药物,妊娠期禁止使用。慎用药物,则可根据孕妇病情酌情使用。使用时应注意辨证准确,把握好剂量和疗程,尽量减少药物对妊娠的危害。若无特殊需要,慎用药也应尽量避免使用,以保证用药安全。

妊娠禁忌药物导致的堕胎是药物的副反应,并非传统意义上的治疗效应。中药的堕胎效应不稳定,故不可以将妊娠禁忌药物作为堕胎药随意使用。

(三) 病证用药禁忌

中医治病,强调辨证施治。辨证准确,用药合理,才能达到防治疾病的目的。而某些药物对某种病证不宜,使用不当,反助病势或产生新的病理损害而加重病情,故应当避免使用。

1. 含义　凡用药与病证不符,均属于病证用药禁忌。

2. 内容　通常寒证忌用寒药,热证忌用热药;出血证忌用破血药;体虚汗多者忌用发汗药;邪实正不虚者,忌用补虚药;正虚邪不实者,忌用攻邪药等。

病证用药禁忌是用药禁忌中涉及面最广的内容,除药性极为平和的药物无明显禁忌外,一般药物都有证候用药禁忌。在各论每章或节概述部分多会涉及病证禁忌的相关内容;同时某些具体药物的【使用注意】项下,也涵盖证候禁忌内容。

(四) 服药食忌

中医自古就有"药食同源"之说,药有药性,食有食性。在治疗疾病过程中,若食性与病性相符,则有利于病情;反之,食性不合于病性,则反助病势。

1. 含义　服药期间,凡是会降低药效或增强毒性,或与病情不符,反助病势的食物应当避免服食,属于服药食忌,又称"忌口"。

2. 内容　①服药期间,凡妨碍消化吸收或影响药物吸收,或与药物存在类似相反和相恶配伍关系的食物,都应根据情况避免食用;例如服用人参时忌食萝卜,萝卜会减弱人参的补气作用;服用绵马贯众需忌油,以防止中毒;②热性病忌辛热、油腻、有刺激性的食物;寒性病忌生冷瓜果、清凉饮料;虚性病证忌清泄耗气食物;实性病忌温补食物等。

古代文献中有不少有关服药食忌的记载,如细辛忌生菜、常山忌葱;地黄、何首乌忌葱、蒜、萝卜;薄荷忌鳖肉;土茯苓、使君子忌茶等。这些记载大多数是临床用药经验的总结,具有一定参考价值。但由于受到认识条件、水平限制或者误传等原因,也存在一些偏差,尚待重新认识和评价。

三、中药的用量

中药用量,是直接影响临床用药安全性、有效性的重要因素之一。

(一) 内涵与影响因素

1. 含义　为了达到一定的治疗目的,单味药所使用的用量,故也称剂量。中药的用量,一般是指每一味药物的成人一日量。在本教材中,各论所载每味药物标示的用量,是指干燥饮片在汤剂中成人一日内服的常用有效剂量。对丸剂、散剂或鲜品的用量,一般有特别标示注明。通常汤剂的用量大于丸剂、散剂,鲜品用量更大。

2. 影响因素　中药用量,除毒性药物外,多数药物的用量范围较大。其用量大小的变化,又与药物自身特性、临床用药需要、患者具体情况以及气候、季节、地域等因素有关。

(1)药物性质:首先要判断药物是否具有毒性,有毒药物对机体具有明显危害性,使用时应从小剂量开始,并将剂量严格控制在安全范围内。无毒药物安全性较高,其剂量的变化幅度较大。一般而言,对无毒药物多从药材质量好坏、质地轻重、气味厚薄以及作用峻缓来考虑用量大小。质优药力充足者比质次药力不足者用量宜小;花叶类质轻者用量宜轻,金石、贝壳类质重者用量宜重;药性较弱,作用温和,药味较淡者用量稍大;药性较强,作用峻烈,药味较浓者用量宜轻。鲜品因含有大量水分,用量宜大。

(2)药物应用:临床用量的确定,还与药物的配伍、剂型、用药目的及给药途径等因素密切相关。①配伍与否:单味药应用时,用量应大;入复方用量稍小,同一味药物在复方中作为主药使用时用量较辅药时大。②用药目的:临床用药目的不同,用量大小有明显差异。如槟榔用于行气利水用量为 3~10g,若用于驱绦虫可达 30~60g;麦芽用于消食化积用量为 10~15g,用于回乳可达 60g。③不同剂型:多数药物作汤剂时,其有效成分多不能完全被利用,故用量一般较丸剂、散剂大。④给药途径:一般外用用量比内服用量大。如苦参内服治疗湿热证,用 10g 左右;而煎液外洗治疗皮肤瘙痒,可用 100~200g。

（3）患者情况：因患者年龄、性别、体质、病程长短、病情轻重、职业等不同,用量大小存在差异。①年龄：小儿身体发育尚未健全,老年人气血渐衰,对药物的耐受力均较弱,特别是使用作用峻猛,容易损伤正气的药物,用量应低于青壮年的用药量。②性别：一般药物,男女用量区别不大,但妇女在月经期、妊娠期,使用活血祛瘀通经药用量不宜过大。③病情、病程、病势：病情轻,病程长,病势缓用量宜小；病情重,病程短,病势急用量宜大。④体质：体虚者用量宜轻；体质强壮者,用量可重。⑤职业：如体力劳动者较脑力劳动者腠理致密,在使用发汗解表药时,体力劳动者用量较脑力劳动者稍大。

（4）其他因素：四季气候变化与地域环境等因素对药物的用量大小也有明显影响。寒冷季节及寒冷地区,使用温热药时用量偏大,使用寒凉药时用量偏小；反之,炎热季节及炎热地区,使用温热药用量偏小,使用寒凉药用量偏大。干燥地区,滋润药用量偏大,燥性药物用量偏小；潮湿地区,滋润药用量偏小,燥性药物用量偏大,力求做到因时制宜、因地制宜。

(二) 计量单位

中药的计量单位,古代用重量（铢、钱、两、斤等）、度量（尺、寸等）、容量（斗、升、合等）等多种计量方法来量取不同的药物。也有使用"刀圭""方寸匕""撮""枚"等粗略的计量方法的记载。

明清以来,普遍采用十六进位制,即 1 斤 =16 两 =160 钱。自 1979 年 1 月 1 日起,我国一律改为公制计量单位,重量单位用"克""毫克"（g、mg）,容量单位用"升""毫升"（L、ml）,并按规定以下面近似值换算十六进制与公制的计量单位：

1 两（16 进位制）=30g

1 钱 =3g

1 分 =0.3g

1 厘 =0.03g

各论每味药的剂量也是近似值的换算,故为参考剂量。

四、中药的用法

正确的给药途径和剂型,是保证临床安全、有效用药的重要因素之一。

(一) 给药途径

药物进入机体后,不同组织对其吸收存在差异,且分布、代谢也不尽相同。给药途径不同,会影响药物吸收的量、速度和作用强度。选择合适的给药途径才能保证临床疗效的充分发挥。中药传统的给药途径有口服和皮肤给药,现代又新增吸入、舌下给药、黏膜给药、直肠给药、皮内注射、肌内注射、静脉注射、穴位注射等新的给药途径。

1. 口服给药　药物经口服后,通过胃肠黏膜吸收进入血液循环,发挥局部或全身的治疗作用。这是中药古今常用的主要给药途径,具有应用简便、安全有效等优点。中药水煎液大多偏酸性,肠液偏碱性,弱酸、弱碱的胃肠内环境有利于多种生物活性物质的吸收,但吸收较慢且不规则,药效易受胃肠功能及胃肠内容物的影响。某些药物会对胃肠产生不良刺激作用,意识不清或昏迷患者不宜采用。

2. 注射给药　将无菌药液注入体内,达到预防和治疗疾病的目的。其具有药物吸收快、血药浓度升高迅速、进入体内药量准确等优点,主要用于需要药物迅速发生作用,或因各种原因不能经口服药的患者,是现代给药的重要途径之一。但也存在组织损伤、疼痛,潜在并发症,不良反应出现迅速、处理相对困难等弊端。中药的注射给药主要有静脉、肌内、皮内以及关节内注射等。

3. 局部给药　利用黏膜或者皮肤对药物的局部吸收作用治疗疾病。主要包括鼻腔吸

笔记栏

入,舌下含服,直肠、阴道给药,涂擦,撒粉,喷雾,含漱,熏洗,滴入等。其优点是在用药部位保持较高药物浓度,产生局部作用。其中直肠给药具有全身治疗作用,比口服给药起效快,还可避免消化液对药物的破坏和影响。

选择正确的给药途径应该从患者所患病证、药物理化性质、药物剂型三方面综合考虑。口服给药是临床最常用,也是大多数疾病的首选给药途径。然病情危急重者多选用注射给药。内科疾病多口服给药,外科皮肤疾病多局部给药。理化性质稳定、耐酸耐酶的中药,可采用口服给药;在胃肠道中易受酶破坏而被分解,或在胃肠道中不被吸收的中药,多做成注射液,采用注射给药。有些中药含有特殊的成分,如皂荚、桔梗所含皂苷具有溶血作用,则不能采用静脉给药。

(二)中药剂型

药物组成方剂后,还应当根据病情的需要,结合药物自身特性,将其制成符合医疗、预防要求,充分发挥药效的一种形态,即称为剂型。《神农本草经》载:"疾有宜服丸者,宜服散者,宜服汤者,宜服酒者,宜服膏者,亦兼参用所病之源以为其制耳。"如瓜蒂散用散剂有涌吐痰食的作用,改用汤剂则无此效。六神丸在水溶液状态下不稳定,疗效会降低甚至无效,故不适合用汤剂。

1. 传统剂型 有供口服的汤剂、膏剂、酒剂、散剂、露剂等;供皮肤给药的硬膏、软膏、粉剂、丹剂、锭剂、洗剂、灸剂等;供直肠给药用的栓剂、灌肠剂等。此外,还有点眼剂、滴鼻剂、吸入剂、吹喉剂等窍道给药剂型等,共40种以上。

2. 中成药 是在中医药理论指导下,以中药饮片为原料,按照规定的处方、生产工艺和质量标准生产的制剂。中成药具有特定的名称和剂型,在标签和说明书上注明了批准文号、品名、规格、处方成分、功效和适应证、用法用量、禁忌、注意事项、生产批号、有效期等内容。中成药剂型常分为以下几种形式:

(1)固体制剂:散剂、颗粒剂、胶囊剂、丸剂、片剂、胶剂、栓剂、丹剂、膏剂、膜剂等。

(2)半固体剂型:煎膏剂、软膏剂等。

(3)液体制剂:合剂、口服液、酒剂、酊剂、糖浆剂、中药注射剂等。

(4)气体剂型:气雾剂。

(三)汤剂的煎煮方法

汤剂具有组方灵活、起效快、易吸收等特点,目前仍然是中医临床用药的主要剂型。汤剂煎煮方法是否合理,对临床安全、有效用药会产生明显的影响。如解表药、化湿药等以挥发性成分起效的药物,煎煮时间过长会导致药效下降,甚至丧失。部分有毒药物,如川乌、草乌煎煮时间过短,会出现中毒。

1. 一般煎煮方法

(1)煎药器具:应选择材质稳定,不与药物成分发生化学反应,且传热均匀的砂锅、搪瓷锅、不锈钢锅等器具。不宜使用化学性质不稳定的铁锅、铜锅、铝锅。

(2)煎药用水:宜选用清洁、无异味、含杂质少的水。凡是符合国家饮用水标准的饮用水均可作为煎药用水。

(3)加水量:水量应适中。一般用水量是将饮片适当加压后,液面超过药物表面2cm。

(4)煎前浸泡:煎前浸泡可以增加药物有效成分的溶出,缩短煎煮时间。一般以花、叶、茎类为主的药物,可浸泡20~30分钟。以根、根茎、种子、果实类为主的药物可浸泡60分钟左右。

(5)煎煮火候及时间:先用武火煎至煮沸后再改用文火煎煮,并使药液保持微沸状态。煎煮时间根据药物和疾病的性质而定。以挥发性成分起效,或有效成分不耐久煎的药物,煎沸腾后 10~15 分钟即可。有效成分不易煎出的矿物类、贝壳类药物以及补虚药,煎煮的时间较长,可煎至 60 分钟,甚至更长。

(6)过滤取汁:药液煎煮好之后,应趁热及时滤取药汁。因放置后药液温度下降,药物溶出的有效成分可反渗入药材,也可因溶解度下降而出现沉淀。

(7)煎煮次数:为了充分利用药材,避免浪费,一剂药应煎煮 2~3 次。

2. 特殊煎煮方法

(1)先煎:质地坚硬,有效成分不易煎出的矿物、贝壳、角甲类药物,一般要先煎 30~40 分钟,如生石膏、生龙骨、珍珠母、龟甲、鳖甲等。部分有毒性药物需先煎、久煎,以降低毒性,如乌头类药物。有效成分难以溶出的植物药宜先煎,如苦楝皮需文火久煎。

(2)后下:气味芳香含挥发油或不宜长时间煎煮的药物,在药物煎好前 10~15 分钟投入锅内,如广藿香、豆蔻、肉桂、大黄等。煎煮时间过长有效成分易被破坏的药物,如钩藤,若煎煮时间超过 20 分钟,其降血压成分将被破坏。

(3)包煎:花粉、细小的种子类药材易浮在药液表面,不易煎煮者,如蒲黄、车前子等。淀粉或黏液质含量高,易黏锅糊化或易致药液混浊者,如五灵脂、灶心土等。绒毛类药材,绒毛脱落混入药液中,刺激咽喉易致咳嗽、呕吐者,如辛夷、旋覆花等。

3. 特殊用法

(1)烊化:将胶类药物放入水中或其他药液中加热,溶化后服用。如阿胶、鹿角胶、龟甲胶等。

(2)另煎:一些贵重药物单独煎煮后,再兑入其他药液中一起服用。如人参、西洋参等。

(3)冲服:一些入水即化的药物或者汁液性药物,多采用冲服的方法服用。如芒硝、竹沥。

(四)服药方法

口服仍是目前临床采用的主要给药途径。口服给药的治疗效果,除受剂型、制剂过程的影响外,还与服药时间、服药量及服药的冷热等因素有关。

1. 服药时间　用药时间的合理与否会影响临床疗效。具体给药时间,应当根据患者病情的需要、胃肠状况及药物特性来决定。①驱虫药、峻下逐水药,需在清晨空腹服用,因为清晨胃及十二指肠内还没有内容物,所服药物能迅速进入胃肠发挥作用;②治疗肠道疾病的药物,如攻下药宜饭前服用,不受食物影响,易于发挥疗效;③对胃肠有刺激性的药物或消食药宜饭后服用,因药物与食物混合,既能减轻对胃肠的刺激,又有利于消食作用的发挥。

2. 服药量　口服给药,往往根据病情缓急轻重来确定服药量。一般疾病,常采用每日 1剂,每剂分 2 次或 3 次服用。而病情急重者,可每隔 4 小时服药 1 次,或昼夜不停服用。呕吐患者宜少量频服,以免增加药物对胃的不良刺激。中药熏洗剂一般采用先熏后洗,每剂每天可熏洗 2~3 次。

3. 服药冷热　中医治病较注重服药冷热。汤剂服用时宜振荡温服,既可避免药液凉冷后形成的沉淀被遗弃而影响疗效,又可避免其过凉伤胃。治寒证用热药,宜热服;治热证用寒凉药,可凉服。如发散风寒药主治外感风寒实证,不仅要求热服,还要求温覆取汗。总之,服药的冷热应根据临床的具体情况,以确保疗效为前提,区别对待。另外,丸、散等固体药剂多用温开水送服。而中成药的服法,应按说明书要求服用。

4. 药后调护　服药后施以合理的调养护理,不仅有助于药效的发挥,也有助于疾病的康复。如服用治疗风寒表证的发汗解表方后需温覆取汗,令全身微出汗,但不可使其汗出过多,既利于发汗解表,又不伤阴。又如使用作用峻猛的峻下方(如十枣汤),主张泻后用米粥调养胃气。诸如此类的调理和康复方法甚多,不胜枚举。

五、辨证用药原则

辨证论治是中医学的特点和精华,是中医在诊治疾病时应遵循的基本原则,只有在准确辨证的基础上,才能订立相应的治则治法,进行正确论治。因此,辨证是临床应用中药的前提和基础。没有正确的中医辨证,就没有准确的中药应用。所谓"辨证",就是将四诊所收集的资料,通过分析、综合,辨清疾病的原因、性质、部位以及邪正之间的关系,从而概括、判断为某种性质证候的过程。辨证的过程,实质上是中医学认识疾病的过程。临床辨证以八纲辨证为基础,以脏腑辨证为核心,结合气血津液辨证,针对特殊病证,采用卫气营血辨证、三焦辨证、六经辨证、经络辨证等多种形式。

(一)依据八纲辨证选药

八纲辨证是综合分析四诊取得的材料,将疾病的性质、部位、病势、正邪双方力量等情况,归纳为阴、阳、表、里、寒、热、虚、实八类,是中医辨证的基本方法,是辨证的纲领。

在八纲辨证中,阴阳为其总纲,故临床选用药物,应首先判定疾病阴阳属性。一般而言,阳证多为表证、热证、实证,阴证多为里证、寒证、虚证。故治阳证多选用发表、清热、祛邪药物;治阴证多选用温里散寒、扶正补虚药物。

(二)依据脏腑辨证选药

脏腑辨证是依据中医脏腑功能,结合四诊八纲资料来分析疾病的病位、病机,是目前临床治病的主要辨证方法。包括心与小肠、肺与大肠、脾与胃、肝与胆、肾与膀胱五个系统。

1. 辨病位而选药　依据脏腑辨证,辨清病变部位,再选择符合相应归经的药物予以治疗。例如心、小肠的病变,则选择归心、小肠经的药物治疗;肺、大肠的病变,选择入肺、大肠经的药物治疗;脾、胃病变,选择入脾、胃经的药物治疗;肝、胆病变,选择入肝、胆经的药物治疗;肾、膀胱病变,则选择入肾、膀胱经的药物治疗。

2. 辨病性而选药　依据中医"寒者热之,热者寒之""虚则补之,实则泻之"的治则而选用药物。以心的病变为例,心之实证,若为心火亢盛,或心火下移于小肠者,选用具有苦寒之性,能清泻心火的竹叶、连翘、黄连、栀子等治疗;痰火扰心者,选用浙贝母、竹沥、石菖蒲等清心豁痰药治疗;心脉瘀阻者,选用丹参、川芎、郁金、三七等活血化瘀药治疗。心之虚证,又有气、血、阴、阳的不同。如心气虚者,选用炙甘草、人参、黄芪等补心气药;心阴血虚者,选用熟地黄、白芍、当归、阿胶等滋养阴血药;心阳虚者,选用人参、附子、肉桂、干姜等温助心阳药。

(三)依据气血津液辨证选药

气血津液辨证是从气、血、津液不同层次变化阐述疾病发生的证候特点。

1. 气病用药原则　①气滞者宜理气,常见的气滞证有脾胃气滞、肝郁气滞及肺气壅滞3类,分别选用理气调中、疏肝理气以及理气宽胸等药物;②气逆者宜降气,其中肺气上逆的喘咳,选用降肺气之止咳平喘药;胃气上逆的呕逆,选用降胃气止呕止呃逆药;③气虚者宜补气,选用补气药;④气陷者宜升举,选用升阳举陷药。

2. 血病用药原则　血病包括血瘀、血热、血寒和血虚4类。血瘀者宜活血,选用活血化瘀药;血热者宜凉血,选用清热凉血药;血寒者宜散寒,选用温通经脉药;血虚者宜补血,选用补血药。

3. 津液病用药原则　津液病包括津液亏虚和津液代谢障碍两类。津液亏虚者,选用养阴生津药。津液代谢障碍的痰证,依据痰的寒、热、湿、燥之性,分别选用温化寒痰药、清化热痰药、燥湿化痰药及润燥化痰药;水饮证选用温化水饮药。

(四)依据卫气营血辨证选药

卫气营血辨证是将外感温热病发展过程中所反映的不同病理阶段,分为卫分证、气分证、营血证、血分证,用于说明病位的浅深、病情的轻重和传变规律。卫分证是温病的初起阶段,选用发散风热药;气分证是表邪入里,正盛邪实阶段,选用清热泻火药;营血证、血分证是里热炽盛,正虚邪实阶段,多选用清热凉血药、清热解毒药以祛邪,益气养阴药以扶正。

(五)依据三焦辨证选药

三焦辨证是以三焦为纲,将外感温热病的病理变化归纳为上、中、下三焦证候,用于阐明其病变先后、病位深浅、邪正盛衰及传变规律的辨证方法。

1. 上焦病用药原则　上焦病证多由温热邪气犯肺或邪气逆传心包所致。温热邪气犯肺者选用发散风热药,宣散外邪;逆传心包者,选用清热凉血,清解心经热毒药。

2. 中焦病用药原则　中焦病证多由温热邪气犯脾胃所致。邪从阳化,见阳明经燥热者,选用泻热通便药物;邪从阴化,见太阴经湿热者,选用清热化湿药物。

3. 下焦病用药原则　下焦病证多为温热邪气深入下焦,损耗肝肾之阴所致。肾阴亏耗者,选用滋养肾阴药物;肝阴亏耗者,选用滋养肝阴药物。

目前中医临床各科以脏腑辨证、卫气营血辨证以及气血津液辨证较为常用,而六经辨证与经络辨证应用较为局限,故在此不对这两种辨证的用药原则做详细介绍。

学习小结

1. 学习内容

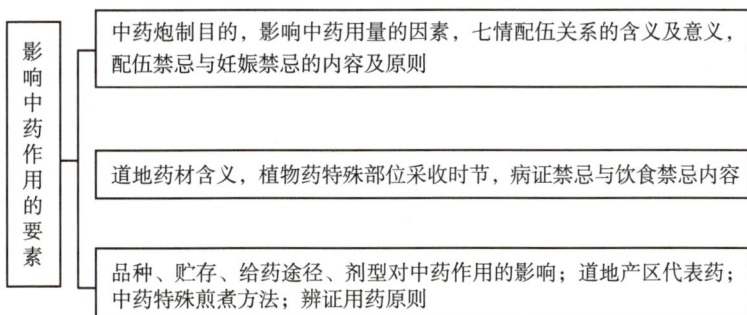

2. 学习方法

(1)关注要素:学时本章内容,充分理解中药的品种、产地、采集、炮制、贮存等环节均可对中药的内在质量产生不同程度的影响;临床使用时,药物之间的配伍、用法用量是否合理规范,理论指导正确与否,均可影响药物作用发挥,进而影响临床的安全性、有效性;注意按照三层次,分析记诵相关基本知识要点。

(2)知识要点(表4-1~表4-4)

表4-1　中药的品质要素

因素	含义	要点
品种	指生物学的物种	一味中药源于多个品种,注意选用正品
产地	地域性,质优,产量大,疗效好	判定依据是临床疗效,不同产地的道地药材
采收	依据药物特点合理采收	植物药一般采收原则,特殊入药部位
炮制	对药材进行加工处理的方法	目的:增效、减毒、纠性、矫臭味、净药材、改性状
贮存	采收后的药材进行合理放置	控温,控湿——防霉变、虫蛀、变色、走油

表 4-2　中药七情配伍关系

中药配伍	内容及含义 七情——单行,相须,相使,相畏,相杀,相恶,相反	目的与意义 增效减毒,扩大范围,改性味适病情
七 情 配 伍 关 系	单行→各行其是,互不干扰(也指单味药治病)	单行→存效或显效→临床充分利用
	相须→两药合用能显著增效	相须 + 相使→增效→临床充分利用
	相使→辅药增强主药效应	
	相畏、相杀→降低消除药物毒性。对有毒药称相畏, 反之称相杀	相畏 + 相杀→减毒→临床充分利用
	相恶→两药合用,某种或某几种效应降低或消除	相恶→减效→注意避免
	相反→两药合用,能增加原有药物毒性或产生新毒	相反→增毒→临床禁忌

表 4-3　中药用药禁忌

中药	含义	主要内容	意义
配伍禁忌	两药合用能减效或增毒	十八反、十九畏	利于安全有效用药
妊娠禁忌	严重影响母体和胎儿的药物	有毒药、破血破气药、峻下逐水 药、攻下药	孕期安全有效用药
病证禁忌	用药与病证不符均属于禁忌	寒者忌寒药,汗出忌发汗	避免病情加重或恶化
服药食忌	服药期间禁忌食用某些食物	妨碍脾胃消化功能,减效增毒的 食物	临床安全有效用药

表 4-4　中药的剂量

含义	影响因素
剂量　临床常用有效剂量 　　　各药剂量指干燥饮片在汤剂中的成 　　　人一日服用剂量	药物方面——毒性大小、质量优劣、质地轻重、气味厚薄 应用方面——配伍、用药目的、剂型、给药途径 患者方面——年龄、体质、性别、病程、病势等及其他原因

（唐　怡）

复习思考题

1. 临床当利用哪些七情配伍关系达到增效、减毒的目的?
2. "十九畏"与"相畏"相同吗? 为什么?
3. 用药禁忌中妊娠用药禁忌应注意哪些环节?
4. 影响中药用量的主要因素有哪些?

第五章

解 表 药

1. 通过本章学习,把握解表药的含义、功效与主治、性能特点;常用重点药物的分类归属、性能特点、主要功效与临床应用、用法及使用注意,细辛的用量;麻黄与桂枝,麻黄与苦杏仁、石膏,桂枝与白芍,细辛与干姜、五味子的配伍意义。

2. 学会理解由该类药物组成的解表剂,主治表证的用药特点以及规律,为其后学习方剂学及临床各课程奠定基础。

概述

1. **基本含义** 凡以发散表邪为主要作用,主治表证的药物,称为解表药。

2. **功效主治**

(1)功效:发散表邪。依据主治证型的不同,又有发散风寒、发散风热之别。

(2)主治:表证,以恶寒发热、头痛身疼、舌苔薄、脉浮等为主要表现,又称外感或感冒。其多由六淫邪气或疫疠之气侵袭人体所致。因风寒所致者,称风寒表证或风寒感冒;由风热所致者,称风热表证或风热感冒。

(3)分类:依据药物的性能特点与主治不同,可分为发散风寒药和发散风热药两类。

3. **性能特点** 味辛;主归肺、膀胱经;均有升浮的作用趋向;发散风寒药性多偏温;发散风热药性多寒凉。

4. **配伍应用** ①根据兼邪配伍:表证夹湿者,宜选用兼有祛风胜湿作用的解表药,也可与化湿药配伍;②依据兼症配伍:如兼咳喘痰多、呕吐、咽喉红肿疼痛、目赤等,分别与化痰止咳平喘、止呕、清热利咽、清肝明目等药物配伍;③依据体质配伍:应根据气虚、血虚、阴虚、阳虚不同,分别与补气、补血、补阴、补阳药同用,以扶正解表。

5. **使用注意** ①药物特性:多数解表药芳香辛散,含挥发性成分,易于散失,故入汤剂不宜久煎,以免降低疗效;②病证禁忌:发汗力强的解表药用量不宜过大,自汗、盗汗、淋证、失血、久患疮疡等正气不固、津血亏虚者当慎用或忌用。

第一节 发散风寒药

以发散风寒表邪为主要作用,常用于治疗风寒表证的药,称发散风寒药。因其味辛性温,又称辛温解表药。风寒表证,以恶寒重、发热、无汗或汗出不畅、头身疼痛、鼻塞、口不渴、苔薄白、脉浮紧等为主要表现。部分药物分别兼有止咳、祛风湿、止痛、通鼻窍、止呕等功效,又可治咳喘、风湿痹痛、头痛、鼻渊、呕吐等病症。

本类药物性偏温燥，多数具有发汗作用，故阴虚血亏、里热偏盛者不宜使用。

麻黄　Mahuang　《神农本草经》

为麻黄科植物草麻黄 *Ephedra sinica* Stapf、中麻黄 *Ephedra intermedia* Schrenk et C. A. Mey. 或木贼麻黄 *Ephedra equisetina* Bge. 的干燥草质茎。生用，蜜炙或捣绒用。

【性味归经】辛、微苦，温。归肺、膀胱经。

【主要功效】发汗解表，宣肺平喘，利水消肿。

【临床应用】

1. 风寒表实无汗者　本品味辛浮散，发汗之力强，为发汗解表第一要药，尤宜于风寒表证表实无汗者。治疗外感风寒，恶寒、发热、无汗，并常与桂枝相须为用，增强发汗解表之力。

2. 多种喘咳病证　本品开宣肺气，有良好的宣肺平喘功效，适宜于多种原因引起的喘咳之证。治风寒束肺，肺气壅遏的喘咳实证，可与发散风寒、宣肺平喘药配伍；治肺热壅盛，咳痰黄稠，喘咳胸闷气急，常与石膏、苦杏仁同用，以清肺止咳平喘，如麻杏石甘汤；治痰浊阻于肺窍之咳喘痰多，可与祛痰平喘药同用。现今治疗喘咳的不少中成药中含有麻黄。

3. 水肿兼表证　本品既能发汗解表，又能利尿消肿，善治水肿兼风寒证。治疗水肿、小便不利兼风寒表证者，可与发散风寒、利水消肿药配伍。

此外，还可配伍用于皮肤瘙痒，鼻塞流涕，风湿寒痹等。

【用法用量】煎服，2~10g。麻黄生用发汗力强；蜜炙麻黄长于平喘；麻黄绒作用缓和，适宜于小儿、老人及体虚者。

【使用注意】本品发汗力强，性温燥，故体虚汗出、头痛失眠及肾虚喘咳者不宜使用。

【参考资料】

1. 本草精选　《神农本草经》："主中风、伤寒头痛，温疟。发表出汗，去邪热气，止咳逆上气，除寒热，破癥坚积聚。"《本草纲目》："散赤目肿痛，水肿，风肿，产后血滞。"

2. 化学成分　本品含麻黄碱、伪麻黄碱、甲基麻黄碱、麻黄次碱等多种生物碱，尚含有挥发油、黄酮类化合物、儿茶酚鞣质、麻黄多糖、有机酸及氨基酸等成分。

3. 药理作用　本品有平喘、镇咳、祛痰、发汗、解热、利尿、抗病原微生物、抗炎、抗变态反应、抑制胃肠动力等作用；并能兴奋中枢，升高血压，加快心率；麻黄生物碱与多糖均能降血糖，其多糖还有抗凝、抑制抗体、抗氧化等作用。

思政元素

辨证认识麻黄，树立正确"三观"

　　麻黄的应用历史悠久。秦汉时期，医圣张仲景用麻黄类方剂治疗伤寒、喘咳、水湿、黄疸等病证；魏晋至南北朝时期，麻黄的应用范围扩展到对外伤类疾病的治疗；明清时期，麻黄的功效得到进一步拓展，并广泛应用。现代研究认为，麻黄所含的麻黄碱和伪麻黄碱是其主要有效成分，可松弛支气管平滑肌以平喘，促使机体发汗；伪麻黄碱还有利尿作用。用麻黄碱为原料合成具有多种兴奋作用的苯丙胺类药物，用于嗜睡症、肥胖症、儿童注意缺陷障碍、抑郁症和中枢神经系统抑制剂中毒的抢救等，但此类药物会产生依赖性。

不法分子以麻黄碱为原料制造"冰毒""麻果""摇头丸"等毒品,不仅破坏人体中枢神经系统,导致药物性精神病,严重损害吸食者的健康,也给社会公共安全造成极大隐患。可见,虽然麻黄是治病救人的良药,但若用之不当,其对人体的特殊药理作用也可能成为害人不浅的毒品。因此,既要学习掌握麻黄的药用价值,也应当了解其所含的化学成分、药理作用及毒性,依据患者具体病症合理确定剂量、选择剂型及用法,确保临床用药安全有效。尤其应重视麻黄被滥用带来的危害和风险,了解毒品的危害和禁毒法律法规,做知法、懂法、守法的好公民。

桂枝　Guizhi　《神农本草经》

为樟科植物肉桂 *Cinnamomum cassia* Presl 的干燥嫩枝。生用。

【性味归经】辛、甘,温。归肺、心、肾、肝经。

【主要功效】发汗解肌,温通经脉,助阳化气。

【临床应用】

1. 风寒表虚有汗、风寒表实无汗　本品发汗解肌,发汗作用较麻黄温和,故风寒表证不论无汗、有汗均可应用。治表实无汗,常与麻黄配伍;治表虚有汗,常与敛阴和营之白芍配伍,以调和营卫,敛阴和营、解肌发表,如桂枝汤。

2. 寒凝血滞诸证　本品性温,既走表,又走里,长于温通经脉,温里散寒,适宜于寒邪阻滞经脉所致胸痹、寒凝腹痛、风湿痹痛、痛经、经闭等病证。治心阳不振,瘀血痹阻之胸痹疼痛,常与温通胸阳,活血化瘀药同用;治心动悸,脉结代,可与益气养血药同用;治中焦虚寒,脘腹冷痛,可与温中散寒止痛药同用;治风寒湿痹,肩臂疼痛,常与祛风湿、散寒止痛药同用;治寒凝血滞之经闭、痛经、产后腹痛等,可与温里散寒、活血调经止痛药同用。

3. 阳虚水肿,痰饮证　本品味甘助阳,既能温运脾阳,助水湿运化;又可温助肾阳,通阳化气以行水消肿。治疗脾肾阳虚之水肿、小便不利,常与利水渗湿类药物同用;若治脾阳不运,痰湿内生之眩晕、痰饮等证,常与补脾化湿、化痰药物同用。

【用法用量】煎服,3~10g。

【使用注意】本品性温易助热,凡外感热病、阴虚火旺、血热妄行者均当忌用。孕妇及月经过多者慎用。

【参考资料】

1. 本草精选　《神农本草经》:"主上气咳逆,结气,喉痹,吐吸。利关节,补中益气。"《名医别录》:"主心痛,胁风,胁痛,温筋,通脉,止烦,出汗。"《本草经疏》:"主利肝肺气,头痛,风痹骨节挛痛。"

2. 化学成分　本品含挥发油,其主要成分为桂皮醛;另外,尚含有酚类、有机酸、多糖、苷类、香豆素及鞣质等成分。

3. 药理作用　本品有解热、抗炎、镇痛、镇静、抗惊厥、抗过敏、抗病原微生物、扩张血管、强心、祛痰、利尿、抗肿瘤等作用。

紫苏　Zisu　《名医别录》

为唇形科植物紫苏 *Perilla frutescens* (L.) Britt. 的干燥叶(或带嫩枝)和茎。其叶称紫苏叶,其茎称紫苏梗,生用。

【性味归经】辛,温。归肺、脾、胃经。

【主要功效】发散风寒,行气宽中,安胎,解鱼蟹毒。

【临床应用】

1. 风寒感冒,咳嗽胸闷 本品发汗作用较弱,但能畅利脾胃气机,尤宜于风寒表证,兼有脘腹胀满者(胃肠型感冒)。治风寒表证轻症,可单用;重症者,常须与其他发散风寒药同用;治外感风寒,咳嗽胸闷,常与发散风寒,温肺止咳药配伍。

2. 脾胃气滞证 本品行气以消胀除满,适宜于多种原因所致气滞胀满。治疗外感、湿浊、饮食等引起的脘腹胀满、恶心呕吐,分别与解表药、化湿药、消食药配伍。

3. 气滞胎动证 紫苏梗长于行气宽中,又能安胎。治疗胎气上逆呕恶,胎动不安,常与理气安胎药同用。

4. 鱼蟹中毒 本品既可行气宽中,又可解毒。治疗食鱼蟹中毒引起的腹痛呕吐,可单用或与其他药物合用。

【用法用量】煎服,5~10g。紫苏叶长于发汗解表,紫苏梗长于行气宽中安胎。

【使用注意】本品辛温耗气,故气虚及表虚者慎用。

【参考资料】

1. 本草精选 《名医别录》:"主下气,除寒中。"《本草纲目》:"解肌发表,散风寒,行气宽中,消痰利肺,和血温中止痛,定喘安胎,解鱼蟹毒。"

2. 化学成分 本品含挥发油,其主要成分为紫苏醛、左旋柠檬烯及少量 α- 蒎烯等。

3. 药理作用 本品有抗菌、促进消化液分泌、促进肠蠕动、止血、缓解支气管痉挛以及较弱的解热作用;紫苏油有降血脂、抗氧化、抑制肿瘤等作用。

生姜 Shengjiang 《名医别录》

为姜科植物姜 *Zingiber officinale* Rosc. 的新鲜根茎。生用、煨用或捣汁用。

【性味归经】辛,微温。归肺、脾、胃经。

【主要功效】发汗解表,温中止呕,温肺止咳,解鱼蟹毒。

【临床应用】

1. 风寒表证 本品有温和的发汗作用,散风寒以解表。治疗风寒表证,恶寒,胃冷不适,恶心欲吐者,可单用,煎煮加糖服(即姜汤),也可与其他发散风寒药物配伍。

2. 胃寒呕吐 本品既能温散中焦脾胃寒邪,又可止呕,素有"呕家圣药"之称,适宜于多种原因所致呕吐,尤宜于胃寒呕吐。治疗胃中受寒,胃脘冷痛、食少、呕吐,可单用,也可与其他温中止呕药同用;若治胃热呕吐,可与清胃止呕药物同用。此外,某些止呕药经姜汁炙后,可增强止呕作用。

3. 风寒客肺咳嗽 本品既温散肺中寒邪,又可止咳。治疗外感风寒,寒痰犯肺引起的咳嗽痰多,多与祛风散寒,止咳平喘药配伍使用。

此外,本品似紫苏,也能改善因食鱼蟹中毒的吐泻症状而解鱼蟹毒。还能解生半夏、生南星等药物的毒性,多作炮制辅料使用。

【用法用量】煎服,3~10g。

【使用注意】本品助火伤阴,故热盛及阴虚内热者慎用。

【参考资料】

1. 本草精选 《名医别录》:"主伤寒头痛鼻塞,咳逆上气。"《本草经集注》:"杀半夏、莨菪毒。去痰下气,止呕吐,除风邪寒热。"《药性论》:"主痰水气满,下气;生与干并治嗽,疗时疾,止呕逆不下食。"

2. 化学成分 本品含挥发油,其主要成分为姜醇、α- 姜烯、β- 水芹烯、柠檬醛、芳香醇、甲基庚烯酮、壬醛、α-龙脑、姜辣素等。

3. 药理作用 本品能促进消化液分泌,保护胃黏膜,具有抗溃疡、保肝、利胆、抗炎、解热、抗菌、镇痛、镇吐作用。

荆芥 Jingjie 《神农本草经》

为唇形科植物荆芥 *Schizonepeta tenuifolia* Briq. 的干燥地上部分。生用或炒炭用。

【性味归经】辛,微温。归肺、肝经。

【主要功效】散风解表,透疹止痒,止血。

【临床应用】

1. 风寒、风热表证 本品性微温,长于祛风解表,为发表散风通用药,故不论风寒表证、风热表证均可应用。治风寒表证,恶寒发热、头痛无汗,常与发散风寒药同用;治风热表证,发热头痛,常与发散风热药同用。通过配伍也可用于风热上攻所致头昏头痛、咽喉肿痛及目赤流泪等。

2. 麻疹透发不畅,风疹瘙痒等 本品辛散祛风以透疹,祛风以止痒。治疗麻疹、风疹等透发不畅,常与其他祛风透疹药物同用。治疗风邪所致瘾疹、皮肤瘙痒,可与其他祛风止痒药同用。

3. 衄血,吐血,便血,崩漏等 本品炒炭后具有止血之功,适宜于多种出血证。若治血热妄行之吐血、衄血、便血,常与凉血止血药同用;治崩漏下血,常与固崩止血药配伍。

本品祛风解表消疮,通过配伍亦可用于疮疡初起有表证者。

【用法用量】煎服,5~10g。发表透疹消疮宜生用,止血宜炒炭用。

【使用注意】本品辛温,易耗气伤阴,故体虚多汗、阴虚头痛者忌服。

【参考资料】

1. 本草精选 《神农本草经》:"主寒热,鼠瘘,瘰疬,生疮,破结聚气,下瘀血,除湿痹。"《本草纲目》:"散风热,清头目,利咽喉,消疮肿,治项强,目中黑花,及生疮,阴癀,吐血,衄血,下血,血痢,崩中,痔漏。"

2. 化学成分 本品含挥发油,其主要成分为右旋薄荷酮、消旋薄荷酮、胡椒酮及少量右旋柠檬烯。另含荆芥苷、荆芥醇、黄酮类化合物等。

3. 药理作用 本品有解热、抗炎、镇静、镇痛、抗病毒、抗补体、抗肿瘤等作用;荆芥炭能缩短出血时间。

防风 Fangfeng 《神农本草经》

为伞形科植物防风 *Saposhnikovia divaricata* (Turcz.) Schischk. 的干燥根。生用。

【性味归经】辛、甘,微温。归肺、肝、脾经。

【主要功效】祛风解表,胜湿止痛,止痉。

【临床应用】

1. 风寒表证,表证夹湿及风热表证 本品功似荆芥,发散之力温和,长于祛风,为治风通用药,并能止痛,适宜于多种表证。治外感风寒,头身疼痛,常与发散风寒类药同用。因其兼能除湿,可治外感风寒夹湿,头身重痛者,常与祛风散寒、除湿止痛药配伍;治风热表证之发热恶风,咽痛口渴,常与发散风热药同用。此外,本品与补气药同用,还可治体虚外感。

2. 风湿痹痛 本品能祛风胜湿,止痛。治疗风寒湿痹,关节疼痛,重着者,可与羌活、藁本等祛风散寒、除湿止痛药配伍;治关节红肿热痛之湿热痹证,可与清热除湿、通络止痛药同用。

3. 风疹瘙痒 本品祛风以止痒。治风邪所致之瘾疹骤起团块,皮肤瘙痒,可与其他祛风止痒药配伍。

4. 破伤风,小儿惊风 本品既祛外风,又息内风以止痉,但其力较弱。治疗外风引动内风的破伤风及小儿惊风之四肢痉挛抽搐,常与其他息风止痉药同用。

【用法用量】煎服,5~10g;或入酒剂、丸散剂。

【使用注意】本品味辛微温,伤阴血而助火,故血虚痉挛及阴虚火旺者慎用。

【参考资料】

1. 本草精选 《神农本草经》:"主大风,头眩痛,恶风,风邪,目盲无所见,风行周身,骨节疼痹,烦满。"《名医别录》:"胁痛胁风,头面去来,四肢挛急,字乳金疮内痉。"《本草蒙筌》:"尽治一身之痛,而为风药中之润剂也。治风通用,散湿亦宜。"

2. 化学成分 本品含挥发油、色酮类、香豆素类、多糖类、甘露醇、苦味苷及有机酸等。

3. 药理作用 本品有解热、抗炎、抗菌、镇静、镇痛、抗惊厥、抗过敏、抗凝血、抗疲劳、抗氧化、抗动脉粥样硬化、调节免疫等作用。

羌活 Qianghuo 《神农本草经》

为伞形科植物羌活 Notopterygium incisum Ting ex H.T.Chang 或宽叶羌活 Notopterygium franchetii H. de Boiss. 的干燥根茎和根。生用。

【性味归经】辛、苦,温。归肺、膀胱经。

【主要功效】解表散寒,祛风胜湿,止痛。

【临床应用】

1. 风寒表证或表证夹湿 本品辛温燥烈,祛风散寒作用强,并能除湿止痛。尤宜于外感风寒兼夹湿邪所致恶寒发热,无汗,头项强痛,肢体酸痛者,常与祛风散寒、除湿止痛药配伍。

2. 风寒湿痹 本品具有较强的祛风湿、止痛功效,并能散寒邪,善治上半身风湿痹痛。治疗风寒湿痹,关节疼痛,屈伸不利,颈项肩臂疼痛,常与祛风湿散寒、温经止痛药配伍。

3. 风寒头痛,牙痛等 本品止痛,长于发散太阳经风寒,善治太阳经头痛。治疗风寒头痛,常与祛风散寒止痛药同用。通过配伍还可治疗其他原因引起的头痛、牙痛等。

【用法用量】煎服,3~10g。

【使用注意】本品药性温燥,易伤阴耗血,血虚痹痛、阴虚头痛者慎用。用量过多易致呕吐,故脾胃虚弱者不宜服。

【参考资料】

1. 本草精选 《药性论》:"治贼风,失音不语,多痒血癞,手足不遂,口面㖞斜,遍身顽痹。"《珍珠囊》:"太阳经头痛,去诸骨节疼痛。"《本草品汇精要》:"主遍身百节疼痛,肌表八风贼邪,除新旧风湿,排腐肉疽疮。"

2. 化学成分 本品含挥发油、香豆素、有机酸、氨基酸、酚类化合物、生物碱等。香豆素类成分为异欧前胡素、佛手柑内酯等。

3. 药理作用 本品有解热、抗炎、镇痛、抗过敏、抗心律失常、抗病原微生物、抗血栓、改善学习记忆障碍等作用。

细辛 Xixin 《神农本草经》

为马兜铃科植物北细辛 Asarum heterotropoides Fr.Schmidt var. Mandshuricum(Maxim.)Kitag.、汉城细辛 Asarum sieboldii Miq. var. seoulense Nakai 或华细辛 Asarum sieboldii Miq.

的干燥根和根茎。生用。

【性味归经】辛,温;有小毒。归心、肺、肾经。

【主要功效】祛风散寒,通窍,止痛,温肺化饮。

【临床应用】

1. 风寒表证,阳虚外感　本品辛温之性较强,能祛风散寒、通鼻窍、止痛,尤宜于风寒表证兼见鼻塞头痛者。治疗风寒表证,鼻塞,头痛,肢体疼痛较甚者,常与祛风止痛药同用;治阳虚外感,恶寒无汗者,常与麻黄、桂枝等发汗解表、温助阳气药物配伍。

2. 鼻渊头痛　本品通鼻窍,止痛作用良好。治鼻渊、鼻塞头痛,常与白芷、苍耳子、辛夷等散风寒、通鼻窍药物配伍。

3. 头痛,牙痛及风寒湿痹痛　本品的止痛作用强,适宜于多种痛证。入少阴肾经,善治少阴头痛,常与羌活、白芷等散寒止痛药配伍;治疗风冷牙痛,可单用或配伍其他散寒止痛药;治风湿痹痛,可与羌活、防风、藁本等祛风湿止痛药同用。

4. 寒饮咳喘　本品能温肺散寒而化痰饮,治疗外感风寒或寒饮阻肺之咳喘气逆,痰多清稀,常与麻黄、干姜、五味子等配伍,以增强疗效,如小青龙汤。

【用法用量】煎服,1~3g;散剂每次 0.5~1g。外用适量。

【使用注意】本品辛香温散,故气虚多汗、阴虚阳亢头痛、阴虚或肺热咳嗽者禁用。有小毒,不宜过量。不宜与藜芦同用。

【参考资料】

1. 本草精选　《神农本草经》:“主咳逆,头痛脑动,百节拘挛,风湿痹痛,死肌。”《名医别录》:“主温中下气,破痰,利水道,开胸中,除喉痹,齆鼻、风痫、癫疾,下乳结。”《本草衍义》:“治头面风痛不可阙也。”

2. 化学成分　本品含挥发油,其主要成分为甲基丁香油酚、细辛醚、黄樟醚等。另含 N-异丁基十二碳四烯酰胺、谷甾醇、豆甾醇、消旋去甲乌药碱等。黄樟醚为致癌物质,高温易破坏。

3. 药理作用　本品有解热、抗病原微生物、抗炎、镇静、镇痛、催眠、抗惊厥、松弛平滑肌、局部麻醉、抗变态反应等作用。

白芷　Baizhi　《神农本草经》

为伞形科植物白芷 *Angelica dahurica* (Fisch. ex Hoffm.) Benth. et Hook.f. 或杭白芷 *Angelica dahurica* (Fisch. ex Hoffm.) Benth. et Hook.f. var. *formosana* (Boiss.) Shan et Yuan 的干燥根。生用。

【性味归经】辛,温。归肺、胃经。

【主要功效】发散风寒,通窍止痛,燥湿止带,消肿排脓。

【临床应用】

1. 风寒表证之鼻塞头痛　本品既能发散风寒,又能通鼻窍、止痛。治疗风寒表证,恶寒发热,鼻塞头痛,常与祛风散寒、通鼻窍止痛药同用。其兼能燥湿,治疗风寒夹湿之鼻塞头痛、身痛,可与祛风胜湿、通窍止痛药配伍。

2. 鼻渊头痛　本品改善鼻塞不通以发挥通鼻窍作用,并能止痛。治疗鼻渊所致前额头痛、鼻流浊涕,可与苍耳子、辛夷等通鼻窍药配伍,内服或外用嗅鼻。

3. 多种疼痛证　本品有良好的止痛作用,善入足阳明胃经,为治阳明经头痛的要药。治外感风寒所致阳明经前额头痛,眉棱骨痛,牙痛,可单用,或与细辛等祛风散寒止痛药同用;治外感风热所致者,可与疏散风热止痛药配伍;治疗风寒湿痹,关节疼痛,可与祛风湿止痛药同用。

4. 带下病 本品辛温,燥湿止带,多用于寒湿带下。治疗寒湿下注,带下量多色白,多与苦温燥湿药配伍;若治湿热带下色黄量多,多与清热燥湿药配伍。

5. 疮疡肿毒 本品外走肌肤又能消肿排脓而疗疮。治疗疮疡初起,红肿热痛,常与清热解毒、消肿散结药物同用;若脓成难溃,常与益气补血药同用。

此外,本品祛风燥湿又能止痒,通过配伍还可治疗湿疹瘙痒等皮肤疾病。

【用法用量】煎服,3~10g。

【使用注意】本品温燥,故阴虚血热者不宜使用。

【参考资料】

1. 本草精选 《神农本草经》:"主女人漏下赤白,血闭阴肿,寒热,风头侵目泪出,长肌肤,润泽作面脂。"《本草纲目》:"治鼻渊、鼻衄、齿痛、眉棱骨痛,大肠风秘,小便去血,妇人血风眩运,翻胃吐食。"

2. 化学成分 本品主要含挥发油,其主要成分为壬基环丙烷、α-蒎烯等。还含欧前胡内酯、白当归素等多种香豆素类化合物,另含白芷毒素、花椒毒素、硬脂酸、甾醇等。

3. 药理作用 本品有解热、抗病毒、抗炎、抗菌、镇痛、解痉、降血压、平喘、抗氧化、保肝、抗肿瘤等作用;其挥发油有抗过敏作用。

香薷 Xiangru 《名医别录》

为唇形科植物石香薷 *Mosla chinensis* Maxim. 或江香薷 *Mosla chinensis* 'jiangxiangru' 的干燥地上部分。生用。

【性味归经】辛,微温。归肺、脾、胃经。

【主要功效】发汗解表,化湿和中,利水消肿。

【临床应用】

1. 阴暑证 本品既能发汗解表,又能化湿和中以解暑,尤宜于夏季乘凉饮冷,阳气被遏之阴暑证,故有"夏月麻黄"之称。治疗夏季感冒,恶寒发热,头痛身重,无汗,腹胀纳差,恶心呕吐等,常与化湿药同用。

2. 水肿,小便不利 本品似麻黄,发汗又能利水消肿。治疗水肿兼有表证,可单用或与健脾利水药同用。

【用法用量】煎服,3~10g;或入丸散。外用:适量,捣敷。或煎汤含漱。发汗解暑宜水煎凉服,利水消肿须浓煎服或为丸服。

【使用注意】本品辛温发汗之力较强,表虚有汗及暑热证忌用。

【参考资料】

1. 本草精选 《名医别录》:"主霍乱腹痛,吐下,散水肿。"《本草纲目》:"香薷乃夏月解表之药,如冬月之用麻黄,气虚者尤不可多服。"《本草备要》:"宣通,利湿,清暑。"

2. 化学成分 本品含挥发油,油中主要有香荆芥酚、百里香酚、对聚伞花素等成分;另含甾醇、黄酮苷等。

3. 药理作用 本品有发汗、解热、镇静、镇痛、抗病毒、增强免疫力、利尿等作用。

藁本 Gaoben 《神农本草经》

为伞形科植物藁本 *Ligusticum sinense* Oliv. 或辽藁本 *Ligusticum jeholense* Nakai et Kitag. 的干燥根茎及根。生用。

【性味归经】辛,温。归膀胱、肝经。

【主要功效】发表散寒,祛风胜湿,止痛。

【临床应用】

1. 风寒表证或表证夹湿　本品功似羌活,能发散太阳经风寒湿邪,并有较好止痛作用。其善达颠顶,尤宜于风寒上犯太阳经脉之颠顶头痛。治外感风寒夹湿,头身重痛,酸痛不适,常与羌活、防风等祛风止痛药同用。

2. 风寒湿痹　本品既能祛风湿,又可止痹痛。治疗风寒湿痹,肌肉关节疼痛,常与祛风散寒、胜湿止痛药同用。

【用法用量】煎服,3~10g。

【使用注意】本品辛温发散,故血虚头痛及热证忌服。

【参考资料】

1. 本草精选　《神农本草经》:"主妇人疝瘕,阴中寒,肿痛,腹中急,除风头痛。"《药类法象》:"治头痛、脑痛,大寒犯脑,令人脑痛,齿亦痛之药,亦治风通用,气力雄壮也。"《本经逢原》:"性升属阳,为足太阳寒郁经中,头项巅顶痛,及大寒犯脑,连齿颊痛之专药。"

2. 化学成分　本品含挥发油,其中主要成分是 3- 丁基苯酞、蛇床酞内酯,另含生物碱、棕榈酸等成分。

3. 药理作用　本品有镇静、镇痛、解热、解痉、抗炎、降血压、平喘、抗缺氧等作用。

苍耳子　Cangerzi　《神农本草经》

为菊科植物苍耳 *Xanthium sibiricum* Patr. 的干燥成熟带总苞的果实。炒去硬刺用。

【性味归经】辛、苦,温;有小毒。归肺经。

【主要功效】散风寒,通鼻窍,除湿止痛,止痒。

【临床应用】

1. 风寒头痛鼻塞,表证夹湿　本品既能外散风寒,又能通鼻窍、止痛,功似白芷、细辛,并常与之配伍,适宜于外感风寒之恶寒发热,头身疼痛,鼻塞流涕。治外感风寒夹湿,头身重痛明显者,可与防风、白芷、羌活等同用。

2. 鼻渊头痛　本品散风寒,又通鼻窍以除鼻塞,还能止痛,为治鼻渊要药,尤宜于鼻渊而兼外感风寒者。治鼻渊头痛,不闻香臭,时流浊涕,内服外用均可。若鼻渊属风热或湿热内蕴者,可与疏散风热、清热药同用。也可配伍用于伤风鼻塞(急性鼻炎)、鼻窒(慢性鼻炎)、鼻鼽(过敏性鼻炎)等鼻病。

3. 风湿痹痛　本品祛风止痛而又能除湿。治疗风湿痹证之关节疼痛,四肢拘挛,可单用,或与其他祛风湿、止痛药同用。

4. 瘾疹、疥癣　本品有祛风止痒之效。治疗瘾疹瘙痒起团块,疥癣奇痒,可单用研末,亦可与其他祛风止痒药同用。

【用法用量】煎服,3~10g;或入丸散。

【使用注意】本品辛温有毒,过量服用易致中毒,故用量不宜过大。血虚头痛者不宜服。

【参考资料】

1. 本草精选　《神农本草经》:"主风头寒痛,风湿周痹,四肢拘挛痛,恶肉死肌。"《本草备要》:"善发汗,散风湿,上通脑顶,下行足膝,外达皮肤。治头痛目暗,齿痛鼻渊,肢挛痹痛,瘰疬疮疥遍身瘙痒。"

2. 化学成分　本品含挥发油、苍耳苷、苍耳醇、脂肪油、生物碱、蛋白质等。毒性成分为毒蛋白、氢醌、苍术苷等。

3. 药理作用　本品具有降血糖、镇咳、抗菌、抗氧化、抗过敏、扩张血管、抑制免疫等作用。

辛夷　Xinyi　《神农本草经》

为木兰科植物望春花 *Magnolia biondii* Pamp.、玉兰 *Magnolia denudata* Desr. 或武当玉兰 *Magnolia sprengeri* Pamp. 的干燥花蕾。生用。

【性味归经】辛,温。归肺、胃经。

【主要功效】散风寒,通鼻窍。

【临床应用】

1. 风寒表证头痛鼻塞　本品既能发散风寒,又长于宣通鼻窍,为治外感鼻塞头痛之佳品。治疗外感风寒之恶寒发热、头痛鼻塞者,常与其他发散风寒之品同用。若治风热感冒,鼻塞头痛,可与疏散风热药配伍。

2. 鼻渊头痛　本品善通鼻窍,为治鼻渊头痛要药。治鼻渊头痛,鼻塞流涕偏风寒者,常与白芷、细辛、苍耳子等同用;偏风热者,常与疏风热、清肺热药同用;若肺胃郁热发鼻疮者,可与清热泻火解毒药配伍。

【用法用量】煎服,3~10g。本品有毛,易刺激咽喉,入汤剂宜用纱布包煎。外用适量。

【使用注意】本品辛温香燥,阴虚火旺者禁用。

【参考资料】

1. 本草精选　《神农本草经》:“主五脏身体寒热,风头脑痛。”《名医别录》:“温中解肌,利九窍,通鼻塞涕出。”《本草纲目》:“鼻渊,鼻鼽,鼻窒,鼻疮及痘后鼻疮。”又“辛夷之辛温,走气而入肺,能助胃中清阳上行通于天,所以能温中,治头面目鼻九窍之病。”

2. 化学成分　本品含挥发油、生物碱、黄酮类、木脂素类等。望春花花蕾的挥发油中含有望春花素、α- 蒎烯、桉叶素等,并含生物碱、木脂素;武当玉兰花蕾含挥发油、柳叶木兰碱、武当玉兰碱等成分;玉兰花蕾的挥发油含柠檬醛、丁香油酚、桉叶素、生物碱等。

3. 药理作用　本品有收缩鼻黏膜血管,促进黏膜分泌物吸收,减轻黏膜炎症作用。此外还有抗菌、抗炎、镇静、镇痛、抗过敏、降血压等作用。

需了解的发散风寒药见表 5-1。

表 5-1　需了解的发散风寒药

药名	性味归经	功效	主治	用法用量与注意
西河柳	辛、甘,平。归肺、胃、心、肝经	①发表透疹②祛风除湿	①麻疹不透,风疹瘙痒②风寒湿痹	煎服,3~10g。用量过大令人心烦;麻疹已透及体虚多汗者忌服

第二节　发散风热药

以发散风热为主要功效,常用于治疗风热表证及温热病卫分证(温热病初起在表)的药物,称为发散风热药;其味辛性凉,又称辛凉解表药。风热表证或温病卫分证,以发热、微恶风寒、舌边尖红、苔薄黄、脉浮数等为主要表现,或兼口渴咽干、喉痒咳嗽、头昏痛、目赤多泪、鼻塞流涕等。部分药分别兼有利咽、清肺止咳、明目、透疹等功效,又可治风热犯肺或上攻头目引起的咽喉痒痛、肺热咳嗽、目赤肿痛以及麻疹初起疹出不畅等。临床常与清热泻火、清热解毒药配伍使用。

薄荷 Bohe 《新修本草》

为唇形科植物薄荷 *Mentha haplocalyx* Briq. 的干燥地上部分。生用。

【性味归经】辛,凉。归肺、肝经。

【主要功效】宣散风热,清利头目,利咽,透疹,疏肝。

【临床应用】

1. 风热感冒及温病初起 本品辛凉以疏散风热,并可发汗,适宜于风热表证无汗者。治风热表证及温病卫分证无汗,常与其他疏散风热药物同用;与发散风寒药配伍,也可用于风寒表证。

2. 风热上攻之头痛、目赤、咽喉肿痛等 本品除疏散风热外,还长于清头目,利咽喉。治疗风热上攻引起的头痛头昏、目赤多泪、咽喉痒痛,可分别与其他发散风热、利咽、明目之品配伍以增效。

3. 麻疹不透,风疹 本品既辛散风热邪气,又可透疹外出。治风热束表,麻疹、风疹或其他出疹性疾病,疹出不畅者,常与其他疏散风热、解毒透疹药同用。通过配伍也可用于瘾疹瘙痒。

4. 肝气郁滞证 本品味辛入肝,能疏肝行气解郁。治疗肝郁气滞,胸胁胀痛,月经不调,常与疏肝理气类药物同用。

此外,本品气味芳香,兼能化湿和中,常与化湿解暑药同用,治夏令感受暑湿秽浊之气所致脘腹胀痛,呕吐泄泻等。

【用法用量】煎服,3~6g;或入丸散。不宜久煎,入汤剂宜后下。外用:适量,鲜品捣敷或捣汁涂,也可煎汤洗或含漱。叶长于发汗,梗长于理气。

【使用注意】本品发汗力较强,故体虚多汗者不宜使用。

【参考资料】

1. 本草精选 《新修本草》:“主贼风伤寒发汗,恶气心腹胀满,霍乱,宿食不消,下气。”《本草图经》:“主伤风,头脑风,通关格及小儿风涎,为要切之药。”《本草纲目》:“利咽喉,口齿诸病,治瘰疬疮疥,风瘙瘾疹。揉叶塞鼻,止衄血。”

2. 化学成分 本品含有挥发油,主要成分为薄荷醇、薄荷酮、异薄荷酮、薄荷脑、薄荷酯类等。另含薄荷糖苷及多种游离氨基酸等。

3. 药理作用 本品有发汗、解热、抗病原微生物、镇咳、祛痰、抗炎、解痉、镇痛、利胆、局部麻醉、止痒、抗肿瘤、抗早孕等作用。

牛蒡子 Niubangzi 《名医别录》

为菊科植物牛蒡 *Arctium lappa* L. 的干燥成熟果实。生用或炒用。

【性味归经】辛、苦,寒。归肺、胃经。

【主要功效】疏散风热,宣肺利咽,解毒透疹,消肿疗疮。

【临床应用】

1. 风热感冒,温病初起 本品有疏散风热之功,其发散之力不及薄荷,但能解毒、清利咽喉。治疗风热表证或温热病初起,发热恶风,咽喉肿痛,常与薄荷等疏散风热药配伍。

2. 风热或肺热咳嗽、咳痰不畅,咽喉肿痛 本品长于宣肺祛痰,清利咽喉。治风热或肺热咳嗽咳痰不畅,可与疏散风热、宣肺祛痰止咳药配伍;治疗风热上攻之咽喉肿痛,多与其他疏散风热、利咽之品同用。

3. 热毒疮肿,痄腮 本品外散风热,内解热毒而有清热解毒,消肿疗疮之效,适宜于多种热毒病证。治疗痈肿疮毒、痄腮、丹毒等热毒证,常与其他清热解毒药物配伍。因其性偏滑利,兼能滑肠通便,尤宜于上述病证兼热结便秘者。

4. 麻疹不透,风热疹痒 本品既可透疹,又能解毒,适宜于热毒较盛,麻疹不透或透而复隐,疹色深暗以及风疹等其他出疹性疾病,常与解毒、透疹药同用。

【用法用量】煎服,6~12g。入煎剂宜打碎,炒用可降低寒性。

【使用注意】本品性寒,有滑肠通便作用,故脾虚便溏者禁用。

【参考资料】

1. 本草精选 《名医别录》:"主明目,补中,除风伤。"《本草经疏》:"恶实,为散风、除热、解毒之要药。"《本草备要》:"润肺解热,散结除风,利咽膈,理痰嗽,消斑疹,利二便,行十二经,散诸肿疮疡之毒,利腰膝凝滞之气。"

2. 化学成分 本品含牛蒡子苷、拉帕酚、维生素 A、维生素 B_1、脂肪油、生物碱等。

3. 药理作用 本品有抗病原微生物、解热、镇静、镇痛、利尿、降血糖、调节免疫等作用;牛蒡子苷有抗肾病变作用。

蝉蜕 Chantui 《神农本草经》

为蝉科昆虫黑蚱 *Cryptotympana pustulata* Fabricius 的若虫羽化时脱落的皮壳。生用。

【性味归经】甘、微辛,寒。归肺、肝经。

【主要功效】疏散风热,透疹止痒,明目退翳,息风止痉。

【临床应用】

1. 风热感冒,温病初起,暗哑咽痛 本品长于疏散风热以宣肺利咽开音。治疗外感风热或温病初起之咽喉痒痛,声音嘶哑,咳嗽,常与胖大海配伍,也可与薄荷、牛蒡子等疏散风热,利咽之品同用。

2. 麻疹不透,风疹瘙痒 本品功似薄荷、牛蒡子,能疏散透疹。治疗麻疹、风疹或其他出疹性疾病初起疹出不透,常与薄荷、牛蒡子等疏散风热、透疹药配伍;治疗皮肤瘾疹,瘙痒起团块等皮肤疾病,可与防风、荆芥、苍耳子等祛风止痒药同用。

3. 风热或肝热目赤翳障 本品善疏散风热以明目退翳。治风热上攻所致目赤肿痛,畏光流泪、翳膜遮睛等,可与菊花、桑叶等同用;治肝热目赤肿痛者,可与清肝明目之品同用。

4. 小儿急慢惊风,破伤风 本品性偏寒凉,能清肝热而息风止痉,尤宜于热极生风之痉挛抽搐。治小儿急惊风,高热之痉挛抽搐,可与清热息风止痉药同用;治小儿脾虚慢惊风,手足抽动,可与补脾、息风止痉药同用;治破伤风牙关紧闭,角弓反张,可与祛风止痉药物配伍。

此外,本品单用或配伍使用,可治小儿夜啼不安。

【用法用量】煎服,3~6g;或研末冲服,或作丸散服。止痉用量宜大。

【使用注意】孕妇慎用。

【参考资料】

1. 本草精选 《神农本草经》:"主小儿惊痫,夜啼,癫病,寒热。"《本草衍义》:"治目昏翳。又水煎壳汁,治小儿出疮疹不快。"《本草纲目》:"治头风眩运,皮肤风热,痘疹作痒,破伤风及疔肿毒疮,大人失音,小儿噤风天吊,惊哭夜啼,阴肿。"

2. 化学成分 本品含大量甲壳质,并含蛋白质、氨基酸、有机酸、酚类化合物等成分。

3. 药理作用 本品有镇静、催眠、抗惊厥、解热、抗炎、抗过敏、抑制免疫等作用。

桑叶 Sangye 《神农本草经》

为桑科植物桑 *Morus alba* L. 的干燥叶。生用或蜜炙用。

【性味归经】辛、苦、甘,寒。归肺、肝经。

【主要功效】疏散风热,清肺润燥,平肝明目,凉血止血。

【临床应用】

1. 风热感冒,温病初起 本品疏散风热作用较弱,但可清肺热。治疗风热表证或温病初起,身热不甚,咳嗽、头痛明显者,常与菊花、薄荷等疏散风热药配伍。

2. 肺热燥咳 本品既能清肺热,蜜炙后又可润肺止咳,故不论肺热咳嗽,还是肺燥干咳,皆可配伍使用。治肺热咳嗽,常与清肺止咳之品同用;治肺燥咳嗽,常与养阴润燥止咳之品同用。

3. 肝热目赤肿痛,视物昏花等 本品还能清肝热以明目。治疗肝火上炎所致头昏头痛,目赤肿痛,常与清肝明目药同用;治风热目赤涩痛,畏光流泪,常与菊花、蝉蜕等疏风明目药配伍;治肝肾阴血不足,视物昏花等兼肠燥便秘者,常与黑芝麻同用。

4. 肝阳上亢眩晕 本品可平肝阳,但作用不强。治疗肝阳上亢,头痛眩晕,烦躁易怒者,多与滋阴潜阳药同用,常作为辅助药。

5. 血热吐衄 本品能凉血止血。治疗吐血、衄血等血热妄行证,多与其他凉血止血药配伍。

【用法用量】煎服,5~10g;或入丸散。外用煎水洗眼。桑叶蜜制能增强润肺止咳的作用,故肺燥咳嗽多用蜜制桑叶。

【参考资料】

1. 本草精选 《神农本草经》:"主除寒热,出汗。"《本草纲目》:"治劳热咳嗽,明目长发。"《本草从新》:"滋燥,凉血,止血。"

2. 化学成分 本品含脱皮甾酮、桑苷、芸香苷、槲皮素、异槲皮素、东莨菪碱、东莨菪苷等。

3. 药理作用 本品有降血糖、降血压、降血脂、抗菌、抗血栓形成、延缓衰老、抗丝虫等作用。

菊花 Juhua 《神农本草经》

为菊科植物菊 *Chrysanthemum morifolium* Ramat. 的干燥头状花序。生用。

【性味归经】辛、甘、苦,寒。归肺、肝经。

【主要功效】疏散风热,平肝明目,清热解毒。

【临床应用】

1. 风热感冒,温病初起 本品功似桑叶,能疏散风热,清肺热,治外感风热或温病初起之发热,咳嗽,常相须为用,如桑菊饮。

2. 目赤肿痛,视物昏花 本品长于清肝明目,较桑叶更为常用。治肝经风热,目赤肿痛,畏光流泪,常与蝉蜕、木贼等疏风明目药配伍;治肝火上炎目赤肿痛,可与清肝明目药同用;治肝肾不足,目失所养之视物昏花,目暗不明,常与枸杞子等滋补肝肾、益阴明目药物同用。

3. 风热头痛,肝阳上亢头痛眩晕 本品能平抑上亢之肝阳。治疗肝肾阴虚,肝阳上亢之头痛眩晕,常与其他滋阴、平肝潜阳药同用。治肝火上攻之眩晕、头痛,以及肝经热盛、热极动风,可与清肝热、平肝息风止痉药同用。

4. 热毒疮痈 本品能清热解毒。治疗热毒疮痈,红肿热痛,可与清热解毒类药同用,内服与外敷均可。

【用法用量】煎服,5~10g;或入丸散;或泡茶饮。外用:适量,煎汤熏洗,或捣烂敷。疏散风热多用黄菊花,平肝明目多用白菊花。

【参考资料】

1. 本草精选 《神农本草经》:"主风,头眩肿痛,目欲脱,泪出,皮肤死肌,恶风,湿痹。"《日华子本草》:"治四肢游风,利血脉,心烦,胸膈壅闷,并痈毒,头痛,作枕明目,叶亦明目,生熟并可食。"《本草纲目拾遗》:"黄茶菊:明目祛风,搜肝气,治头晕目眩,益血润容,入血分;白茶菊,通肺气,止咳逆,清三焦郁火,疗肌热,入气分。"

2. 化学成分 本品含挥发油,其主要成分为龙脑、菊油环酮、樟脑等;尚含有黄酮、水苏碱、菊苷、腺嘌呤、胆碱、刺槐素、微量维生素 A、维生素 B$_1$、维生素 E、氨基酸等。

3. 药理作用 本品有抗病原微生物、镇静、解热、抗炎、降血压、降血脂、抗辐射、抗氧化、抗肿瘤等作用。

葛根 Gegen 《神农本草经》

为豆科藤本植物野葛 *Pueraria lobata*(Willd.)Ohwi 的干燥根。生用或煨用。

【性味归经】辛、甘,凉。归肺、脾、胃经。

【主要功效】解肌退热,透疹,生津止渴,升阳止泻。

【临床应用】

1. 表证发热,项背强痛 本品疏散肌腠经络之邪气,能解肌发表而退热,善治表证发热,又为治项背强痛之要药。治外感风寒,表邪闭郁,筋脉不利引起的发热恶寒、无汗而项背强痛者,常与发散风寒药配伍,如葛根汤;治外感风热之发热,多与辛凉解表退热之品配伍。

2. 麻疹初起透发不畅 本品能发表透疹。治疗麻疹或其他出疹性疾病疹出不透,常与薄荷、牛蒡子、蝉蜕等药物配伍以增效。

3. 热病烦渴,消渴病 本品生津以止渴。治疗热病津伤口渴,阴虚口渴以及消渴病,可与清热生津、养阴生津止渴之品配伍。

4. 脾虚泄泻,湿热泻痢初起 本品能升脾胃清阳以止泻。治疗脾气虚之腹泻便溏,常与补气健脾止泻药配伍;若治表证未解,邪热入里之身热,下利臭秽,肛门灼热;治疗湿热泻痢初起,发热,里急后重,常与黄芩、黄连等清热燥湿止泻痢药配伍。此外,尚可解酒毒,用于酒毒伤肝。

【用法用量】煎服,10~15g;或入丸散;或鲜品捣汁服。止泻宜煨用,退热生津、透疹宜生用,鲜葛根生津最佳。

【参考资料】

1. 本草精选 《神农本草经》:"主消渴,身大热,呕吐,诸痹,起阴气,解诸毒。"《名医别录》:"疗伤寒中风头痛,解肌发表出汗,开腠理,疗金疮,止痛胁风痛。""生根汁,疗消渴,伤寒壮热。"《本草正》:"尤散郁火,疗头痛,治温疟往来,疮疹未透,解酒除烦,生津止渴,除胃中热狂。"

2. 化学成分 本品主要含黄酮类物质,如大豆苷、大豆苷元、葛根素、大豆素 -4,7- 二葡萄糖苷、葛根素 -7- 木糖苷等;此外,尚含有香豆素及三萜皂苷等成分。

3. 药理作用 本品有解热、抗菌、抗炎、镇静、解痉、抗过敏、降血脂、降血糖、扩张皮肤血管及冠状动脉、改善心脏功能、改善脑循环、抗氧化、调节免疫、保肝、抑制血小板聚集、抗肿瘤等作用。

柴胡 Chaihu 《神农本草经》

为伞形科植物柴胡 *Bupleurum chinense* DC. 或狭叶柴胡 *Bupleurum scorzonerifolium*

Willd. 的干燥根。生用或醋制用。

【性味归经】辛、苦，微寒。归肝、胆经。

【主要功效】解表退热，疏肝解郁，升举阳气。

【临床应用】

1. 表证发热，少阳证寒热往来　本品辛散表邪，有良好的退热功效，又能和解少阳，适宜于表证发热及少阳证往来寒热。治疗外感风热、风寒所致发热，可单用或分别与发散风热药、发散风寒药同用；治疗伤寒少阳证往来寒热，常与黄芩等药同用。

2. 肝郁气滞证　本品入肝经，条达肝气而疏肝解郁，调经止痛，为治疗肝郁气滞证之要药。治肝气郁滞之胸胁胀满，少腹胀痛，经行乳胀，月经不调或痛经等，常与其他疏肝理气药同用。

3. 中气下陷之脏器下垂　本品能升脾胃清阳。治气虚下陷之胃下垂，肾下垂，子宫脱垂，久泻脱肛等脏器下垂之证，常与补气升阳药物配伍。

【用法用量】煎服，3~10g。解表退热宜生用，用量宜稍重；疏肝解郁宜醋炙；升阳可生用或酒炙，其用量均宜稍轻。

【使用注意】其性升发，故真阴亏损、肝阳上亢之证忌用。

【参考资料】

1. 本草精选　《神农本草经》："主心腹去肠胃中结气，饮食积聚，寒热邪气，推陈致新。"《药性论》："能治热劳，骨节烦疼，热气，肩背疼痛，宣畅血气，劳乏羸瘦，主下气消食，主时疾内外热不解，单煮服良。"《本草纲目》："治阳气下陷，平肝胆三焦包络相火，及头痛眩运，目昏赤痛障翳，耳鸣聋，诸疟，及肥气寒热，妇人热入血室，经水不调，小儿痘疹余热，五疳羸热。"

2. 化学成分　本品含皂苷，如柴胡皂苷 a、b、c、d 等；尚含有柴胡醇、春福寿草醇、α- 菠菜甾醇、柴胡多糖和挥发油等。

3. 药理作用　本品有解热、镇静、镇痛、抗惊厥、抗病原微生物、抗炎、镇咳、保肝、利胆、降血压、降血脂、抗消化道溃疡、抗肿瘤、抗辐射、调节免疫等作用。

升麻　Shengma　《神农本草经》

为毛茛科植物大三叶升麻 Cimicifuga heracleifolia Kom.、兴安升麻 Cimicifuga dahurica (Turcz.) Maxim. 或升麻 Cimicifuga foetida L. 的干燥根茎。生用或蜜炙用。

【性味归经】辛、苦，微寒。归肺、脾、胃经。

【主要功效】发表透疹，清热解毒，升举阳气。

【临床应用】

1. 表证发热，风热头痛　本品既疏散表邪，又可退热。治风热表证或温病初期发热，可与柴胡、葛根等发散风热药同用；治风寒表证发热无汗，头痛，咳嗽，常与发散风寒药配伍；本品入阳明经，治外感风热之阳明经前额头痛，常与其他疏散风热、清利头目药配伍。

2. 麻疹透发不畅　本品能透发麻疹，又可解毒，治麻疹疹出不透，或热毒炽盛，麻疹紫暗，常与牛蒡子、蝉蜕、薄荷等疏散透疹、解毒药配伍。

3. 热毒病证　本品有一定清热解毒作用。治疗温热毒邪所致热毒疮肿、丹毒、痄腮、咽喉肿痛、口舌生疮、牙龈肿痛、温毒发斑等，常与清热解毒类药物配伍。

4. 中气下陷证　本品类似柴胡，能升脾胃清阳。治气虚下陷之胃下垂、肾下垂、子宫脱垂、久泻脱肛等脏器下垂之证，多与黄芪等补气升阳药配伍，协同增效；治疗气虚下陷之月经量多或崩漏者，宜与益气健脾摄血药同用。

【用法用量】煎服,3~10g。发表透疹、清热解毒宜生用;升阳举陷宜炙用。

【使用注意】本品具升浮之性,凡阴虚阳浮、气逆不降及麻疹已透者,均当忌用。

【参考资料】

1. 本草精选　《神农本草经》:"解百毒……辟温疫、瘴气。"《名医别录》:"入口皆吐出,中恶腹痛,时气毒疠,头痛寒热,风肿诸毒,喉痛口疮。"《本草纲目》:"消斑疹,行瘀血,治阳陷眩运,胸胁虚痛,久泄下痢后重,遗浊,带下,崩中,血淋,下血,阴痿足寒。"

2. 化学成分　本品含升麻碱、水杨酸、咖啡酸、阿魏酸、鞣质等;兴安升麻含升麻素、升麻苦味素、升麻醇、升麻醇木糖苷、北升麻醇、异阿魏酸、齿阿米素、齿阿米醇、皂苷等。

3. 药理作用　本品有解热、镇痛、抗惊厥、抗病原微生物、抗肿瘤、抗炎、升高白细胞、降血压、减慢心率、保肝、利胆、抗骨质疏松、抑制肠平滑肌和妊娠子宫平滑肌痉挛等作用。

蔓荆子　Manjingzi　《神农本草经》

为马鞭草科植物单叶蔓荆 *Vitex trifolia* L. var. *simplicifolia* Cham. 或蔓荆 *Vitex trifolia* L. 的干燥成熟果实。生用或炒用。

【性味归经】辛、苦,微寒。归膀胱、肝、胃经。

【主要功效】疏散风热,清利头目,祛风止痛。

【临床应用】

1. 风热头痛,目赤肿痛　本品疏散风热,止痛,而偏于清利头目,善治头面诸疾。治疗风热感冒之头昏头痛,常与疏散风热、清利头目药同用;治风邪上攻之偏头痛,常配伍祛风止痛药;治疗风热上攻,目赤肿痛,目昏多泪,常与菊花、蝉蜕等祛风明目药同用。

2. 风湿痹痛　本品有祛风止痛之功。治疗风湿痹痛,可与羌活、独活等祛风湿止痛药同用。此外,也可用于风火牙痛。

【用法用量】煎服,5~10g;或浸酒;或入丸散用。

【使用注意】血虚有火之头痛目眩及胃虚者慎服。

【参考资料】

1. 本草精选　《神农本草经》:"主筋骨间寒热,湿痹拘挛,明目坚齿,利九窍,去白虫。"《名医别录》:"去长虫,主风头痛,脑鸣,目泪出。"《本草求真》:"散筋骨间寒湿,除头面风寒。"

2. 化学成分　本品含挥发油,主要成分为茨烯、蒎烯等;尚含有蔓荆子黄素、生物碱、维生素 A、脂肪酸、谷甾醇等。

3. 药理作用　本品有镇静、镇痛、解热、抗菌、抗病毒作用。

需了解的发散风热药见表 5-2;本章供参考学习的拓展药见表 5-3。

表 5-2　需了解的发散风热药

药名	性味归经	功效	主治	用法用量与注意
淡豆豉	辛、苦,凉。归肺、胃经	①解表 ②除烦	①风热表证 ②热郁胸中烦闷不眠	煎服,10~15g;或入丸散
浮萍	辛,寒。归肺、膀胱经	①发汗解表 ②透疹止痒 ③利水消肿	①风热表证无汗 ②麻疹不透,风疹瘙痒 ③水肿,小便不利	煎服,3~10g(鲜品 15~30g)。体虚多汗者慎服
木贼	辛、苦,微寒。归肺、肝经	①疏散风热 ②明目退翳 ③止血	①风热目赤,迎风流泪 ②目生翳障 ③血热下血	煎服,3~10g;或入丸散

表 5-3 解表药知识拓展

药名	功效	主治	用法用量
葱白	①发汗解表 ②宣通阳气 ③散结通络 ④解毒	①风寒感冒头痛,鼻塞 ②阴盛格阳证 ③寒凝腹痛小便不通;乳汁不通,乳房胀痛 ④疮痈肿毒	煎服,3~10g; 外用适量
胡荽	①发散风寒 ②透疹 ③开胃进食	①风寒感冒 ②疹发不透 ③伤食纳差	煎服,3~10g; 外用适量
鹅不食草	①发散风寒 ②通鼻窍 ③止咳 ④解毒	①风寒感冒 ②鼻塞不通 ③寒痰咳喘 ④疮痈肿毒	煎服,6~9g; 外用适量
葛花	①解酒醒脾 ②清热利湿	①酒毒伤中,不思饮食,呕逆吐酸 ②肠风下血	煎服,3~15g

学习小结

1. 学习内容

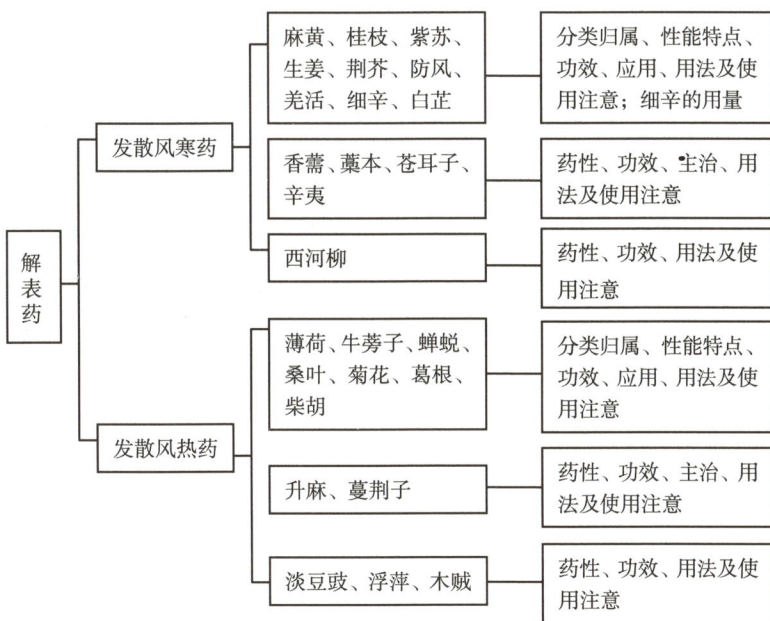

2. 学习方法

(1)本章应以发散表邪功效为主线,结合该类药物的性能特点与主治病证,理解发散风寒药与发散风热药的分类依据及各药的归属。各节药物以功效为核心,采取归纳、比较、鉴别的方法,记诵相似功效共性,分析区别各药性、效、用特点,以便更好地把握本章节药物的基本知识和技能。关注细辛的用量;麻黄配桂枝,麻黄配苦杏仁、石膏,桂枝配白芍,细辛配干姜、五味子,柴胡配黄芩,生葛根配黄连、黄柏,菊花配枸杞子,蝉蜕配胖大海,桑叶配菊花,桑叶配黑芝麻的意义。

（2）功效相似药物比较

1）发汗解表药：麻黄、桂枝、生姜、香薷。均为辛温之品，主治风寒表证。麻黄、桂枝发汗之力较强，常相须为用，治风寒表实无汗证。桂枝发汗力不及麻黄，配伍白芍治表虚有汗者。香薷为"夏月麻黄"，兼能化湿和胃，宜于外感于寒、内伤湿滞之阴暑证；生姜发汗力相对较弱。

2）发汗解表，利水消肿药：麻黄、香薷、浮萍。浮萍性寒，还能透疹止痒。

3）发散风寒，解鱼蟹毒药：紫苏、生姜。紫苏（梗）还能行气宽中，治脾胃气滞，脘腹胀满；又能安胎，治气滞胎动不安。生姜发汗解表，又长于温中散寒止呕，宜于胃寒呕吐；温肺化饮止咳，治肺寒痰咳；还可解生半夏、生南星毒。

4）发散风寒，祛湿止痛药：防风、羌活、藁本、苍耳子。均可治风寒感冒，表证夹湿之头痛、身痛以及风湿痹痛。羌活善治头项强痛，上半身风寒湿痹痛；藁本善治颠顶头痛；防风治头风头痛，还能止痉；苍耳子可通鼻窍。

5）祛风解表，散寒止痛，通鼻窍药：白芷、细辛、苍耳子。三者辛温，宜于风寒表证之头痛、鼻塞，还常治鼻炎、鼻渊；其还可治头痛、牙痛及风湿痹痛。细辛善治少阴经头痛，又能温肺止咳；而白芷善治阳明（眉棱骨）头痛，还能燥湿止带，消肿排脓；苍耳子发散风寒，通鼻窍，为通鼻窍要药。

6）祛风解表止痒药：荆芥、防风、西河柳。荆芥还可透疹，治麻疹疹出不透；消疮，治疮痈肿毒；炒炭止血，用于各部位出血。荆芥与西河柳均能祛风、透疹，西河柳尚能除湿。

7）疏散风热，利咽，透疹药：薄荷、牛蒡子、蝉蜕。味辛而性寒凉，均宜于风热表证，温病初起所致咽喉疼痛；并治麻疹初起疹出不畅。薄荷发散力强，兼可发汗，还能清头目，治风热上攻之头痛、目赤；牛蒡子还能清热解毒，宜于热毒内蕴咽喉肿痛及其他热毒证；蝉蜕利咽开音，明目退翳，止痉，善治风热咽痛喑哑，目赤肿痛及小儿夜啼不安。

8）疏散风热，明目药：桑叶、菊花、蝉蜕、木贼。均能治风热表证，温热病卫分证；又可治风热或肝热引起的目赤肿痛、翳障等眼疾。桑叶与菊花均能平抑肝阳，治肝阳上亢证。桑叶兼能清肺润肺，治肺热燥咳；还能凉血止血，治血热出血证。菊花兼能清热解毒，治热毒证。木贼兼能止血，治出血证。

9）疏散退热，升阳药：柴胡、升麻、葛根。均能主治表证发热，柴胡为治少阳证寒热往来要药；葛根"解肌"，长于缓解项背强痛。三者均可升阳，柴胡与升麻升阳举陷，治中气下陷，脏器下垂；葛根升脾胃清阳以止泻，善治脾虚腹泻，配伍用于湿热泻痢发热；生津止渴，治热病口渴，消渴。

此外，薄荷、牛蒡子、蝉蜕、升麻、葛根、荆芥、浮萍均能疏散透疹；薄荷、柴胡均能疏散风热，疏肝；牛蒡子、升麻均能散风热，清热解毒；薄荷、蔓荆子均能疏散风热，清利头目；蔓荆子还可止痛。

（唐 怡）

复习思考题

1. 辛温发汗之力强的解表药为何不能用于津血亏虚患者？
2. 发散风寒药适宜于所有表证吗？为什么？
3. 麻黄、桂枝均能发汗，两者性能特点与主治病证有何异同？
4. 柴胡、升麻、葛根三药均能升脾胃清阳，但在主治病证方面有何不同？

第六章

清 热 药

📌 **学习目标**

1. 通过本章学习,把握清热药的含义、功效与主治、性能特点;常用重点药物的分类归属、性能特点、主要功效与临床应用、用法及使用注意;石膏配知母,知母配黄柏,知母配川贝母,栀子配茵陈,黄连配木香,黄连配吴茱萸,黄柏配苍术,青蒿配鳖甲,青蒿配白薇,地骨皮配桑白皮,白薇配玉竹的配伍意义。

2. 学会理解由该类药物组成的清热剂,主治里热证的用药特点以及规律,为其后学习方剂学及临床各学科课程奠定基础。

概述

1. **基本含义** 凡以清泻里热为主要作用,主治里热证的药物,称为清热药。

2. **功效主治**

(1)功效:清泻里热。因清除的邪气及主治病证不同,又有清热泻火、清热燥湿、清热凉血、清热解毒及清虚热的区别。

(2)主治:里热证,以身热(发热不恶寒)、口渴喜冷饮、面红、尿赤、舌红、苔黄、脉数等为主要表现。但因病情的发展阶段和体质不同,影响脏腑及夹杂邪气各异,其病证复杂。常见的有脏腑实热或温病气分证、脏腑湿热证、血分热证或温病营血分证、热毒内蕴等里实热证,以及阴虚内热的里虚热证。

(3)分类:根据主治特点,将该类药分为清热泻火药、清热燥湿药、清热凉血药、清热解毒药、清虚热药5类。

3. **性能特点** 味苦,性寒凉,具有沉降作用趋向;因主治病证复杂,故归经各异。

4. **配伍应用** ①合理选药与配伍:首先应辨清里热证的虚实,针对里实热证特征及阶段,合理选择清热泻火、清热燥湿、清热凉血、清热解毒等药物,并予以恰当配伍;针对里虚热证,选择清虚热药,并注意与养阴药同用。②依据兼证配伍:兼有表证者,当先解表,然后清里,或与解表药同用,以表里双解;若兼里热积滞者,则应与泻下药配伍。

5. **使用注意** ①药性特点:该类药味苦性寒,易伤脾胃,故用量不宜太大;脾虚食少便溏者慎用。②病证禁忌:热证易伤津液,苦寒药物又易化燥伤阴,故阴虚患者亦当慎用清热泻火、清热燥湿药,并注意与养阴药配伍;阴盛格阳、真寒假热之证,禁用清热药。

第一节 清热泻火药

以清泻气分或脏腑热邪为主要作用,常用于治疗温病气分证或脏腑实热证的药物,称为清热泻火药。

本类药均有清热泻火功效,主治温病邪入气分,症见高热、烦躁、口渴、汗出、脉洪大等。而内科杂病中,常见肺热、胃热、心热、肝热等脏腑实热证,表现出相应的症状特征,也常用本类药治疗。清热泻火药除能清气分热邪外,还有清肺热、清胃热、清心热、清肝热等功效。

本类药性寒凉,易伤阳气,虚寒证者慎用或禁用。

石膏 Shigao 《神农本草经》

为硫酸盐类矿物硬石膏族石膏,主含含水硫酸钙($CaSO_4 \cdot 2H_2O$)。打碎生用或煅用。

【性味归经】辛、甘,大寒。归肺、胃经。

【主要功效】清热泻火,除烦止渴;煅用收湿敛疮,生肌止血。

【临床应用】

1. 温病气分热证 本品性寒入肺、胃经,善清热泻火以除烦止渴,为清泻肺胃气分实热的要药。治温热病,邪在气分之壮热、烦渴、汗出、脉洪大等实热亢盛之证,常与知母相须为用,以增清热泻火除烦之功;若邪渐深入,气血两燔而发斑者,宜与清热凉血药同用。

2. 肺热喘咳 本品长于清泻肺热,适宜于肺热喘咳。治疗热邪壅肺之高热、喘促气急、咳嗽痰稠等,常与麻黄等配伍,如麻杏甘石汤。

3. 胃火牙痛 本品又善清泻胃火,适宜于胃火上炎证。治胃火所致牙龈肿痛、口舌生疮,常与升麻等配伍,如清胃散。

4. 湿疹,水火烫伤,疮疡不敛,外伤出血 本品煅后外用能减少渗出,有清热、收湿敛疮、生肌止血之效。治疗湿疹、水火烫伤、疮疡溃后久不愈合以及外伤出血,单用或配伍清热解毒药及其他收湿敛疮、生肌止血药。

【用法用量】煎服,15~60g,宜打碎先煎。外用适量。内服宜生用,外用宜火煅研末用。

【使用注意】本品大寒伤胃,脾胃虚寒及阴虚内热者忌服。

【参考资料】

1. 本草精选 《神农本草经》:"主中风寒热,心下逆气惊喘,口干舌焦,不能息。"《名医别录》:"除时气,头痛身热,三焦大热,皮肤热,肠胃中膈热,解肌发汗,止消渴,烦逆,腹胀,暴气喘息,咽热,亦可作浴汤。"《本草正》:"欲其缓者煅用,欲其速者生用。用此者,用其寒散清肃,善祛肺胃三焦之火,而尤为阳明经之要药。"

2. 化学成分 本品的主要成分为含水硫酸钙($CaSO_4 \cdot 2H_2O$),含量不少于95.0%。此外,常含黏土、沙粒、有机物、硫化物等。

3. 药理作用 本品有解热、抗病毒、抗炎、止血、利胆、利尿、降低骨骼肌兴奋性、增强巨噬细胞吞噬功能等作用。

知母 Zhimu 《神农本草经》

为百合科植物知母 *Anemarrhena asphodeloides* Bge. 的干燥根茎。生用或盐水炙用。

【性味归经】苦、甘,寒。归肺、胃、肾经。

【主要功效】清热泻火,滋阴润燥。

【临床应用】

1. 温病气分热证 本品性寒质润,能清肺胃气分实热,生津止渴。治温病热在气分之壮热、烦渴、脉洪大,常与石膏相须为用,如白虎汤。

2. 肺热咳嗽,阴虚燥咳 本品上入肺,既能清泻肺热,又能滋肺阴而润肺燥。治肺热咳嗽,痰黄黏稠,常与清泻肺热药同用;治阴虚燥咳,干咳少痰,久咳不愈,多与川贝母配伍,增强润肺止咳功效,如二母丸。

3. 阴虚消渴 本品中入胃,能滋养胃阴,并生津止渴。治疗热病胃阴耗伤之口渴,或内热消渴,常与葛根等生津止渴之品配伍。

4. 阴虚潮热盗汗 本品下入肾,又能滋肾阴、降肾火而退骨蒸。治疗肾阴虚,骨蒸潮热,心烦,盗汗等,常与黄柏相须为用,增强泻肾火、退虚热疗效,如知柏地黄丸。

5. 肠燥便秘 本品有滋阴润燥功效,适宜于热病津伤之肠燥便秘,可与其他润肠通便药同用。

【用法用量】煎服,6~12g。清热泻火宜生用,滋阴降火宜盐水炙用。

【使用注意】本品性寒滑利,脾胃虚寒及大便溏泄者忌服。

【参考资料】

1. 本草精选 《神农本草经》:"主消渴热中,除邪气,肢体浮肿,下水,补不足,益气。"《药性论》:"主治心烦躁闷,骨热劳往来,生产后蓐劳,肾气劳,憎寒虚损,患人虚而口干,加而用之。"《本草备要》:"上清肺金而泻火,泻胃热,膀胱邪热,肾命相火。下润肾燥而滋阴,入二经气分。"

2. 化学成分 本品含多种甾体皂苷,如知母皂苷 A Ⅰ~Ⅳ、知母皂苷 B Ⅰ~Ⅱ等;尚含有黄酮类成分,如芒果苷、异芒果苷等;此外还含有多糖、有机酸、黏液质、木脂素等。

3. 药理作用 本品有抗病原微生物、解热、抗炎、保护心肌、降血糖、调节内分泌系统功能、利胆、促进消化、抑制血小板聚集、抗肿瘤等作用。

天花粉 Tianhuafen 《神农本草经》

为葫芦科植物栝楼 *Trichosanthes kirilowii* Maxim. 或双边栝楼 *Trichosanthes rosthornii* Harms. 的干燥根。生用。

【性味归经】甘、微苦,微寒。归肺、胃经。

【主要功效】清热生津,清肺润燥,消肿排脓。

【临床应用】

1. 热病伤津口渴,内热消渴 本品类似芦根,既能清肺胃实热,又可生津止渴。治疗热病伤津口渴,常与芦根等清热生津药同用;治燥伤肺胃,咽干口渴,可与养阴生津药同用;治阴虚内热,烦渴多饮,可与葛根、芦根等配伍。

2. 肺热咳嗽,燥咳痰黏,咳痰带血 本品亦能清肺热而润肺燥。用于燥热伤肺,干咳少痰,痰中带血,常与清肺养阴药配伍。

3. 痈肿疮疡 本品有清热消肿排脓功效。治疗热毒疮疡未成脓者可使之消散,脓已成者可溃疮排脓,常与清热解毒类药物同用。

此外,曾以天花粉制成天花粉蛋白注射液肌内注射引产,现今少用。

【用法用量】煎服,10~15g。

【使用注意】孕妇忌服。不宜与川乌、制川乌、草乌、制草乌、附子同用。本品性寒润,脾胃虚寒、大便滑泄者忌服。

【参考资料】

1. 本草精选 《神农本草经》:"主消渴,身热烦满,大热,补虚安中,续绝伤。"《日华子本草》：“通小肠，排脓，消肿毒，生肌长肉，消扑损瘀血。治热狂时疾，乳痈，发背，痔瘘，疮疖。”《本草蒙筌》：“大降膈上热痰。”

2. 化学成分　本品主要含有淀粉、皂苷、多糖类、氨基酸类、酶类和天花粉蛋白。

3. 药理作用　本品有降血糖、抑制艾滋病病毒（HIV）、抗菌等作用；天花粉蛋白能调节免疫功能，注射给药有抗早孕作用。

栀子　Zhizi　《神农本草经》

为茜草科植物栀子 *Gardenia jasminoides* Ellis 的干燥成熟果实。生用、炒焦或炒炭用。

【性味归经】苦，寒。归心、肺、胃、三焦经。

【主要功效】泻火除烦，清热利尿，凉血解毒，消肿止痛。

【临床应用】

1. 热病心烦，郁闷，躁扰不宁　本品苦寒清热之力强，长于清心火而除烦，并能清泻三焦实火。治热病心烦，躁扰不宁，常与淡豆豉同用，如栀子豉汤，也可与其他清泻心火药配伍；治火毒炽盛，高热烦躁，神昏谵语，常与清热泻火解毒之品同用。

2. 湿热黄疸　本品善清肝胆湿热而退黄疸。治疗肝胆湿热之黄疸、发热、小便短赤等，常与茵陈、大黄同用，以增强清利湿热退黄之功，如茵陈蒿汤。

3. 热淋、血淋　本品清利下焦湿热而利尿通淋。治热淋涩痛，常与利尿通淋药配伍。

4. 血热吐血、衄血、尿血　本品又有清热凉血止血之效。治疗血热妄行之吐血、衄血、咳血、尿血等，常与其他凉血止血药物同用。

5. 热毒疮肿，跌打肿痛　本品既能泻火解毒，又可消肿止痛。治疗热毒疮疡，红肿热痛者，多与清热解毒药配伍。生栀子粉用黄酒调成糊状，外敷，可治跌打损伤之瘀肿疼痛。

【用法用量】煎服，6~10g。外用生品适量，研末调敷。

【使用注意】本品苦寒滑肠，脾胃虚寒者慎用。

【参考资料】

1. 本草精选　《名医别录》：“疗目热赤痛，胸心大小肠大热，心中烦闷，胃中热气。”《药性论》：“去热毒风，利五淋，主中恶，通小便，解五种黄病，明目，治时疾，除热及消渴口干，目赤肿病(痛)。”《本草纲目》：“治吐血、衄血、血痢、下血、血淋，损伤瘀血，伤寒劳复，热厥头痛，疝气，汤火伤。”

2. 化学成分　本品含环烯醚萜苷类，其主要成分为京尼平苷、栀子苷、羟异栀子苷、山栀子苷等；尚含多糖 Gps3 和 Gps4、D- 甘露醇、β- 谷甾醇、有机酸等及多种微量元素。

3. 药理作用　本品有抗病原微生物、解热、抗炎、镇静、镇痛、利胆、保肝、降血压、抗氧化、降血脂、抗辐射、抗肿瘤等作用。

夏枯草　Xiakucao　《神农本草经》

为唇形科植物夏枯草 *Prunella vulgaris* L. 的干燥果穗。生用。

【性味归经】辛、苦，寒。归肝、胆经。

【主要功效】清肝明目，散结消肿。

【临床应用】

1. 头痛眩晕，目赤肿痛，目珠夜痛　本品善清肝火，又能明目。治肝阳上亢之头痛眩晕，常与菊花、桑叶等药同用；治肝火上炎之目赤肿痛，可与决明子、菊花、谷精草等清肝明目之品同用；若治肝阴不足，目珠疼痛，至夜尤甚者，常与养肝明目药配伍。

2. 瘰疬，瘿瘤　本品能散痰火郁结而消肿散结。治疗痰火郁结于颈部项下的肿块，如瘰疬、瘿瘤,常与其他消痰散结药物配伍;也可与散结消痈药物配伍,治疗乳痈及乳房胀痛等。

【用法用量】煎服,9~15g;或熬膏服。

【使用注意】本品性寒清利,脾胃虚寒者慎用。

【参考资料】

1. 本草精选 《神农本草经》:"主寒热,瘰疬,鼠瘘,头疮,破癥,散瘿结气,脚肿湿痹。"《本草分经》:"散肝经之郁火,解内热,散结气,消瘿,治目珠夜痛。"

2. 化学成分 本品主要含有三萜类、甾醇类、黄酮类、香豆素、有机酸、挥发油及糖类等;尚含有 β- 谷甾醇、豆甾醇、α- 菠甾醇、咖啡酸等;并含维生素 A、B$_1$、C、K,树脂,鞣质,生物碱及氯化钾等无机盐。

3. 药理作用 本品有降血压、抗炎、抗菌等作用。

芦根 Lugen 《名医别录》

为禾本科植物芦苇 *Phragmites communis* Trin. 的新鲜或干燥根茎。鲜用或晒干用。

【性味归经】甘,寒。归肺、胃经。

【主要功效】清热生津,除烦止呕,利尿。

【临床应用】

1. 热病烦渴,舌燥少津 本品甘寒质轻,既能清透肺胃气分实热,又能生津止渴。治疗热病津伤,烦热口渴,舌燥少津,常与清热生津之品同用。

2. 胃热呕哕 本品能清泻胃热以除烦止呕。治疗胃热呕哕,常与其他清热止呕之品配伍。

3. 肺热或外感风热咳嗽,肺痈吐脓 本品又可清泻肺热,兼透表邪、排脓。治疗外感风热咳嗽,可与桑叶、菊花等疏散风热、清肺止咳药同用;治肺热咳嗽,咳痰黄稠,常与其他清肺热药配伍;治疗肺痈吐脓,又常与清肺热、消痈排脓药同用。

4. 热淋涩痛,小便短赤 本品尚有利尿作用。治疗热淋涩痛,小便短赤,多与利尿通淋类药配伍。

【用法用量】煎服,15~30g,鲜品用量加倍,或捣汁用。

【使用注意】本品甘寒,脾胃虚寒者慎用。

【参考资料】

1. 本草精选 《名医别录》:"主消渴,客热,止小便利。"《药性论》:"能解大热,开胃,治噎哕不止。"《新修本草》:"疗呕逆不下食,胃中热,伤寒患者弥良。"

2. 化学成分 本品中含有氨基酸、有机酸、甾醇、多糖、蛋白质等。

3. 药理研究 本品有解热、镇静、镇痛、抗菌、降血压、降血糖、抗氧化等作用;尚有类雌激素样作用。所含的聚糖类化合物具有增强免疫力作用。

竹叶 Zhuye 《名医别录》

为禾本科植物淡竹 *Phyllostachys nigra* (Lodd.) Munro var. *henonis* (Mitf.) Stapf ex Rendle. 的干燥或新鲜叶。宜用鲜品。

【性味归经】甘、辛、淡,寒。归心、胃、小肠经。

【主要功效】清热除烦,生津,利尿。

【临床应用】

1. 热病烦渴 本品既能清泻心火以除烦,又可清胃生津以止渴。治疗热病津伤,烦热口渴,常与栀子、芦根、天花粉等清热生津药同用;治热病后期气津两伤,多与养阴生津药配伍。

2. 口舌生疮,热淋,小便不利　本品上清心火,下利小便,能使心火下行,从小便而清。治疗心火上炎,口舌生疮,以及心火下移于小肠所致小便不利,短赤涩痛等,常与清热、利尿药同用。

【用法用量】煎服,6~15g;鲜品15~30g。

【使用注意】本品甘寒清利,脾胃虚寒及阴虚火旺者不宜。

【参考资料】

1. 本草精选　《名医别录》:"主咳逆上气……除烦热,风痉,喉痹,呕吐。"《本草正》:"却风热,止烦渴,生津液,利小水,解喉痹,并小儿风热惊痫。"

2. 化学成分　本品含氨基酸、涩味质、酸性成分等。

3. 药理作用　本品对金黄色葡萄球菌、铜绿假单胞菌有抑制作用。

淡竹叶　Danzhuye　《本草纲目》

为禾本科植物淡竹叶 *Lophatherum gracile* Brongn. 的干燥茎叶。生用。

【性味归经】甘、淡,寒。归心、胃、小肠经。

【主要功效】清热除烦,利尿。

【临床应用】

1. 热病烦渴　本品能清心火,除烦渴。治热病津伤,心烦口渴,常与清热生津药配伍。

2. 口疮尿赤　本品功似竹叶,既能清心降火,又可利尿。治心火上炎之口舌生疮,或移热于小肠的尿赤涩痛等症,常与清热、利尿药同用。

【用法用量】煎服,6~10g。

【使用注意】本品甘寒清利,脾胃虚寒及阴虚火旺者不宜。

【参考资料】

1. 本草精选　《名医别录》:"主胸中痰热,咳逆上气。"《日华子本草》:"消痰,治热狂烦闷,中风失音不语,壮热头痛,头风并怀妊人头旋倒地,止惊悸,温疫迷闷,小儿惊痫天吊。茎叶同用。"《本草纲目》:"去烦热,利小便,清心。"

2. 化学成分　本品含三萜类化合物,其主要成分为芦竹素、白茅素、蒲公英赛醇等。

3. 药理作用　本品有解热、利尿、抗菌等作用。

决明子　Juemingzi　《神农本草经》

为豆科植物钝叶决明 *Cassia obtusifolia* L. 或决明(小决明)*Cassia tora* L. 的干燥成熟种子。生用或炒用。

【性味归经】甘、苦、咸,微寒。归肝、大肠经。

【主要功效】清肝明目,润肠通便。

【临床应用】

1. 目赤肿痛,羞明多泪,目暗不明　本品功能清肝明目,善治肝热目疾。治肝火上炎之目赤肿痛,可与栀子、夏枯草等配伍;治肝经风热目赤肿痛,羞明多泪者,常与菊花、青葙子等配伍;若肝肾阴亏,视物昏花,目暗不明,多与补肝肾明目药同用。

2. 头痛眩晕　本品既清肝火,又平肝阳。治肝火或肝阳上亢所致的头痛眩晕,多与菊花、桑叶、夏枯草等同用。

3. 肠燥便秘　本品有清热、润肠通便之效。治疗热结肠燥,大便秘结,常与其他润肠通便药配伍。

【用法用量】煎服,9~15g;打碎研末,每次3~6g。降血脂可用至30g。

【使用注意】脾虚便溏者不宜使用。

【参考资料】

1. 本草精选　《神农本草经》:"主青盲,目淫肤赤白膜,眼赤痛,泪出。"《本草蒙筌》:"除肝热尤和肝气,收目泪且止目疼。"《本草备要》:"泻肝明目。"

2. 化学成分　本品含有大黄酚、大黄素、芦荟大黄素、大黄酸、决明子素等蒽醌类物质以及决明苷、决明酮等萘并吡咯酮类。此外,还含有甾醇、脂肪酸、糖类、蛋白质及微量元素。

3. 药理作用　本品有降血压、降血脂、抗菌、增强巨噬细胞吞噬功能等作用。其注射液有损伤免疫器官的作用。所含蒽醌类物质有致泻作用。

需了解的清热泻火药见表6-1。

表6-1　需了解的清热泻火药

药名	性味归经	功效	主治	用法用量与注意
青葙子	苦,微寒。归肝经	①清肝泻火 ②明目退翳	①肝火上炎,目赤肿痛 ②目赤翳障	煎服,6~15g。能散瞳,瞳孔散大者忌服
密蒙花	甘,微寒。归肝、胆经	①清热养肝 ②明目退翳	①肝热目赤,羞明多泪;肝虚目暗,视物昏花 ②目赤翳障	煎服,6~10g
谷精草	辛、甘,平。归肝、肺经	①疏散风热 ②明目退翳	①风热头痛 ②风热目赤,羞明翳障	煎服,6~15g

第二节　清热燥湿药

以清热燥湿为主要作用,常用于治疗湿热病证的药,称清热燥湿药。

本类药均有清热燥湿功效,主治湿热病证。因湿热邪气阻滞的部位不同,其症状各异。如暑湿与湿温,症见发热、身热不扬,又见湿热内阻,胸脘痞闷、恶心呕吐、苔黄腻等;脾胃湿热证,即湿热阻滞中焦,症见痞满吐利;肝胆湿热黄疸证,即湿热阻于肝胆,胆汁外溢于肌肤,症见身目发黄、尿赤等;大肠湿热泻痢证,即湿热阻于大肠,传导失常而见泻痢腹痛,里急后重;膀胱湿热淋证,即湿热下注于膀胱,症见小便淋沥涩痛等;湿热带下证,即湿热下注于带脉,症见带下量多,色黄而臭;还可用于湿疹、湿疮等皮肤疾病。大多数清热燥湿药还兼能清热泻火、解毒,又可用于脏腑实热证以及热毒内蕴病证。

本类药物性寒味苦,苦燥伤阴,寒凉伤阳,故脾胃虚寒及阴津亏虚者应慎用。

黄芩　Huangqin　《神农本草经》

为唇形科植物黄芩 *Scutellaria baicalensis* Georgi 的干燥根。生用、酒炙或炒炭用。

【性味归经】苦,寒。归肺、胃、胆、大肠经。

【主要功效】清热燥湿,泻火解毒,止血,安胎。

【临床应用】

1. 暑湿,湿温,湿热痞闷,黄疸,泻痢,淋证　本品能清热燥湿,并善清肺、胃、胆及大肠之湿热,尤宜于上焦湿热病证。治疗暑湿、湿温之胸脘痞闷,身热不扬,恶心呕吐,苔黄腻,常与清热利湿药同用;治湿热中阻,痞满呕吐,常与黄连等配伍;治大肠湿热泻痢,可与黄连、葛根同用;治湿热黄疸,可与清热利胆退黄配伍药;治湿热淋证,可与清热利尿通淋药同用。

2. 肺热咳嗽,热病烦渴,少阳证　本品长于清泻肺热,并入胆经,又清少阳半表半里之热。治疗肺热咳嗽痰黄,常与清肺热、止咳平喘药同用;治疗邪在少阳半表半里之寒热往来,常与柴胡配伍;其能清气分热,并有退热之功,治外感热病高热烦渴,宜与清热泻火药配伍。

3. 痈肿疮毒,咽喉肿痛　本品既能泻火,又有较强的清热解毒之功。治疗火毒炽盛的疮痈肿毒,常与黄连、黄柏、栀子配伍,如黄连解毒汤;治咽喉红肿热痛,可与清热解毒利咽之品配伍。

4. 血热出血证　本品又能清热凉血而止血。治热毒炽盛,迫血妄行所致的吐血、衄血、崩漏下血,常与清热凉血止血药同用。

5. 胎动不安　本品有清热安胎之效。治疗胎热胎动不安,常与清热、安胎药配伍。

【用法用量】煎服,3~10g。清热多生用,安胎多炒用,清上焦热多酒炙用,止血多炒炭用。

【使用注意】脾胃虚寒、食少便溏者忌服。

【参考资料】

1. 本草精选　《神农本草经》:"主诸热黄疸,肠澼泄痢,逐水下血闭,恶疮疽蚀火疡。"《药性论》:"能治热毒,骨蒸,寒热往来,肠胃不利,破拥气,治五淋,令人宣畅,去关节烦闷,解热渴,治热,腹中疗痛,心腹坚胀。"《滇南本草》:"清热,胎中有火热不安,清胎热,除六经实火实热。"

2. 化学成分　本品含黄酮类化合物,如黄芩苷、黄芩素、汉黄芩苷、汉黄芩素等,其中黄芩苷为主要有效成分;尚含有黄芩酶和丰富的微量元素等。

3. 药理作用　本品有抗病原微生物、抗炎、解热、镇静、镇痛、抗过敏、镇咳、降血脂、保肝、利胆、降血压、利尿、抗血栓、抗溃疡、抗辐射、增强免疫力、抗肿瘤等作用。

黄连　Huanglian　《神农本草经》

为毛茛科植物黄连 *Coptis chinensis* Franch.、三角叶黄连 *Coptis deltoidea* C.Y.Cheng et Hsiao、或云连 *Coptis teeta* Wall. 的干燥根茎。生用或清炒、酒炙、姜汁炙、吴茱萸水炙用。

【性味归经】苦,寒。归心、肝、胃、大肠经。

【主要功效】清热燥湿,泻火解毒。

【临床应用】

1. 湿热泻痢,痞满呕吐　本品大苦大寒,清热燥湿之力胜于黄芩,善清肠胃湿热,为治痢要药。治湿热泻痢,里急后重,可单用,也可与木香同用,如香连丸;治泻痢兼有身热者,常与葛根、黄芩等用,如葛根黄芩黄连汤;治热毒泻痢脓血,常与白头翁、黄连等配伍,如白头翁汤;治湿热阻滞中焦脾胃之脘腹痞满,恶心呕吐,常与黄芩、半夏等同用;治疗痰热互结之结胸证,与半夏、瓜蒌配伍,共奏清热化痰、宽胸散结之功,如小陷胸汤。

2. 热病烦躁,心烦不寐,胃热呕吐,消渴　本品清热泻火,尤善清心、胃之火。治心火亢盛,扰及心神,烦躁不眠,可与清心、安神药同用;若热邪伤阴,心烦不寐,常与清热养阴之品配伍;治三焦热盛,高热烦躁,常与黄芩、黄柏、栀子同用,如黄连解毒汤;治胃热呕吐,可与清热止呕药配伍;治肝火犯胃之呕吐吞酸,常与燥湿止呕的吴茱萸同用,共奏泻火疏肝、和胃止痛之功,如左金丸;治胃火炽盛之消渴证,常与石膏、知母、芦根等配伍。

3. 痈肿疔毒,目赤牙痛　本品泻火解毒,尤善治疗疮。治痈肿疔毒,多与黄柏、黄芩、栀子等配伍;治胃火上炎之牙痛,口舌生疮,可与石膏、竹叶等同用;治目赤肿痛,可与清肝明目药同用。

4. 湿疮,湿疹　本品清热燥湿,可用黄连制膏外用,治皮肤湿疮、湿疹。

【用法用量】煎服,2~5g。外用适量。

【使用注意】本品苦寒,过量或久服易伤脾胃,故内服用量不宜过大。胃寒呕吐或脾虚泄泻者忌服。

【参考资料】

1. 本草精选　《神农本草经》:"主热气,目痛眦伤泣出,明目,肠澼腹痛,下痢,妇人阴中肿痛。"《名医别录》:"五脏冷热,久下泄澼脓血。止消渴、大惊,除水利骨,调胃厚肠,益胆,疗口疮。"《药类法象》:"泻心火,除脾胃中湿热,治烦躁恶心,郁热在中焦,兀兀欲吐,心下痞满,必用药也。"

2. 化学成分　本品主含小檗碱(又名黄连素),为黄连的主要成分;尚含黄连碱、甲基黄连碱、掌叶防己碱等多种生物碱;另含黄柏酮、黄柏内酯及酚性成分。

3. 药理作用　本品有抗病原微生物、抗溃疡、降血压、降血糖、利胆、抗肿瘤等作用。所含小檗碱尚有抗心律失常、增强心肌收缩力、增加冠脉血流量、抑制血小板聚集、抑制胃液分泌、抗腹泻等作用,黄连碱对胃黏膜有明显保护作用。

黄柏　Huangbo　《神农本草经》

为芸香科植物黄皮树 *Phellodendron chinense* Schneid. 或黄檗 *Phellodendron amurense* Rupr. 的干燥树皮。生用或盐水炙或炒炭用。

【性味归经】苦,寒。归肾、膀胱、大肠经。

【主要功效】清热燥湿,泻火解毒,退虚热。

【临床应用】

1. 湿热带下,热淋涩痛,足膝肿痛　本品归肾与膀胱经,长于清泻下焦湿热。治疗湿热下注带下黄浊秽臭,常与清热利湿止带药同用;治湿热下注膀胱,小便淋沥涩痛,常与利尿通淋药配伍;治湿热下注之足膝肿痛,常与苍术同用,即二妙散。

2. 湿热泻痢,黄疸　本品还可清大肠湿热而止痢,又可清利肝胆湿热而退黄。治疗湿热泻痢,常与黄连等清热燥湿药同用;治湿热黄疸,可与栀子等清热利湿药同用。

3. 疮疡肿毒,湿疮湿疹　本品功似黄芩、黄连,既能清热燥湿,又能泻火解毒。治疗痈肿疔毒,常与黄连、栀子同用;或与大黄共研细粉,和醋调搽患处;治湿疮、湿疹,可与苦参、荆芥等配伍。

4. 肾阴虚证,骨蒸潮热　本品尤善清泻肾中相火而退骨蒸。治疗肾阴虚火旺,骨蒸潮热、盗汗、腰酸梦遗,常与知母相须为用,并常与滋阴降火药同用。

【用法用量】煎服,3~12g。外用适量。

【使用注意】脾胃虚寒者忌服。

【参考资料】

1. 本草精选　《神农本草经》:"主五脏肠胃中结热,黄疸,肠痔;止泄痢,女子漏下赤白,阴伤蚀疮。"《日华子本草》:"安心除劳,治骨蒸,洗肝,明目,多泪,口干,心热,杀疳虫,治蛔心痛,疔癣。"《本草备要》:"泻相火,补肾水。"

2. 化学成分　本品主含有小檗碱、黄柏碱、木兰花碱、掌叶防己碱等生物碱,还含有黄柏内酯、黄柏酮、黄柏酮酸及甾醇类等。

3. 药理作用　本品有抗菌、利胆、利尿、解热、降血压、降血糖、镇咳、祛痰等作用。

龙胆 Longdan 《神农本草经》

为龙胆科植物条叶龙胆 *Gentiana manshurica* Kitag.、龙胆 *Gentiana scabra* Bge.、三花龙胆 *Gentiana triflora* Pall. 或坚龙胆 *Gentiana rigescens* Franch. 的干燥根及根茎。生用。

【性味归经】苦,寒。归肝、胆、膀胱经。

【主要功效】清热燥湿,泻肝胆火。

【临床应用】

1. 阴肿阴痒,带下,湿疹,黄疸 本品尤善清下焦湿热及肝胆湿热。治疗湿热下注,阴肿阴痒、湿疹瘙痒、带下黄稠,常与黄柏、苦参等配伍;治肝胆湿热之黄疸,常与清热利湿退黄药配伍。

2. 肝火头痛,目赤耳聋,胁痛口苦 本品又善泻肝胆实火。治肝胆实火,胁痛口苦,头痛耳鸣等,常与柴胡、栀子等配伍,如龙胆泻肝汤。

3. 肝热生风,高热抽搐 本品能清泻肝胆实火,略兼平息肝风。用于肝经热盛,热极生风之高热,惊风抽搐,常与清热息风止痉药同用。

【用法用量】煎服,3~6g。

【使用注意】本品大苦大寒,易伤脾胃,用量不宜过大,脾胃虚寒者忌服。

【参考资料】

1. 本草精选 《名医别录》:"除胃中伏热,时气温热,热泄下痢,去肠中小虫,益肝胆气,止惊惕。"《药性论》:"能主小儿惊痫入心,壮热骨热,痈肿;治时疾热黄,口疮。"《本草备要》:"泻肝胆火,下焦湿热。"

2. 化学成分 本品含龙胆苦苷、獐牙菜苷、獐牙菜苦苷、龙胆碱、齐墩果酸、熊果酸、龙胆醛碱等。

3. 药理作用 本品有抗病原微生物、抗炎、解热、镇静、镇痛、助消化、保肝、利胆、降血压、降血糖、增强免疫力等作用。

苦参 Kushen 《神农本草经》

为豆科植物苦参 *Sophora flavescens* Ait. 的干燥根。生用。

【性味归经】苦,寒。归心、肝、胃、大肠、膀胱经。

【主要功效】清热燥湿,杀虫止痒,利尿。

【临床应用】

1. 湿热泻痢,便血,黄疸 本品苦寒清热燥湿,应用较广。治肠胃湿热之泄泻、痢疾,可单用;若治血痢不止,可与木香同用;治湿热黄疸,多与龙胆、栀子等同用。

2. 湿热带下,阴痒阴肿,湿疮湿疹,皮肤瘙痒,疥癣 本品善清下焦湿热,又可杀虫止痒,为治湿热带下及湿热型皮肤病的常用药。治湿热带下,阴肿阴痒,常与清热燥湿、杀虫止痒药同用;治湿疮、湿疹,单用煎服外洗;治皮肤瘙痒,多与防风、蝉蜕等配伍;治疥癣,可与黄柏等配伍。

3. 湿热淋痛,小便不利 本品又能清热利尿。治疗湿热蕴结膀胱之小便不利、灼热涩痛,常与利尿通淋药配伍。

【用法用量】煎服,4.5~9g。外用适量。

【使用注意】不宜与藜芦同用。脾胃虚寒者忌服。

【参考资料】

1. 本草精选 《神农本草经》:"主心腹结气,癥瘕积聚,黄疸,溺有余沥,逐水,除痈肿。"

《本草正》："能祛积热黄疸,止梦遗带浊,清小便,利水,除痈肿,明目止泪,平胃气,能令人嗜食,利九窍,除伏热狂邪,止渴醒酒,疗恶疮斑疹疥癞,杀疳虫及毒风烦躁脱眉。"《本草求真》："清热除湿杀虫。"

2. 化学成分　本品含有苦参碱、氧化苦参碱等 22 种生物碱及多种黄酮类化合物。

3. 药理作用　本品有抗病原微生物、利尿、抗炎、祛痰、平喘、抗肿瘤等作用。苦参碱有抗心律失常、降血脂等作用。

第三节　清热凉血药

以清热凉血为主要作用,常用于治疗营血分热证的药物,称为清热凉血药。

本类药均有清热凉血功效,主治温病热入营血,症见身热夜甚、烦躁不眠,甚至神昏谵语、斑疹、吐血、衄血、咳血、便血、尿血、舌质深绛、脉细数等;也常用于内科杂病,热邪迫血妄行引起的各部位出血。本类药还分别兼有止血、养阴、解毒、活血等功效,还可兼治其他阴虚证、出血证以及瘀血证。

本类部分药物滋腻,故湿盛便溏者慎用;兼能活血化瘀的药物,孕妇慎用或禁用。

地黄　Dihuang　《神农本草经》

为玄参科植物地黄 *Rehmannia glutinosa* Libosch. 的新鲜或干燥块根。鲜用或生用。前者称鲜地黄,后者称生地黄。

【性味归经】甘、苦,寒。归心、肝、肾经。

【主要功效】清热凉血,养阴生津,润肠。

【临床应用】

1. 热入营血,血热出血证　本品有良好的清热凉血功效,兼可止血。治温热病热入营血之壮热烦渴、神昏舌绛,常与玄参、连翘等同用;治血热迫血妄行之吐血、衄血、便血、崩漏,常与栀子、黄芩等凉血止血药配伍。

2. 阴虚内热,骨蒸劳热　本品入肾能滋养肾阴而降火。治疗温病后期,余热未尽,阴津已伤之夜热早凉,常与清虚热药同用;治肾阴虚,骨蒸潮热,可与滋肾阴、退虚热药配伍。

3. 津伤口渴,内热消渴,肠燥便秘　本品既清热养阴,又生津止渴,润肠。治疗热病伤阴,烦渴多饮,常与芦根、天花粉等清热生津药同用;治内热消渴,可与益气养阴、生津止渴之品配伍;若治热伤津液,肠燥便秘,常与清热养阴、润肠通便药配伍。

【用法用量】煎服,10~15g;鲜地黄 12~30g。或以鲜品捣汁入药。

【使用注意】本品寒滑腻滞,脾虚食少便溏及湿滞中满者忌服。

【参考资料】

1. 本草精选　《名医别录》："主妇人崩中血不止及产后血上薄心闷绝,伤身胎动下血,胎不落,堕坠踠折,瘀血,留血,衄鼻,吐血,皆捣饮之。"《本草衍义》："凉血补血,补益肾水真阴不足。"《本草蒙筌》："骨蒸劳热可退,五心烦热堪驱。止血溢吐衄单方,疗伤折金疮要药。"

2. 化学成分　本品含有苷类、糖类、氨基酸、有机酸等成分。以苷类为主,在苷类中又以环烯醚萜苷为主。

3. 药理作用　本品有抗炎、镇静、降血压、增加血小板、降血糖、强心、利尿、保肝、保护胃黏膜、抗辐射、调节免疫、延缓衰老、抗肿瘤等作用。

玄参 Xuanshen 《神农本草经》

为玄参科植物玄参 *Scrophularia ningpoensis* Hemsl. 的干燥根。生用。

【性味归经】甘、苦、咸,寒。归肺、胃、肾经。

【主要功效】清热凉血,滋阴降火,解毒散结,润肠。

【临床应用】

1. 热入营血,温毒发斑 本品既能清热凉血,又可滋阴降火。治疗温病热入营分,内陷心包,神昏谵语,身热夜甚、心烦口渴,常与地黄、水牛角、连翘等同用;若治温热病,气血两燔,发斑出疹,常与清热泻火、凉血消斑药同用。

2. 热病伤阴之口渴,便秘,骨蒸劳嗽 本品清热而又滋阴润肠,适宜于阴虚内热及干燥之证。治疗热病伤阴,津少口渴、肠燥便秘,多与生地黄等清热养阴,生津润肠药配伍;治肺肾阴虚,骨蒸潮热、劳嗽咯血,常与养阴润肺药同用。

3. 咽痛目赤,瘰疬痰核,痈肿疮毒 本品具有清热解毒,消肿散结之功。治疗热毒壅盛之咽喉肿痛、痄腮、喉痹、大头瘟疫,常与连翘、牛蒡子、板蓝根等同用;治肝经热盛,目赤肿痛,可与清肝明目药同用;治痰火郁结,瘰疬痰核,多与化痰散结药配伍;治痈肿疮毒,常与金银花、连翘等同用。

【用法用量】煎服,9~15g。

【使用注意】本品寒滑腻滞,脾胃虚寒及湿滞中满者忌服。不宜与藜芦同用。

【参考资料】

1. 本草精选 《药性论》:"能治暴结热,主热风头痛,伤寒劳复,散瘤瘿瘰疬。"《本草纲目》:"滋阴降火,解斑毒,利咽喉,通小便血滞。"《本草正》:"能退无根浮游之火,散周身痰结热痈。"

2. 化学成分 本品主要含环烯醚萜类、苯丙素苷类;尚含有植物甾醇、有机酸、黄酮、三萜皂苷、挥发油、糖类、生物碱及微量的单萜和二萜等成分。

3. 药理作用 本品有解热、抗菌、抗炎、镇静、镇痛、抗惊厥、调节免疫、抑制血小板聚集、扩张冠状动脉、降血压、抗氧化、降血糖、保肝、利胆等作用。

牡丹皮 Mudanpi 《神农本草经》

毛茛科植物牡丹 *Paeonia suffruticosa* Andr. 的干燥根皮。生用或酒炙用。

【性味归经】苦、辛,微寒。归心、肝、肾经。

【主要功效】清热凉血,活血散瘀,退虚热。

【临床应用】

1. 热入血分,温毒发斑,血热吐衄 本品有良好的清热凉血之功,又可化瘀。治疗温病热入血分之身发斑疹、吐血、衄血,可与水牛角、地黄等药配伍。

2. 温病伤阴,阴虚发热,夜热早凉,无汗骨蒸 本品善于清透阴分伏热而有退虚热功效,为治无汗骨蒸之要药。治上述病症,常与滋阴、退虚热药配伍。

3. 经闭痛经,癥瘕积聚,跌打损伤 本品又有良好的活血化瘀作用,适宜于多种瘀血证。治血滞经闭、痛经、癥瘕积聚、跌打损伤等瘀血证,多与活血化瘀类药物同用。

4. 痈肿疮毒,肠痈腹痛 本品清热凉血,活血化瘀,适宜于疮痈。治痈肿疮毒,多与金银花、野菊花等配伍;若治肠痈初起,可与活血化瘀、解毒消痈药同用。

【用法用量】煎服,6~12g。

【使用注意】本品清泄行散,故血虚有寒、孕妇及月经过多者不宜服。

【参考资料】

1. 本草精选 《神农本草经》:"主寒热,中风瘛疭,痉、惊痫邪气,除癥坚,瘀血留舍肠胃,安五脏,疗痈疮。"《日华子本草》:"除邪气,悦色,通关腠血脉,排脓,通月经,消扑损瘀血,续筋骨,除风痹,落胎下胞,产后一切女人冷热血气。"《珍珠囊》:"治肠胃积热血,衄血吐血,无汗骨蒸。"

2. 化学成分 本品含牡丹酚、牡丹酚苷、牡丹酚原苷、牡丹酚新苷等;尚含芍药苷、氧化芍药苷、苯甲酰芍药苷、苯甲酸、没食子酸及挥发油等。

3. 药理作用 本品有抗病原微生物、抗炎、镇静、镇痛、抗惊厥、降血压、抗血栓及抗动脉粥样硬化、抗心律失常、调节免疫、降血糖、保肝、利尿等作用。

赤芍 Chishao 《神农本草经》

为毛茛科植物芍药 *Paeonia lactiflora* Pall. 或川赤芍 *Paeonia veitchii* Lynch 的干燥根。生用。

【性味归经】苦,微寒。归肝经。

【主要功效】清热凉血,散瘀止痛,清肝火。

【临床应用】

1. 热入营血,温毒发斑,血热吐衄 本品有清热凉血、散瘀之功。治疗温病热入营血之身发斑疹,常与水牛角、地黄、牡丹皮同用;若治血热吐血、衄血,可与地黄、黄芩等凉血止血药配伍。

2. 血滞经闭痛经,癥瘕积聚,跌打损伤 本品功似牡丹皮,既能活血散瘀,并可止痛,宜于瘀血诸痛证。治瘀血阻滞之经闭,痛经,常与活血通经止痛药配伍;治癥瘕积聚,常与破血消癥药同用;治跌打损伤,瘀肿疼痛,多与活血疗伤药配伍。

3. 痈肿疮毒,目赤肿痛,肝郁胁痛 本品既清热散瘀,又可清肝热。治疗热毒壅盛,痈肿疮毒,常与清热解毒,消痈散结药同用;治肝经风热,目赤肿痛,眵多畏光,可与菊花、蝉蜕、薄荷等配伍;若治肝郁化火,胁肋疼痛,烦躁易怒,常与疏肝、清热之品同用。

【用法用量】煎服,6~12g。

【使用注意】本品苦寒,故经闭、痛经证属虚寒者忌用。不宜与藜芦同用。

【参考资料】

1. 本草精选 《神农本草经》:"主邪气腹痛,除血痹,破坚积,寒热疝瘕,止痛,利小便,益气。"《药性论》:"能治肺邪气,腹中疗痛,血气积聚,通宣脏腑拥气,治邪痛败血,主时疾骨热,强五脏,补肾气,治心腹坚胀,妇人血闭不通,消瘀血,能蚀脓。"《本草经疏》:"其主除血痹,破坚积者,血瘀则发寒热,行血则寒热自止,血痹疝瘕,皆血凝滞而成,破凝滞之血,则痹和而疝瘕自消。凉肝故通顺血脉。"

2. 化学成分 本品含有芍药苷、羟基芍药苷、芍药内酯苷、苯甲酰羟基芍药苷、苯甲酰芍药苷、芍药花苷、氧化芍药苷等。此外,本品还含有没食子酸、棕榈酸、鞣质、脂肪油、树脂、挥发油等。

3. 药理作用 本品有解热、抗病原微生物、抗炎、镇静、镇痛、抗惊厥、抗血栓、改善微循环、抗氧化、保肝、保护心脑血管、抗溃疡、降血压、调节免疫、抗肿瘤等作用。

紫草 Zicao 《神农本草经》

为紫草科植物新疆紫草 *Arnebia euchroma*(Royle)Johnst. 或内蒙紫草 *Arnebia guttata* Bunge. 的干燥根。生用。

【性味归经】甘、咸,寒。归心、肝经。

【主要功效】清热凉血,活血,解毒透疹。

【临床应用】

1. 斑疹紫黑,麻疹不透 本品既能清热凉血,解毒,又可活血,透疹,兼能通利二便,为治热毒血滞之斑疹、麻疹兼二便不利的要药。治疗温热病血热毒盛,斑疹紫黑,常与赤芍、蝉蜕、牡丹皮等同用;若麻疹紫暗、疹出不畅、咽喉肿痛,多与薄荷、牛蒡子等配伍。

2. 痈肿疮疡,湿疹瘙痒,水火烫伤 本品既能凉血解毒,又可活血。治痈肿疮疡,可与蒲公英、金银花、连翘等同用;治疮疡久溃不敛,可与白芷等同用;治湿疹瘙痒,可与黄连、黄柏等配伍;治烧伤烫伤,多与黄柏、大黄等药,麻油熬膏外搽。

【用法用量】煎服,5~10g。外用适量,熬膏或用植物油浸泡涂擦。

【使用注意】本品性寒而滑利,脾虚便溏者忌服。

【参考资料】

1. 本草精选 《本草纲目》:"其功长于凉血活血,利大小肠。故痘疹欲出未出,血热毒盛,大便闭涩者宜用之。已出而紫黑便闭者亦可用。"《本草备要》:"泻血热,滑肠。"

2. 化学成分 本品含紫草素、乙酰紫草素、异丁酰紫草素、β-羟基异戊酰紫草素、二甲基戊烯酰紫草素、β,β-二甲基丙烯酰紫草素、异戊酰紫草素、异戊酸紫草素酯、去氧紫草素、当归酸紫草素酯、脱水紫草素等蒽醌类成分及软脂酸、油酸和亚油酸等脂肪酸。

3. 药理作用 本品有抗菌、抗病毒、抗炎、抗过敏、解热、镇痛、保肝、止血、降血糖、抗生育等作用。新疆紫草对心脏有兴奋作用。

水牛角　Shuiniujiao　《名医别录》

为牛科动物水牛 *Bubalus bubalis* Linnaeus 的角。镑片或锉成粗粉用。

【性味归经】苦、寒。归心、肝经。

【主要功效】清热凉血,泻火解毒,定惊。

【临床应用】

1. 温病高热神昏,惊风抽搐 本品既能清热泻火,又可凉血解毒。治疗温病热入血分,高热不退、神昏谵语、惊风抽搐,常与清热泻火、息风止痉药同用;若治热病神昏或中风偏瘫,神志不清,常与开窍醒神药配伍,如清开灵注射液。

2. 血热妄行,斑疹吐衄 本品清热凉血,又常用于血热出血。治疗热入血分,迫血妄行之斑疹、吐血、衄血,常与地黄、牡丹皮、赤芍等配伍。

3. 咽喉肿痛,疮疡肿毒 本品具有泻火、解毒功效,适宜于热毒病证。治热毒壅盛之咽喉肿痛,常与玄参、桔梗、牛蒡子等同用;治疮疖痈疡,红肿热痛,多与黄连、连翘、赤芍等配伍。

【用法用量】煎服,15~30g,宜先煎 3 小时以上;或锉末冲服,水牛角浓缩粉,每次 1.5~3g,一日 2 次,开水冲服。

【使用注意】本品性寒,故脾胃虚寒者不宜服。

【参考资料】

1. 本草精选 《名医别录》:"疗时气寒热头痛"。《日华子本草》:"煎,治热毒风并壮热。"《陆川本草》:"凉血解毒,止衄。治热病昏迷,麻痘斑疹,吐血,衄血,血热,溺赤。"

2. 化学成分 水牛角含胆甾醇、强心苷、肽类及多种氨基酸;尚含微量元素铍、硅、磷、铁、镁、锰、铋、铝、钙、铜、银、锌、钠、钛等。

3. 药理作用 本品有抗炎、镇静、抗惊厥、强心、止血、兴奋肾上腺系统、降低总胆固醇等作用。

第四节　清热解毒药

以清热解毒为主要作用,常用于治疗热毒病证的药物,称为清热解毒药,又称清解热毒药。毒的含义甚广,这里的毒,为火热壅盛所致,通常称为热毒或火毒。本类药物具有清泻热毒或火毒的作用,主要适用于热毒所致的疮痈疔疖、丹毒、温热病、咽喉肿痛、痄腮、痢疾等,有的药物还可用治水火烫伤、虫蛇咬伤以及癌肿等。部分药物兼有清热泻火、凉血等功效,亦可用于其他相应的热证。

本类药物性质寒凉,对于疮疡、咽痛、痢疾等不属于阳证、热证,而属于阴证、寒证者则不宜使用。

金银花　Jinyinhua　《名医别录》

为忍冬科植物忍冬 *Lonicera japonica* Thunb. 的干燥花蕾或带初开的花。生用,炒炭用或制成露剂使用。

【性味归经】辛、甘,微寒。归肺、心、胃经。

【主要功效】清热解毒,疏散风热。

【临床应用】

1. 温热病　本品能清解温热疫毒之邪,有良好的清热解毒作用,并可疏散在表之风热,适宜于温热病卫气营血各阶段。治温病初起,邪在卫分者,常与疏散风热、清热解毒药同用;治气分热盛,则与清热泻火药配伍;若热入营血,多与清热凉血药配伍。

2. 疮痈疔疖　本品清热解毒,又为治一切热毒痈肿疔疮的要药,内服、外用皆效,常与连翘相须为用。治疮痈初起,红肿热痛者,常与清热解毒、活血消肿药同用;治疔疮肿毒,坚硬根深者,则与清热解毒、消肿止痛药配伍;治乳痈肿痛,当与清热解毒、消痈散结药同用;治肠痈腹痛,可与清热消痈、活血止痛药配伍;治肺痈咳吐脓血,多与清热解毒、消痈排脓药同用。

3. 风热表证　本品性寒而兼辛香,有清宣疏散之性,为临床常用的疏散风热药。治疗外感风热,发热、头痛、咽痛、微恶风寒者,常与连翘、荆芥等同用。

4. 热毒咽痛,痢疾　本品清热解毒,适宜于其他热毒病证。治热毒咽喉肿痛,多与解毒利咽药同用;若治热毒痢疾,下痢脓血,单用浓煎频服即可奏效,重者须与清热燥湿,解毒止痢药配伍。

【用法用量】煎服,6~15g。

【使用注意】脾胃虚寒及气虚疮疡脓清者不宜服用。

【参考资料】

1. 本草精选　《本草拾遗》:"主热毒血痢,水痢,浓煎服之。"《滇南本草》:"清热,解诸疮、痈疽发背、无名肿毒、丹流瘰疬。"《本草正》:"金银花,善于化毒,故治痈疽肿毒疮癣,杨梅风湿诸毒,诚为要药。毒未成者能散,毒已成者能溃。"

2. 化学成分　本品含绿原酸、异绿原酸等有机酸,木犀草素、忍冬苷等黄酮;尚含有挥发油、皂苷、肌醇、齐墩果酸、胡萝卜苷等成分。

3. 药理作用　本品有抗菌、抗病毒、解热、抗炎、增强免疫力、抗肿瘤、抗过敏、保肝、利胆、降血糖等作用。其所含的有机酸能调节血脂、抗血小板聚集和血栓形成。

连翘　Lianqiao　《神农本草经》

为木犀科植物连翘 *Forsythia suspensa*（Thunb.）Vahl 的干燥果实。生用。

【性味归经】甘、苦，寒。归肺、心、小肠经。

【主要功效】清热解毒，疏散风热，消肿散结，利尿。

【临床应用】

1. 温热病　本品既能清热解毒，又能疏散上焦风热，功似金银花，常随证配伍用于温热病卫、气、营、血的各阶段。本品长于清泻心火，治热邪内陷心包，高热、烦躁、神昏，较为多用，常与黄连、竹叶等清心泻火之品配伍，以增效。

2. 痈肿疮毒，咽喉肿痛　本品入心经，长于清心火而解疮毒，又能消散痈肿，故被前人誉为"疮家圣药"，其消肿散结作用较金银花更为常用。治疗热毒疮痈肿毒及咽喉肿痛，常与金银花相须为用；治瘰疬痰核、瘿瘤等，多与消痰散结药配伍。

3. 风热表证　本品有疏散风热作用，其清降之性较强，轻宣疏散之力不及金银花。治外感风热，发热头痛，口渴咽痛等症，常与金银花、荆芥等同用。

4. 热淋涩痛　本品兼有清心、利尿之功。治疗湿热所致的小便不利或淋沥涩痛，可与利尿通淋药配伍。

【用法用量】煎服，6~15g。

【使用注意】脾胃虚寒及气虚疮疡脓清者不宜服用。

【参考资料】

1. 本草精选　《神农本草经》："主寒热，鼠瘘，瘰疬，痈肿，恶疮，瘿瘤，结热，蛊毒。"《日华子本草》："治疮疖止痛。"《珍珠囊》："连翘之用有三：泻心经客热，一也；去上焦诸热，二也；为疮家圣药，三也。"

2. 化学成分　本品含连翘酯苷、异连翘酯苷等苯乙醇苷类；侧柏烯、β-水芹烯、β-蒎烯等挥发油类；连翘苷、松脂素、连翘脂素等木脂素类；尚含有维生素 P、齐墩果酸、芦丁、生物碱、酚酸等。

3. 药理作用　本品有抗菌、抗病毒、抗炎、解热、镇吐、保肝、抗肿瘤等作用。维生素 P 等成分能降低血管通透性及脆性，防止出血。齐墩果酸有强心、利尿、降血压等作用。

蒲公英　Pugongying　《新修本草》

为菊科植物蒲公英 *Taraxacum mongolicum* Hand.-Mazz.、碱地蒲公英 *Taraxacum borealisinense* Kitam. 或同属数种植物的干燥全草。生用。

【性味归经】苦、甘，寒。归肝、胃经。

【主要功效】清热解毒，消痈散结，利湿通淋。

【临床应用】

1. 痈肿疔毒　本品具有较强的清热解毒、消痈散结功效，适宜于热毒疮痈，不论外痈、内痈，皆可选用；内服、外敷均可。因其兼通乳络，尤善治乳痈。治乳痈肿痛，常与清热解毒、消痈散结药配伍；治皮肤疮痈疔疖，红肿热痛，常与其他清热解毒药配伍；治肠痈腹痛，常与清热解毒、活血祛瘀药同用；治肺痈吐脓，常与清热解毒、排脓消痈药同用。

2. 热淋涩痛，湿热黄疸　本品又有较好的利尿通淋作用，适宜于湿热病证。治热淋，小便涩痛，可与利尿通淋药配伍；治湿热黄疸，可与利湿退黄药同用。

此外，本品清热解毒，还可用于肝火目赤肿痛、胃火牙痛、热毒咽喉肿痛以及毒蛇咬伤等多种病症。

【用法用量】煎服,10~15g。外用适量。

【使用注意】用量过大,可致缓泻,故脾虚便溏者慎服。

【参考资料】

1. 本草精选 《新修本草》:"主妇人乳痈肿。"《本草备要》:"专治乳痈,疗毒,亦为通淋妙品。"

2. 化学成分 本品含蒲公英甾醇、蒲公英素、蒲公英苦素、胆碱、菊糖、果胶等。

3. 药理作用 本品抗菌谱较广,并有抗炎、抗肿瘤、调节血脂、降血糖、保肝、利胆、促进胃动力、利尿、增强免疫力等作用。

大青叶 Daqingye 《名医别录》

为十字花科植物菘蓝 *Isatis indigotica* Fort. 的干燥叶。生用。

【性味归经】苦,大寒。归心、胃经。

【主要功效】清热解毒,凉血消斑,利咽消肿。

【临床应用】

1. 温热病,风热表证 本品味苦大寒,既走气分,又入血分,有较强的清热解毒,凉血消斑功效,可广泛用于温热病各阶段以及风热表证。治疗温热病热入营血,或气血两燔,高热神昏,发斑发疹者,常与玄参、地黄等同用;若治温热病初起,邪在卫分或外感风热之发热头痛,口渴咽痛,常与疏散风热药同用。

2. 痄腮丹毒,喉痹口疮,痈肿疮毒 本品有清热解毒,凉血利咽消肿之效。治热毒壅聚,痄腮肿痛,常与清热解毒、消肿止痛药同用;治血热毒盛,丹毒红肿,可用鲜品捣敷患处,或与清热解毒、凉血消肿药同用;治热毒内蕴,咽喉红肿疼痛,口舌生疮,常与泻火解毒、利咽消肿药配伍。

【用法用量】煎服,9~15g。外用适量。

【使用注意】脾胃虚寒者忌服。

【参考资料】

1. 本草精选 《名医别录》:"疗时气头痛,大热,口疮。"《本草正》:"治天行瘟疫,热毒发狂,风热斑疹,痈疡肿毒,除烦渴,止鼻衄,吐血,杀疳蚀,金疮箭毒。"

2. 化学成分 本品含靛蓝、靛玉红、青黛酮、色胺酮等生物碱类;芥苷、新芥苷等苷类;尚含有机酸、氨基酸及挥发性成分等。

3. 药理作用 本品有抗菌、抗病毒、抗炎、解热、增强免疫力、抗内毒素、保肝等作用。靛玉红及其衍生物有广泛的抗肿瘤作用。

板蓝根 Banlangen 《新修本草》

为十字花科植物菘蓝 *Isatis indigotica* Fort. 的干燥根。生用。

【性味归经】苦,寒。归心、胃经。

【主要功效】清热解毒,凉血,利咽。

【临床应用】

1. 温热病,风热表证 本品有清热解毒功效,并长于利咽,广泛用于温热病的各阶段以及风热表证。治温病初起邪在卫分或外感风热之发热、咽痛甚者,常与金银花、连翘、荆芥等药同用;治温热病气血两燔或热入营血,高热、发斑,常与地黄、玄参、金银花等配伍。

2. 咽喉肿痛,痄腮丹毒,痈肿疮毒,大头瘟疫 本品清热毒,利咽散结,适宜于多种瘟疫热毒之证。治肺胃热毒内盛或风热郁肺的咽喉肿痛,单用或与其他解毒利咽之品配伍;治丹毒,大头瘟疫,头面红肿,常与玄参、连翘、牛蒡子等药同用;治疔腮肿痛,热毒疮疖痈疡,可与蒲公英、紫花地丁等配伍。

【用法用量】煎服,9~15g。

【使用注意】本品苦寒,故脾胃虚寒者慎服。

【参考资料】

1. 本草精选 《分类草药性》:"解诸毒恶疮,散毒去火,捣汁或服或涂。"《本草便读》:"板蓝根即靛青根,其功用性味与靛青叶同,能入肝胃血分,不过清热、解毒、辟疫、杀虫四者而已。但叶主散,根主降,此又同中之异耳。"

2. 化学成分 本品含靛蓝、靛玉红、表告依春、色胺酮和板蓝根甲、乙、丙素等;尚含 β- 谷甾醇、棕榈酸、尿苷、次黄嘌呤、青黛酮、多糖及微量元素等。

3. 药理作用 本品有抗菌、抗病毒、解热、抗炎、抗肿瘤、抗内毒素、增强免疫力等作用。

鱼腥草 Yuxingcao 《名医别录》

为三白草科植物蕺菜 *Houttuynia cordata* Thunb. 的新鲜全草或干燥地上部分。生用。

【性味归经】辛,微寒。归肺经。

【主要功效】清热解毒,消痈排脓,利尿通淋。

【临床应用】

1. 肺痈吐脓,肺热咳嗽 本品长于清肺热,消痈排脓,为治肺痈之要药。治痰热壅肺,发为肺痈,咳吐脓血腥臭,常与清热泻火解毒、化痰消痈排脓药同用;若治肺热咳嗽,痰黄而稠者,可与清肺化痰药配伍。

2. 疔疮痈肿 本品既清热解毒,又能消痈排脓,亦为治外痈疮毒常用之品。治疗疮痈肿,宜与野菊花、蒲公英、金银花等同用。

3. 热淋涩痛,湿热泻痢 本品功似蒲公英,亦能清热利尿通淋,兼能清热止痢。治膀胱湿热,小便淋沥涩痛,可与利尿通淋药同用;治湿热泻痢,可与清热燥湿药同用。

【用法用量】煎服,15~25g;鲜品用量加倍,水煎或捣汁服。外用适量,捣敷或煎服熏洗患处。

【使用注意】本品含挥发油,不宜久煎。

【参考资料】

1. 本草精选 《滇南本草》:"治肺痈咳嗽带脓血,痰有腥臭,大肠热毒,疗痔疮。"《本草经疏》:"治痰热壅肺,发为肺痈吐脓血之要药。"

2. 化学成分 本品含有挥发油,主要成分为癸酰乙醛(即鱼腥草素)、月桂烯、月桂醛、α- 蒎烯、右旋柠檬烯、甲基正壬酮、莰烯、槲皮苷等;尚含有脂肪酸、氨基酸、生物碱、黄酮等成分。

3. 药理作用 本品有提高机体免疫力、抗菌、抗炎、利尿、抗肿瘤、镇静、抗辐射等作用。槲皮苷有抗病毒作用。鱼腥草油镇咳、平喘作用明显。

射干 Shegan 《神农本草经》

为鸢尾科植物射干 *Belamcanda chinensis* (L.) DC. 的干燥根茎。生用。

【性味归经】苦,寒。归肺经。

【主要功效】清热解毒,祛痰利咽,散结消肿。

【临床应用】

1. 咽喉肿痛 本品既能清热解毒利咽,又可祛痰,适宜于痰壅热结的咽喉肿痛。治疗肺热或热毒所致咽喉肿痛而兼有痰浊壅盛者,常与黄芩、连翘、牛蒡子等同用。

2. 痰热咳喘　本品苦寒入肺,善清泻肺火,又祛痰。治疗肺热咳喘,痰多而黄,可与清肺化痰、止咳平喘药同用。

3. 疟母,经闭,痈肿,瘰疬　本品清热解毒,散结消肿,适宜于痈疖瘀肿等。治疟母,痈肿,瘰疬,多与散结软坚之品同用;治经闭,多与活血通经之品配伍。

【用法用量】煎服,3~10g。

【使用注意】脾虚便溏者慎用。孕妇慎用。

【参考资料】

1. 本草精选　《神农本草经》:"主咳逆上气,喉痹咽痛,不得消息,散结气,腹中邪逆,食饮大热。"《本草纲目》:"射干,能降火,故古方治喉痹咽痛为要药。"

2. 化学成分　本品含鸢尾苷、鸢尾黄酮、鸢尾黄酮苷、射干定、白射干素等黄酮类化合物,尚含有苯酚类、甾类、萜类、苯醌类化合物以及挥发油等。

3. 药理作用　本品有镇咳、祛痰、平喘、抗菌、抗病毒、抗炎、镇痛、解热、利尿等作用。

白头翁　Baitouweng　《神农本草经》

为毛茛科植物白头翁 *Pulsatilla chinensis* (Bge.) Regel 的干燥根。生用。

【性味归经】苦,寒。归胃、大肠经。

【主要功效】清热解毒,凉血止痢。

【临床应用】

热毒血痢　本品清热解毒,入大肠经,善清大肠湿热及血分热毒以凉血止痢,为治热毒血痢的要药。治疗热毒泻痢,下痢脓血,发热腹痛,里急后重,常与黄连、黄柏、秦皮配伍,如白头翁汤。

近年来用本品治疗细菌性痢疾及阿米巴痢疾,亦有良好效果。

【用法用量】煎服,9~15g。外用适量。

【使用注意】虚寒泻痢者禁用。

【参考资料】

1. 本草精选　《药性论》:"止腹痛及赤毒痢,治齿痛,主项下瘰疬。"《本草汇言》:"凉血,消瘀,解湿毒。"

2. 化学成分　本品含三萜皂苷、木脂素、白头翁素、原白头翁素、白头翁灵、白头翁英、胡萝卜苷以及糖蛋白等成分。

3. 药理作用　本品有抗菌、抗阿米巴原虫、抗滴虫、抗病毒、抗肿瘤、抗炎、保护肠黏膜、保肝等作用。

败酱草　Baijiangcao　《神农本草经》

为败酱科植物黄花败酱 *Patrinia scabiosaefolia* Fisch. 或白花败酱 *Patrinia villosa* Juss. 的干燥全草。生用。

【性味归经】辛、苦,微寒。归胃、大肠、肝经。

【主要功效】清热解毒,消痈排脓,祛瘀止痛。

【临床应用】

1. 肠痈肺痈,痈肿疮毒　本品既可清热解毒排脓,又可活血消痈,适宜于内、外痈。其主入大肠经,为治肠痈要药。治肠痈脓已成,常与清热解毒、消痈排脓之品同用;若治肠痈初起,腹痛便秘,未化脓者,多与金银花、大血藤等配伍;治肺痈咳吐脓血腥臭,可与鱼腥草、芦根等同用；治疗皮肤痈肿疮毒，可与紫花地丁、连翘等药煎汤内服，又可取鲜品捣烂外敷。

2. 瘀阻腹痛　本品有活血化瘀，通经止痛之功，适宜于妇科瘀血病证。治疗瘀血内阻，月经不调，痛经及产后腹痛，宜与活血调经、祛瘀止痛药同用。

【用法用量】煎服，6~15g。外用适量。

【参考资料】

1. 本草精选　《神农本草经》："主暴热火疮，赤气，疥瘙疽痔，马鞍热气。"《名医别录》："除痈肿，浮肿，结热，风痹不足，产后疾痛。"《本草纲目》："败酱，善排脓破血，故仲景治痈，及古方妇人科皆用之。"

2. 化学成分　黄花败酱根及根茎含齐墩果酸、常春藤皂苷元、黄花龙芽苷、败酱皂苷、胡萝卜苷等多种皂苷，败酱烯和异败酱烯等挥发油；尚含生物碱、黄酮类、鞣质等。白花败酱中含有挥发油，根和根茎含白花败酱醇、白花败酱醇苷、番木鳖苷、莫诺苷等。

3. 药理作用　本品有抗菌、抗病毒、抗炎、抗肿瘤、保肝、利胆、镇静等作用。

青黛　Qingdai　《药性论》

为爵床科植物马蓝 *Baphicacanthus cusia*（Nees）Bremek、蓼科植物蓼蓝 *Polygonum tinctorium* Ait. 或十字花科植物菘蓝 *Isatis indigotica* Fort. 的叶或茎叶经加工制得的干燥粉末、团块或颗粒。研细用。

【性味归经】咸，寒。归肝、肺、胃经。

【主要功效】清热解毒，凉血消斑，清肝定惊。

【临床应用】

1. 温毒发斑，血热出血　本品清热解毒、凉血消斑之功与大青叶相似，但解热作用稍弱。治疗温热病温毒发斑，常与地黄、石膏、升麻等同用；治血热妄行的吐血、衄血、咯血，轻者可单用，重者可与凉血止血药配伍。

2. 咽痛口疮，痄腮疮痈　本品清热解毒，又可散结消肿。治咽喉肿痛，口舌生疮，常与板蓝根、甘草同用；若治口腔溃疡，日久不愈，多与冰片、白矾配伍，外撒患处；治痄腮肿痛，可与黄芩、板蓝根、玄参等同用；治热毒疮疡，又可与蒲公英、金银花、紫花地丁等同用。

3. 肺热咳嗽，胸痛咯血　本品长于清肝火，兼泻肺热。治肝火犯肺，咳嗽胸痛，痰中带血，常与海蛤粉同用；若治肺热咳嗽，痰黄而稠者，宜与清肺、化痰、止咳药同用。

4. 肝热惊痫，惊风抽搐　本品既清泻肝火，又凉血定惊。治疗肝热生风，惊痫抽搐，宜与清热息风止痉药同用。

【用法用量】内服，1~3g，本品难溶于水，宜入丸散用。外用适量。

【使用注意】胃寒者慎用。

【参考资料】

1. 本草精选　《开宝本草》："主解诸药毒，小儿诸热，惊痫发热，天行头痛寒热，并水研服之。亦摩敷热疮、恶肿、金疮、下血、蛇犬等毒。"《本草求真》："大泻肝经实火及散肝经火郁。"《本经逢原》："泻肝胆，散郁火，治温毒发斑及产后热痢下重。"

2. 化学成分　本品含靛蓝、靛玉红、靛棕、靛黄、青黛酮、吲哚醌、色胺酮、鞣酸、β- 谷甾醇、蛋白质、大量无机盐等。

3. 药理作用　本品有抗菌、抗炎、抗肿瘤、保肝、增强免疫力等作用。

穿心莲　Chuanxinlian　《岭南采药录》

为爵床科植物穿心莲 *Andrographis paniculata*（Burm.f.）Nees 的干燥地上部分。生用。

【性味归经】苦,寒。归肺、胃、大肠、膀胱经。

【主要功效】清热解毒,燥湿。

【临床应用】

1. 温热病,风热表证,肺热咳喘　本品苦寒入肺胃,能清泻肺胃气分之热,尤善清肺热。治温热病邪入气分,高热不退,可与石膏、知母配伍;治外感风热或温病初起而肺热内盛者,可与金银花、薄荷、连翘等同用;治肺热咳喘,则与清肺止咳平喘药配伍。

2. 痈肿疮疡,咽喉肿痛,蛇虫咬伤　本品能清热解毒以消肿。治上述热毒诸证,可单用内服或以鲜品捣烂外敷,亦可与解毒消痈或解毒利咽药同用。

3. 湿热泻痢,热淋涩痛　本品有清热燥湿功效,适宜于多种湿热病证。治湿热泻痢,热淋涩痛,黄疸尿赤,单用有效,如穿心莲片;治湿疹瘙痒,可单用本品研粉,局部外用。

【用法用量】煎服,6~9g。因其味甚苦,入汤剂易致恶心呕吐,故多作丸剂、片剂服用。外用适量。

【使用注意】脾胃虚寒者不宜用。

【参考资料】

1. 本草精选　《岭南采药录》:"能解蛇毒,又能理内伤咳嗽。"《泉州本草》:"清热解毒,消炎退肿。治咽喉炎症,痢疾,高热。"

2. 化学成分　穿心莲叶含穿心莲内酯、脱氧穿心莲内酯、新穿心莲内酯等多种二萜内酯化合物,根含多种黄酮类成分;此外,尚含甾醇皂苷、糖类、生物碱等成分。

3. 药理作用　本品有抗菌、抗病毒、抗炎、解热、抗肿瘤、保肝、利胆、增强免疫力、降血压、抗心肌缺血、抗血小板聚集、降血糖等作用。

白鲜皮　Baixianpi　《神农本草经》

为芸香科植物白鲜 *Dictamnus dasycarpus* Turcz. 的干燥根皮。生用。

【性味归经】苦,寒。归脾、胃、膀胱经。

【主要功效】清热解毒,祛风燥湿,止痒。

【临床应用】

1. 湿热疮毒,疥癣瘙痒　本品既可清热解毒,又能燥湿,祛风止痒。治疗湿疹,疥癣等皮肤瘙痒以及湿热疮毒,肌肤溃烂,黄水淋漓,常与苦参、防风等同用;治瘾疹皮肤瘙痒,可与祛风止痒药同用;治热毒疮痈肿痛,可与清热解毒药配伍。

2. 湿热黄疸,湿热痹痛　本品既能清热燥湿,又能祛风通痹。治湿热黄疸,小便黄赤,可与清热利胆退黄药同用;治风湿热痹,关节红肿热痛,可与祛风湿清热、通痹止痛药配伍。

【用法用量】煎服,5~10g。外用适量,煎汤洗或研粉敷。

【使用注意】脾胃虚寒患者慎用。

【参考资料】

1. 本草精选　《神农本草经》:"主头风,黄疸,咳逆,淋沥。女子阴中肿痛,湿痹死肌,不可屈伸起止行步。"《本草纲目》:"白鲜皮,气寒善行,味苦性燥,足太阴、阳明经,去湿热药也。"

2. 化学成分　本品含生物碱、内酯类、香豆素、黄酮类、倍半萜及其苷类。主要成分有白鲜碱、异白鲜碱、白鲜皮碱、梣酮、异白蜡树酮、黄柏酮酸、黄柏内酯、白鲜脑交酯等。

3. 药理作用　本品有抗菌、抗炎、解热、保肝、抗肿瘤、抗溃疡、止泻等作用。

土茯苓 Tufuling 《本草纲目》

为百合科植物光叶菝葜 *Smilax glabra* Roxb. 的干燥根茎。生用。

【性味归经】甘、淡、微寒。归肝、胃经。

【主要功效】解毒,除湿,通利关节。

【临床应用】

1. 梅毒,肢体拘挛 本品能解毒,利湿,通利关节,有治疗梅毒和缓解汞毒的双重功效,为治梅毒的要药。治疗梅毒,或因治疗梅毒服用汞剂中毒而致的肢体拘挛、筋骨疼痛,可单用水煎服,亦可与金银花、白鲜皮、甘草等同用。

2. 痈肿疮毒 本品清热解毒,适宜于热毒疮肿。治疗疮痈疖肿,可单用水煎服,或与金银花、连翘等同用。

3. 湿热病证 本品解毒利湿,可治多种湿热病证。治湿热淋证,可与利尿通淋药同用;治湿热痹证,可与祛风湿、清热药同用;治湿热带下、湿疹、湿疮,可与清热燥湿药同用。

【用法用量】煎服,15~60g。

【参考资料】

1. 本草精选 《本草纲目》:"健脾胃,强筋骨,去风湿,利关节,止泄泻。治拘挛骨痛,恶疮痈肿。解汞粉、银朱毒。"《本草备要》:"治筋骨拘挛,杨梅疮毒,瘰疬疮肿。"

2. 化学成分 本品含落新妇苷、异黄杞苷、土茯苓苷等黄酮及其苷类;尚含有机酸、挥发油、皂苷、生物碱、甾醇等成分。

3. 药理作用 本品有利尿、抗菌、抗炎、镇痛、解毒(缓解汞中毒、拮抗棉酚中毒)、抗肿瘤等作用。土茯苓苷有抗动脉粥样硬化、抑制血小板聚集、抗血栓、抗心肌缺血、抗胃溃疡和 β 受体拮抗样作用。

山豆根 Shandougen 《开宝本草》

为豆科植物越南槐 *Sophora tonkinensis* Gagnep. 的干燥根及根茎。生用。

【性味归经】苦,寒;有毒。归肺、胃经。

【主要功效】清热解毒,消肿利咽。

【临床应用】

1. 咽喉肿痛 本品功似射干,清热解毒以消肿利咽,且善清肺火。治热毒炽盛,咽喉肿痛,常与黄芩、玄参、板蓝根等配伍。

2. 牙龈肿痛 本品又能清胃火,适宜于胃火牙痛。治疗胃火上炎,牙龈肿痛,可与石膏、升麻、黄连等同用。

此外,本品还可用于湿热黄疸,肺热咳嗽,痈肿疮毒等证。

【用法用量】煎服,3~6g。外用适量。

【使用注意】本品苦寒有毒,过量服用易引起恶心、呕吐、腹泻、腹痛、心悸胸闷、乏力、头昏头痛,甚至四肢厥冷、抽搐,故用量不宜过大。脾胃虚寒者慎用。

【参考资料】

1. 本草精选 《开宝本草》:"解诸药毒,止痛,消疮肿毒,人及马急黄发热,咳嗽,杀小虫。"《本草图经》:"采根用,今人寸截,含以解咽喉肿痛,极妙。"《本草求真》:"功专泻心保肺,及降阴经火逆,解咽喉肿痛第一要药。"

2. 化学成分 本品含苦参碱、氧化苦参碱、臭豆碱、甲基金雀花碱、金雀花碱等生物碱以及柔枝槐酮、柔枝槐素、柔枝槐酮色烯、柔枝槐素色烯等黄酮类化合物;尚含皂苷,多糖、微量元素等成分。

3. 药理作用 本品有抗炎、镇痛、抗肿瘤等作用。所含的苦参碱能抗菌、抗病毒、抗心律失常、升高白细胞、抑制血小板聚集、抗血栓形成、抗肿瘤。山豆根多糖能增强免疫力。

马齿苋 Machixian 《新修本草》

为马齿苋科植物马齿苋 *Portulaca oleracea* L. 的干燥地上部分。生用。

【性味归经】酸,寒。归大肠、肝经。

【主要功效】清热解毒,凉血止血,止痢,通淋。

【临床应用】

1. 热毒血痢,湿热泻痢 本品有清热解毒、凉血止痢功效,又可滑肠而导湿热从大肠排出,为治痢疾的常用药。治疗热毒血痢或湿热泻痢,单用水煎服或以鲜品捣汁加蜜调服即有效,也可与黄连、黄柏等同用。

2. 疮痈肿毒 本品有清热解毒、凉血消肿之功。治热毒疮痈肿痛,可单味煎汤内服,并用鲜品捣烂外敷。

3. 崩漏,便血 本品又能凉血止血,适宜于血热妄行之出血证,单用或配伍凉血止血药。

4. 热淋,血淋 本品又有利尿通淋之功,适宜于淋证。治疗热淋、血淋,可单用,或与其他利尿通淋药同用。

【用法用量】煎服,9~15g;鲜品加倍。外用适量,捣敷患处。

【使用注意】脾胃虚寒者及孕妇禁用。

【参考资料】

1. 本草精选 《新修本草》:"主诸肿瘘疣目,捣揩之;饮汁主反胃,诸淋,金疮血流,破血癖癥瘕,小儿尤良。"《本草正义》:"最善解痈肿热毒,亦可作敷药。"

2. 化学成分 本品含三萜醇类、黄酮、氨基酸、香豆素、有机酸及其盐、多糖、强心苷、蒽醌苷和硝酸钾、硫酸钾等。

3. 药理作用 本品有抗菌、调节菌群失调、调节胃肠功能、抗病毒、抗炎、镇痛、抗肿瘤、延缓衰老、降血糖、调节血脂、抗动脉硬化形成、兴奋子宫平滑肌等作用。

大血藤 Daxueteng 《本草图经》

为木通科植物大血藤 *Sargentodoxa cuneata* (Oliv.) Rehd. et Wils. 的干燥藤茎。生用。

【性味归经】苦,平。归大肠、肝经。

【主要功效】清热解毒,活血止痛,祛风通络。

【临床应用】

1. 肠痈腹痛,热毒疮疡 本品能清热解毒消痈,主入大肠经,善解肠中热毒、行肠中瘀滞,为治肠痈要药。治疗肠痈腹痛,常与清热解毒、活血止痛药同用;治疗热毒疮疡,红肿疼痛,可与金银花、蒲公英、赤芍等配伍。

2. 跌打损伤,经闭痛经 本品能活血散瘀,消肿止痛,适宜于多种瘀血病证。治跌打损伤,瘀血肿痛,可与活血疗伤药同用;治瘀血内阻之月经不调,经闭痛经,宜与活血调经药配伍。

3. 风湿痹痛 本品祛风通络、活血止痛,适宜于风湿痹痛,腰腿疼痛,关节不利,可与祛风湿止痛药同用。

【用法用量】煎服,9~15g。

【使用注意】孕妇慎用。

【参考资料】

1. 本草精选 《本草图经》:"攻血,治血块。"《中药志》:"祛风通经络,利尿杀虫。治肠痈,风湿痹痛,麻风,淋病,蛔虫腹痛。"《四川中药志》:"能行血破滞,调气行瘀。"

2. 化学成分 本品含大黄素、大黄素甲醚、红藤苷、毛柳苷、鹅掌楸苷、香荚兰酸、大黄酚、右旋二氢愈创木脂酸、对香豆酸-对羟基苯乙醇酯、胡萝卜苷、β-谷甾醇、硬脂酸、红藤多糖、鞣质等成分。

3. 药理作用 本品有抗菌、抑制血小板聚集和血栓形成、扩张冠状动脉、增加冠脉血流量、抗心肌缺血、抑制小肠蠕动、抗肿瘤等作用。

野菊花 Yejuhua 《本草汇言》

为菊科植物野菊 *Chrysanthemum indicum* L. 的干燥头状花序。生用或鲜用。

【性味归经】苦、辛,微寒。归肝、心经。

【主要功效】清热解毒,疏风平肝。

【临床应用】

1. 疮痈疔疖,咽喉肿痛 本品清热解毒,消肿之力胜于菊花,为治热毒疮痈之良药。治热毒疮痈肿痛,常与蒲公英、紫花地丁、金银花等同用;若治热毒咽喉肿痛,宜与解毒利咽药同用。

2. 目赤肿痛,头痛眩晕 本品能清肝热,平肝阳,兼散风热。治肝火上炎或风热上攻的目赤肿痛,可与清肝明目、疏散风热药同用;治肝阳上亢的头痛眩晕,可与平肝潜阳药配伍。

【用法用量】煎服,9~15g。外用适量,煎汤外洗或制膏外涂。

【使用注意】脾胃虚寒者慎用。

【参考资料】

1. 本草精选 《本草汇言》:"破血疏肝,解疗散毒。主妇人腹内宿血,解天行火毒丹疗。洗疮疥,又能去风杀虫。"《本草求真》:"凡痈毒疗肿,瘰疬,眼目热痛,妇人瘀血等证,无不得此则治。"

2. 化学成分 本品含木犀草素、槲皮素、木犀草素-7-葡萄糖苷、槲皮素苷等黄酮类,α-侧柏酮、樟脑、乙酸冰片酯、桃金娘醇等挥发油类;尚含绿原酸、棕榈酸、多糖、氨基酸、嘌呤、胆碱、水苏碱、鞣质和维生素 A、B_1 以及微量元素等。

3. 药理作用 本品有抗菌、抗病毒、降血压、抗炎、抗肿瘤、保肝、调节血脂、抗心肌缺血等作用。

熊胆 Xiongdan 《新修本草》

为熊科动物棕熊 *Ursus arctos* Linnaeus 或黑熊 *Selenaretos thibetanus* Cuvier 的干燥胆汁。研细入药。

【性味归经】苦,寒。归肝、胆、心、肺经。

【主要功效】清热解毒,明目,止痉。

【临床应用】

1. 疮痈疔毒,痔疮肿痛,咽喉肿痛 本品清热解毒之功颇佳,适宜于疮痈肿毒及痔疮肿痛,可内服,尤多局部外用,常与解毒消痈药配伍,制成软膏,外涂患处。治咽喉肿痛,可与解毒利咽药同用,作丸剂内服或含化。

2. 肝经热盛,惊痫抽搐 本品能清肝泻火,息风止痉,适宜于肝风内动证。治疗肝火炽盛,热极生风所致惊痫抽搐,宜与清热泻火、息风止痉药同用。

3. 肝火上炎,目赤肿痛 本品有清肝明目之功。治肝热目赤肿痛、羞明或生翳障,可外用滴眼或内服。

4. 痰热喘咳 本品既能清肺热,又略兼化痰之功。治痰热喘咳,可与清热化痰、平喘止咳药同用。

【用法用量】入丸散剂,每次 1.5~2.5g。不入汤剂。外用适量。

【使用注意】脾胃虚寒者慎用。

【参考资料】

1. 本草精选 《新修本草》:"疗时气热盛变为黄疸,暑日久痢。"《本草从新》:"凉心,平肝,明目,杀虫,治惊痫五痔。实热则宜,虚家当戒。"

2. 化学成分 本品主要含胆酸类,其中有效成分为牛磺熊去氧胆酸,水解生成牛磺酸与熊去氧胆酸,并含少量鹅去氧胆酸、去氧胆酸、胆酸、胆固醇、胆红素及多种氨基酸等。

3. 药理作用 本品有抗菌、抗炎、镇静、抗惊厥、利胆、解热、祛痰、镇咳、平喘、抗肿瘤等作用。

马勃 Mabo 《名医别录》

为灰包科真菌脱皮马勃 *Lasiosphaera fenzlii* Reich.、大马勃 *Calvatia gigantea*（Batsch ex Pers.）Lloyd 或紫色马勃 *Calvatia lilacina*（Mont. et Berk.）Lloyd 的干燥子实体。除去外层硬皮,切成方块,或研粉用。

【性味归经】辛,平。归肺经。

【主要功效】清热解毒,利咽,止血。

【临床应用】

1. 咽喉肿痛 本品能清肺热、利咽喉,为治咽喉肿痛的常用药。因其性平,故不论风热、热毒或虚火所致咽喉肿痛均可选用。其质轻升浮,善散风热,尤宜于外感风热的咽喉肿痛,轻者可单用研末含咽;重者可与薄荷、板蓝根、牛蒡子等同用。

2. 咳嗽失音 本品有清肺热、利咽开音之功。治肺热咳嗽、失音或风热咳嗽、音哑者,可与黄芩、蝉蜕、桑叶等同用。

3. 吐血衄血,外伤出血 本品有凉血、止血功效。治血热妄行之吐血、衄血等,可单用本品,砂糖为丸;治外伤出血,可用马勃粉撒敷伤口。

【用法用量】煎服,2~6g。外用适量,敷患处。

【参考资料】

1. 本草精选 《名医别录》:"主恶疮,马疥。"《本草衍义》:"治喉闭咽痛。"《本草纲目》:"马勃轻虚,上焦肺经药也。故能清肺热咳嗽,喉痹,衄血,失音诸病。"

2. 化学成分 本品含马勃素、马勃酸、马勃素葡萄糖苷、尿素、麦角甾醇、亮氨酸、酪氨酸、尿素、磷酸钠及 α- 直链淀粉酶等。

3. 药理作用 本品有抗菌、抗炎、止血、镇咳、解热、镇痛、抗肿瘤等作用。

需了解的清热解毒药见表 6-2。

表6-2 需了解的清热解毒药

药名	性味归经	功效	主治	用法用量与注意
紫花地丁	苦、辛,寒。归心、肝经	①清热解毒 ②凉血消肿	①疔疮肿毒,痈疽发背,丹毒,乳痈,肠痈 ②目赤肿痛;毒蛇咬伤	煎服,15~30g。外用适量
重楼	苦,微寒;有小毒。归肝经	①清热解毒 ②消肿止痛 ③凉肝定惊	①痈肿疮毒,毒蛇咬伤 ②跌打肿痛,外伤出血 ③小儿惊风抽搐	煎服,3~9g。外用适量。体虚,无实火热毒,阴证外疡者及孕妇均禁用
白花蛇舌草	苦、甘,寒。归肺、胃、大肠、小肠经	①清热解毒 ②利湿通淋	①疮痈肿毒,咽喉肿痛,肠痈,毒蛇咬伤;胃癌、食管癌、直肠癌 ②热淋涩痛,小便不利	煎服,15~60g。外用适量
半边莲	甘、淡,寒。归心、小肠、肺经	①清热解毒 ②利尿消肿	①蛇虫咬伤,蜂蝎蜇伤 ②大腹水肿,小便不利,黄疸尿少	煎服,9~15g;鲜品30~60g
金荞麦	微辛、涩,凉。归肺经	①清热解毒 ②祛痰排脓 ③散瘀止痛	①热毒血痢,疮毒瘰疬,毒蛇咬伤 ②肺痈,肺热咳痰,咽痛 ③跌打损伤,风湿痹痛,痛经	煎服,15~45g
鸦胆子	苦,寒;有小毒。归大肠、肝经	①清热解毒,止痢,截疟 ②外用腐蚀赘疣	①热毒血痢,休息痢(阿米巴病);各型疟疾 ②外治鸡眼、赘疣	内服,0.5~2g,用龙眼肉包裹或装入胶囊吞服。外用适量。不宜多服或久服。胃肠出血及肝病、肾病患者忌服
垂盆草	甘、淡,凉。归肝、胆、小肠经	①清热解毒 ②利湿退黄	①疮疡肿毒,毒蛇咬伤,水火烫伤 ②湿热黄疸,小便不利,水肿兼热	煎服,15~30g(鲜品50~100g)。外用适量
秦皮	苦、涩,寒。归大肠、肝、胆经	①清热解毒,燥湿止痢止带 ②清肝明目	①湿热泻痢,赤白带下 ②目赤肿痛,目生翳膜	煎服,6~12g。外用适量。虚寒证者禁用
半枝莲	辛、苦,寒。归肺、肝、肾经	①清热解毒 ②散瘀止血 ③利水消肿	①疮痈肿毒,毒蛇咬伤,癌肿 ②跌打损伤,吐血衄血 ③大腹水肿,血淋涩痛	煎服,15~30g。孕妇慎用
木蝴蝶	苦、甘,凉。归肺、肝、胃经	①清肺利咽 ②疏肝和胃	①咽痛音哑,肺热咳嗽 ②肝胃气痛	煎服,1~3g

第五节 清虚热药

以清虚热为主要作用,常用于改善或消除虚热证的药物,称为清虚热药,或退虚热药。大多甘寒,主归肝、肾经。

本类药主治的阴虚内热证,以午后潮热或骨蒸潮热、手足心烦热、两颧发红、盗汗、遗精、舌红少津、脉细数等为主要表现。可因肝肾阴虚,虚热内生,或温病后期,余热未尽而津液伤耗所致。阴虚内热者,常与补阴药配伍,以标本兼治;温病后期,余热未清者,又当配伍清热凉血药。

青蒿　Qinghao　《神农本草经》

为菊科植物黄花蒿 *Artemisia annua* L. 的干燥地上部分。生用。

【性味归经】苦、辛，寒。归肝、胆、肾经。

【主要功效】退虚热，凉血，解暑，截疟。

【临床应用】

1. 温邪伤阴，夜热早凉　本品长于清透阴分伏热而有退虚热、凉血热功效。适宜于温病后期之阴虚内热证。治疗温病后期，余热未清，伤阴劫液，夜热早凉，热退无汗或杂病热病后期，低热不退，常与鳖甲、知母、牡丹皮等配伍，如青蒿鳖甲汤，以清退虚热，滋阴凉血。

2. 阴虚发热，劳热骨蒸　本品清虚热，还宜于阴虚骨蒸。治疗阴虚骨蒸劳热，潮热盗汗，或小儿疳积发热，常与白薇同用，退虚热、凉血热、透散之力更强。

3. 血热出血　本品性寒，清解血分热邪而凉血。治疗血热疹痒、吐血等证，多与其他清热凉血之品同用。

4. 外感暑热证　本品能透表热，解暑热。治疗外感暑热之头昏头痛，发热口渴，常与清热解暑药同用；还可配伍用于阴虚兼有表证者。

5. 疟疾寒热　本品有良好的截疟功效，并善除疟疾寒热，为治疟疾之良药。治疗间日疟、恶性疟等各型疟疾之寒热往来，可单用鲜品捣汁服用，或用青蒿片；若治少阳湿遏热郁，气机不畅，胸痞作呕，寒热如疟，多与黄芩等配伍。

【用法用量】煎服，6~12g。本品不宜久煎。或鲜用绞汁服。

【使用注意】本品苦、辛，寒，脾虚肠滑者慎用。

【参考资料】

1. 本草精选　《本草图经》："治骨蒸热劳为最。"《本草纲目》："治疟疾寒热。"《本草新编》："专解骨蒸劳热，尤能泻暑热之火，愈风瘙痒，止虚烦盗汗，开胃，安心痛，明目辟邪，养脾气，此药最佳。"

2. 化学成分　本品含有倍半萜类、黄酮类、香豆素类和挥发性成分。倍半萜类成分有青蒿素、青蒿甲素、青蒿乙素、青蒿酸、青蒿醇等，黄酮类成分有山奈黄素、槲皮黄素、藤菊黄素、猫眼草酚等，香豆素类成分有香豆素、6- 甲氧基 -7- 羟基香豆素、东莨菪内酯等，挥发性成分以莰烯、β- 蒎烯、异蒿酮、左旋樟脑、β- 丁香烯为主。

3. 药理作用　本品有抗病原微生物、抗内毒素、解热、抗炎、镇痛、抗疟原虫、降血压、调节免疫、抗心律失常、抗肿瘤等作用。其挥发油有镇咳、祛痰、平喘作用。

地骨皮　Digupi　《神农本草经》

为茄科植物枸杞 *Lycium chinense* Mill. 或宁夏枸杞 *Lycium barbarum* L. 的干燥根皮。生用。

【性味归经】甘，寒。归肺、肝、肾经。

【主要功效】退虚热，凉血止血，清肺降火，生津。

【临床应用】

1. 阴虚发热，盗汗骨蒸　本品能清虚热，兼可凉血生津，善治有汗之骨蒸，为疗骨蒸之佳品。治疗阴虚发热，骨蒸潮热，盗汗形瘦，五心烦热，颧红面赤，或小儿疳积发热，常与青蒿、知母、银柴胡等配伍。

2. 血热出血　本品似青蒿，有清热凉血止血之功。治疗血热妄行之吐血、衄血、尿血等，可与凉血止血类药物同用。

3. 肺热咳嗽　本品善清泻肺热，降肺火。治疗肺火郁结之咳嗽气喘，常与桑白皮同用，增强清泻肺火之力。

此外,本品生津止渴,可治内热消渴,常与天花粉、芦根等同用。

【用法用量】煎服,9~15g。

【使用注意】脾虚便溏及表邪未解者慎用。

【参考资料】

1. 本草精选 《神农本草经》:"主五内邪气,热中消渴,周痹。"《珍珠囊》:"解骨蒸肌热,消渴,风湿痹,坚筋骨,凉血。"《本草备要》:"泻热凉血,补正气。"

2. 化学成分 本品含生物碱类,主要有甜菜碱、地骨皮甲素、地骨皮乙素等;尚含有机酸类、蒽醌类、环肽类等成分。

3. 药理作用 本品有抗病原微生物、解热、镇痛、降血压、降血糖、降血脂、调节免疫、兴奋子宫等作用。

白薇 Baiwei 《神农本草经》

为萝藦科植物白薇 *Cynanchum atratum* Bge. 或蔓生白薇 *Cynanchum versicolor* Bge. 的干燥根及根茎。生用。

【性味归经】苦、咸,寒。归胃、肝、肾经。

【主要功效】退虚热,凉血清热,利尿通淋,解毒疗疮。

【临床应用】

1. 阴虚发热,产后虚热 本品能清虚热、除骨蒸。治疗热病后期,余热未尽,阴虚发热,常与地骨皮、青蒿等同用。治产后血虚发热,低热不退,可与补气养血药同用。

2. 热入营血证 本品似青蒿、地骨皮,亦能凉血清热。治疗热入营血之高热烦渴,神昏舌绛,常与水牛角、地黄、玄参等同用。

3. 热淋血淋 本品既能清热凉血,又可利尿通淋。治热淋、血淋,常与利尿通淋之品同用。

4. 疮痈肿毒,咽喉肿痛,毒蛇咬伤 本品清热解毒以疗疮,适宜于热毒病证。治疗热毒疮痈,毒蛇咬伤,常与天花粉、赤芍等配伍;治疗咽喉肿痛,常与山豆根、射干等同用。

此外,本品还可用于阴虚外感,常与养阴生津、不敛邪气的玉竹同用,养阴又透表。

【用法用量】煎服,5~10g。

【使用注意】脾虚食少便溏者慎用。

【参考资料】

1. 本草精选 《本草纲目》:"治风温灼热多眠,及热淋,遗尿,金疮出血。"《本草正义》:"凡阴虚有热者,自汗盗汗者,久疟伤津者,病后阴液未复而余热未清者,皆为必不可少之药,而妇女血热,又为恒用之品矣。"

2. 化学成分 本品含有 C_{21} 甾体皂苷、白薇素、挥发油、强心苷等成分。

3. 药理作用 白薇苷使心肌收缩作用增强,心率变慢;并有解热、利尿作用;对肺炎球菌有抑制作用。

胡黄连 Huhuanglian 《新修本草》

为玄参科植物胡黄连 *Picrorhiza scrophulariiflora* Pennell 的干燥根茎。生用。

【性味归经】苦,寒。归肝、胃、大肠经。

【主要功效】退虚热,除疳热,清湿热。

【临床应用】

1. 阴虚发热 本品功似银柴胡,能清虚热、除骨蒸。治疗阴虚发热之骨蒸劳热,潮热盗汗等,常与清虚热药同用。

2. 小儿疳热　本品清虚热、除疳热。治疗小儿疳积发热,饮食不消,腹大肌瘦,低热不退等,常与健胃消食、驱虫药同用。

3. 湿热泄痢,痔疮肿痛　本品尚能除胃肠湿热,功似黄连,但药力稍逊。治疗湿热泄痢,常与清热燥湿药同用。若治痔疮肿痛,单用本品为末,调入鹅胆汁外涂患处。

【用法用量】煎服,3~10g。

【使用注意】脾虚中寒者忌服。

【参考资料】

1. 本草精选　《新修本草》:"主骨蒸劳热,补肝胆,明目,治冷热泄痢,益颜色,厚肠胃,治妇人胎蒸虚惊,治三消五痔,大人五心烦热。"《开宝本草》:"主久痢成疳,伤寒咳嗽,温疟骨热,理腰肾,去阴汗,小儿惊痫,寒热不下食,霍乱下痢。"

2. 化学成分　本品主要含环烯醚萜类、葫芦素类和酚苷类;另外还含有极少量甘露醇、胡黄连醇、胡黄连甾醇、香荚兰乙酮及芳香酸等。

3. 药理作用　本品有保肝、利胆、抗皮肤真菌等作用。胡黄连苷Ⅰ、Ⅱ,香草酸,香荚兰乙酮有抗炎作用。香荚兰乙酮能调整平滑肌运动。

需了解的清虚热药见表6-3;本章供参考学习的拓展药见表6-4。

表6-3　需了解的清虚热药

药名	性味归经	功效	主治	用法用量与注意
银柴胡	甘,微寒。归肝、胃经	①退虚热 ②除疳热	①阴虚发热,骨蒸潮热 ②小儿疳积发热	煎服,3~10g

表6-4　清热药知识拓展

药名	功效	主治	用法用量
忍冬藤	①清热解毒 ②疏风通络	①温病发热,热毒血痢,痈肿疮疡 ②风湿热痹,关节红肿热痛	煎服,9~30g
拳参	①清热解毒,消肿 ②止血	①赤痢热泻,肺热咳嗽,痈肿瘰疬,口舌生疮,蛇虫咬伤 ②血热吐衄,痔疮出血	煎服,5~10g
白蔹	①清热解毒,消痈散结 ②敛疮生肌	①痈疽发背,疔疮,瘰疬 ②烧烫伤	煎服,5~10g。外用适量,煎汤洗或研成极细粉敷患处
漏芦	①清热解毒,消痈 ②下乳 ③舒筋通脉	①乳痈肿痛,痈疽发背,瘰疬疮毒 ②乳汁不通 ③湿痹拘挛	煎服,5~9g。孕妇慎用
山慈菇	①清热解毒 ②化痰散结	①痈肿疔毒,瘰疬痰核,蛇虫咬伤 ②癥瘕痞块	煎服,3~9g。外用适量
四季青	①清热解毒 ②消肿祛瘀	①肺热咳嗽,咽喉肿痛痢疾,胁痛,热淋 ②外治烧烫伤,皮肤溃疡	煎服,15~60g。外用适量,水煎外涂
地锦草	①清热解毒 ②凉血活血止痢 ③利湿退黄	①痢疾,泄泻,疮疖痈肿 ②咯血,尿血,便血 ③湿热黄疸	煎服,9~20g。外用适量
千里光	①清热解毒 ②明目 ③利湿	①痈肿疮毒,感冒发热 ②目赤肿痛 ③泄泻痢疾,皮肤湿疹	煎服,15~30g。外用适量,煎水熏洗

续表

药名	功效	主治	用法用量
寒水石	①清热泻火 ②解毒消肿	①热病烦渴、癫狂 ②热毒疮肿,丹毒烫伤	煎服,10~15g
鸭跖草	①清热泻火,解毒 ②利水消肿	①感冒发热,热病烦渴 ②痈肿疔疮,咽喉肿痛 ③水肿尿少,热淋涩痛	煎服,15~30g。外用适量

学习小结

1. 学习内容

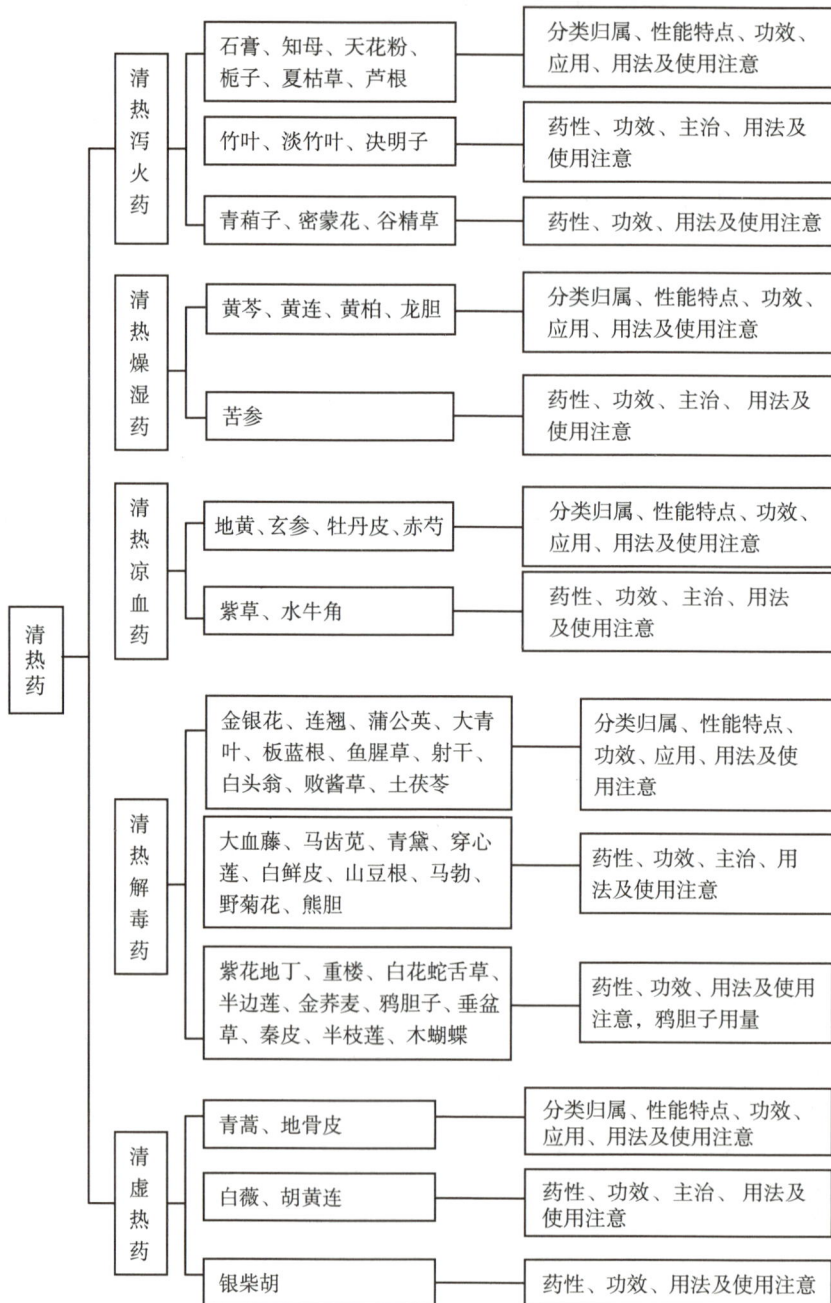

2. 学习方法

(1)本章应以清热功效为主线,结合该类药物的性能特点与主治病证,理解药物的分类依据及各药的归属;各节药物以功效为核心,采取归纳、比较、鉴别法,记诵相似的功效共性,分析区别各自性、效、用特点,以便更好地把握本章节药物的基本知识和技能。关注鸦胆子的用量;石膏配知母,知母配黄柏,知母配川贝母,栀子配淡豆豉,栀子配茵陈,黄连配木香,黄连配吴茱萸,黄柏配苍术,黄连配半夏、瓜蒌,青蒿配鳖甲,青蒿配白薇,地骨皮配桑白皮,白薇配玉竹的意义。

(2)功效相似药物比较

1)清泻气分及肺胃实热药:石膏、知母。二药均能清热泻火,宜于气分实热证。石膏重在清解,又善清肺胃实热,为治肺胃气分实热证之要药;煅后外用收敛生肌。知母甘苦寒质润,清中有润,能滋阴润燥。

2)清气分肺胃热,生津止渴药:天花粉、芦根。其力不及石膏、知母,宜于热病津伤口渴。天花粉生津作用佳,又消肿排脓;芦根清热力强,又清胃止呕,还能利尿。

3)清泻心火,利小便药:栀子、竹叶、淡竹叶。栀子长于泻三焦之火,又解毒凉血,外用消肿止痛;竹叶、淡竹叶长于清心火。

4)清泻肝火,明目药:夏枯草、决明子、青葙子、密蒙花、谷精草。夏枯草善治目珠疼痛,又散结消肿;决明子兼能润肠通便;青葙子、密蒙花还能退翳。

5)清热燥湿,泻火解毒药:黄芩、黄连、黄柏。黄芩善清中上焦湿热及肺火,能凉血止血,清热安胎;黄连善清心胃火及中焦湿热;黄柏善清下焦湿热,又善泻肾火,退虚热。

6)清热凉血,养阴生津药:地黄、玄参。地黄偏于凉血养阴,故阴虚血热证多用之;玄参偏于降火滋阴,解毒散结,故阴虚火旺之咽喉肿痛、疮疡肿毒及瘰疬痰核多用之。

7)清热凉血,活血散瘀药:牡丹皮、赤芍、紫草。牡丹皮又善透阴分伏热,退虚热;赤芍活血之力强于牡丹皮,且善清泻肝热;紫草长于解毒透疹。

8)清热解毒,疏散风热药:金银花、连翘。金银花疏散风热作用较好,并能凉血止痢,还可用治热毒血痢。而连翘清心解毒力强,并善于消肿散结,有"疮家圣药"之称,还可治瘰疬痰核以及热邪陷入心包,高热、烦躁、神昏等。

9)清热解毒,凉血药:大青叶、板蓝根、青黛。大青叶凉血消斑力强;板蓝根解毒利咽散结功胜;青黛还可清肝泻火、定惊,善治肝火犯肺及肝热生风,惊痫抽搐。

10)清热解毒,消痈药:蒲公英、鱼腥草、败酱草、大血藤、紫花地丁。蒲公英善治乳痈,鱼腥草善治肺痈,败酱草、大血藤善治肠痈,紫花地丁善治疔毒。

11)清热解毒,凉血止痢药:白头翁、马齿苋、秦皮、鸦胆子。白头翁尤善治热毒血痢,为治痢的要药;马齿苋为民间使用方便的治痢药物;秦皮还能清热燥湿,止带,清肝明目;鸦胆子还能截疟,外用腐蚀赘疣。

12)清热解毒,利咽药:山豆根、射干、马勃。山豆根功擅解毒利咽,宜于热毒炽盛的咽喉肿痛;射干既能解毒利咽,又能祛痰散结,适宜于咽喉肿痛而兼有痰浊阻滞者;马勃质轻宣散,善于清宣利咽,宜用于外感风热的咽喉肿痛。

13)清虚热,凉血药:青蒿、地骨皮、白薇。三药均宜于阴虚内热,血热出血证。青蒿还能清暑,截疟;地骨皮还可清肺降火,生津;白薇还能利尿通淋,解毒疗疮。

14)清虚热,除疳热药:银柴胡、胡黄连。胡黄连又能清湿热。

(林志健)

扫一扫
测一测

复习思考题

1. 清热药为何常与养阴药配伍?
2. 学习清热泻火药应当关注哪种性能特点? 如何准确选用?
3. 清热解毒药是否针对疮疡各阶段均能治疗? 为什么?
4. 针对温热病卫、气、营、血各阶段当如何合理选用清热药?
5. 清热药中哪些药既能清实热,又可清虚热?

07章PPT

PPT 课件

第七章

泻 下 药

学习目标

1. 通过本章学习,把握泻下药的含义、功效与主治、性能特点;常用重点药物的分类归属、性能特点、主要功效与临床应用、用法及使用注意;大黄配伍芒硝,大黄配伍巴豆、干姜的意义。

2. 学会理解由该类药物组成的泻下剂,主治便秘及里实积滞病证的用药特点以及规律,为其后学习方剂学及临床各学科课程奠定基础。

概述

1. 基本含义　凡以泻下通便为主要功效,主治便秘以及里实积滞证的药物,称为泻下药。

2. 功效主治

(1)功效:泻下通便,以排除积滞于大肠之燥屎、湿热、毒物、寄生虫、宿食及停留在体内的水饮等有害物质。依据泻下作用强弱,又有攻下、润下、峻下之别。

(2)主治:便秘及里实积滞诸证。由多种原因引起的大便秘结以及胃肠积滞,水饮停聚之全身水肿及胸腔积液、腹水,实热内结等里实积滞证。

(3)分类:依据泻下作用强弱及特点,分为攻下药、润下药、峻下逐水药三类。

3. 性能特点　主归大肠经。有沉降的作用趋向。攻下药兼有清热泻火功效,大多苦寒;润下药兼能润肠,性味甘平;峻下逐水药均有毒,药性有寒有热。

4. 配伍应用　①依据病机配伍行气药:里实积滞证常因各种实邪阻碍气机,易致气滞腹胀腹痛;配伍行气药既可消除胀满之症,又可增强泻下通便之效。②因证配伍:热积便秘者,应与清热药配伍;寒积便秘,与温里药配伍;里实积滞兼有表邪者,应与解表药配伍以表里双解;里实而正虚者,应与补虚药配伍,使攻邪而不伤正气。③依据病因配伍:因宿食、痰湿、瘀血、肠道寄生虫等引起的积滞诸证,酌情配伍消食、化痰除湿、活血化瘀及驱虫药。

5. 使用注意　①药物特性:攻下、峻下逐水药作用峻猛,尤其峻下药均有毒,孕妇禁用;有毒药应注意合理炮制,控制用量,掌握用法,中病即止;注意“十八反”内容,确保用药安全。②患者特点:作用峻猛或有毒性的泻下药,易损伤正气及脾胃功能,故年老、体弱、小儿、脾胃素虚患者及月经期、哺乳期妇女忌用。

笔记栏

第一节 攻 下 药

以泻下通便、攻下积滞为主要作用,常用于治疗便秘及胃肠积滞诸证的药物,称为攻下药。

本类药物多具有苦寒之性,主归胃、大肠经。均能攻下通便,荡涤胃肠,排除积滞,兼能清热泻火,主治各种便秘以及宿食积滞、湿热泻痢、虫积腹痛以及毒物积滞于胃肠等多种胃肠积滞之证;还可治疗温热病之高热神昏,谵语发狂;脏腑火热上炎所致头痛、目赤、咽痛、牙龈肿痛以及吐血、衄血、咯血等血热妄行之上部出血证,不论有无便秘,均可起到"釜底抽薪"的作用。

本类药泻下之力较猛,故孕妇及体弱无积滞者慎用或禁用。

大黄 Dahuang 《神农本草经》

为蓼科植物掌叶大黄 *Rheum palmatum* L.、唐古特大黄 *Rheum tanguticum* Maxim. ex Balf. 或药用大黄 *Rheum officinale* Baill. 的干燥根及根茎。生用,或酒炒、酒蒸、炒炭用。

【性味归经】苦,寒。归大肠、脾、胃、心、肝经。

【主要功效】泻下攻积,清热泻火,解毒止血,活血逐瘀。

【临床应用】

1. 便秘及胃肠积滞诸证 本品苦寒沉降,能荡涤肠胃,泻下通便作用强,为治积滞便秘之要药,单用或配伍使用。尤宜于热结便秘,高热谵语,腹胀痞满疼痛,常与泻下软坚的芒硝相须为用,并与枳实、厚朴等行气药配伍以增泻下通便之效。治热结便秘而气血不足者,与益气补血药同用;治热结便秘而津伤者,与地黄、玄参等养阴生津、润肠通便药配伍;治寒积便秘,可与巴豆、干姜同用,以攻逐寒积;治宿食积滞胃肠,配伍消食药;治大肠湿热泻痢,里急后重,单用或与清热燥湿之品同用;治肠道寄生虫病,虫积腹痛,多与驱虫药配伍,以排除虫体。

2. 温热病及脏腑火热上炎证 本品苦寒可清泻脏腑之火,并导热下行。治温热病,高热神昏或火热上炎之头痛、目赤、咽喉痛及牙龈肿痛等,可单用或与清热泻火解毒之品同用。

3. 血热出血证 本品有凉血止血之功,适宜于血热迫血妄行所致吐血、衄血、咯血等上部出血证,单用或与栀子、黄芩等清热泻火、凉血之品同用。

4. 热毒疮痈,水火烫伤 本品还能清热解毒,适宜于热毒所致内外痈。治热毒痈肿疔疮,可与金银花、连翘等清热解毒药同用;治肠痈腹痛,可与牡丹皮、大血藤等同用;治疗烧烫伤,可单用或配伍使用,内服、外用均可。

5. 多种瘀血证 本品具有良好的活血祛瘀功效,兼可清除瘀热,适宜于内、妇、外科多种瘀血证。治疗癥瘕积聚,血滞经闭,下腹疼痛,产后腹痛,恶露不尽以及跌打损伤等瘀血证,常随症与活血化瘀类药物配伍。

本品泻下可导湿热从大便而出,适宜于湿热内蕴之证。治湿热黄疸,常与茵陈、栀子配伍,以增利湿退黄功效;治湿热淋证,小便热痛,常与利尿通淋之品配伍。

【用法用量】煎服,3~15g;外用适量。生用泻下力强,入汤剂不宜久煎,或研末冲服或开水泡服;酒炙泻下力减弱,而长于活血;大黄炭偏于止血。

【使用注意】本品苦寒,攻下活血,药性峻烈,易伤胃气,非实证不宜妄用;脾胃虚弱者及妇女妊娠期、月经期、哺乳期禁用或慎用。

ER-7-1

大黄泻下试验示教微课

【参考资料】

1. 本草精选 《神农本草经》:"下瘀血,血闭,寒热,破癥瘕积聚,留饮宿食,荡涤肠胃,推陈致新,通利水谷,调中化食,安和五脏。"《本草纲目》:"下痢赤白,里急腹痛,小便淋沥,实热燥结,潮热谵语,黄疸,诸火疮。"

2. 化学成分 本品含有游离型及结合型蒽醌类和双蒽醌类。另含鞣质类物质、有机酸和雌激素样物质等。其泻下有效成分是蒽醌苷,其中主要是番泻苷。

3. 药理作用 本品有促进排便、抗菌、抗病毒、抗炎、解热、镇痛、降血压、降血脂、利尿、止血、抗血栓形成、保肝、利胆、抑制胃排空、抑制胃蛋白酶及胰蛋白酶活性、抗十二指肠溃疡等作用;尚能调节免疫、抗肿瘤等。本品所含鞣质有收敛作用,大量服用可导致继发性便秘。

芒硝 Mangxiao 《名医别录》

为硫酸盐类矿物芒硝族芒硝,经加工精制而成的结晶体。主含含水硫酸钠($Na_2SO_4 \cdot 10H_2O$)。

【性味归经】 咸、苦,寒。归胃、大肠经。

【主要功效】 泻下软坚,清热消肿;外用回乳。

【临床应用】

1. 热结便秘 本品能软化燥屎而有软坚泻下之功,为"咸能软能下"的代表药;其性寒又能清热,故治热结便秘,常与大黄相须为用,以增强泻下热结之效;亦可单用开水化服。

2. 咽痛,目赤,口疮及疮疡肿痛 本品外用有良好的清热消肿作用,为五官科、外科常用之品。治咽痛,口舌生疮,可与清热解毒、利咽消肿药物配伍;治眼疾目赤肿痛,可以玄明粉配制滴眼液点眼。

其外用清热消肿又回乳,治疗乳痈初起,红肿热痛,用本品化水或用纱布包裹外敷。

【用法用量】 6~12g。一般不入煎剂,冲入药汁内或用开水溶化后服用,外用适量。

【使用注意】 脾胃虚寒者及孕妇忌用。哺乳期妇女慎用。不宜与硫黄、三棱同用。

【参考资料】

1. 本草精选 《名医别录》:"主五脏积聚,久热胃闭,除邪气,破留血,腹中痰实结搏,通经脉,利大小便及月水,破五淋,推陈致新。"《药性论》:"通女子月闭癥瘕,下瘰病,黄疸病,主堕胎;患漆疮,汁敷之;主时疾壅热,能散恶血。"《汤液本草》:"消肿毒,疗天行热痛。"

2. 化学成分 主要成分为硫酸钠,尚含少量氯化钠、硫酸镁、硫酸钙等无机盐。

3. 药理作用 本品有泻下、利尿、抗菌、抗炎、利胆、改善微循环等作用。

芦荟 Luhui 《药性论》

为百合科植物库拉索芦荟 *Aloe barbadensis* Miller、好望角芦荟 *Aloe ferox* Miller 或其他同属近缘植物的汁液浓缩干燥物。前者称"老芦荟",后者称"新芦荟"。生用。

【性味归经】 苦,寒。归肝、胃、大肠经。

【主要功效】 泻下,清肝,杀虫。

【临床应用】

1. 热结便秘 本品苦寒沉降,有泻热通便、清肝火双重作用,适宜于热结便秘,兼有肝火内扰之烦躁失眠等,可单用,或与其他泻下药同用。

2. 肝经实热证 本品有较强的清肝火作用。治肝经热盛,头晕头痛、烦躁易怒、便秘尿赤等,常与龙胆、栀子、青黛等配伍;治小儿肝热惊风,痉挛抽搐,常与息风止痉类药物同用。

3. 小儿疳积,虫积腹痛 本品既能泻下,又能杀虫驱蛔。治疗虫积腹痛,面色萎黄,形体瘦弱之小儿疳积证,可与消食健脾、驱虫药同用。

此外,取其杀虫之效,外用可治疗癣疮。

【用法用量】入丸散服,每次 2~5g。外用适量。因其有特殊臭气,味极苦,故不宜入煎剂。

【使用注意】脾胃虚弱、食少便溏者及孕妇忌用。

【参考资料】

1. 本草精选 《药性论》:"杀小儿疳蛔。主吹鼻杀脑疳,除鼻痒。"《开宝本草》:"主热风烦闷,胸膈间热气,明目镇心,小儿癫痫惊风,疗五疳,杀三虫及痔病疮瘘,解巴豆毒。"《本草再新》:"治肝火,镇肝风,清心热,解心烦,止渴生津,聪耳明目,消牙肿,解火毒。"

2. 化学成分 主要成分为芦荟大黄素苷、芦荟大黄素、芦荟多糖、芦荟大黄酚,还有氨基酸、有机酸、维生素和酶。

3. 药理作用 本品有刺激性泻下作用,并能抗菌、抗炎、镇痛、降血糖、降血脂、保肝、增强免疫力、抗辐射、抗肿瘤。

需了解的攻下药见表 7-1。

表 7-1 需了解的攻下药

药名	性味归经	功效	主治	用法用量与注意
番泻叶	甘、苦,寒。归大肠经	①泻热通便 ②消积健胃	①热结便秘 ②食积腹胀;水肿胀满	煎服,2~6g,宜后下;温开水泡服,1.5~3g。妇女哺乳期、月经期及孕妇忌用

第二节 润 下 药

以润肠缓泻通便为主要作用,常用于治疗肠燥便秘的药物,称为润下药。

本类药物多为植物种子或果实,富含油脂。味甘质润,药性平和,主入脾、大肠经,能润燥滑肠,缓泻以通便,主治年老、体弱、久病、产后津枯、阴虚、血虚所致肠燥便秘。

火麻仁 Huomaren 《神农本草经》

为桑科植物大麻 *Cannabis sativa* L. 的干燥成熟果实。生用。

【性味归经】甘,平。归大肠、脾、胃经。

【主要功效】润肠通便。

【临床应用】

肠燥便秘 本品质润多脂,有润滑肠道、缓泻通便之功,其略兼滋润,适用于老人、产妇及体虚等津血亏虚之肠燥便秘。单用或与补血滋阴药及其他润肠通便药同用;若兼有燥热而便秘较甚者,可与大黄、厚朴等配伍。

【用法用量】煎服,10~15g,打碎入煎。

【使用注意】用量不宜过大,超量服用可致中毒。

【参考资料】

1. 本草精选 《神农本草经》:"补中益气,久服肥健。"《药品化义》:"能润肠,体润能去燥,专利大肠气结便闭。凡老年血液枯燥,产妇气血不顺,病后元气未复,或禀弱不能运行皆治。"

2. 化学成分　主要含脂肪油约 30%,油中含有亚油酸、亚麻酸、油酸,还含玉蜀黍嘌呤、大麻酚等。

3. 药理作用　本品有促进排便、降血压、降胆固醇、镇痛、抗炎、抗溃疡、延缓衰老等作用。

郁李仁　Yuliren　《神农本草经》

为蔷薇科植物欧李 *Prunus humilis* Bge.、郁李 *Prunus japonica* Thunb. 或长柄扁桃 *Prunus pedunculata* Maxim. 的干燥成熟种子。生用。

【性味归经】辛、苦、甘,平。归脾、大肠、小肠经。

【主要功效】润肠通便,利水消肿。

【临床应用】

1. 肠燥便秘　本品功似火麻仁,缓泻通便之力略胜,并兼能行滞。治疗肠燥便秘兼大肠气滞之证,常与火麻仁等润肠通便药同用。

2. 水肿脚气　本品能利水消肿。治疗水肿腹胀,脚气浮肿,常与利水消肿药物同用。

【用法用量】煎服,6~10g,打碎入煎。

【使用注意】孕妇慎用。大便不实者忌服。

【参考资料】

1. 本草精选　《神农本草经》:"主大腹水肿,面目四肢浮肿,利小便水道。"《本草纲目》:"郁李仁甘苦而润,其性降,故能下气利水。"

2. 化学成分　主要含苦杏仁苷、脂肪油、挥发性有机酸、皂苷、植物甾醇等。

3. 药理作用　本品有促进肠蠕动、缩短排便时间、降血压、抗炎、镇痛、祛痰、镇咳、抗惊厥、扩张血管等作用。

第三节　峻下逐水药

以泻水逐饮为主要作用,常用于治水肿胀满等水饮内停实证的药物,称为峻下逐水药。本类药均能引起剧烈腹泻,使停留于体内的水饮从大便排出,部分药兼能利尿,主治全身水肿、胸腔积液、腹水以及痰饮喘满等邪实而正气未衰者。其大多味苦性寒而有毒,主归大肠经。

本类药作用峻猛而有毒,易伤正气,故"中病即止",不可久服;体虚及孕妇禁用;注意炮制、配伍、用法用量,并关注"十八反""十九畏"等用药禁忌内容,以确保用药安全有效。

甘遂　Gansui　《神农本草经》

为大戟科植物甘遂 *Euphorbia kansui* T.N.Liou ex T.P.Wang 的干燥块根。生用或醋制用。

【性味归经】苦,寒;有毒。归肺、肾、大肠经。

【主要功效】泻水逐饮,消肿散结。

【临床应用】

1. 水肿,腹水,胸胁停饮　本品苦寒泄降,泻下之力峻猛而有泻水逐饮退肿之效。治疗水肿、腹水、胸胁停饮等邪实而正气未衰者,可单用研末服,亦可与同类药物配伍。

2. 疮痈肿毒　本品外用能消肿散结,治疮痈肿毒,可用甘遂末水调外敷。

【用法用量】炮制后入丸散服,每次 0.5~1.5g。外用适量。本品有毒,内服宜醋制,以降低毒性。

【使用注意】孕妇及体弱者禁用。不宜与甘草同用。

【参考资料】

1. 本草精选 《神农本草经》:"主大腹疝瘕,腹满,面目浮肿,留饮宿食,癥坚积聚,利水谷道。"《本草纲目》:"甘遂能泄肾经湿气,治痰之本也。不可过服,但中病则止可也。"

2. 化学成分 主要含四环三萜类化合物 α- 和 γ- 大戟醇、甘遂醇、大戟二烯醇等。此外,尚含棕榈酸、柠檬酸、鞣质、树脂等。

3. 药理作用 本品能引起剧烈腹泻,并有利尿、镇痛、抗早孕、抑制免疫、抗肿瘤、抗氧化等作用。

京大戟 Jingdaji 《神农本草经》

为大戟科植物大戟 *Euphorbia pekinensis* Rupr. 的干燥根。生用或醋制用。

【性味归经】苦,寒;有毒。归肺、肾、大肠经。

【主要功效】泻水逐饮,消肿散结。

【临床应用】

1. 水肿,腹水,胸胁停饮 本品泻水逐饮,功似甘遂而略逊,兼有利尿之效。治疗全身水肿,胸腹积水等水饮内停,邪实而正气未衰者,可单用,或与甘遂、芫花等同用。

2. 痈肿疮毒,痰核瘰疬 本品亦能消肿散结,内服外用均可。治热毒痈肿疮毒,可鲜用捣烂外敷或与朱砂、雄黄等同用;治痰火凝聚的瘰疬、痰核,可与其他消肿散结药同用。

【用法用量】煎服,1.5~3g;入丸散服,每次 1g。有毒,内服宜醋制,以降低毒性。外用适量,生用。

【使用注意】孕妇及体虚者禁用。不宜与甘草同用。

【参考资料】

1. 本草精选 《神农本草经》:"主蛊毒,十二水,腹满急痛,积聚,中风皮肤疼痛,吐逆。"《名医别录》:"主颈腋痈肿,头痛,发汗,利大小肠。"《本草正》:"性峻利,善逐水邪痰涎,泻湿热胀满。"

2. 化学成分 主要成分为大戟苷、生物碱、树胶、树脂等。

3. 药理作用 本品能引起剧烈腹泻,并能利尿、镇痛、兴奋子宫、扩张血管。

芫花 Yuanhua 《神农本草经》

为瑞香科植物芫花 *Daphne genkwa* Sieb. et Zucc. 的干燥花蕾。生用或醋制用。

【性味归经】苦,辛,温;有毒。归肺、肾、大肠经。

【主要功效】泻水逐饮,祛痰止咳;外用杀虫疗疮。

【临床应用】

1. 水肿,腹水,胸胁停饮及痰饮咳喘 本品辛温有毒,泻水逐饮之功类似甘遂、京大戟,因其兼能祛痰止咳,又能利尿,长于泻胸胁水饮,尤宜于胸胁停饮所致喘咳痰多、胸胁引痛,常与其他泻水逐饮药同用。有用醋制芫花的粉剂、胶囊或水泛丸,防治慢性支气管炎。

2. 头疮,顽癣及痈肿 本品外用能杀虫疗疮,可单用研末,或与雄黄研末同用,用猪脂调膏外敷。

【用法用量】煎服,1.5~3g;入丸散服,每日 0.6~0.9g。外用适量。内服宜醋制,以降低毒性。

【使用注意】孕妇、体虚、严重心脏病、溃疡病、消化道出血者禁用。不宜与甘草同用。

【参考资料】

1. 本草精选 《神农本草经》:"主咳逆上气,喉鸣喘,咽肿短气……疝瘕,痈肿,杀虫鱼。"《名医别录》:"消胸中痰水,喜唾,水肿,五水在五脏皮肤,及腰痛,下寒毒、肉毒。"《本草纲目》:"治水饮痰澼,胁下痛。"

2. 化学成分 主要含芫花酯甲、乙、丙、丁、戊,芫花素,羟基芫花素,芹菜素及谷甾醇。另含苯甲酸及刺激性油状物。

3. 药理作用 芫花素能刺激肠黏膜引起剧烈腹泻;并能利尿、抗菌、镇咳、祛痰、镇静、抗惊厥、收缩子宫。

牵牛子 Qianniuzi 《名医别录》

为旋花科植物的裂叶牵牛 *Pharbitis nil* (L.) Choisy 或圆叶牵牛 *Pharbitis purpurea* (L.) Voigt 的干燥成熟种子。生用或炒用。

【性味归经】苦,寒;有毒。归肺、肾、大肠经。

【主要功效】泻下,逐水,去积,杀虫。

【临床应用】

1. 水肿,臌胀 本品苦寒,能通利二便以排泄水饮邪气。治水肿,臌胀,二便不利,可单用研末服;病情较重者,可与甘遂、京大戟等同用。

2. 痰饮喘咳 本品又能降泄肺气,逐痰饮。治痰饮停肺,肺气壅滞之喘咳,常与葶苈子、桑白皮、苦杏仁等泻肺平喘药同用。

3. 积滞便秘 本品减量可泻下通便以去积。治疗积滞便秘,可单用,或与大黄等泻下药同用;治疗饮食积滞,可与消食、行气药同用。

4. 虫积腹痛 本品能毒杀肠道寄生虫,又可泻下通便以排出虫体。治疗蛔虫、绦虫等多种肠道寄生虫病,常与驱虫类药物同用。

【用法用量】煎服,3~6g;入丸散服,每次 1.5~3g。本品炒制毒性减缓。

【使用注意】孕妇禁用,体虚者慎用。不宜多服久服。不宜与巴豆、巴豆霜同用。

【参考资料】

1. 本草精选 《名医别录》:"主下气,疗脚满水肿,除风毒,利小便。"《本草纲目》:"逐痰消饮,通大肠气秘风秘,杀虫。"《本草正》:"下气逐水,通大小便,善走气分,通水道,消气实气滞水肿,攻癥积,落胎杀虫,泻蛊毒,去湿热痰饮,开气秘气结。"

2. 化学成分 主要含牵牛子苷、牵牛子酸甲、没食子酸及生物碱麦角醇、裸麦角碱、喷尼棒麦角碱、异喷尼棒麦角碱、野麦碱。

3. 药理作用 牵牛子素能刺激肠道引起腹泻;并能利尿,抗菌,驱杀蛔虫和绦虫,兴奋子宫。

巴豆 Badou 《神农本草经》

为大戟科植物巴豆 *Croton tiglium* L. 的干燥成熟果实。生用或制霜用。

【性味归经】辛,热;有大毒。归肺、胃、大肠经。

【主要功效】泻下冷积,逐水退肿,祛痰利咽,外用蚀疮去腐。

【临床应用】

1. 寒积便秘之急重症 本品大辛大热,既可荡涤肠胃,开通肠道闭塞,又可祛沉寒痼冷,喻其能"斩关夺门",故有峻下冷积之效。治疗寒食互结,阻滞肠道,腹满胀痛,大便不通之症,常与干姜、大黄配伍;单用巴豆霜,药力略缓,可温通去积,消食祛痰,以治小儿乳食停积,痰壅惊悸者。

2. 腹水,水肿实证　本品有强烈的峻下逐水退肿作用。治腹水臌胀,水肿胀满实证,可用巴豆配苦杏仁为丸服。

3. 痰阻喉痹证　本品研末吹喉,有祛痰利咽作用,前人用于痰涎壅塞,呼吸急促者,但现今少用。

4. 痈肿脓成未溃及疥癣恶疮　本品外用可蚀疮排脓祛腐。可用焦巴豆、乳香适量,捣为膏敷患处。

【用法用量】巴豆霜入丸散或胶囊,每次0.1~0.3g,不入汤剂。有大毒,巴豆制成霜以降低毒性。外用适量。

【使用注意】孕妇及体弱者禁用,不宜与牵牛子同用。

【参考资料】

1. 本草精选　《神农本草经》:"破癥瘕结聚,坚积,留饮痰癖,大腹水胀,荡涤五脏六腑,开通闭塞,利水谷道,去恶肉。"《珍珠囊》:"去胃中湿,破癥瘕结聚,斩关夺门之将不可轻用。"

2. 化学成分　本品主要含脂肪油34%~57%,其中含巴豆油酸、甘油酯、巴豆醇二酯和多种巴豆醇三酯等。此外,还含巴豆毒素、巴豆苷、生物碱、β-谷甾醇等。

3. 药理作用　本品能引起剧烈水泻,并有抗病原微生物、镇痛、促血小板聚集、抗肿瘤等作用。巴豆油、巴豆树脂和巴豆醇脂类有较弱的致癌活性,对皮肤有强烈刺激作用。

需了解的峻下逐水药见表7-2;本章供参考学习的拓展药见表7-3。

表7-2　需了解的峻下逐水药

药名	性味归经	功效	主治	用法用量与注意
红大戟	苦,寒;有小毒。归肺、肾、大肠经	①泻水逐饮 ②消肿散结	①身面浮肿,腹水,胸胁停饮 ②痈肿疮毒,瘰疬痰核	煎服,1.5~5g;入丸散,每次0.3~1g。醋制以降低毒性。虚弱及孕妇忌用。反甘草
千金子	辛,温;有毒。归肝、肾、大肠经	①泻水逐饮 ②破血消癥	①水肿、腹水 ②癥瘕、经闭 ③顽癣,赘疣,毒蛇咬伤等	制霜入丸散,每次0.5~1g。虚弱者及孕妇禁用

表7-3　泻下药知识拓展

药名	功效	主治	用法用量
松子仁	①润肠通便 ②润肺止咳	①肠燥便秘 ②肺燥干咳	煎服,5~10g;或入膏、丸剂
亚麻仁	①润肠通便 ②祛风止痒	①肠燥便秘 ②皮肤痒疹	煎服,10~15g;外用捣敷
商陆	①泻下逐水 ②利尿 ③消肿散结	①水肿、腹水 ②疮痈肿毒	煎服,5~10g;醋制以降低毒性;外用适量。孕妇禁用

学习小结

1. 学习内容

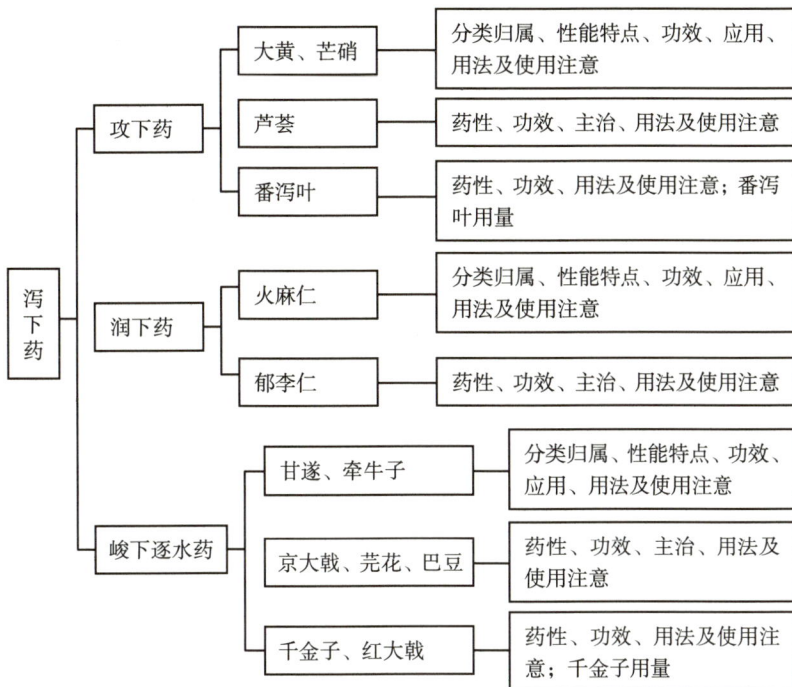

2. 学习方法

(1)本章应以泻下通便功效为主线,结合该类药物的性能特点与主治病证,理解药物的分类依据及各药的归属;各节药物以功效为核心,采取归纳、比较、鉴别法,记诵相似功效共性,分析区别各自性、效、用特点,以便更好地把握本章节药物的基本知识和技能。关注番泻叶、千金子的用量;大黄配芒硝,大黄配巴豆、干姜的意义。

(2)功效相似药物比较

1)泻下通便,清热药:大黄、芒硝、芦荟、番泻叶。大黄与芒硝常相须为用,宜于大便秘结,胃肠实热积滞、热毒疮痈等。大黄泻下通便、攻积导滞,应用广泛,治胃肠积滞诸证,还可清热泻火、解毒,凉血止血,活血祛瘀,清泻湿热;芒硝长于软坚泻下,清热消肿,回乳,长于治外科、五官科疾病。芦荟还能清肝、杀虫。

2)润肠通便药:火麻仁、郁李仁。火麻仁略兼补虚,可用治体虚肠燥便秘证;郁李仁兼能利水消肿。

3)泻水逐饮、消肿散结药:甘遂、京大戟、红大戟。三药均适宜于全身水肿,胸腔积液,腹水胀满实证,痈肿疮毒。甘遂泻下逐饮力峻,京大戟泻下逐水力强,红大戟消肿散结力胜。千金子泻水逐饮,破血消癥。

4)逐水、祛痰药:芫花、巴豆。芫花性温泻水逐饮,兼祛痰止咳,故善泻胸胁之水饮,外用杀虫疗癣;巴豆辛热,有大毒,为峻下冷积、逐水退肿之峻药,善治寒积便秘、心腹冷痛等重症及腹水,其祛痰利咽,以治喉痹痰阻气逆证;外用蚀疮去腐。

5)泻下、逐水药:巴豆、牵牛子。均能泻下、逐水,牵牛子还能去积通便,杀虫。

(唐 怡)

笔记栏

扫一扫
测一测

复习思考题

1. 泻下药为何常与行气药配伍？

2. 为增强大黄泻下通便功效,该如何正确选择饮片？如何合理应用？

3. 峻下药均能泻水(或泻下)逐饮,是否可治所有原因引起的水肿？为什么？

08章PPT

PPT 课件

第八章

祛 风 湿 药

学习目标

1. 通过本章学习,把握祛风湿药的含义、功效与主治、性能特点;常用重点药物的分类归属、性能特点、主要功效与临床应用、用法及使用注意;独活与羌活,桑寄生与独活,豨莶草与臭梧桐的配伍意义。

2. 学会理解由该类药物组成的祛湿剂,主治风湿痹证的用药特点及规律,为其后学习方剂学及临床各学科课程奠定基础。

概述

1. 基本含义 凡以祛风湿为主要功效,主治风湿痹证的药物,称为祛风湿药。

2. 功效主治

(1)功效:祛风湿。长于祛除留滞于肌肉、经络、筋骨、关节之间的风湿邪气,多数药还兼能止痛,部分兼能舒筋活络、补肝肾、强筋骨。

(2)主治:风湿痹证。症见肢体肌肉或关节疼痛、酸楚、重着、麻木、关节屈伸不利、肿大甚至变形等。因感受邪气偏盛不同,尚有风(行)痹、寒(痛)痹、湿(着)痹、热痹之分,除有痹证的共同表现外,还兼见相应邪气的致病特点。如因风湿热邪侵袭为主或风湿痹证日久化热者,则以关节红肿热痛为主要表现;因风湿痹证日久,肝肾不足者,常表现为腰膝酸软疼痛,下肢痿弱无力等。

(3)分类:根据祛风湿药的功效主治特点,可分为祛风湿止痛药、祛风湿舒筋活络药和祛风湿强筋骨药 3 类。

3. 性能特点 味多辛,性温,兼有清热功效的药物性偏寒凉;主归肝、肾经;具有升浮的作用趋向。

4. 配伍应用 ①根据病因配伍:如风邪偏盛之行痹,常与祛风药配伍;寒邪偏盛之痛痹,多配温经散寒药;湿邪偏盛之着痹,可与化湿、利湿、燥湿药配伍;热邪偏盛之热痹,宜配清热药。②依据病机配伍:痹证日久,气血亏虚,累积肝肾而见筋骨不健,配伍补益气血或补益肝肾、强筋骨药;痹痛日久,病邪入络,经脉瘀滞之关节拘挛,肿大变形,中风不仁等,常与活血化瘀、舒筋活络药配伍。

5. 使用注意 ①药物特性:多数祛风湿药辛温性燥,易伤阴耗血,阴血亏虚者慎用;少数有毒之品,不宜过量或久服,以防中毒,且需注意炮制、配伍、制剂等,以确保用药安全。②常用剂型:风湿痹证日久迁延,处于慢性阶段,常用丸、散剂及酒剂;现代有片剂、胶囊剂及外用膏剂等,便于使用。

第一节 祛风湿止痛药

以祛风湿,止痛为主要作用,常用于治疗风湿痹痛的药物,称为祛风湿止痛药。

因具有良好的止痛功效,部分药物还可用于头痛、牙痛、脘腹疼痛、跌打损伤、瘀肿疼痛等多种痛证。

本类药物大多辛苦温燥,主入肝、肾经,部分药物有毒,阴虚血亏者慎用。

独活　Duhuo　《神农本草经》

为伞形科植物重齿毛当归 *Angelica pubescens* Maxim.f.*biserrata* Shan et Yuan 的干燥根。生用。

【性味归经】辛、苦,微温。归肝、肾、膀胱经。

【主要功效】祛风湿,止痛,解表。

【临床应用】

1. 风湿痹痛　本品辛散温通,既能祛风湿,又可散寒止痛,为治风湿痹痛之要药,尤宜于腰膝两足等下部痹痛,不论新久皆可应用。治风寒湿痹,全身上下诸痛,常与羌活等祛风湿、止痛药同用;治疗风湿痹日久,肝肾不足,腰膝酸软,关节屈伸不利,步履艰难等,常与桑寄生、五加皮、牛膝等配伍,增强补肝肾、强筋骨功效。

2. 风寒表证夹湿　本品功似羌活,能散寒解表,其作用较弱。治外感风寒夹湿所致头身疼痛、重着,常与羌活、藁本、防风等发散风寒,除湿止痛药配伍。

此外,本品止痛,除改善痹证和表证的疼痛症状外,还可用于头痛、齿痛及瘀血疼痛证等,尤善治少阴伏风头痛。

尚可祛风止痒,治皮肤瘙痒,内服、外洗皆可。

【用法用量】煎服,3~10g。外用,适量。

【使用注意】阴虚血燥,气血亏虚及无风寒湿邪者慎用。肝风内动者忌用。

【参考资料】

1. 本草精选　《名医别录》:"疗诸贼风,百节痛风无久新者。"《本草求真》:"独活,辛苦微温,比之羌活,其性稍缓,凡因风干足少阴肾经,伏而不出,发为头痛,则能善搜而治矣,以故两足湿痹,不能动履,非此莫痊,风毒齿痛,头眩目晕,非此莫攻……因其所胜而为制也。且有风自必有湿,故羌则疗水湿游风,而独则疗水湿伏风也。"

2. 化学成分　本品主要含二氢山芹醇及其乙酸酯,欧芹酚甲醚,异欧前胡内酯,香柑内酯,花椒毒素,二氢山芹醇当归酸酯,二氢山芹醇葡萄糖苷,毛当归醇,当归醇 D、G、B、γ- 氨基丁酸及挥发油等。

3. 药理作用　本品有镇静、镇痛、抗炎、解痉、抗菌、抗心律失常、抗血栓形成、降血压、抗氧化、延缓脑组织细胞凋亡等作用。尚有抗光敏及抗肿瘤作用。

威灵仙　Weilingxian　《新修本草》

为毛茛科植物威灵仙 *Clematis chinensis* Osbeck、棉团铁线莲 *Clematis hexapetala* Pall. 或东北铁线莲 *Clematis manshurica* Rupr. 的干燥根及根茎。生用。

【性味归经】辛、咸,温。归膀胱经。

【主要功效】祛风湿,通络止痛,消痰水,治骨鲠。

【临床应用】

1. 风湿痹证　本品既能祛风湿,又能通络止痛,为治风湿痹痛常用药。治风湿痹证,肌肉、关节疼痛,肢体麻木,筋脉拘挛,屈伸不利,可单用研末酒调服,或与羌活、独活等同用。

2. 骨鲠咽喉　本品能软化鲠骨。治骨鲠咽喉,可取本品水煎或米醋煎汤,缓慢咽下。

此外,本品还能消痰饮,治疗痰饮积聚,痞满不适,常与其他消痰、逐饮药物配伍。其能通行十二经络,具有良好的通络止痛之功,还可配伍用于跌打伤痛、头痛、牙痛、胃脘痛等。

【用法用量】煎服,6~10g。外用适量。

【使用注意】本品久服易伤正气,体弱者慎用。

【参考资料】

1. 本草精选　《新修本草》:"腰肾脚膝、积聚、肠内诸冷病,积年不瘥者,服之无不立效。"《开宝本草》:"主诸风,宣通五脏,去腹内冷滞,心膈痰水,久积癥瘕,痃癖气块,膀胱宿脓恶水,腰膝冷疼,及疗折伤。"《药品化义》:"灵仙,性猛急,盖走而不守,宣通十二经络。主治风、湿、痰壅滞经络中,致成痛风走注,骨节疼痛,或肿,或麻木。"

2. 化学成分　主要含原白头翁素、白头翁内酯、甾醇、糖类、皂苷等。

3. 药理作用　本品有镇痛、利胆、抗菌、抗炎、抗肿瘤、抗氧化、免疫抑制、松弛咽及食管平滑肌等作用。

防己　Fangji　《神农本草经》

为防己科植物粉防己 *Stephania tetrandra* S.Moore 的干燥根。生用。

【性味归经】苦、辛,寒。归肺、膀胱经。

【主要功效】祛风湿,止痛,利水。

【临床应用】

1. 风湿痹证　本品辛散祛风,苦寒清湿热,并善止痛,尤宜于风湿热痹之关节红肿热痛及湿热身痛,常与清热利湿、祛风湿止痛药配伍。治寒湿痹证,关节冷痛者,可与温经散寒止痛药物同用。

2. 水肿,小便不利,脚气　本品能利水退肿,适宜于水湿病证。治全身浮肿、身重、汗出恶风等,可与补气健脾、利水退肿药配伍;治水肿,小便短少,也可与其他利水渗湿药物同用;若治湿热下注脚气肿痛,可与清热利湿药同用。

此外,本品清利湿热,还可治湿疹疮毒。

【用法用量】煎服,5~10g。

【使用注意】本品苦寒,易伤胃气,脾胃虚寒、食欲缺乏、阴虚体弱及无湿热者忌用。

【参考资料】

1. 本草精选　《神农本草经》:"主风寒,温疟,热气,诸痫,除邪,利大小便。"《名医别录》:"疗水肿,风肿,去膀胱热,伤寒,寒热邪气,中风手足挛急……散痈肿恶结,祛疥癣虫疮,通腠理,利九窍。"《本草求真》:"辛苦大寒,性险而健,善走下行,长于除湿、通窍、利道,能泻下焦血分湿热,及疗风水要药。"

2. 化学成分　本品含粉防己碱(即汉防己甲素),防己诺灵碱,轮环藤酚碱,氧化防己碱,防己斯任碱,小檗胺,粉防己碱 A、B、C、D 等。

3. 药理作用　本品有抗炎、解热、镇痛、免疫抑制、抑制血小板聚集、抗菌、抗原虫、利尿(小剂量)、利胆、降血压、抗过敏、抗肿瘤等作用;尚能松弛横纹肌,抗心律失常,抗心室肥厚,保护心肌,扩张冠状动脉,抗心肌缺血。

徐长卿 Xuchangqing 《神农本草经》

为萝藦科植物徐长卿 *Cynanchum paniculatum* (Bge.) Kitag. 的干燥根及根茎。切碎生用。

【性味归经】辛,温。归肝、胃经。

【主要功效】祛风止痛,活血通络,止痒,解蛇毒。

【临床应用】

1. 风湿痹痛,牙痛,脘腹疼痛等多种疼痛 本品有较强的祛风止痛作用,并能活血通络。治疗风湿、气滞、血瘀、寒凝等所致风湿痹痛、牙痛、脘腹疼痛、痛经、跌打损伤等多种疼痛,可单用,或与其他祛风湿、活血行气、散寒通络药同用。近年来,也用于术后疼痛及癌肿疼痛。

2. 瘾疹,湿疹,顽癣 本品有祛风止痒作用。治疗湿疹、顽癣以及瘾疹瘙痒,可单用内服或煎汤外洗;也可与苦参、白鲜皮、地肤子等配伍。

此外,本品尚能解蛇毒,可治毒蛇咬伤。

【用法用量】煎服,3~12g。散剂,每次 1.5~3g。入汤剂不宜久煎。

【参考资料】

1. 本草精选 《神农本草经》:"主鬼物百精蛊毒,疫疾,邪恶气,温疟。"《生草药性备要》:"浸酒要药,能除风湿最效。"《本草求原》:"治跌打散瘀。"

2. 化学成分 徐长卿全草含牡丹酚,异牡丹酚,徐长卿苷 A、B、C,黄酮和少量生物碱。

3. 药理作用 本品有镇静、镇痛、解热、抗炎、抗变态反应等作用。

川乌 Chuanwu 《神农本草经》

为毛茛科植物乌头 *Aconitum carmichaelii* Debx. 的干燥母根。生用或制后用。

【性味归经】辛、苦,热;有大毒。归心、肾、肝、脾经。

【主要功效】祛风除湿,散寒止痛。

【临床应用】

1. 风湿寒痹 本品辛热,善祛风除湿,温经散寒,并有明显的止痛作用,尤宜于寒邪偏盛之风湿痹痛。治疗风寒湿痹之关节疼痛,屈伸不利,常与其他祛风湿、散寒止痛、活血通络之品配伍,内服或外用。

2. 心腹冷痛,寒疝疼痛 本品散寒止痛作用强,治阴寒内盛之心腹冷痛,寒疝等,可与温里散寒止痛药同用。

此外,因其有良好的麻醉止痛作用,还常与通络活血疗伤药配伍,治疗跌打损伤瘀肿疼痛,制成膏剂外用。

【用法用量】煎服,1.5~3g(制川乌)。宜先煎、久煎至入口无麻味为度。外用适量。

【使用注意】孕妇禁用。内服宜用炮制品;生品内服宜慎;酒浸、酒煎服易致中毒,应慎用。不宜与半夏、瓜蒌、瓜蒌仁、瓜蒌皮、天花粉、浙贝母、川贝母、平贝母、伊贝母、湖北川贝母、白蔹、白及同用。

【参考资料】

1. 本草精选 《神农本草经》:"主中风恶风,洗洗出汗,除寒湿痹,咳逆上气,破积聚寒热。"《长沙药解》:"乌头,温燥下行,其性疏利迅速,开通关腠,驱逐寒湿之力甚捷,凡历节、脚气、寒疝、冷积、心腹疼痛之类并有良功。制同附子,蜜煎取汁用。"

2. 化学成分 本品主含多种生物碱,如乌头碱、次乌头碱、中乌头碱、消旋去甲乌药碱、酯乌头碱、酯次乌头碱、酯中乌头碱、3- 去氧乌头碱、多根乌头碱、新乌头碱、川附宁、附子宁碱、森布宁、北草乌碱、塔拉乌头胺、异塔拉定等,另含乌头多糖等。

3. 药理作用 本品有抗炎、局部麻醉、镇痛、强心、降血糖、抗肿瘤等作用。大剂量可引起心律不齐、血压升高、心脏毒性等。

雷公藤 Leigongteng 《中国药用植物志》

为卫矛科植物雷公藤 *Tripterygium wilfordii* Hook.f. 的干燥根或根的木质部。生用。

【性味归经】苦、辛,凉;有大毒。归肝、肾经。

【主要功效】祛风湿,活血通络,清热解毒,消肿止痛,杀虫止痒。

【临床应用】

1. 风湿顽痹 本品有祛风湿、活血通络、清热消肿功效,其效显著。尤宜于风湿顽痹之关节红肿热痛,关节僵直,屈伸不利,甚至变形,可单用内服或外敷;也可与黄芪、当归等补气养血药配伍,以防久服损伤正气。

2. 疔疮肿毒 本品味苦,寒凉,有大毒,既能清热解毒,又消肿止痛,治疗热毒疔疮,常与蟾蜍等同用。

此外,本品兼可杀虫止痒,配伍用于顽癣、湿疹、疥疮等多种皮肤病,内服或外敷。还可配伍用于腰带疮、麻风等。

【用法用量】煎服,10~25g,带根皮 10~12g,文火煎 1~2 小时;研粉,每次 0.5~1.5g。外用适量。或制成酊剂及软膏用。

【使用注意】本品内服宜慎,孕妇禁用。心、肝、肾有器质性病变及白细胞减少者慎用。外敷不超过半小时。带皮者毒剧,用时宜去皮。

【参考资料】

1. 本草精选 《浙江药用植物志》:"主治麻风病,毒蛇咬伤。"《福建药物志》:"祛风活络,破瘀镇痛。主治类风湿性关节炎、风湿性关节炎、坐骨神经痛、末梢神经炎、麻风、骨髓炎、手指瘰疬。"

2. 化学成分 本品主要成分有雷公藤碱、雷公藤宁碱、雷公藤春碱、雷公藤甲素、雷公藤乙素、雷公藤酮、雷公藤红素、雷公藤三萜酸 A、雷公藤三萜酸 C、黑蔓酮酯甲、黑蔓酮酯乙、雷公藤内酯和雷公藤内酯二醇,还含卫矛醇、卫矛碱、β- 谷甾醇、L- 表儿茶酸和苷等成分。

3. 药理作用 本品有抗炎、镇痛、抑制免疫、抗肿瘤、抗生育、降低血黏度、抗血栓、改善微循环及降低外周血阻力等作用;对多种肾炎模型有预防和保护作用,有肾上腺皮质激素样作用;对多种细菌、真菌有抑制作用;尚能兴奋子宫、肠平滑肌。

第二节 祛风湿舒筋活络药

以祛风湿,舒筋活络为主要作用,常用于治疗风湿痹证,以筋脉挛急、屈伸不利等为主症的药物,称为祛风湿舒筋活络药。

本类药物可用于各种痹证,尤适宜于痹证日久不愈而致关节挛急、屈伸不利、关节肿胀变形等;也常用于中风偏瘫不遂,肌肤麻木不仁,口眼㖞斜等。

本类药物味多辛、苦,性温或寒,主归肝经。

秦艽 Qinjiao 《神农本草经》

为龙胆科植物秦艽 *Gentiana macrophylla* Pall.、麻花秦艽 *Gentiana straminea* Maxim.、粗茎秦艽 *Gentiana crassicaulis* Duthie ex Burk. 或小秦艽 *Gentiana dahurica* Fisch. 的干燥根。生用。

【性味归经】辛、苦、微寒。归胃、肝、胆经。

【主要功效】祛风湿，舒筋络，清虚热，利湿退黄。

【临床应用】

1. 风湿痹痛之筋脉拘挛，手足不遂　本品既能祛风除湿，又能舒筋通络，性微寒，苦而不燥，故为"风药中之润剂"。适宜于各类风湿痹证，尤宜于风湿热痹，关节红肿热痛者，常与防己、忍冬藤、络石藤等配伍；其舒筋活络，还可用于中风所致肌肤麻木，口眼㖞斜，手足不遂，常与养血活血药物配伍。

2. 骨蒸潮热，疳积发热　本品又能清退虚热，为治虚热证之要药。治阴虚内热之骨蒸潮热，常与青蒿、地骨皮、知母等同用；治小儿疳积发热，可与胡黄连、银柴胡等清虚热药配伍。

3. 湿热黄疸　本品有利湿退黄之功，治疗湿热黄疸，可单用，或与茵陈、栀子、大黄等配伍。

【用法用量】煎服，3~10g。

【参考资料】

1. 本草精选　《神农本草经》："主寒热邪气，寒湿风痹，肢节痛，下水，利小便。"《本草纲目》："治胃热虚劳发热。"又"秦艽，手足阳明经药也，兼入肝胆，故手足不遂，黄疸烦渴之病须之，取其去阳明湿热也。"

2. 化学成分　本品主要含秦艽碱甲、乙、丙，龙胆苦苷，当药苦苷，褐煤酸，褐煤酸甲酯，栎瘿酸，α-香树脂醇，β-谷甾醇等。

3. 药理作用　本品有抗炎、抗菌、镇静、镇痛、解热、降血压、利尿、保肝、抗氧化、促进胃液分泌、抑制疟原虫、抗过敏等作用。

木瓜 Mugua 《名医别录》

为蔷薇科植物贴梗海棠 *Chaenomeles speciosa*（Sweet）Nakai 的干燥近成熟果实。生用。

【性味归经】酸，温。归肝、脾经。

【主要功效】舒筋活络，化湿和中，生津开胃。

【临床应用】

1. 风湿痹证，脚气肿痛　本品味酸入肝，功能舒筋活络，又可祛湿除痹，为治痹证筋脉拘挛、关节屈伸不利之要药，适宜于湿痹之腰膝关节酸重疼痛，常与祛风湿、舒筋通络药物同用。治湿浊下注之脚气水肿，可与利水消肿药物同用。

2. 吐泻转筋　本品既能化湿和脾胃，又舒筋以缓挛急，为治吐泻转筋常用药。治湿阻中焦之腹痛，吐泻转筋，不论寒热，皆可配伍使用。

3. 消化不良　本品味酸能生津而开胃消食，治胃酸不足之消化不良，可与消食健胃药配伍。

【用法用量】煎服，6~9g。

【使用注意】本品酸收，内有郁热、小便短赤者慎用。胃酸过多者不宜用。

【参考资料】

1. 本草精选　《名医别录》："主湿痹邪气，霍乱大吐下，转筋不止。"《本草拾遗》："下冷气，强筋骨，消食，止水痢后渴不止，作饮服之。"

2. 化学成分　本品主要含齐墩果酸、苹果酸、柠檬酸、酒石酸、皂苷等。

3. 药理作用 本品有抗炎、保肝、抗菌、抗肿瘤、降血脂、降血糖等作用。

蕲蛇 Qishe 《雷公炮炙论》

为蝰科动物五步蛇 *Agkistrodon acutus* (Güenther) 除去内脏的干燥体。生用或酒炙用。

【性味归经】甘、咸,温;有毒。归肝经。

【主要功效】祛风通络,定惊止痉。

【临床应用】

1. 风湿顽痹,中风半身不遂 本品性温通络,内走脏腑,外达肌表而有祛风通络之效,尤宜于风湿痹证日久不愈之顽痹,关节屈伸不利,筋脉拘挛麻木以及中风之口眼㖞斜,半身不遂等,单用泡酒服,或与其他祛风湿、活血活络药物同用。

2. 小儿惊风,破伤风 本品既祛外风,又能息内风以止痉,为治抽搐痉挛常用药。治小儿惊风、破伤风之抽搐痉挛,常与其他息风止痉药配伍。

此外,本品尚可祛风止痒兼以攻毒,可配伍治疗麻风、顽癣、瘰疬、恶疮等皮肤疾病。

【用法用量】煎服,3~9g;研末吞服,每次 1~1.5g,每日 2~3 次;或酒浸、熬膏、入丸散服。

【使用注意】本品性温,阴虚内热者慎用。

【参考资料】

1. 本草精选 《药性论》:"主治肺风鼻塞,身生白癜风,疬疡、斑点及浮风瘾疹。"《开宝本草》:"主中风湿痹不仁,筋脉拘急,口面㖞斜,半身不遂,骨节疼痛,大风疥癞及暴风瘙痒,脚弱不能久立。"《本草纲目》:"能透骨搜风,截惊定搐,为风痹、惊搐、癫癣、恶疮要药。"

2. 化学成分 本品含多种毒蛋白,由 18 种氨基酸组成;并含透明质酸酶、出血毒素等。

3. 药理作用 本品有镇静、催眠、镇痛、降血压、抗炎、抗凝、增强巨噬细胞吞噬功能等作用。蕲蛇制剂可引起过敏反应。

豨莶草 Xixiancao 《新修本草》

为菊科植物豨莶 *Siegesbeckia orientalis* L.、腺梗豨莶 *Siegesbeckia pubescens* Makino 或毛梗豨莶 *Siegesbeckia glabrescens* Makino 的干燥地上部分。生用或黄酒蒸制用。

【性味归经】苦、辛,寒。归肝、肾经。

【主要功效】祛风湿,通经络,清热解毒,降血压。

【临床应用】

1. 风湿痹痛,中风半身不遂 本品辛能祛筋骨间风湿而通经络。其性寒,宜于风湿热痹,肢体麻木,可单用或与臭梧桐配伍,增强祛风湿、通经络之功;酒制后可用于风寒湿痹,筋骨无力;若治中风半身不遂,口眼㖞斜,可与蕲蛇、五加皮等同用。

2. 疮痈,湿疹瘙痒 本品又有清热解毒作用。治疮痈肿毒红肿热痛,可与蒲公英、野菊花等清热解毒药配伍;治湿疹瘙痒,可单用内服或外洗,或与蒺藜、地肤子、白鲜皮等同用。

此外,本品还能降血压,可用于高血压。

【用法用量】煎服,9~12g。外用适量。治风湿痹痛、半身不遂宜制用;治风疹、湿疮、疮痈宜生用。

【使用注意】生用或剂量过大,易致呕吐。

【参考资料】

1. 本草精选 《本草图经》:"治肝肾风气,四肢麻痹,骨间疼,腰膝无力者……兼主风湿疮,肌肉顽痹。"《本草纲目》:"生捣汁服则令人吐,故云有小毒;九蒸九暴则补人去痹,故云无毒。生则性寒,熟则性温,云热者,非也。"

2. 化学成分 本品主要含生物碱、酚性成分、豨莶苷、豨莶苷元、氨基酸、有机酸、糖类、苦味质等,还含有微量元素 Zn、Cu、Fe、Mn 等。

3. 药理作用 本品有抗病原微生物、抗炎、镇痛、降血压、抑制免疫功能、扩张血管、抗血栓形成等作用。豨莶苷有兴奋子宫和抗早孕作用。

络石藤 Luoshiteng 《神农本草经》

为夹竹桃科植物络石 *Trachelospermum jasminoides* (Lindl.) Lem. 的干燥带叶藤茎。生用。

【性味归经】苦,微寒。归心、肾、肝经。

【主要功效】祛风通络,凉血消肿。

【临床应用】

1. 风湿热痹 本品能祛风通络。味苦性寒,适宜于风湿热痹,筋脉拘挛,腰膝酸痛者,多与忍冬藤、秦艽、地龙等配伍;亦可单用,酒浸服。

2. 喉痹,痈肿 本品又能清热凉血,利咽消肿。治热毒壅盛之喉痹,可单用本品水煎,慢慢含咽,或与射干、桔梗等同用;治痈肿疮毒,可与其他清热解毒消痈之品配伍。

此外,本品还可通过配伍,治疗跌打损伤、瘀肿疼痛。

【用法用量】煎服,6~12g。外用适量,鲜品捣敷。

【参考资料】

1. 本草精选 《神农本草经》:"主风热死肌痈伤,口干舌焦,痈肿不消,喉舌肿,水浆不下。"《本草纲目》:"其功主筋骨关节风热痈肿。"《要药分剂》:"络石之功,专于舒筋活络。凡病人筋脉拘挛不易伸屈者,服之无不获效。"

2. 化学成分 本品主要含络石苷、去甲络石苷、牛蒡苷、罗汉松树脂酚苷、橡胶肌醇等,叶含生物碱、黄酮类化合物。

3. 药理作用 本品有抗菌、抗炎、镇痛、抗痛风作用,牛蒡苷尚有扩张血管、降血压、抑制子宫平滑肌收缩等作用。

桑枝 Sangzhi 《本草图经》

为桑科植物桑 *Morus alba* L. 的干燥嫩枝。生用或炒用。

【性味归经】微苦,平。归肝经。

【主要功效】祛风通络,利水。

【临床应用】

1. 风湿痹证 本品善祛风湿,通经络而利关节。因性平,故痹证不论寒热、新久均可应用,尤宜于风湿热痹,上肢肩臂疼痛。因单用力弱,多配伍应用,偏寒者,与桂枝、威灵仙等同用;偏热者,与络石藤、忍冬藤等配伍。

2. 水肿,脚气浮肿 本品尚能利水消肿,但作用缓和。治水肿,脚气浮肿,常须与其他利水消肿药物配伍。

【用法用量】煎服,9~15g。外用,适量。

【参考资料】

1. 本草精选 《本草图经》:"遍体风痒干燥,水气,脚气,风气,四肢拘挛,上气眼运,肺气咳嗽,消食,利小便。"《本草述》:"祛风养筋,治关节湿痹诸痛。"

2. 化学成分 本品主要含鞣质、蔗糖、果糖、水苏糖、葡萄糖、麦芽糖、棉子糖、阿拉伯糖、木糖等,近来从桑枝水提物中分得 4 个多羟基生物碱及 2 个氨基酸(γ-氨基丁酸和

L- 天冬氨酸)。

3. 药理作用　本品有抗炎、增强免疫力等作用。

需了解的祛风湿舒筋活络药见表 8-1。

表 8-1　需了解的祛风湿舒筋活络药

药名	性味归经	功效	主治	用法用量与注意
臭梧桐	辛、苦,凉。归肝经	①祛风湿 ②通经络 ③降血压	①风湿痹证 ②肢体麻木,半身不遂 ③高血压 ④湿疹瘙痒(外洗)	煎服,5~15g;研末服,3g。降血压不宜久煎
青风藤	苦、辛,平。归肝、脾经	①祛风湿 ②通经络 ③利小便	①风湿痹证,关节肿胀 ②拘挛麻木 ③脚气浮肿	煎服,6~12g。外用适量
丝瓜络	甘,平。归肺、胃、肝经	①祛风通络 ②化痰 ③解毒	①风湿痹证,拘挛麻木 ②咳嗽胸痛,胸痹痛,胸胁胀痛 ③乳痈肿痛,疮肿	煎服,5~12g。外用适量
海风藤	辛、苦,微温。归肝经	①祛风湿 ②通经络	①风湿寒痹,筋脉挛急 ②跌打损伤,瘀肿疼痛	煎服,6~12g。外用适量
伸筋草	微苦、辛,温。归肝、脾、肾经	①祛风除湿 ②舒筋活络	①风湿痹痛,关节酸痛,屈伸不利 ②跌打损伤	煎服,3~12g。外用适量。孕妇慎用
乌梢蛇	甘,平。归肝经	①祛风通络 ②定惊止痉	①风湿痹痛,筋脉拘挛 ②中风半身不遂,口眼㖞斜,肢体麻木等 ③破伤风,急、慢惊风 ④麻风,顽癣,皮肤瘙痒	煎服,9~12g;研末,2~3g
路路通	辛、苦,平。归肝、肾经	①祛风通络 ②利水 ③通经下乳 ④止痒	①风湿痹痛,肢体麻木 ②水肿,小便不利 ③经闭,乳房胀痛,乳汁不下 ④风疹瘙痒	煎服,5~10g。外用适量。孕妇及月经过多者慎服
穿山龙	苦,微寒。归肝、肺经	①祛风除湿 ②活血通络 ③化痰止咳	①风湿痹证 ②跌打伤肿,经闭,疮肿 ③咳嗽痰多	煎服,10~15g;或酒浸服。外用适量。孕妇及月经过多者慎用

第三节　祛风湿强筋骨药

以祛风湿、补肝肾、强筋骨为主要作用,治疗痹证兼有肝肾不足、筋骨不健的药物,称为祛风湿强筋骨药。

本类药物主要适用于风湿痹证日久不愈,累及肝肾所致的腰膝酸痛、筋骨无力等症。亦可用于肾虚腰痛腿软、中风半身不遂等病症。

本类药物味多辛苦而甘,性温或平,主入肝、肾经。

桑寄生　Sangjisheng　《神农本草经》

为桑寄生科植物桑寄生 *Taxillus chinensis* (DC.) Danser 的干燥带叶茎枝。生用。

【性味归经】苦、甘,平。归肝、肾经。

【主要功效】祛风湿,补肝肾,强筋骨,固冲安胎。

【临床应用】

1. 风湿痹证,腰膝酸软 本品性平,不寒不热,既能祛风湿,又能补肝肾、强筋骨,其长于补虚,故尤宜于风寒湿痹日久不愈,损及肝肾而腰膝酸软,筋骨无力者,常与五加皮等祛风湿、补肝肾、强筋骨药同用;治疗风湿痹痛,腰膝酸软,也可与祛风湿、止痛的独活配伍,增强祛风寒湿、强腰膝之力。

2. 崩漏经多,妊娠漏血,胎动不安 本品能补肝肾,固冲任以止血、安胎。治肝肾亏虚所致月经过多,崩漏,胎动不安,胎漏下血,常与补肝肾、止血、安胎之品配伍。

【用法用量】煎服,9~15g。

【参考资料】

1. 本草精选 《神农本草经》:"主腰痛,小儿背强,痈肿,安胎,充肌肤,坚发齿,长须眉。"《名医别录》:"主金疮,去痹,女子崩中,内伤不足,产后余疾,下乳汁。"《药性论》:"能令胎牢固,主怀妊漏血不止。"

2. 化学成分 本品主要含黄酮类化合物,如槲皮素、槲皮苷、萹蓄苷等,另含少量右旋儿茶酚等。

3. 药理作用 本品有抗炎、抗病原微生物、降血压、扩张冠状动脉、增加冠脉血流量、抗心律失常、利尿、抗氧化、抗过敏、抗血栓、抗肿瘤等作用。

五加皮 Wujiapi 《神农本草经》

为五加科植物细柱五加 Acanthopanax gracilistylus W.W.Smith 的干燥根皮。习称"南五加皮"。切厚片,生用。

【性味归经】辛、苦,温。归肝、肾经。

【主要功效】祛风湿,补肝肾,强筋骨,利水。

【临床应用】

1. 风湿痹证 本品既能祛风湿、止痹痛,又长于补肝肾、强筋骨,尤宜于老年痹证或久痹体虚者。治风湿痹证,腰膝疼痛,筋脉拘挛,可单用浸酒服,或与其他补肝肾、强筋骨药物同用。

2. 腰膝软弱,小儿行迟 本品补肝肾,强筋骨。用于肝肾不足之腰膝酸软,筋骨无力者,可与杜仲、怀牛膝、狗脊等配伍;治小儿行迟,常与龟甲等益精健骨之品同用。

3. 水肿,脚气浮肿 本品能温肾利水以消肿。治水肿、小便不利,可与利水消肿类药物同用;治寒湿脚气肿痛,可与除寒湿之品配伍。

【用法用量】煎服,5~10g;或酒浸、入丸散服。

【参考资料】

1. 本草精选 《神农本草经》:"主心腹疝气,腹痛,益气,疗躄,小儿不能行,疽疮阴蚀。"《名医别录》:"男子阴痿,囊下湿,小便余沥,女人阴痒及腰脊痛,两脚疼痹风弱,五缓虚羸,补中益精,坚筋骨,强志意,久服轻身耐老。"

2. 化学成分 本品主要含丁香苷,刺五加苷 B₁,右旋芝麻素,16α-羟基-(−)-贝壳松-19-酸,左旋对映贝壳松烯酸,β-谷甾醇,β-谷甾醇葡萄糖苷,硬脂酸,棕榈酸,亚麻酸,维生素 A、B₁,挥发油等。

3. 药理作用 本品有抗菌、抗炎、镇静、镇痛、调节免疫、抗排异、抗应激、抗溃疡、调节物质代谢、增强学习记忆力、抗疲劳、保肝、降血脂、降血糖、促进性腺发育、抗肿瘤、抗诱变等作用。

狗脊 Gouji 《神农本草经》

为蚌壳蕨科植物金毛狗脊 *Cibotium barometz*（L.）J.Sm. 的干燥根茎。砂烫用。

【性味归经】苦、甘，温。归肝、肾经。

【主要功效】祛风湿，补肝肾，强腰脊。

【临床应用】

1. 风湿痹证 本品能行能补，既温散风寒湿邪，又能补肝肾，强筋骨，尤善祛脊背之风寒湿邪而强腰脊。治疗肝肾不足兼有风寒湿邪之腰痛脊强，不能俯仰者，常与桑寄生、五加皮等祛风湿强筋骨药配伍。

2. 腰膝酸软，下肢无力 本品有补肝肾，强筋骨之功，又可与其他补肝肾、强筋骨药物配伍，治疗肝肾亏虚，腰膝酸软，下肢无力等。

3. 遗尿、尿频，带下量多 本品既补肝肾又可固涩。治肾虚不固，膀胱失约之尿频、遗尿，可与补肾、缩尿之品配伍；治肝肾不足、带脉失约之带下量多而清稀，宜与补肾、止带药物同用。

【用法用量】煎服，6~12g。

【使用注意】肾虚有热，小便不利或短涩黄赤者慎用。

【参考资料】

1. 本草精选 《神农本草经》："主腰背强，关机缓急，周痹，寒湿膝痛。颇利老人。"《名医别录》："疗失溺不节，男子脚弱腰痛，风邪淋露，少气，目暗，坚脊，利俯仰，女子伤中，关节重。"《本草正义》："能温养肝肾，通调百脉，强腰膝，坚脊骨，利关节，而驱痹着，起痿废；又能固摄冲带，坚强督任，疗治女子经带淋露，功效甚宏，诚虚弱衰老恒用之品。"

2. 化学成分 本品主要含蕨素、金粉蕨素、金粉蕨素 -2′-*O*- 葡萄糖苷、金粉蕨素 -2′-*O*-阿洛糖苷、欧蕨伊鲁苷、原儿茶酸、5- 甲糠醛、*β*- 谷甾醇、胡萝卜素等。

3. 药理作用 本品有止血、抗炎、降血脂、改善心肌供血、抗菌、抗病毒、抗肿瘤等作用。

香加皮 Xiangjiapi 《中药志》

为萝摩科植物杠柳 *Periploca sepium* Bge. 的干燥根皮。习称"北五加皮"。生用。

【性味归经】辛、苦，温；有毒。归肝、肾、心经。

【主要功效】祛风湿，强筋骨，利水消肿。

【临床应用】

1. 风湿痹证 本品既能祛风湿止痛，又能强筋骨，用于风寒湿痹之关节疼痛，腰膝酸软等，常与其他祛风湿止痛、强筋骨之品配伍。

2. 水肿、小便不利 本品有利水消肿作用，尤宜于下肢水肿（心衰性水肿）。治疗水肿，小便不利，常与利水消肿药物同用。

【用法用量】煎服，3~6g；也可浸酒或入丸散。

【使用注意】本品辛温有毒，内服不宜过量。不宜与西药强心苷类药物同用。

【参考资料】

1. 本草精选 《四川中药志》："镇痛，除风湿。治风寒湿痹，脚膝拘挛及筋骨疼痛。"

2. 化学成分 本品含十余种苷类化合物，其中最主要的是强心苷，有杠柳毒苷和香加皮苷 A、B、C、D、E、F、G、K 等。此外，还含有 4- 甲氧基水杨醛。

3. 药理作用 本品有抗炎、升压、抗肿瘤、杀虫等作用，其制剂及杠柳苷具有强心、兴奋呼吸作用；大剂量可使心脏停搏，有类毒毛旋花苷 K 样作用。

需了解的祛风湿强筋骨药见表 8-2；本章供参考学习的拓展药见表 8-3。

表 8-2　需了解的祛风湿强筋骨药

药名	性味归经	功效	主治	用法用量与注意
千年健	苦、辛，温。归肝、肾经	①祛风湿 ②强筋骨	①风湿寒痹，腰膝冷痛 ②下肢拘挛麻木	煎服，5~10g；或酒浸服。阴虚内热者慎用
鹿衔草	甘、苦，温。归肝、肾经	①祛风湿，强筋骨 ②调经止血 ③补肺止咳	①风湿寒痹，腰膝酸软 ②崩漏经多，带下量多 ③肺痨咳血，肺虚久咳，劳伤吐血，外伤出血	煎服，10~30g。外用适量

表 8-3　祛风湿药知识拓展

药名	功效	主治	用法用量
蚕沙	①祛风湿 ②化湿和胃	①风湿痹证，风疹湿疹 ②吐泻转筋	煎服，5~15g，宜布包入煎。外用适量
老鹳草	①祛风湿，通经络 ②清热毒 ③止泻痢	①风湿痹证 ②疮疡 ③泄泻痢疾	煎服，9~15g；或熬膏，酒浸服。外用适量
松节	①祛风湿 ②通络止痛	风湿痹证；跌打损伤	煎服，10~15g。外用适量。阴虚血燥者慎用
寻骨风	①祛风湿 ②通络止痛	①风湿痹证 ②跌打损伤，胃痛，牙痛，痈肿	煎服，10~15g。外用适量
海桐皮	①祛风湿，通络止痛 ②杀虫止痒	①风湿痹证 ②疥癣，湿疹	煎服，5~15g；或酒浸服。外用适量

学习小结

1. 学习内容

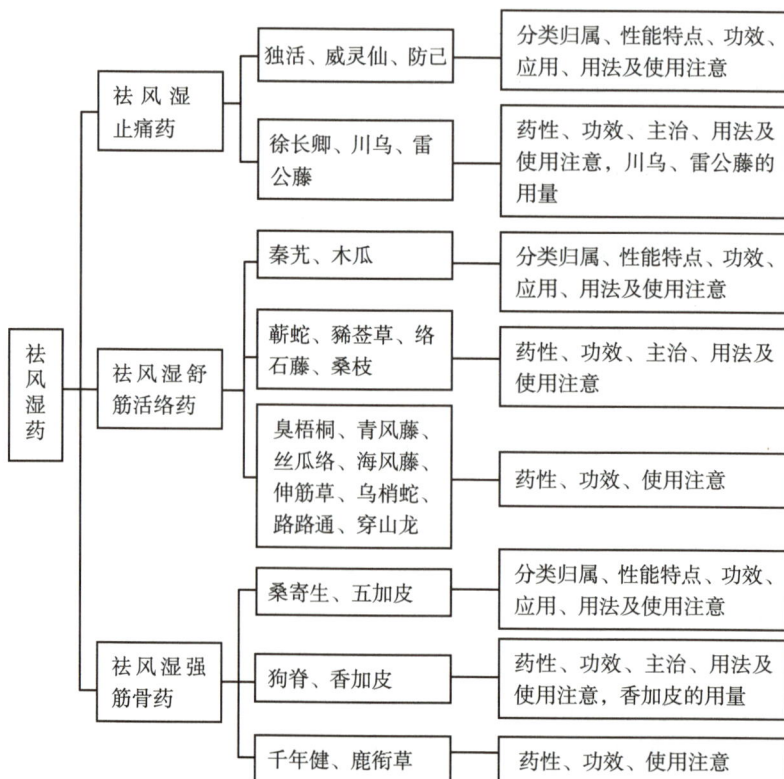

2. 学习方法

(1)本章应以祛风湿功效为主线,结合该类药物的性能特点与主治病证,理解药物的分类依据及各药的归属;各节药物以功效为核心,采取归纳、比较、鉴别法,记诵相似功效共性,分析区别各自性、效、用特点,以便更好地把握本章药物的基本知识和技能。关注川乌、雷公藤、香加皮的用量;独活与羌活,桑寄生与独活,豨莶草与臭梧桐的配伍意义。

(2)功效相似药物比较

1)祛风湿止痛,散寒药:独活、川乌。性温热,均可用治风湿寒痹。独活为治风湿痹痛之要药,善治下半身风湿痹痛,兼能散寒解表,治外感风寒夹湿证。川乌辛热苦燥,长于散寒麻醉止痛,为治风寒湿痹疼痛之佳品,其有毒,内服用炮制品,须久煎。

2)祛风湿,通络止痛药:威灵仙、雷公藤。威灵仙辛散温通,宜于风湿痹证兼寒象者,兼能消骨鲠。雷公藤辛、苦,寒凉,有大毒,为治风湿顽痹要药,尤宜于关节红肿热痛,兼能清热解毒,杀虫活血。

3)祛风湿止痛,利水药:防己、香加皮。防己祛风湿止痛又清热,宜于风湿热痹及湿热身痛者,兼能清热利水。香加皮辛、苦,温,宜于风湿痹痛兼寒邪以及寒湿所致之水肿、小便不利;还能强筋骨。

4)祛风湿,通经络药:秦艽、桑枝、木瓜、络石藤、豨莶草、臭梧桐、丝瓜络、海风藤、青风藤、伸筋草、路路通、穿山龙。秦艽为风药中之润剂,兼能退虚热、清湿热。桑枝无论寒热痹证均可应用,尤善于治疗上肢肩臂疼痛,兼可利水。木瓜为治湿痹,筋脉拘挛之要药,兼能化湿和胃,又为治吐泻转筋常用药。络石藤兼能凉血消肿。豨莶草与臭梧桐兼能降血压,用于肝阳上亢型高血压;豨莶草还能清热解毒;丝瓜络兼能化痰、解毒;青风藤还可利小便;穿山龙均还可活血,化痰止咳;路路通兼能通经下乳,止痒。

5)补肝肾强筋骨药:桑寄生、五加皮、狗脊、千年健、鹿衔草。桑寄生与五加皮均能祛风湿、补肝肾、强筋骨。桑寄生还可固冲任,安胎;五加皮又能利水退肿;狗脊补而能涩,尤善强腰膝,暖下元而强督脉,兼可固涩;鹿衔草兼能调经止血,补肺止咳。

(林志健)

复习思考题

1. 祛风湿药川乌、雷公藤分别适宜于哪种风湿痹证?如何做到安全有效应用?
2. 祛风湿药治疗风湿痹证多作酒剂,其主要原因是什么?
3. 风湿痹日久适合选择哪类祛风湿药?为什么?

扫一扫
测一测

第九章

化 湿 药

学习目标

1. 通过本章学习,把握化湿药的含义、功效与主治、性能特点、配伍应用;常用重点药物的性能特点、主要功效与临床应用、用法及使用注意;苍术配厚朴、陈皮,广藿香配佩兰,砂仁配木香的意义。

2. 学会理解由该类药物组成的化湿剂,主治湿浊中阻证及暑湿、湿温病证的用药特点及规律,为其后学习方剂学及临床各学科课程奠定基础。

概述

1. 基本含义 以化湿运脾为主要功效,主治湿阻中焦证的药物,称为化湿药。因其气味芳香,又称为芳香化湿药。

2. 功效主治

(1)功效:化湿运脾,均能消除中焦湿浊,促进脾胃运化。

(2)主治:湿阻中焦(脾胃)证,以脘腹痞满、恶心呕吐、大便溏薄、食少体倦、口甘多涎、舌苔白腻等为主要表现。其多由湿浊内阻,脾为湿困,运化失常,升降失司所致。部分药还兼有止呕、行气功效,尤宜于湿浊中阻之呕吐、腹胀;兼有解暑功效的药物,还可治暑湿、湿温等证。

3. 性能特点 大多气味辛香而性温,主归脾、胃经。

4. 配伍应用 ①依据病机及兼症配伍:湿滞中焦,易致气滞而见脘腹胀满痞闷不适,常与行气药配伍,以促进脾胃运化水湿,并可改善气滞腹胀症状;脾虚不运而见脘痞纳呆,神疲乏力者,配伍补气健脾药。②根据兼有病邪予以配伍:湿温、湿热、暑湿者,常与清热燥湿、解暑、利湿之品同用;偏于寒湿,脘腹冷痛者,配伍温中祛寒药。

5. 使用注意 ①药物特性:化湿药气味芳香,多含挥发成分,易于散失,作为散剂服用疗效较好,入汤剂宜后下,以免其挥发性有效成分逸失而降低疗效。②病证禁忌:芳香化湿药多为辛温香燥之品,易于耗气伤阴,故阴虚血燥及气虚者慎用。

苍术 Cangzhu 《神农本草经》

为菊科植物茅苍术 *Atractylodes lancea*(Thunb.)DC. 或北苍术 *Atractylodes chinensis*(DC.)Koidz. 的干燥根茎。切片,生用、麸炒或米泔水炒用。

【性味归经】辛、苦,温。归脾、胃、肝经。

【主要功效】燥湿健脾,祛风湿,发汗,明目。

【临床应用】

1. 湿阻中焦,暑湿、湿温证 本品苦温燥湿以化浊,辛香健脾以和胃,尤宜于湿阻中焦,脾失健运而致脘腹胀闷,呕恶食少,吐泻乏力,舌苔白腻等,多与厚朴、陈皮等配伍,共奏燥湿运脾、行气和胃之功,如平胃散。治疗湿温、暑湿证,可与清热燥湿、解暑药配伍;治脾虚湿聚,水湿内停所致水肿,可与利水渗湿退肿药同用。

2. 风湿痹证 本品辛散苦燥以祛风湿,适宜于痹证湿胜者。治疗风湿痹痛,多与其他祛风湿止痛药配伍;若治湿热痹痛,关节红肿,可与清热泻火药同用;治疗湿热痿证或下部湿浊带下,湿疮、湿疹等,可与黄柏等清热燥湿或利湿药同用。

3. 风寒表证夹湿 本品辛温可发汗以散风寒,亦能胜湿。治疗风寒表证夹湿者,多与防风、羌活、藁本等散风寒、祛风湿止痛药配伍。

4. 夜盲,眼目昏涩 本品单用有明目之效。治疗夜盲,视物不清,可与羊肝、猪肝蒸煮同食。

【用法用量】煎服,3~9g。

【使用注意】本品辛香燥烈,故阴虚内热,气虚多汗者不宜使用。

【参考资料】

1. 本草精选 《神农本草经》:"主风寒湿痹,死肌痉疸,止汗除热,消食。"《本草经疏》:"其气芳烈,其味甘浓,其性纯阳,为除风痹之上药,安脾胃之神品。"《本草备要》:"补脾燥湿,宣升阳散郁。"

2. 化学成分 本品主要含挥发油,其中主要为苍术醇(系 β- 桉叶醇和茅术醇的混合物);尚含少量苍术酮、维生素 A 样物质、维生素 B 及菊糖。

3. 药理作用 本品挥发油有调节胃肠运动、抗溃疡、镇静、降血糖、利尿、抗菌、保肝、抗缺氧、抗炎、抗心律失常等作用。维生素 A 样物质可治疗夜盲及角膜软化症。

厚朴　　Houpo　　《神农本草经》

为木兰科植物厚朴 *Magnolia officinalis* Rehd. et Wils. 或凹叶厚朴 *Magnolia officinalis* Rehd. et Wils. var. *biloba* Rehd. et Wils. 的干燥干皮、根皮及枝皮。生用或姜汁炙用。

【性味归经】苦、辛,温。归脾、胃、肺、大肠经。

【主要功效】燥湿,行气,消积,平喘。

【临床应用】

1. 湿阻中焦,脘腹胀满 本品辛行苦燥,能燥湿行气,尤宜于湿阻中焦证。治疗湿滞中焦、脘腹胀闷、腹痛、呕逆等,常与苍术、陈皮等同用。

2. 胃肠积滞,大便秘结 本品有良好的行气作用,能促进胃肠运动以消除积滞,故为消胀除满之要药,适宜于胃肠积滞诸证。治疗热结便秘,常与大黄、芒硝、枳实同用;治疗湿热阻滞大肠之泻痢,食积气滞、腹胀等积滞证,分别与清热燥湿药、消食药配伍。

3. 喘咳痰多 本品既能燥湿,又能降气平喘。治疗湿痰阻肺,胸闷喘咳,常与陈皮、半夏等同用;治疗宿喘,因外感风寒而诱发者,常与麻黄等配伍。

此外,本品还可与其他燥湿化痰药同用,治疗痰浊阻于喉间之梅核气,如半夏厚朴汤。

【用法用量】煎服,3~10g。

【使用注意】本品辛苦温燥,易耗气伤阴,故气虚津亏者及孕妇慎用。

【参考资料】

1. 本草精选 《名医别录》:"温中益气,消痰下气,疗霍乱及腹痛胀满,胃中冷逆,胸中呕不止,泄痢淋露,除惊,去留热,心烦满,厚肠胃。"《本草正》:"治霍乱转筋,消痰下气,止咳嗽呕逆吐酸,杀肠脏诸虫,宿食不消,去结水,破宿血,除寒湿泻痢,能暖脾胃,善走冷气。"

2. 化学成分 本品含 β- 桉油醇、厚朴酚、和厚朴酚。此外,还含有少量木兰箭毒碱、厚朴碱、鞣质等成分。

3. 药理作用 本品有抗溃疡、抑制肠痉挛、保肝、降血压、抗菌、抗炎、镇痛、抗肿瘤、抗动脉粥样硬化、保护心肌、抗氧化等作用。

广藿香 Guanghuoxiang 《名医别录》

为唇形科植物广藿香 *Pogostemon cablin*(Blanco)Benth. 的干燥地上部分。生用。

【性味归经】辛,微温。归脾、胃、肺经。

【主要功效】化湿,止呕,发表解暑。

【临床应用】

1. 湿阻中焦证 本品气味辛香,芳化湿浊。治疗湿浊中阻所致脘腹痞闷、食少作呕、神疲体倦等,多与苍术、厚朴等同用。

2. 多种呕吐 本品既能化湿,又有良好的止呕功效,广泛用于多种原因所致呕吐,尤宜于湿浊中阻之呕吐,常与燥湿、降逆止呕药同用。治湿热偏盛者,可与清热燥湿药配伍;治脾胃虚弱者,常与健脾益气药同用。治妊娠呕吐,可与和胃止呕药配伍。

3. 暑湿、湿温证 本品既能化湿,又可发表解暑。治疗暑月外感风寒,内伤湿滞致恶寒发热、头痛脘闷、呕恶吐泻等暑湿证,常与佩兰配伍,化湿和中解暑之力更增;也可与紫苏、厚朴、半夏等配伍;治湿温病初起,湿热并重者,多与清热利湿药同用。

【用法用量】煎服,3~10g;鲜品加倍。

【使用注意】本品辛温香燥,故阴虚火旺者忌服。

【参考资料】

1. 本草精选 《名医别录》:"疗风水毒肿,去恶气,疗霍乱心痛。"《本草图经》:"治脾胃吐逆为最要之药。"《药品化义》:"其气芳香,善行胃气,以此调中。"

2. 化学成分 本品含有挥发油,油中主要成分为广藿香醇、广藿香酮,其他成分有苯甲醛、丁香油酚、桂皮醛、广藿香吡啶等;尚含有多种倍半萜及黄酮类成分。

3. 药理作用 本品挥发油能促进胃液分泌,促进消化;缓解胃肠道平滑肌痉挛,保护肠黏膜;还能抗菌、抗螺旋体、抗病毒、抗炎、镇痛、解热、镇吐、发汗、止泻、扩张血管。此外,尚有防腐作用。

砂仁 Sharen 《药性论》

为姜科植物阳春砂 *Amomum villosum* Lour.、绿壳砂 *Amomum villosum* Lour. var. *xanthioides* T.L.Wu et Senjen 或海南砂 *Amomum longiligulare* T.L.Wu 的干燥成熟果实。生用。

【性味归经】辛,温。归脾、胃、肾经。

【主要功效】化湿行气,温中止泻,安胎。

【临床应用】

1. 湿阻中焦及脾胃气滞证 本品气味芳香,既能化湿运脾,又可行气、温中,为醒脾调胃要药,适宜于湿阻气滞所致之脘腹胀痛,尤以寒湿气滞者为宜。治湿阻中焦,脾胃气滞证,与木香配伍,共奏化湿行气、调中止痛之功;也可与其他化湿、行气药同用;治脾胃虚弱证,常与健脾益气药物配伍。

2. 脾胃虚寒吐泻 本品善温中化湿,重在温脾止泻。治疗脾胃虚寒之呕吐、泄泻,可单用研末吞服,或与温脾止泻药配伍。

3. 妊娠恶阻及胎动不安 本品能行气和中而安胎。治妊娠呕逆不能食,可单用,或与其他止呕、安胎药同用;若治气血不足之胎动不安,常与益气养血安胎药配伍。

【用法用量】煎服,3~6g。入汤剂宜后下。

【使用注意】阴虚火旺者慎用。

【参考资料】

1. 本草精选 《药性论》:"主冷气腹痛,止休息气痢,劳损,消化水谷,温暖脾胃,治冷滑下痢不禁。"《本草衍义补遗》:"安胎、止痛,行气故也。"

2. 化学成分 本品含挥发油。阳春砂挥发油中主要成分为樟脑、龙脑、乙酰龙脑酯、柠檬烯、橙花叔醇等。缩砂挥发油中主要成分为 d-樟脑、d-龙脑、乙酸龙脑酯、芳樟醇、橙花叔醇等。

3. 药理作用 本品挥发油可促进肠运动和消化液分泌,改善肠道推进运动,并能抑制血小板聚集、扩张血管、改善微循环、镇痛、抗炎、利胆。

豆蔻 Doukou 《名医别录》

为姜科植物白豆蔻 *Amomum kravanh* Pierre ex Gagnep. 或爪哇白豆蔻 *Amomum compactum* Soland ex Maton 的干燥成熟果实。生用。

【性味归经】辛,温。归肺、脾、胃经。

【主要功效】化湿行气,温中止呕。

【临床应用】

1. 湿阻中焦之脾胃气滞证 本品既能化湿,又能行气,功似砂仁,适宜于湿滞中焦,脾胃气滞之证。治疗脾虚湿阻气滞,脘痞腹胀,食少乏力者,常与健脾益气药配伍。治疗湿温初起,湿邪偏重者,多与利湿药配伍;热邪偏重者,常与清热燥湿药同用。

2. 寒湿阻中之呕吐 本品既能温中以散寒,又可行气、止呕,尤宜于寒湿中阻之呕吐,腹胀,可单用为末服,或与温中化湿、行气止呕药配伍。若治小儿胃寒,吐乳不食者,可与化湿和中药物同用。

【用法用量】煎服,3~6g。入汤剂宜后下。

【使用注意】阴虚血燥者慎用。

【参考资料】

1. 本草精选 《开宝本草》:"主积冷气,止吐逆反胃,消谷下气。"《本草蒙筌》:"散胸中冷滞,益膈上元阳。温脾土却疼,退目云去障。止翻胃呕,消积食膨。"

2. 化学成分 本品含挥发油,主要成分为 1,4-桉叶素、α-樟脑、葎草烯及其环氧化物等。

3. 药理作用 本品有促进胃液分泌、促进胃肠蠕动、抑制肠内异常发酵、抗菌、解热、镇痛等作用。豆蔻所含挥发油有平喘作用。

佩兰 Peilan 《神农本草经》

为菊科植物佩兰 *Eupatorium fortunei* Turcz. 的干燥地上部分。生用,或鲜用。

【性味归经】辛,平。归脾、胃、肺经。

【主要功效】化湿,解暑。

【临床应用】

1. 湿阻中焦证 本品芳香而化湿,用于湿阻中焦,口中甜腻、纳呆、脘痞腹胀,常与广藿香同用以增效。

2. 暑湿、湿温证 本品功似藿香,化湿又解暑。治暑湿、湿温证,常与广藿香、青蒿等清热、化湿解暑药配伍。

【用法用量】水煎服,3~10g;鲜品加倍。

【使用注意】本品味辛性散,易伤阴耗气,故阴虚、气虚者不宜使用。

【参考资料】

1. 本草精选 《神农本草经》:"主利水道,杀蛊毒,辟不祥。"《本草经疏》:"开胃除恶,清肺消痰,散郁结。"《本草纲目》:"消痈肿,调月经。"

2. 化学成分 本品含挥发油,其成分主要为聚伞花素、乙酸橙花醇酯、百里香酚甲醚,叶含香豆素、邻香豆酸、麝香草氢醌等;尚含有三萜类化合物。

3. 药理作用 本品有抗菌作用,其挥发油及油中所含的对-伞花烃、乙酸橙花酯能抑制流感病毒,伞花烃还有祛痰作用。

需了解的化湿药见表9-1。

表9-1 需了解的化湿药

药名	性味归经	功效	主治	用法用量与注意
草豆蔻	辛,温。归脾、胃经	①燥湿行气 ②温中止呕	①寒湿中阻之胀满疼痛 ②寒湿中阻之呕吐、泄泻	煎服,3~6g。入散剂较佳,入汤剂宜后下。阴虚血燥者慎用
草果	辛,温。归脾、胃经	①燥湿温中 ②除痰截疟	①寒湿中阻证 ②寒湿偏盛之疟疾	煎服,3~6g。阴虚血燥者慎用

学习小结

1. 学习内容

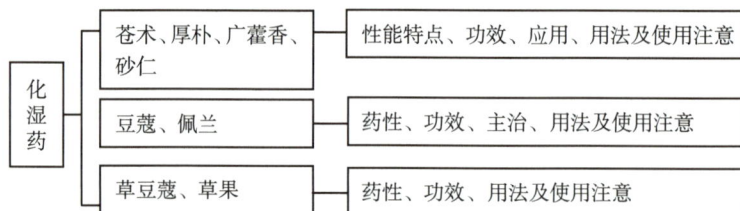

2. 学习方法

(1) 本章应以化湿运脾共有功效为核心,结合该类药物的性能特点与主治病证,归纳、比较相似功效药物的共性,区别各药在性、效、用方面的特点,以便把握本章药物的基本知识和技能;理解与行气药配伍的意义,关注苍术与厚朴、陈皮,广藿香与佩兰,砂仁与木香的配伍意义。

(2) 功效相似药物比较

1) 燥湿运脾药:苍术、草果、草豆蔻。其辛香燥烈,燥湿之力较强,均主治湿浊中阻证。苍术又能祛风湿,发汗解表,明目。草果与草豆蔻燥湿而又温中,草果还能除痰截疟,草豆蔻还能行气、止呕。

2) 燥湿行气药:厚朴、草豆蔻。二药善治湿浊或寒湿阻中引起的脘腹胀满疼痛。厚朴还能消积,主治便秘及胃肠积滞诸证;平喘,主治喘咳痰多。草豆蔻又能温中止呕。

3) 化湿,解暑药:广藿香、佩兰。两者常相须为用,主治湿浊中阻和暑湿证。广藿香化湿力强于佩兰,还能止呕,主治多种原因所致呕吐,尤宜于湿浊中阻所致者。

4)化湿,行气,温中药:砂仁、豆蔻。两者常相须为用,治湿阻中焦兼脾胃气滞者。砂仁温中以止泻,还能行气安胎;豆蔻行气而善止呕。

此外,既能化湿,又可止呕的药物有广藿香、豆蔻、草豆蔻。

(马 莉)

复习思考题

1. 为什么化湿药常与行气药配伍使用?
2. 化湿药可以治疗所有的水湿病证吗? 为什么?
3. 针对寒湿阻中所致脘腹胀满呕吐,哪些药物最能全面照顾?

笔记栏

扫一扫
测一测

第十章

利水渗湿药

学习目标

1. 通过本章学习,把握利水渗湿药的含义、功效与主治、性能特点;常用重点药物的分类归属、性能特点、主要功效与临床应用、用法及使用注意;茯苓配白术、滑石配甘草的意义。

2. 学会理解由该类药物组成的利湿剂,主治水湿病证的用药特点及规律,为其后学习方剂学及临床各学科课程奠定基础。

概述

1. 基本含义 凡以通利水道,渗泄水湿为主要作用,主治水湿病证的药物,称为利水渗湿药。

水与湿,异名而同类。弥散存在者为湿,凝聚停蓄者为水。能通利水道,增加尿量,称利水或利尿;使水湿之邪缓缓渗透,形成尿液排出体外,称渗湿,常合称利水渗湿。

2. 功效主治

(1)功效:利水渗湿。依据主治病证不同,又有利水消肿、利尿通淋、利湿退黄之别。

(2)主治:水湿诸证。如小便不利、水肿、淋证、黄疸、痰饮、泄泻、带下、暑湿、湿温、湿痹、湿疹、湿疮等水湿内停病证。

(3)分类:依据功效主治不同,将该类药分为利水消肿药、利尿通淋药和利湿退黄药3类。

3. 性能特点 味多淡而性多平,主要归肾、膀胱、小肠经。具有清热、利水通淋作用的药物偏寒凉,味苦。

4. 配伍应用 ①根据兼证配伍:水肿兼有表证,配宣肺解表药;水肿日久,脾肾阳虚,配温补脾肾药;湿热伤及血络,尿血者,配凉血止血药;风湿痹痛,配祛风湿药。②根据病因及兼邪配伍:湿热合邪,配清热药;寒湿合邪,配温里祛寒药;湿聚为痰,痰饮壅滞者,配化痰药。③依据病机配伍:水湿内停易阻碍气机,气滞则水停,故常与行气药配伍,有助于水液代谢。

5. 使用注意 利水渗湿药多具滑泄之性,使用过量易耗伤津液,故阴亏津少、肾虚遗精、遗尿,宜慎用或禁用。部分药物有较强的通利作用,孕妇慎用。

第一节 利水消肿药

以通利小便,消除水湿为主要作用,常用于治疗水肿及其他多种水湿病证的药物,称为利水消肿药。

该药能通调水道,使排尿通畅,尿量增加,从而排除停蓄体内的水湿。主治水肿、小便不利、淋浊、泄泻、痰饮、带下等水湿内停所致的多种病症。

茯苓　Fuling　《神农本草经》

为多孔菌科真菌茯苓 *Poria cocos*(Schw.)Wolf 的干燥菌核。生用。

【性味归经】甘、淡,平。归心、脾、肾经。

【主要功效】利水渗湿,健脾,安神。

【临床应用】

1. 小便不利,水肿,痰饮　本品甘能补脾,淡能渗湿,能渗利水湿以消肿,又无祛邪伤正之弊,广泛用于水湿内停诸症,不论寒热虚实皆可用之,为利水渗湿之要药。治水肿,小便不利,多与猪苓、泽泻同用;治痰饮为患,胸胁支满,目眩,心悸,或短气而咳者,可与桂枝、白术等药同用。

2. 脾虚证　本品又能健运脾胃,适宜于脾虚证。治疗脾虚不运,食少纳差、倦怠乏力等,常与人参、白术配伍;治疗脾虚湿盛,兼便溏或泄泻者尤佳,可与补气健脾、燥湿利水的白术配伍,其力更增。

3. 心悸,失眠　本品有一定宁心安神的功效。治疗心脾两虚,气血不足之心神不宁,恍惚健忘及心悸、失眠等症,常与人参、黄芪、远志等同用。

【用法用量】煎服,10~15g。

【使用注意】阴虚无湿热、虚寒滑精、气虚下陷者慎用。

【参考资料】

1. 本草精选　《神农本草经》:"主胸胁逆气,忧恚,惊邪,恐悸……利小便,久服安魂养神,不饥延年。"《本草纲目》:"茯苓皮主水肿腹胀,利水道,开腠理。"

2. 化学成分　本品含茯苓聚糖、三萜类化合物、蛋白质、脂肪酸、酶、甾醇等成分。

3. 药理作用　本品有利尿防石、抗肿瘤、保肝、增强免疫力、调节胃肠功能、抗菌、抗炎、镇静、增强胰岛素活性等作用。

薏苡仁　Yiyiren　《神农本草经》

为禾本科植物薏苡 *Coix lacryma-jobi* L. var. *ma-yuen*(Roman.)Stapf 的干燥成熟种仁。生用或炒用。

【性味归经】甘、淡,微寒。归脾、胃、肺经。

【主要功效】利水渗湿,健脾止泻,除痹,清热排脓。

【临床应用】

1. 小便不利、水肿、脚气肿痛　本品味甘淡,能利水渗湿。治脾虚水湿内停所致小便不利、水肿诸症,常与茯苓、白术、黄芪等利水渗湿之品同用;治脚气肿痛,可与防己、木瓜、苍术等配伍。

2. 脾虚泄泻　本品能渗湿,健脾止泻。治脾虚湿盛之水肿腹胀,食少泄泻,常与健脾止泻之品配伍。

3. 湿温病　本品甘淡,性微寒,能清利湿热。治疗湿温病邪在气分之证,常与苦杏仁、滑石等同用。

4. 风湿痹证　本品既能渗湿,又能利关节,舒筋脉,尤宜于湿痹肢体重着疼痛,筋脉拘急者。治风湿在表,身痛发热,可与羌活、防风、苍术等祛风湿、止痛药配伍;治湿痹,骨节烦痛,常与防己、蚕沙等配伍;若风湿痹痛,日久不愈或筋脉拘急,可单用或与祛风湿、强筋骨药同用。

5. 肺痈、肠痈　本品性寒,能清肺与大肠邪热,并可排脓消痈,为治肺痈、肠痈常用药。治肺痈,咳吐脓痰,常与芦根、桃仁等配伍;治肠痈,发热腹痛,常与大血藤、败酱草等同用。

【用法用量】煎服,9~30g。清利湿热宜生用,健脾止泻宜炒用。

【使用注意】本品力缓,用量宜大;性质滑利,孕妇慎用;脾虚无湿、大便燥结者亦慎用。除入汤、丸、散剂外,亦可作粥食用,为食疗佳品。

【参考资料】

1. 本草精选　《神农本草经》:"主筋急拘挛,不可屈伸,风湿痹,下气。"《药性论》:"主肺痿肺气,吐脓血,咳嗽涕唾,上气。"

2. 化学成分　本品主要含脂肪油、薏苡仁酯、薏苡仁内酯、氨基酸、维生素B等。

3. 药理作用　本品有抗肿瘤等作用。其脂肪油有降血糖、解热、镇静、镇痛、增强免疫力等作用。

泽泻　Zexie　《神农本草经》

为泽泻科植物东方泽泻 *Alisma orientale*(Sam.)Juzep. 或泽泻 *Alisma plantago-aquatica* Linn. 的干燥块茎。生用。

【性味归经】甘、淡,寒。归肾、膀胱经。

【主要功效】利水渗湿,泻热。

【临床应用】

1. 小便不利,水肿,淋浊,带下　本品甘淡,能渗泄水湿,通利小便,其利水作用强于茯苓,适宜于多种水湿病证。治小便不利、水肿,与猪苓、茯苓、桂枝配伍,如五苓散。本品性寒凉,能清泻肾与膀胱之热,尤宜于湿热下注之淋证,小便淋沥涩痛,或带下量多,阴痒,常与龙胆、黄芩、木通等清热燥湿、利水渗湿药同用。

2. 湿盛泄泻,痰饮　本品淡渗利湿,可治湿盛泄泻,多与苍术、厚朴、陈皮等配伍。治痰饮停聚,清阳不升之头目眩晕,重用本品,常与白术等健脾利水之品同用,如泽泻汤。

此外,尚能化浊降脂,防治高脂血症。

【用法用量】煎服,6~10g。

【使用注意】肾虚滑精无湿热者慎用。

【参考资料】

1. 本草精选　《名医别录》:"主补虚损五劳,除五脏痞满,起阴气,止泄精、消渴、淋沥,逐膀胱三焦停水。"《药性论》:"主肾虚精自出,治五淋,利膀胱热,宣通水道。"《本草纲目》:"渗湿热,行痰饮,止呕吐。"

2. 化学成分　本品主要含泽泻三萜类化合物、挥发油、生物碱、天门冬素、树脂等。

3. 药理作用　本品有利尿、降血脂、降血糖、降血压、减肥、抗动脉粥样硬化、抗脂肪肝、抗血小板聚集、抗血栓、抗炎等作用。

猪苓　Zhuling　《神农本草经》

为多孔菌科真菌猪苓 *Polyporus umbellatus*(Pers.)Fries 的干燥菌核。

【性味归经】甘、淡,平。归肾、膀胱经。

【主要功效】利水渗湿。

【临床应用】

小便不利,水肿,淋浊,带下,湿盛泄泻　本品甘淡渗泄,利水渗湿之力强于茯苓,适宜于小便不利、水肿、淋浊、带下、泄泻等水湿停滞病证。治疗水肿、小便不利,常与茯苓、泽泻、白术配伍,如四苓散;若治水热互结之淋证、带下,可与清利下焦湿热药物配伍应用;治中焦寒湿所致泄泻,多与肉豆蔻、黄柏同用,如猪苓丸;治脾虚水肿,常与茯苓等补脾、利水药配伍。

【用法用量】煎服,6~12g。

【使用注意】本品甘淡渗利,有伤阴之弊,水肿兼阴虚者不宜单用。

【参考资料】

1. 本草精选　《神农本草经》:"主痎疟,解毒蛊疰不祥,利水道。"《本草纲目》:"开腠理,治淋肿脚气,白浊带下,妊娠子淋胎肿,小便不利。"《本草蒙筌》:"通淋消肿满,除湿利小便。"

2. 化学成分　本品主要含有猪苓多糖、甾类化合物、猪苓酮、氨基酸、粗蛋白等。

3. 药理作用　本品有利尿、增强免疫力、抗菌等作用。猪苓多糖有抗肿瘤、防治肝炎等作用。

第二节　利尿通淋药

以清利湿热,利尿通淋为主要功效,常用于治疗淋证的药物,称为利尿通淋药。

本类药大多味苦性寒,或甘淡而寒,主归膀胱、肾经。其通过清利湿热,使小便排泄通畅,消除小便淋沥涩痛或尿血等症状,常用于热淋、血淋、石淋、膏淋等淋证;还可治疗其他水湿病证。

车前子　Cheqianzi　《神农本草经》

为车前科植物车前 *Plantago asiatica* L. 或平车前 *Plantago depressa* Willd. 的干燥成熟种子。

【性味归经】甘、寒。归肾、肝、肺、小肠经。

【主要功效】利水通淋,渗湿止泻,明目,清肺化痰。

【临床应用】

1. 湿热淋证,小便不利,水肿兼热　本品味甘性寒,利水道,清邪热,为治下焦湿热及水肿兼热的常用药。治疗下焦湿热淋证,可与木通、瞿麦等配伍,如八正散;本品还可与其他清热利尿消肿药配伍,治疗水肿兼热象者。

2. 暑湿水泻　本品能利小便,分清别浊而止泻,即利小便以实大便,为治暑湿水泻要药。治疗暑湿水泻,可单用,或与茯苓、猪苓、薏苡仁等利水渗湿药配伍。

3. 目赤肿痛,目暗不明　本品善清肝热,又明目,为眼科常用药。治肝热目赤肿痛,常与菊花、夏枯草、决明子等配伍;治肝肾阴亏之视物昏花,常与补肝肾、明目之熟地黄、菟丝子等同用。

4. 肺热咳嗽痰多　本品又能清肺化痰止咳。治疗肺热咳嗽,痰多黄稠,常与瓜蒌、浙贝母等清肺化痰药同用。

【用法用量】煎服,9~15g。包煎。

【使用注意】本品甘寒滑利,故阳气下陷、肾虚遗精及内无湿热者禁服。

【参考资料】

1. 本草精选　《神农本草经》:"主气癃,止痛,利水道小便,除湿痹。"《名医别录》:"主男子伤中,女子淋沥,不欲食,养肺,强阴益精,令人有子,明目,疗赤痛。"《本草纲目》:"导小肠热,止暑湿泻痢。"

2. 化学成分　本品含黏液质、琥珀酸、黄酮、车前烯醇、腺嘌呤、胆碱、车前子碱、脂肪油、维生素 A 样物质、维生素 B 等。

3. 药理作用　本品有利尿、祛痰、镇咳、预防肾结石形成、保肝、降低胆固醇、明目、抗炎等作用。

滑石　Huashi　《神农本草经》

为硅酸盐类矿物滑石族滑石。主要含有含水硅酸镁 $[Mg_3(Si_4O_{10})(OH)_2]$。

【性味归经】甘、淡,寒。归膀胱、肺、胃经。

【主要功效】利尿通淋,清解暑热。外用清热收湿敛疮。

【临床应用】

1. 湿热淋证,小便不利　本品善清膀胱湿热而利尿通淋。治疗湿热下注膀胱所致热淋,小便不利,淋沥涩痛,常与车前子、木通等配伍,如八正散。

2. 暑热烦渴,湿温胸闷,湿热泄泻　本品能解暑热,利水湿,为治暑湿、湿温之常用药。治疗暑热烦渴,常与甘草配伍,清热解暑,利水而不伤津,即六一散;治湿温初起,头痛胸闷,身热烦渴,可与薏苡仁、豆蔻、苦杏仁等配伍,如三仁汤;治湿热泄泻,与苦杏仁、黄连等配伍,如杏仁滑石汤。

3. 湿疹,湿疮,痱子　本品外用有清热、收湿敛疮作用,为治湿疹、湿疮的常用药。治疗湿疹、湿疮可单用,或与黄柏、煅石膏等配伍,外敷或撒布于患处;若与薄荷、甘草等配伍,制成痱子粉,可防治痱子。

【用法用量】煎服,10~20g,先煎。外用适量。

【使用注意】脾虚、滑精、热病伤津者禁用。

【参考资料】

1. 本草精选　《神农本草经》:"主身热泄澼,女子乳难,癃闭,利小便,荡胃中积聚寒热,益精气。"《本草纲目》:"疗黄疸,水肿脚气,吐血衄血,金疮血出,诸疮肿毒。"

2. 化学成分　本品含硅酸镁、氧化铝、氧化镍等。

3. 药理作用　本品有利尿、抗菌、保护胃黏膜、止泻等作用。外用有保护创面、吸收分泌物、促进结痂的作用。

木通　Mutong　《神农本草经》

为木通科植物木通 *Akebia quinata* (Thunb.) Decne、三叶木通 *Akebia trifoliata* (Thunb.) Koidz. 或白木通 *Akebia trifoliata* (Thunb.) Koidz. var. *australis* (Diels) Rehd. 的干燥藤茎。生用。

【性味归经】苦,寒。归心、小肠、膀胱经。

【主要功效】利水通淋,泻热,通经下乳。

【临床应用】

1. 湿热淋痛,水肿尿少　本品苦寒而清利下焦湿热。治膀胱湿热,小便短赤,淋沥涩痛,与车前子、滑石同用;治水肿,可与猪苓、桑白皮配伍。

2. 口舌生疮,心烦尿赤　本品味苦入心,可清心降火。治心火上炎,口舌生疮,心烦,尿赤,常与地黄、竹叶等凉血清心、利尿之品配伍。

3. 产后乳汁不通或乳少　本品有通经下乳之功。治产后气血郁滞,乳汁不通,可与活血通经下乳之品配伍；若治产后气血虚，乳少者，常与补气血药同用，或与猪蹄炖汤服。

4. **湿热痹痛**　本品能通血脉，利关节。治疗湿热痹痛，关节重着疼痛，可与秦艽、防己、豨莶草等祛风湿药配伍。

【用法用量】煎服，3~6g。

【使用注意】本品苦寒通利，脾胃虚寒者及孕妇慎用。

【参考资料】

1. 本草精选　《日华子本草》："安心，除烦，止渴，退热，治健忘，明耳目，治鼻塞，通小肠，下水，破积聚血块，排脓，治疮疖，止痛，催生下胞，女人血闭，月候不匀，天行时疾，头痛目眩，羸劳乳结，及下乳。"《本草纲目》："能通心清肺，治头痛、利九窍；下能泄湿热，利小便，通大肠，治遍身拘痛。"

2. 化学成分　本品含常春藤皂苷元、齐墩果酸、白桦脂醇、木通皂苷、木通苯乙醇苷 B、豆甾醇等。

3. 药理作用　本品有利尿、抗菌等作用。

通草　Tongcao　《本草拾遗》

为五加科植物通脱木 *Tetrapanax papyrifer*（Hook.）K.Koch 的干燥茎髓。

【性味归经】甘、淡，微寒。归肺、胃经。

【主要功效】利水清热，通气下乳。

【临床应用】

1. **湿热淋证**　本品既能利水，又可清热，功似木通而力弱。治湿热淋证，小便不利，淋沥涩痛之证，常与其他利尿通淋药同用。

2. **湿温，水肿尿少**　本品利水、清利湿热，治疗湿温，湿热蕴阻，水肿尿少，常与泽泻、木通、滑石等配伍。

3. **产后乳汁不下**　本品有通气下乳之效。治疗产后乳汁不下，单用力弱，常与穿山甲、王不留行等其他通经下乳药同用。

【用法用量】煎服，3~5g。

【使用注意】本品甘淡渗利，故气阴两虚者及孕妇慎用。

【参考资料】

1. 本草精选　《本草拾遗》："利大小便，宣通，去烦热。食之令人心宽，止渴，下气。"《本草纲目》："通草，色白而气寒，味淡而体轻，故入太阴肺经，引热下降而利小便；入阳明胃经，通气上达而下乳汁。"

2. 化学成分　本品主要含有肌醇、多聚戊糖、糖醛酸、氨基酸等。

3. 药理作用　本品有利尿及促进乳汁分泌作用。通草多糖有调节免疫功能和抗氧化作用。

绵萆薢　Mianbixie　《神农本草经》

为薯蓣科植物绵萆薢 *Dioscorea spongiosa* J.Q.Xi，M.Mizuno et W.L.Zhao.、或福州薯蓣 *Dioscorea futschauensis* Uline ex R.Kunth 的干燥根茎。生用。

【性味归经】苦，平。归肾、胃经。

【主要功效】利湿浊，祛风湿。

【临床应用】

1. **膏淋，白浊**　本品能利湿而分清去浊，尤宜于膏淋，小便混浊，为治膏淋之要药。治疗膏淋,小便混浊,色如米泔,常与乌药、益智、石菖蒲等配伍;治湿浊下注之带下量多,可与猪苓、白术、泽泻等同用。

2. 风湿痹痛　本品利湿浊,又可祛风湿。治疗风湿痹证,关节疼痛,屈伸不利。若治寒湿偏盛者,可与温经散寒止痛药配伍;治湿热偏盛者,可与防己、薏苡仁、秦艽等同用。

【用法用量】煎服,9~15g。

【使用注意】本品苦泄易伤阴,故肾阴亏虚,遗精滑泄者慎用。

【参考资料】

1. 本草精选　《神农本草经》:"主腰背痛,强骨节,风寒湿周痹,恶疮不瘳,热气。"

2. 化学成分　本品主要含有薯蓣皂苷、棕榈酸、β-谷甾醇及鞣质、蛋白质等。

3. 药理作用　本品有抗骨质疏松、抗肿瘤作用,薯蓣皂苷有抗真菌作用。

石韦　Shiwei　《神农本草经》

为水龙骨科植物庐山石韦 Pyrrosia sheareri (Bak.) Ching、石韦 Pyrrosia lingua (Thunb.) Farwell 或有柄石韦 Pyrrosia petiolosa (Christ) Ching 的干燥叶。

【性味归经】甘、苦,微寒。归肺、膀胱经。

【主要功效】利尿通淋,凉血止血,清肺止咳。

【临床应用】

1. 血淋,热淋,石淋　本品有良好的清热利尿通淋作用,为治疗湿热淋证常用药;并能凉血止血,尤宜于血淋涩痛。治疗血淋,可与凉血止血药同用;治疗热淋、石淋,常与其他利尿通淋药配伍。

2. 血热崩漏、尿血、吐血、衄血　本品有凉血止血之功。治疗血热妄行所致崩漏、吐血、咯血、尿血、便血,可单用,也可与凉血止血类药配伍。

3. 肺热咳喘　本品又能清肺止咳。治肺热咳嗽,可单用,或与清热化痰、止咳平喘药同用。

【用法用量】煎服,6~12g。

【使用注意】本品苦寒清泄,故阴虚,无湿热者慎用。

【参考资料】

1. 本草精选　《神农本草经》:"主劳热邪气,五癃闭不通,利小便水道。"《本草纲目》:"主崩漏,金疮,清肺气。"

2. 化学成分　本品主要含有芒果苷、异芒果苷、黄酮类、β-谷甾醇等。

3. 药理作用　本品有利尿、镇咳、祛痰、抗菌、抗病毒等作用。

海金沙　Haijinsha　《嘉祐本草》

为海金沙科植物海金沙 Lygodium japonicum (Thunb.) Sw. 的干燥成熟孢子。生用。

【性味归经】甘、咸,寒。归膀胱、小肠经。

【主要功效】利尿通淋,止痛。

【临床应用】

1. 热淋,血淋,石淋,膏淋　本品功专利尿而止痛,兼可排石,为治石淋、小便涩痛的常用药。治石淋,常与金钱草、滑石等同用;治血淋,常与石韦、小蓟等同用;治热淋,常与清热、利尿通淋药配伍。

2. 水肿　本品利尿而通利小便。治疗水肿胀满,小便不利,可与其他利尿消肿药同用。

【用法用量】煎服,6~15g,包煎。

【使用注意】本品甘淡渗利,故阴虚者慎用。

【参考资料】

1. 本草精选　《嘉祐本草》:"主通利小肠。"《本草纲目》:"治湿热肿满,小便热淋、膏淋、血淋、石淋茎痛。解热毒气。"《本草备要》:"通淋,泻湿热。"

2. 化学成分　本品主要含海金沙素、香豆酸、咖啡酸、脂肪油等。

3. 药理作用　本品有抗菌、利胆、利尿排石等作用。

瞿麦　Qumai　《神农本草经》

为石竹科植物瞿麦 *Dianthus superbus* L. 或石竹 *Dianthus chinensis* L. 的干燥地上部分。生用。

【性味归经】苦,寒。归心、小肠、膀胱经。

【主要功效】利尿通淋,破血通经。

【临床应用】

1. 热淋,血淋,石淋　本品苦寒清热,利尿通淋,为治湿热淋证常用药。治热淋,常与车前子、木通等配伍;治血淋,常与石韦、栀子等同用;治石淋,常与金钱草、冬葵子、滑石等配伍。

2. 瘀血经闭　本品有破血通经功效。治疗瘀血所致经闭不通,常与桃仁、丹参、红花等活血通经药同用。

【用法用量】煎服,9~15g。

【使用注意】本品性味苦寒,有活血通经的功效,孕妇禁用,妇女经期慎服。

【参考文献】

1. 本草精选　《神农本草经》:"主关格诸癃结,小便不通……明目去翳,破胎堕子,下闭血。"《本草备要》:"降心火,利小肠,逐膀胱邪热,为治淋要药。"

2. 化学成分　本品主要含花色苷、水杨酸甲酯、丁香油酚、维生素 A 样物质、皂苷、糖类等成分。

3. 药理作用　本品有利尿、兴奋肠管与子宫平滑肌、抑制心脏、降血压、抗菌、杀灭血吸虫等作用。

萹蓄　Bianxu　《神农本草经》

为蓼科植物萹蓄 *Polygonum aviculare* L. 的干燥地上部分。生用。

【性味归经】苦,微寒。归膀胱经。

【主要功效】利尿通淋,杀虫止痒。

【临床应用】

1. 热淋涩痛　本品苦寒降泄,能清膀胱湿热而利尿通淋。治疗湿热淋证,尿频涩痛短赤,少腹拘急,可单用,也可与车前子、木通、瞿麦等配伍,如八正散;治血淋,常与大蓟、白茅根同用。

2. 蛔虫病,蛲虫病　本品有杀蛔虫、蛲虫作用。治蛔虫腹痛,可单用,浓煎服,也可与苦楝皮、槟榔等驱虫药同用;治蛲虫病,肛门瘙痒,可单用煎汤,保留灌肠,或以之煎汤熏洗肛门,也可与驱虫药配伍。

3. 湿疹,阴痒　本品外用有杀虫止痒之功。治湿疹、湿疮、阴痒,可单用,或与苦参、地肤子等杀虫止痒药同用,煎水洗患处。

【用法用量】煎服,9~15g;鲜品加倍。外用适量。

【使用注意】脾虚便溏者慎用。

【参考资料】

1. 本草精选　《神农本草经》:"主浸淫疥瘙疽痔,杀三虫。"《本草分经》:"苦,平。利小便,去湿热,通淋杀虫。"

2. 化学成分　本品主要含有槲皮素、萹蓄苷、槲皮苷、绿原酸、蒽醌类、生物碱类、挥发油、钾盐、硅酸等成分。

3. 药理作用　本品有利尿、利胆、抗菌、止血、兴奋子宫、驱蛔虫及蛲虫等作用。其水提取物及醇提取物静脉注射有降压作用。

需了解的利尿通淋药见表 10-1。

表 10-1　需了解的利尿通淋药

药名	性味归经	功效	主治	用法用量与注意
地肤子	辛、苦,寒。归肾、膀胱经	①利尿通淋 ②祛风止痒	①湿热淋证 ②风疹,湿疹,阴痒,湿疮	煎服,9~15g。外用,适量煎汤熏洗
冬葵子	甘,寒。归大肠、小肠、膀胱经	①利水通淋 ②下乳 ③润肠通便	①湿热淋证,水肿 ②乳汁不下,乳房胀痛 ③肠燥便秘	煎服,3~9g。孕妇慎用
灯心草	甘、淡,微寒。归心、肺、小肠经	①利尿通淋 ②清心除烦	①尿少涩痛 ②心烦失眠,小儿夜啼,口舌生疮	煎服,1~3g

第三节　利湿退黄药

以清泻湿热、利胆退黄为主要功效,常用于治疗湿热黄疸的药物,称为利湿退黄药。本类药均能促进胆汁排泄,以消退黄疸。

黄疸,以面目一身发黄、小便黄为主要表现。黄色鲜艳者,为阳黄,多由湿热瘀滞肝胆,胆汁外溢于肌肤所致;黄色晦暗者,为阴黄,多由寒湿为患。本类药还可用于湿温、湿热疮疹等湿热病证。

金钱草　Jinqiancao　《本草纲目拾遗》

为报春花科植物过路黄 *Lysimachia christinae* Hance 的干燥全草。生用。

【性味归经】甘、淡,微寒。归肝、胆、肾、膀胱经。

【主要功效】除湿退黄,利水通淋,解毒消肿。

【临床应用】

1. 湿热黄疸,肝胆结石　本品善除湿退黄,并能排石,为治湿热黄疸、肝胆结石之佳品。治疗湿热黄疸及肝胆结石发黄,常与茵陈、栀子等其他利湿退黄之品配伍。

2. 热淋,石淋　本品利水通淋而排除结石,为治砂淋、石淋要药。其兼能清泻膀胱湿热,治疗热淋,常与利尿通淋药配伍;治疗石淋、砂淋等泌尿系结石,可单用,也可与海金沙、滑石等利尿通淋之品配伍。

3. 热毒疮肿,毒蛇咬伤　本品有解毒消肿之功。治疗热毒疮肿、毒蛇咬伤,可用鲜品捣汁内服或捣烂外敷,或配蒲公英、野菊花等同用。

【用法用量】煎服,15~60g;鲜品加倍。外用适量。

【使用注意】本品性味寒凉,脾胃虚寒者慎用。鲜品熏洗,可致接触性皮炎。

【参考资料】

1. 本草精选　《本草纲目拾遗》:"味微甘,性微寒,祛风,治湿热。"《采药志》:"发散头风风邪。治脑漏,白浊热淋,玉茎肿痛,捣汁冲生酒吃。"《安徽药材》:"治膀胱结石。"

2. 化学成分　本品含酚性成分和甾醇、黄酮类、氨基酸、鞣质、挥发油、胆碱、钾盐等。

3. 药理作用　本品有利尿、利胆、排石、抗菌等作用。

茵陈　Yinchen　《神农本草经》

为菊科植物滨蒿 *Artemisia scoparia* Waldst. et Kit. 或茵陈蒿 *Artemisia capillaris* Thunb. 的干燥地上部分。生用。

【性味归经】苦、辛,微寒。归肝、胆、脾、胃经。

【主要功效】清热利湿,退黄。

【临床应用】

1. 黄疸　本品有良好的利胆退黄之功,不论阳黄、阴黄均可配伍使用,为治黄疸要药。因其兼能清热利湿,尤宜于湿热阳黄,黄色鲜明,常与栀子、大黄配伍,如茵陈蒿汤;治寒湿阴黄,黄色晦暗,常与温里散寒药同用。

2. 湿疮,湿疹瘙痒　本品清利湿热,治疗湿疮、湿疹,常与黄柏、苦参、地肤子等配伍,内服外用均可。

【用法用量】煎服,6~15g。外用适量。

【使用注意】本品性味苦寒,脾胃虚寒者慎服。

【参考资料】

1. 本草精选　《神农本草经》:"主治风寒湿热邪气,热结黄疸。"《名医别录》:"治通身发黄,小便不利,除头热,去伏瘕。"

2. 化学成分　含香豆素及挥发油等成分。

3. 药理作用　本品有利胆、利尿、解热、降血压、抗病原微生物、抑杀钩端螺旋体、抗肿瘤等作用。

需了解的利湿退黄药见表 10-2;本章供参考学习的拓展药见表 10-3。

表 10-2　需了解的利湿退黄药

药名	性味归经	功效	主治	用法用量与注意
广金钱草	甘,淡,凉。归肾、肝、膀胱经	①清热除湿 ②利尿通淋 ③退黄	①石淋,热淋 ②水肿尿少 ③黄疸尿赤	煎服,15~30g,鲜用30~60g。外用捣敷
连钱草	辛、苦,微寒。归肝、肾、膀胱经	①利湿通淋 ②清热解毒 ③散瘀消肿	①热淋,石淋,湿热黄疸 ②疮痈肿痛 ③跌打损伤	煎服,15~30g,鲜用30~60g。外用适量,煎汤洗

表 10-3　利水渗湿药知识拓展

药名	功效	主治	用法用量
茯苓皮	利水消肿	水肿,小便不利	煎服,15~30g
蚕沙	①祛风除湿 ②和胃化浊	①风湿痹痛,肢体不遂,风疹瘙痒 ②吐泻转筋	煎服,5~15g,纱布包煎。外用炒熨、煎水洗或研末调敷

续表

药名	功效	主治	用法用量
车前草	①清热利尿通淋 ②祛痰 ③凉血 ④解毒	①热淋涩痛,水肿尿少,暑湿泄泻 ②痰热咳嗽 ③吐血衄血 ④痈肿疮毒	煎服,9~30g
泽漆	①利水消肿 ②化痰止咳 ③散结	①水肿,四肢面目浮肿 ②肺热咳嗽 ③痰核	煎服,5~10g。 外用适量
蝼蛄	①利水通淋 ②消肿解毒	①水肿石淋,小便不利 ②瘰疬,痈肿恶疮	煎服,3~4.5g。外用研末撒。体虚者不宜用
冬瓜皮	利尿消肿	①水肿 ②暑热烦渴	煎服,9~30g
赤小豆	①利水消肿 ②解毒排脓	①水肿胀满,脚气浮肿,黄疸尿赤,风湿热痹 ②痈肿疮毒,肠痈腹痛	煎服,9~30g。外用适量,研末调敷
葫芦	利水消肿	面目浮肿,大腹水肿,脚气肿胀	煎服,15~30g
玉米须	①利水消肿 ②利湿退黄	①水肿,小便不利 ②黄疸	煎服,15~30g
荠菜	①凉血止血 ②清热利尿 ③平肝明目	①尿血,产后子宫出血,月经过多,肺结核咯血 ②感冒发热,肾炎水肿,乳糜尿 ③高血压,目赤疼痛	煎服,15~30g(鲜品60~120g)。外用适量,捣汁点眼
地耳草	①利湿退黄 ②清热解毒 ③活血消肿	①湿热黄疸 ②肺痈、肠痈、痈肿疮毒 ③跌打损伤	煎服,15~30g(鲜品加倍)。外用适量,捣敷或煎水洗

学习小结

1. 学习内容

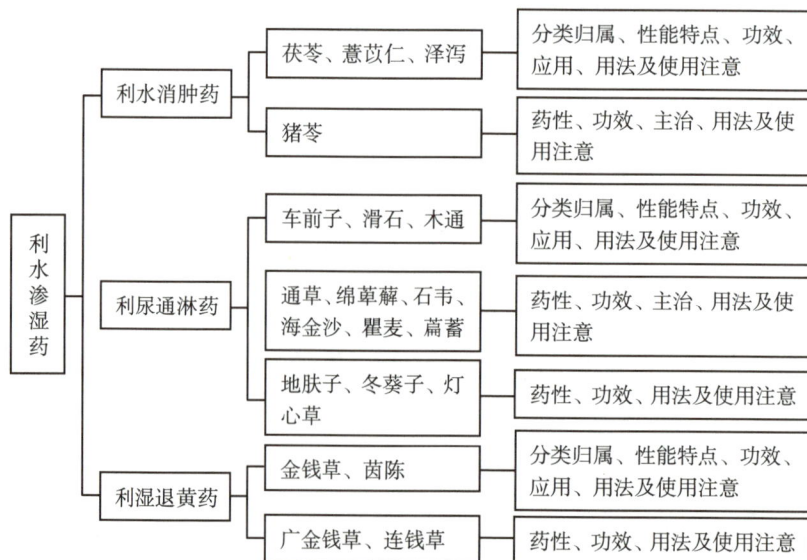

2. 学习方法

(1)本章应以利水渗湿功效为主线,结合该类药物的性能特点与主治病证,理解药物的分类依据及各药的归属;各节药物以功效为核心,采取归纳、比较、鉴别法,记诵相似功效共性,分析区别各自性、效、用特点,以便更好地把握本章节药物的基本知识和技能。关注茯苓配白术、滑石配甘草的意义。

(2)功效相似药物比较

1)利水渗湿,健脾药:茯苓和薏苡仁。二药利湿、健脾功能相近,但茯苓性平不偏寒热,利水渗湿而不伤正气,健脾而不恋湿邪,不论寒热虚实皆可应用,还能宁心安神;薏苡仁药力虽不及茯苓,但可清热排脓,舒筋除痹。

2)利尿通淋,清肺热药:车前子、石韦。车前子还能渗湿以止泻,利小便以实大便,主治暑湿水泻;尚可清肝明目,主治肝热目赤。石韦还能凉血止血,尤善治血淋。

3)利尿通淋,下乳药:木通、通草、冬葵子。其均可主治湿热淋证,乳汁不下。木通、冬葵子均能通经下乳,木通还能泻热,冬葵子还可润肠通便,通草通气下乳。

4)利尿通淋,止痒药:萹蓄、地肤子。二药主治湿热淋证,湿疹,湿疮,阴痒。萹蓄杀虫止痒,地肤子祛风止痒。

5)利湿退黄药:茵陈、金钱草、广金钱草、连钱草。茵陈清热除湿,为治黄疸要药。金钱草尤善于排石,治肝胆结石所致黄疸胁痛;还可利水通淋,主治石淋,小便涩痛等;尚可解毒消肿。金钱草、广金钱草、连钱草均可利水通淋,金钱草与连钱草均可解毒,连钱草还可散瘀消肿。

-●──（常惟智）

复习思考题

1. 利水渗湿药与峻下逐水药均能治疗水肿,其在性能特点与适宜证型方面有何不同?

2. 肾虚所致小便不利伴有遗精滑精能否使用利水渗湿药?为什么?

3. 脾虚水肿兼小便不利最宜选择本类药中的哪些药?为什么?

扫一扫
测一测

PPT课件

第十一章

温 里 药

学习目标

1. 通过本章学习,把握温里药的含义、功效与主治、性能特点、配伍应用;常用重点药物的性能特点、主要功效与临床应用、用法及使用注意;肉桂、吴茱萸的用量;附子配干姜,附子配肉桂,附子配麻黄、细辛,丁香配柿蒂的意义。

2. 学会理解由该类药物组成的温里祛寒剂,主治里寒证的用药特点及规律,为其后学习方剂学及临床各学科课程奠定基础。

概述

1. 基本含义　凡以温里祛寒为主要作用,主治里寒证的药物,称温里药,又名祛寒药。

2. 功效主治

(1)功效:温里祛寒。根据主治病位不同,又有温中散寒,温肺化饮,温肾助阳,温通心阳,温通经脉,暖肝散寒之别。多数药物兼有止痛功效。

(2)主治:里寒证,以冷、痛为特点。因受寒或阳虚部位不同,临床表现各异。脾胃寒证,症见脘腹冷痛、食欲缺乏、呕吐、泄泻、舌淡苔白等;寒滞肝经证,症见少腹冷痛、寒疝腹痛或厥阴头痛等;肾阳不足证,常见阳痿宫冷、腰膝冷痛、夜尿频多、滑精遗尿等;寒饮伏肺证,见咳喘痰鸣、痰白清稀、苔白滑等;心肾阳虚证,见心悸怔忡、畏寒肢冷、小便不利、肢体浮肿等;亡阳证,以畏寒蜷卧、汗出神疲、四肢厥逆、脉微欲绝等为主要表现。

3. 性能特点　味辛,部分味甘,性温热;主归脾、胃、肾、心经。

4. 配伍应用　①根据病因病机配伍:寒饮伏肺之咳喘,宜与化痰止咳平喘药配伍;寒滞肝经之肝郁气滞者,宜与疏肝行气药配伍;寒凝经脉之气滞血瘀者,宜与行气活血药配伍;脾肾阳虚,宜与温补脾肾药配伍;湿邪内阻者,宜与芳香化湿药配伍;亡阳气脱者,宜与大补元气药配伍。②根据兼证配伍:兼饮食积滞者,宜与消食导滞药配伍;兼气虚者,常与补气药配伍。

5. 使用注意　①药物特性:本类药辛热燥烈,易伤阴动火,故夏季气候炎热或素体阴虚火旺者不宜使用。②病证禁忌:实热证,阴虚火旺、津血亏虚证及真热假寒者禁用;部分药孕妇慎用或禁用。

附子　Fuzi　《神农本草经》

为毛茛科植物乌头 *Aconitum carmichaelii* Debx. 的子根的加工品。生用或加工炮制为盐附子、黑顺片、白附片等。

【性味归经】辛、甘,大热;有毒。归心、脾、肾经。

【主要功效】回阳救逆,补火助阳,散寒止痛。

【临床应用】

1. 亡阳证 本品辛甘大热,纯阳峻烈,能挽回散失之元阳而有回阳救逆之功,为治亡阳证要药,被喻为"回阳救逆第一品"。治疗亡阳证,四肢厥逆,脉微欲绝,常与干姜配伍增强回阳救逆之功,如四逆汤;治疗阳气暴脱,或出血过多,气随血脱,症见冷汗淋漓、手足厥冷、呼吸微弱、脉微欲绝者,常与大补元气的人参配伍,以回阳救逆,补气固脱。

2. 肾阳不足证 本品辛甘温煦,下补肾阳,峻补元阳。治肾阳虚,命门火衰所致畏寒肢冷、腰膝酸软、阳痿、宫寒不孕等,常与肉桂配伍增强补火助阳、散寒止痛之效,如右归丸。

3. 脾肾阳虚证 本品下助肾阳,中温脾阳。治脾肾阳虚之脘腹冷痛、便溏泄泻等,常与干姜、人参等补气温中健脾之品同用,如附子理中丸。

4. 心阳虚衰证 本品上温助心阳,并能散寒止痛。治疗心阳虚衰之心悸气短、胸痹心痛等,可与人参、桂枝等补气温阳药同用。

5. 寒湿痹痛,阳虚外感 本品有较强的散寒止痛作用。治疗风寒湿痹,周身骨节疼痛,尤宜于寒痹疼痛,可与桂枝、甘草等配伍,如桂枝附子汤;若治阳虚兼外感风寒,可与麻黄、细辛等同用以补阳发表散寒,如麻黄附子细辛汤。

【用法用量】煎服,3~15g,先煎,久煎。本品有毒,宜先煎0.5~1小时,口尝至无麻辣感为度。

【使用注意】阴虚阳亢、真热假寒者不宜,孕妇慎用。内服宜用炮制品,生品外用。不宜与半夏、瓜蒌、瓜蒌仁、瓜蒌皮、天花粉、浙贝母、川贝母、平贝母、伊贝母、白蔹、白及同用。

【参考资料】

1. 本草精选 《神农本草经》:"主风、寒咳逆,邪气,温中,金疮,破癥坚积聚血瘕,寒湿踒躄,拘挛膝痛,不能行步。"《名医别录》:"脚疼冷弱,腰脊风寒心腹冷痛,霍乱转筋,下痢赤白,坚肌骨,强阴。"《本草备要》:"大燥回阳,补肾命火,逐风寒湿。"

2. 化学成分 本品主要含乌头碱、中乌头碱、次乌头碱、尿嘧啶等生物碱。

3. 药理作用 本品有强心、抗休克、抗炎、镇静、镇痛、抗心肌缺血、提高耐缺氧能力、抗心律失常、促进下丘脑-垂体-肾上腺轴功能、扩张血管、调节血压、抗寒冷、增强免疫力、局部麻醉等作用。

干姜 Ganjiang 《神农本草经》

为姜科植物姜 *Zingiber officinale* Rosc. 的干燥根茎。生用。

【性味归经】辛,热。归脾、胃、心、肺经。

【主要功效】温中,回阳,温肺化饮。

【临床应用】

1. 脾胃寒证 本品辛热入脾胃,长于温散中焦脾胃寒邪。治疗外寒内侵之脾胃寒证,见脘腹冷痛,呕吐泄泻,常与温中散寒或温中止呕药配伍;治脾阳不足,寒从内生之脾胃虚寒,脘腹冷痛,喜温喜按,大便溏泄,常与补气健脾药同用。

2. 亡阳证 本品能温通心阳以复脉,有回阳通脉之效。治疗亡阳证,常辅助附子以增回阳救逆之效,并可制约附子毒性,以增效减毒。

3. 寒饮喘咳 本品功似细辛,有温肺化饮之功。治疗寒饮停肺之咳嗽气喘,形寒背冷,痰多清稀,常与细辛、麻黄等同用,如小青龙汤。

【用法用量】煎服,3~10g。

【使用注意】本品辛热燥烈,阴虚内热、血热妄行者禁用。孕妇慎用。

【参考资料】

1. 本草精选 《神农本草经》："主胸满，咳逆上气，温中，止血，出汗，逐风湿痹，肠澼下痢。"《珍珠囊》："干姜其用有四：通心助阳，一也；去脏腑沉寒痼冷，二也；发诸经之寒气，三也；治感寒腹痛，四也。"《本草求真》："凡胃中虚冷，元阳欲绝，合以附子同投，则能回阳立效，故书则有附子无干姜不热之句。"

2. 化学成分 本品主要含有姜烯、莰烯、水芹烯、姜辣素等成分。

3. 药理作用 本品有强心、扩张血管、升血压、抗缺氧、镇吐、镇静、镇痛、镇咳、祛痰、抗炎、促进消化、抗溃疡、保护胃黏膜、利胆、抗过敏、抗血栓形成等作用。

肉桂 Rougui 《神农本草经》

为樟科植物肉桂 *Cinnamomum cassia* Presl 的干燥树皮。生用。

【性味归经】辛、甘，热。归肾、脾、心、肝经。

【主要功效】补火助阳，引火归原，散寒止痛，温通经脉。

【临床应用】

1. 肾阳虚证 本品辛、甘，热，善补火助阳，为治下元虚冷要药。治肾阳虚、命门火衰之阳痿，宫寒，腰膝冷痛，遗精滑精，遗尿，夜尿多，常与附子、熟地黄、山茱萸等配伍，如肾气丸。

2. 虚阳上浮 本品辛热，入肾经，回纳上浮之虚阳，以引火归原。治虚阳上越之眩晕面赤、喘促、心悸、咽痛等，常与熟地黄、山茱萸等配伍。

3. 阳虚中寒之脘腹冷痛 本品入脾经，又可温助中焦阳气。治疗中焦阳虚或中寒之脘腹冷痛、食少便溏等，多与干姜、高良姜等同用。

4. 月经不调，经闭，痛经，寒疝腹痛，寒湿痹痛，腰痛 本品辛散温通经脉，适宜于寒凝血滞诸证。治疗冲任虚寒、寒凝血滞之经闭、痛经、月经不调等，常与当归、川芎等配伍，如少腹逐瘀汤；治疗寒疝腹痛，多与暖肝散寒止痛之品同用；治寒湿痹痛、腰痛，常与独活、桑寄生、杜仲同用，如独活寄生汤。亦可用于寒凝血滞之胸痹心痛，与附子、干姜配伍。

5. 阴疽，痈肿脓成不溃或久溃不敛 本品助阳散寒，又温通血脉。治阳虚寒凝，血滞痰阻之阴疽、流注，常与鹿茸、炮姜等同用，如阳和汤；治疗痈肿脓成不溃或久溃不敛，可与托毒生肌敛疮药同用。

此外，治久病体虚，气血不足，可在补益气血方中加入少量肉桂，有鼓舞气血生长之效。

【用法用量】煎服，1~5g，宜后下，或焗服；研末冲服，每次 1~2g。

【使用注意】阴虚火旺，里有实热，血热妄行出血者及孕妇慎用。不宜与赤石脂同用。

【参考资料】

1. 本草精选 《神农本草经》："主上气咳逆结气，喉痹吐吸，利关节，补中益气。"《开宝本草》："心痛，胁风胁痛，温筋通脉，止烦出汗。"《本草正》："肉桂味重，故能温补命门，坚筋骨，通血脉，治心腹寒气……腰足脐腹疼痛，一切沉寒痼冷之病。"

2. 化学成分 主要含桂皮醛、肉桂醇、肉桂酸等。

3. 药理作用 本品有强心、扩张血管、抗血栓形成、抗缺氧、抗氧化、改善性功能、抗溃疡、利胆、镇静、镇痛、解热、抗炎、抑菌等作用。

吴茱萸 Wuzhuyu 《神农本草经》

为芸香科植物吴茱萸 *Euodia rutaecarpa*（Juss.）Benth.、石虎 *Euodia rutae carpa*（Juss.）Benth. var. *officinalis*（Dode）Huang 或疏毛吴茱萸 *Euodia rutaecarpa*（Juss.）Benth. var. *Bodinieri*（Dode）Huang 的干燥近成熟果实。生用或制用。

【性味归经】辛、苦,热;有小毒。归肝、脾、胃经。

【主要功效】散寒止痛,疏肝下气,燥湿止泻。

【临床应用】

1. 厥阴头痛　本品辛散苦泄,性热散寒,主入厥阴肝经,既能疏肝下气,又能散肝经寒邪凝滞。治寒邪凝滞厥阴所致头痛,吐涎沫,与人参、生姜配伍,如吴茱萸汤。

2. 寒疝腹痛,血寒痛经,寒湿脚气　本品辛热入肝,长于温散肝经寒邪,并可止痛,为治肝寒气滞诸痛之常用药。治寒疝腹痛,常与温里散寒、行气止痛药同用;治冲任虚寒,瘀血阻滞之痛经,多与桂枝、当归、川芎等配伍,如温经汤。本品辛热散寒,苦温又可燥湿。治寒湿脚气肿痛,或上冲入腹,可与木瓜、紫苏叶、生姜等药同用,如鸡鸣散。

3. 呕吐吞酸　本品疏肝下气而降逆止呕,又可制酸止痛,为治呕吐吞酸之要药。治胃寒呕吐,常与生姜、高良姜等配伍;治肝郁化火,肝胃不和之胁痛口苦,呕吐吞酸,常与黄连配伍,如左金丸。

4. 虚寒泄泻　本品能温脾肾,又燥湿助阳止泻。治脾肾阳虚之五更泄泻,常与补骨脂、肉豆蔻、五味子配伍,即四神丸。

【用法用量】煎服,2~5g。外用适量。

【使用注意】本品辛热燥烈,易耗气动火,并有小毒,故不宜多用、久服。阴虚有热者禁用。

【参考资料】

1. 本草精选　《神农本草经》:"主温中下气,止痛,咳逆寒热,除湿血痹,逐风邪,开腠理。"《名医别录》:"去痰冷,腹内绞痛,诸冷实不消,中恶,心腹痛,逆气,利五藏。"《本草纲目》:"开郁化滞,治吞酸,厥阴痰涎头痛,阴毒腹痛,疝气血痢,喉舌口疮。"

2. 化学成分　本品主要含吴茱萸碱、吴茱萸次碱、吴茱萸烯、罗勒烯、月桂烯、吴茱萸内酯、吴茱萸内酯醇等成分。

3. 药理作用　本品有镇痛、镇吐、降血压、保护心脏等作用。

花椒　Huajiao　《神农本草经》

为芸香科植物青椒 *Zanthoxylum schinifolium* Sieb. et Zucc. 或花椒 *Zanthoxylum bungeanum* Maxim. 的干燥成熟果皮。生用或炒用。

【性味归经】辛,热;有小毒。归脾、胃、肾经。

【主要功效】温中止痛,杀虫止痒。

【临床应用】

1. 中寒腹痛,呕吐,泄泻　本品辛散温燥,长于温中燥湿,散寒止痛。治胃寒腹痛、呕吐,可与生姜、豆蔻同用;治脾胃虚寒,脘腹冷痛,呕吐,不思饮食等,可与干姜、人参配伍,如大建中汤;治夏伤湿冷,泄泻不止,多与肉豆蔻同用,如川椒丸。

2. 虫积腹痛　本品有毒杀肠道寄生虫作用。治虫积腹痛,手足厥逆,烦闷吐蛔,常与黄连、乌梅等同用,如乌梅丸;治小儿蛲虫病,肛周瘙痒,单用煎液保留灌肠。

3. 湿疹,阴痒　本品外用能杀虫止痒。治湿疹瘙痒,可与黄柏、苦参等配伍;治妇女带下,阴痒,可与燥湿止带、杀虫止痒药配伍。

【用法用量】煎服,3~6g。外用适量,煎汤熏洗。

【使用注意】本品辛热香燥,有小毒,故不宜多用。阴虚火旺者禁用,孕妇慎用。

【参考资料】

1. 本草精选　《神农本草经》:"主邪气咳逆,温中,逐骨节皮肤死肌,寒湿痹痛,下气。"

《本草纲目》:"椒,纯阳之物……其味辛而麻,其气温以热……入肺散寒,治咳嗽;入脾除湿,治风寒湿痹,水肿泻痢;入右肾补火,治阳衰溲数,足弱,久痢诸证。"

2. 化学成分 本品主要含挥发油,其主要成分为柠檬烯等。

3. 药理作用 本品有抗炎、镇痛、抗真菌等作用。

丁香 Dingxiang 《雷公炮炙论》

为桃金娘科植物丁香 *Eugenia caryophyllata* Thunb. 的干燥花蕾。习称公丁香。生用。

【性味归经】辛,温。归脾、胃、肾经。

【主要功效】温中降逆,温肾助阳。

【临床应用】

1. 中寒呕吐呃逆,脘腹冷痛 本品长于温中降逆止呕、止呃,为治胃寒呕吐、呃逆之要药。治虚寒呕逆,可与柿蒂配伍以奏温中散寒、降气止呃之功;治脾胃虚寒之吐泻、食少,可与温中、补气健脾药同用;治妊娠呕吐,常与广藿香等同用。本品温中散寒,治疗胃寒脘腹冷痛,多与温中止痛药配伍。

2. 肾虚阳痿,宫冷 本品有温肾助阳之功。治肾阳虚之阳痿、宫冷、腰膝酸痛,常与附子、肉桂等温补肾阳药配伍。

【用法用量】煎服,1~3g。外用适量。

【使用注意】热证及阴虚内热者不宜使用。不宜与郁金同用。

【参考资料】

1. 本草精选 《药性论》:"能主冷气腹痛。"《日华子本草》:"治口气反胃,鬼疰蛊毒,及疗肾气、奔豚气,阴痛,壮阳暖腰膝。"《本草备要》:"燥,暖胃补肾。"

2. 化学成分 本品主要含挥发油,其主要成分是丁香油酚、乙酰丁香油酚等。

3. 药理作用 本品有促进胃液分泌、助消化、提高胃肠动力、镇痛、抗炎等作用。

小茴香 Xiaohuixiang 《新修本草》

为伞形科植物茴香 *Foeniculum vulgare* Mill. 的干燥成熟果实。生用或盐水炙用。

【性味归经】辛,温。归肝、肾、脾、胃经。

【主要功效】散寒止痛,理气和胃。

【临床应用】

1. 寒疝腹痛,痛经 本品既能行气散寒止痛,又善暖肝温肾,为治寒疝要药。治寒疝腹痛,常与乌药、青皮、高良姜配伍,如天台乌药散,亦可用本品炒热,布包温熨腹部;治冲任虚寒之痛经,可与肉桂、川芎等温经散寒、活血止痛药配伍。

2. 胃寒呕吐 本品温中散寒止痛,并善调理脾胃气机而开胃、止呕。治脾胃虚寒之脘腹胀痛、呕吐食少,可与白术、陈皮、生姜等同用。

【用法用量】煎服,3~6g。外用适量。

【使用注意】阴虚火旺者慎用。

【参考资料】

1. 本草精选 《新修本草》:"亦主膀胱、肾间冷气,及盲肠气,调中止痛,呕吐。"《日华子本草》:"治干湿脚气并肾劳,疝气,开胃下食,治膀胱痛,阴疼。"《本草纲目》:"小茴香性平,理气开胃……食料宜之。"

2. 化学成分 本品主要含挥发油,其主要成分为反式茴香脑、柠檬烯、茴香醛等。

3. 药理作用 本品有促进胃肠蠕动和胆汁分泌作用。

需了解的温里药见表 11-1；本章供参考学习的拓展药见表 11-2。

表 11-1 需了解的温里药

药名	性味归经	功效	主治	用法用量与注意
高良姜	辛,热。归脾、胃经	①散寒止痛 ②温中止呕	①中寒腹痛,泄泻 ②胃寒呕吐	煎服,3~6g;研末服,3g
荜茇	辛,热。归胃、大肠经	①温中散寒 ②行气止痛	①脘腹冷痛,中寒呕吐,腹泻 ②胸痹冷痛,龋齿牙痛	煎服,1~3g。外用适量。热盛、阴虚火旺者忌用;孕妇慎用

表 11-2 温里药知识拓展

药名	功效	主治	用法用量
椒目	①利水消肿 ②降气平喘	①水肿胀满 ②痰饮咳喘	煎服,3~10g
八角茴香	①散寒止痛 ②理气和胃	①寒疝腹痛 ②中焦寒凝气滞证	煎服,3~6g
荜澄茄	①温中散寒 ②行气止痛	①胃寒腹痛,呕吐,呃逆 ②寒疝腹痛	煎服,1~3g
胡椒	①温中散寒 ②下气消痰	①胃寒腹痛,呕吐泄泻 ②癫痫证	煎服,2~4g;研末服,0.6~1.5g。外用适量
母丁香	①温中降逆 ②散寒止痛 ③温肾助阳	①胃寒呕吐、呃逆 ②脘腹冷痛 ③肾虚阳痿	煎服,1~3g。外用适量

学习小结

1. 学习内容

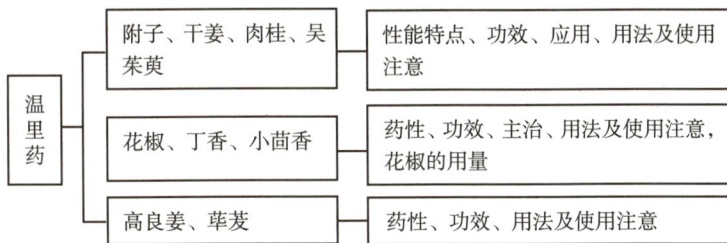

2. 学习方法

(1)本章应以温里共有功效为核心,结合该类药物的性能特点与主治病证,归纳、比较功效相似药物的共性,区别各药在性、效、用方面的特点,以便把握本章药物的基本知识和技能;关注肉桂、吴茱萸的用量;关注附子与干姜,附子与肉桂,附子与麻黄、细辛,丁香与柿蒂的配伍意义。

(2)功效相似药物比较

1)回阳的温里药:附子、干姜。二药回阳,主治亡阳证,附子为治疗亡阳证要药;还能补火助阳,用于心、脾、肾诸脏阳气衰弱者;又有较强散寒止痛之效,尤善治寒痹疼痛者。干姜回阳通脉,常辅助附子以增强回阳救逆之效,并可降低附子毒性;又能温中散寒,为温中散寒之主药;兼能温肺化饮,常用于寒饮喘咳。

2) 补火助阳,散寒止痛药:附子、肉桂。均可主治肾、脾、心之阳虚证;风湿痹证等。肉桂还能峻补元阳,引火归原以消阴翳,为治疗下元虚冷、虚阳上浮之要药,常与附子相须为用;温通经脉止痛,常用于寒凝诸痛及血瘀证。

3) 降逆止呕药:丁香、吴茱萸、荜茇、高良姜。吴茱萸、荜茇、高良姜又能散寒止痛。其中吴茱萸既散肝经之寒邪,又疏肝下气,燥湿助阳止泻。高良姜、荜茇尚能温中止泻。丁香又能温肾助阳起痿。

4) 温中散寒止痛药:花椒、小茴香、荜茇、高良姜。其中花椒兼驱蛔杀虫止痒。高良姜还可温中和胃止呕。小茴香既可理气和胃,又可温肾暖肝,治疗寒疝疼痛。

（朱建光）

复习思考题

1. 为何称附子是回阳救逆第一品? 治疗亡阳证,常与何药配伍? 两者配伍体现几种配伍关系?

2. 临床上如何安全、有效、合理地使用附子?

3. 如何理解肉桂的引火归原功效?

扫一扫
测一测

第十二章

理 气 药

12章PPT

PPT 课件

学习目标

1. 通过本章学习,把握理气药的含义、功效与主治、性能特点、配伍应用;常用重点药物的性能特点、主要功效与临床应用、用法及使用注意;沉香的用量;陈皮配半夏,枳实配白术,枳实配厚朴,香附配高良姜,川楝子配延胡索,薤白配瓜蒌的意义。

2. 学会理解由该类药物组成的理气剂,主治气滞、气逆证的用药特点及规律,为其后学习方剂学及临床各学科课程奠定基础。

概述

1. **基本含义** 凡以调理气机为主要作用,主治气滞或气逆证的药物,称为理气药,也称行气药。

2. **功效主治**

(1)功效:该类药调理或舒畅气机而理气、行气。作用强者,称破气。根据作用部位不同,又有理气调中、疏肝解郁、行气宽胸、降气平喘等功效之别。多数兼有止痛、燥湿化痰等功效。

(2)主治:气滞证,以各部位胀、满、闷、痛等为主要特征;气逆证,以呕吐、呃逆、嗳气、喘咳等为主要表现。其可由外感、内伤等多种因素引起。因气机阻滞在不同脏腑,症状表现各异。①脾胃气滞及气逆证:症见脘腹胀痛、嗳气吞酸、不思饮食、恶心呕吐、大便秘结或泻痢不爽等。②肝郁气滞证:可见胁肋胀痛、情志不舒、乳房胀痛、疝气疼痛、月经不调等;③痰阻胸中:症见胸痹心痛等;肺气上逆者,症见咳嗽气喘等。

3. **性能特点** 味辛,兼苦味,性多温;多有升浮趋向;主归脾、胃、肝、肺经。

4. **配伍应用** 根据病因病位及兼证,选择适宜的理气药,并予以相应配伍。①脾胃或胃肠气滞证,因饮食积滞所致者,宜与消食导滞药同用;脾胃气虚所致者,应与补中益气药配伍;湿热阻滞所致者,当与清热燥湿药同用;寒湿困脾所致者,可与苦温燥湿药同用。②肝气郁滞证,因肝血不足所致者,可与养血柔肝药同用;肝经受寒所致者,可与暖肝散寒药配伍;肝郁气滞化火者,可与清肝泻火药配伍。③瘀血所致者,可与活血祛瘀药同用。④外邪犯肺致肺气上逆者,宜与宣肺解表药同用;痰阻胸中所致者,可与祛痰化饮药同用。

5. **使用注意** ①药物特性:理气药大多气味芳香,含挥发性成分,易于散失,故入汤剂不宜久煎,以免降低疗效。②病证禁忌:本类药物辛温香燥,易耗气伤阴;作用峻猛的破气药易耗气,故气阴不足者及孕妇应慎用。

陈皮 Chenpi 《神农本草经》

为芸香科植物橘 *Citrus reticulata* Blanco 及其栽培变种的成熟干燥果皮。生用。

【性味归经】苦、辛,温。归脾、肺经。

【主要功效】理气调中,燥湿化痰。

【临床应用】

1. 脾胃气滞证　本品辛温入脾,长于调畅中焦脾胃气机,适宜于脾胃气滞诸证。治寒湿阻中之脾胃气滞,脘腹胀痛、嗳气、恶心呕吐等,常与苍术、厚朴等同用;治脾虚气滞,腹痛喜按,不思饮食,可与补气健脾药同用。本品行气调中以和胃,还适宜于呕吐、呃逆。治外感风寒,内伤湿滞之呕吐,可与广藿香、紫苏等同用;治胃寒呕吐,常与生姜等配伍;治胃热呕吐,可与竹茹同用。

2. 湿痰、寒痰咳嗽　本品又能燥湿化痰,为治湿痰之要药。治疗湿痰阻肺之咳嗽痰多,常与半夏等同用以燥湿健脾,行气化痰,如二陈汤;治寒痰咳嗽,可与干姜、细辛等配伍。

【用法用量】煎服,3~10g。

【参考资料】

1. 本草精选　《神农本草经》:"主胸中瘕热,逆气,利水谷。久服去臭,下气。"《药性论》:"能治胸膈间气,开胃,主气痢,消痰涎,治上气咳嗽。"《开宝本草》:"下气,止呕吐,除膀胱留热,下停水,五淋,利小便。"

2. 化学成分　本品含川陈皮素、橙皮苷、新橙皮苷、橙皮素等黄酮化合物,另含有挥发油,其成分为 α- 侧柏烯、柠檬烯等,尚含有对羟福林等。

3. 药理作用　本品有解痉、促进胃液分泌、抗胃溃疡、保肝、利胆、祛痰、平喘、抗炎、抗菌、抗病毒、升高血压、降血脂、抗血栓、抗氧化等作用。

枳实 Zhishi 《神农本草经》

为芸香科植物酸橙 *Citrus aurantium* L. 及其栽培变种或甜橙 *Citrus sinensis* Osbeck 的干燥幼果。生用或麸炒用。

【性味归经】苦、辛、酸,微寒。归脾、胃经。

【主要功效】破气消积,化痰除痞。

【临床应用】

1. 胃肠积滞诸证　本品辛苦性微寒,行气力强,善破气消积而除胀满,为破气消积要药。类似厚朴,适宜于胃肠积滞诸证。治热结便秘,脘腹痞满胀痛,常与大黄、芒硝、厚朴同用,即大承气汤;治湿热泻痢或大便不爽,常与黄连、黄芩、大黄等同用;治饮食积滞,脘腹痞满胀痛,嗳腐气臭,常与消食药同用;治脾胃虚弱,食积不化,与白术同用,可健脾消食,行气化湿,如枳术丸。

2. 痰滞气阻,胸痹结胸,脏器下垂　本品又能化痰以消痞,破气以散结。治痰浊痹阻胸中,胸阳不振之胸痹痛,常与薤白、桂枝等同用;治痰热互结之结胸,可与瓜蒌、半夏、黄连等配伍;治心下痞满,食欲缺乏,可与半夏曲、厚朴等配伍;治胃下垂、脱肛等脏器下垂,常与补气升阳药同用,以增强疗效。

【用法用量】煎服,3~10g。

【使用注意】脾胃虚弱者及孕妇慎用。

【参考资料】

1. 本草精选　《名医别录》:"除胸胁痰癖,逐停水,破结实,消胀满,心下急痞痛逆气,胁风痛,安胃气,止溏泄,明目。"《药性论》:"主上气喘咳,肾内伤冷。"

2. 化学成分　本品含挥发油、黄酮苷(主要为橙皮苷、新橙皮苷、柚皮苷、野漆树苷及忍冬苷等)、N-甲基酪胺、对羟福林、去甲肾上腺素、色胺诺林等;尚含脂肪、蛋白质、胡萝卜素、维生素 B_2、钙、磷、铁等。

3. 药理作用　本品有调节胃肠运动、抗胃溃疡、抗炎、利胆、镇痛、镇静、抗过敏、升高血压、强心、增加心脑肾血流量、降低血管阻力、抗氧化、降血糖、降血脂、利尿及兴奋子宫等作用。

木香　Muxiang　《神农本草经》

为菊科植物木香 *Aucklandia lappa* Decne. 的干燥根。生用或煨用。

【性味归经】辛、苦,温。归脾、胃、大肠、三焦、胆经。

【主要功效】行气止痛,健脾消食。

【临床应用】

1. 脾胃气滞证　本品入脾胃而行气滞,并可止痛,为行气止痛要药。治脾胃气滞,脘腹胀痛,常与陈皮、厚朴等同用;治脾虚气滞,脘腹胀满、食少便溏,可与党参、白术、陈皮等同用;治肝失疏泄之脘腹胀痛、胁痛、黄疸,可与柴胡、茵陈、栀子等同用。

2. 泻痢,里急后重　本品又入大肠而善行大肠之气滞,为治湿热泻痢要药。治疗湿热阻滞大肠,泻痢腹痛,里急后重,常与黄连同用,即香连丸。

3. 食积不消,食少吐泻　本品又有健脾消食之功,用于食积不消,食少吐泻,可与山楂、麦芽同用。

此外,本品芳香醒脾开胃,应用滋补药物时配伍少量木香,可降低其壅滞碍胃之性,防止出现腹胀、食欲减退等不适。

【用法用量】煎服,3~6g。生用行气力强,煨用行气力缓而多用于止泻。

【参考资料】

1. 本草精选　《日华子本草》:"治心腹一切气,止泻,霍乱,痢疾,安胎,健脾消食,疗羸劣,膀胱冷痛,呕逆反胃。"《本草衍义补遗》:"木香专泄胸腹间滞,寒冷气多则次之。"《本草纲目》:"乃三焦气分之药,能升降诸气。"

2. 化学成分　本品含挥发油,油中成分为紫杉烯、α-紫罗兰酮、木香烯内酯、α-及 β-木香烃、木香内酯、二氢去氢木香内酯、木香醇、水芹烯等;尚含有机酸,如棕榈酸、天台乌药酸等。

3. 药理作用　本品有调节胃肠运动、促进消化液分泌、抗消化性溃疡、促进胆囊收缩、松弛支气管平滑肌、镇痛、抗菌、抗炎、抗肿瘤、降血压、利尿、促进纤维蛋白溶解及抗血小板聚集等作用。

香附　Xiangfu　《名医别录》

为莎草科植物莎草 *Cyperus rotundus* L. 的干燥根茎。生用或醋炙用。

【性味归经】辛、微苦、微甘,平。归肝、脾、三焦经。

【主要功效】疏肝理气,调经止痛。

【临床应用】

1. 肝气郁滞证　本品性平入肝而长于疏肝理气,并能止痛,为疏肝理气之佳品,被誉为"气病之总司,女科之主帅"。治肝郁气滞之胁肋、脘腹胀痛,常与柴胡、枳壳等同用;治寒凝气滞、肝气犯胃之胃脘疼痛,可与高良姜同用以温中散寒、疏肝理气止痛;治寒疝腹痛,可与小茴香、乌药、吴茱萸等同用。

2. 月经不调,痛经,乳房胀痛 本品既能疏肝理气,又可调经止痛,为妇科调经止痛之要药。治月经不调,痛经,常与疏肝、调经止痛药同用;治乳房胀痛,可与柴胡、青皮、薄荷等同用。

【用法用量】煎服,6~10g。醋炙止痛作用增强。

【参考资料】

1. 本草精选 《本草蒙筌》:"若理气疼,醋炒尤妙,乃血中气药,凡诸血气方中所必用者也。快气开郁,逐瘀调经。"《本草纲目》:"散时气寒疫,利三焦,解六郁,消饮食积聚,痰饮痞满,跗肿,腹胀,脚气,止心腹、肢体、头目、齿耳诸痛,痈疽疮疡,吐血下血尿血,妇人崩漏带下,月候不调,胎前产后百病。"

2. 化学成分 本品含挥发油,油中主要成分为 β- 蒎烯、香附子烯、α- 香附酮、β- 香附酮、广藿香酮、α- 莎草醇、β- 莎草醇、柠檬烯等;此外尚含生物碱、黄酮类及三萜类等。

3. 药理作用 本品有抑制子宫、胃肠及气管平滑肌,促进胆汁分泌,保肝,解热,镇痛,抗炎,抗过敏,抗菌,减慢心率,强心,降血压,降血糖等作用;其挥发油有微弱雌激素样作用。

沉香　Chenxiang　《名医别录》

为瑞香科植物白木香 *Aquilaria sinensis* (Lour.) Gilg 含有树脂的木材。生用。

【性味归经】辛、苦,微温。归脾、胃、肾经。

【主要功效】行气止痛,温中止呕,温肾纳气。

【临床应用】

1. 寒凝气滞证 本品辛香而性温,有行气,温中,止痛之功。治疗寒凝气滞之胸腹胀痛,常与其他行气止痛药同用;治脾胃虚寒之脘腹冷痛,又可与附子、干姜等温中助阳散寒药同用。

2. 胃寒呕吐 本品既能温中散寒,又可降逆止呕。治疗寒邪犯胃之呕吐,常与陈皮、生姜等同用;治胃寒呃逆,经久不愈,可与丁香、豆蔻等同用。

3. 虚喘证 本品又能温肾纳气以平喘。治疗下元虚冷,肾不纳气之虚喘,可与肉桂、附子等温肾阳药同用;治痰饮喘咳,可与化痰、平喘药同用。

本品集理气、降气、纳气于一体,温而不燥,行而不泄,无破气之害。

【用法用量】煎服,1~5g,宜后下;或磨汁冲服,或入丸散剂,每次 0.5~1g。

【参考资料】

1. 本草精选 《名医别录》:"疗风水毒肿,去恶气。"《日华子本草》:"调中,补五脏,益精壮阳,暖腰膝,去邪气,止转筋,吐泻,冷气,破癥癖,冷风麻痹,骨节不任,湿风皮肤痒,心腹痛,气痢。"《本草求真》:"补火、降气,归肾。"

2. 化学成分 本品含挥发油、树脂、酚性成分等。主要成分有白木香酸、白木香醛、沉香螺旋醇、白木香醇、苄基丙酮、呋喃白木香醛、呋喃白木香醇等。

3. 药理作用 本品有抑制胃肠平滑肌运动、抗菌、促进消化液与胆汁分泌、麻醉、镇痛、镇静、平喘等作用。

川楝子　Chuanlianzi　《神农本草经》

为楝科植物川楝 *Melia toosendan* Sieb. et Zucc. 的干燥成熟果实。生用或炒用。

【性味归经】苦,寒;有小毒。归肝、小肠、膀胱经。

【主要功效】行气止痛,杀虫,疗癣。

【临床应用】

1. 肝郁化火诸痛证　本品苦寒入肝,有清泻肝火,疏肝行气止痛作用,尤宜于肝郁化火所致疼痛。治疗肝郁气滞,胸胁脘腹胀痛,口苦等,常与延胡索同用,以增疏肝泻热、行气止痛之力。亦可与其他药配伍治疗疝气疼痛。

2. 虫积腹痛　本品内服能杀虫驱蛔,又可止痛。治疗蛔虫腹痛,常与使君子、槟榔等驱虫药同用。

3. 疗癣止痒　本品外用尚有杀虫疗癣止痒之功,治疗头癣,可焙黄研末,制为软膏涂敷患处。

【用法用量】煎服,5~10g。外用适量,研末调涂。

【使用注意】本品有毒,不宜过量或持续服用。脾胃虚寒者慎用。

【参考资料】

1. 本草精选　《神农本草经》:"主温疾伤寒,大热烦狂,杀三虫,疥疡,利小便水道。"《名医别录》:"疗蛔虫,利大肠。"《本草纲目》:"楝实,导小肠膀胱之热,因引心包相火下行,故心腹痛及疝气为要药。"

2. 化学成分　本品含川楝素、楝树碱、山柰醇及脂肪油等。

3. 药理作用　本品有利胆、兴奋肠道平滑肌、镇痛、抗菌、抗炎、抗肿瘤、抗肉毒杆菌中毒等作用。

薤白　Xiebai　《神农本草经》

为百合科植物小根蒜 *Allium macrostemon* Bge. 或薤 *Allium chinense* G.Don 的干燥鳞茎。生用。

【性味归经】辛、苦,温。归心、肺、胃、大肠经。

【主要功效】通阳散结,行气导滞。

【临床应用】

1. 胸痹证　本品能畅利胸中气机,温通阳气而散凝结,为治胸痹要药。治疗寒痰闭阻胸中,胸阳不振之胸痹心痛,常与瓜蒌配伍,以行气化痰、宽胸散结;也常与枳实、桂枝等同用以增效;治疗痰瘀内阻之胸痹痛,可与化痰、活血化瘀药同用。

2. 泻痢里急后重,脘腹痞满胀痛　本品下行大肠而排除滞气,为治胃肠气滞,里急后重之佳品。治疗湿滞大肠之泻痢,里急后重,常与木香、枳实、陈皮等同用;治疗胃寒气滞之脘腹痞满胀痛,可与温中散寒、行气止痛药同用。

【用法用量】煎服,5~10g。

【参考资料】

1. 本草精选　《名医别录》:"除寒热,去水气,温中,散结,利病人。"《本草纲目》:"治少阴病厥逆泄痢,及胸痹刺痛,下气散血,安胎。"《本草求真》:"通肺气,利肠胃。"又"胸痹刺痛可愈。"

2. 化学成分　本品含大蒜氨酸、甲基大蒜氨酸、大蒜糖等,醇提取物含有前列腺素 A_1 和 B_1 等。

3. 药理作用　本品有抗血小板聚集、抗动脉粥样硬化、抗心肌缺血缺氧、抗心肌再灌注损伤、抗氧化、抗菌、抗炎、解痉平喘、抗肿瘤等作用。

青皮　Qingpi　《本草图经》

为芸香科植物橘 *Citrus reticulata* Blanco 及其栽培变种的干燥幼果或未成熟果实的干

燥果皮。生用或醋炙用。

【性味归经】苦、辛,温。归肝、胆、胃经。

【主要功效】疏肝破气,消积化滞。

【临床应用】

1. 肝气郁滞证　本品行气作用强,长于疏肝破气。治疗肝郁气滞之胸胁胀痛,可与柴胡、薄荷、香附等同用;治乳房胀痛或结块,可与荔枝核、夏枯草、香附等疏肝行气、化痰散结药同用;治寒疝腹痛,可与乌药、小茴香等同用。

2. 食积气滞腹痛　本品行气而又消积化滞。治疗食积气滞,脘腹胀痛,常与山楂、神曲、麦芽等同用;若气滞较甚,便秘腹痛者,可与大黄、枳实、厚朴等配伍。

此外,本品破气散结,还可用于气滞血瘀之癥瘕积聚、久疟痞块等,常与活血化瘀、软坚散结药同用。

【用法用量】煎服,3~10g。醋炙疏肝止痛力强。

【使用注意】本品辛散苦泄,性烈耗气,故气虚津伤者慎用。

【参考资料】

1. 本草精选　《本草图经》:"主气滞、下食、破积结及膈气。"《本草纲目》:"治胸膈气逆,胁痛,小腹疝气,消乳肿,疏肝胆,泻肺气。"《本草备要》:"泻肝,破气,散积。"

2. 化学成分　本品所含主要成分与陈皮相似但含量不同,如对羟福林的含量高于陈皮。另外,含有多种氨基酸,如天冬氨酸、谷氨酸、脯氨酸等。

3. 药理作用　本品有解痉、利胆、促进胃肠道运动、促进消化液分泌、升高血压、强心、祛痰、平喘作用。

乌药　Wuyao　《本草拾遗》

为樟科植物乌药 *Lindera aggregata* (Sims) Kosterm. 的干燥块根。生用或麸炒用。

【性味归经】辛,温。归肺、脾、肾、膀胱经。

【主要功效】行气止痛,温肾散寒。

【临床应用】

1. 寒凝气滞之胸腹诸痛证　本品行散温通,有行气散寒止痛之功,适宜于寒凝气滞所致疼痛诸证。治疗寒凝胸胁闷痛,常与薤白、瓜蒌皮、延胡索等同用;治疗脘腹冷痛,可与陈皮、木香等同用;治疗寒疝腹痛,可与小茴香、高良姜等同用;治疗寒凝气滞痛经,可与行气调经、散寒止痛药配伍。

2. 尿频,遗尿　本品入肾和膀胱经,又能温肾散寒,善治阳虚遗尿。治肾阳不足,膀胱虚寒之小便频数,或小儿遗尿,常与补肾、缩尿之品配伍。

【用法用量】煎服,6~10g。

【参考资料】

1. 本草精选　《日华子本草》:"治一切气,除一切冷,霍乱及反胃吐食泻痢,痈疖疥癞,并解冷热,其功不可悉载。"《本草蒙筌》:"诸冷能除,凡气堪顺。止翻胃消食积作胀,缩小便逐气衡致疼。"《本草纲目》:"中气、脚气、疝气、气厥头痛、肿胀喘急,止小便频数及白浊。"

2. 化学成分　本品含生物碱及挥发油。油中主要成分为乌药烷、乌药烃、乌药醇、乌药酸、乌药醇酯等。

3. 药理作用　本品有调节胃肠道平滑肌运动、促进消化液分泌、抗肿瘤、兴奋大脑皮质、兴奋呼吸、兴奋心肌、促进血液循环、升高血压、发汗、抗菌、抗病毒等作用。

化橘红　Huajuhong　《本草纲目拾遗》

为芸香科植物化州柚 *Citrus grandis* 'Tomentosa' 或柚 *Citrus grandis* (L.) Osbeck 的未成熟或近成熟的干燥外层果皮。生用。

【性味归经】辛、苦,温。归肺、脾经。

【主要功效】理气宽中,燥湿化痰。

【临床应用】

1. 食积气滞　本品长于理气宽中,又可消食。治疗食积伤酒,呕恶痞闷,可与木香、枳实等同用。

2. 湿痰或寒痰咳嗽痰多　本品苦温燥湿而又化痰。治疗湿痰、寒痰咳嗽,可与陈皮、佛手等行气、燥湿化痰药配伍;若治外感风寒,咳嗽痰多,可与生姜、细辛等同用。

此外,还可消食,用于食积伤酒。

【用法用量】煎服,3~6g。

【使用注意】气虚及阴虚有燥痰者不宜服。

【参考资料】

1. 本草精选　《本草纲目拾遗》:"治痰证,消油腻、谷食积,醒酒,宽中,解蟹毒。"《本草从新》:"化州陈皮,消痰至灵,然消伐太峻,不宜轻用。"

2. 化学成分　本品果实含柚皮苷、柚皮苷元;果皮含枸橼醛、香叶醇、芳樟醇、磷氨基苯甲酸甲酯等;尚含蛋白质、脂肪、糖类、胡萝卜素、维生素、烟酸、钙、磷等。

3. 药理作用　本品有调节胃肠功能、祛痰止咳、抗炎、镇痛、抑制血小板聚集、改善血液流变性等作用。

佛手　Foshou　《滇南本草》

为芸香科植物佛手 *Citrus medica* L.var. *sarcodactylis* Swingle 的干燥果实。生用。

【性味归经】辛、苦、酸,温。归肝、脾、胃、肺经。

【主要功效】疏肝理气,和中,化痰。

【临床应用】

1. 肝郁气滞证　本品入肝而长于疏肝行气解郁,适宜于肝郁气滞证。治疗肝郁气滞,胸胁胀痛,常与柴胡、香附、青皮等同用。

2. 脾胃气滞证　本品入脾、胃经,又可理气和中,尤宜于肝胃不和或肝脾不调之证。治疗脾胃气滞之胃脘痞满,呕吐食少,常与陈皮、砂仁、木香等同用。

3. 咳嗽痰多　本品既可行气燥湿,又可化痰止咳。治疗湿痰咳嗽,痰多清稀,胸闷胁痛,常与陈皮、瓜蒌皮、半夏等同用。

【用法用量】煎服,3~10g。

【参考资料】

1. 本草精选　《本草纲目》:"煮酒饮,治痰气咳嗽。煎汤,治心下气痛。"《本草便读》:"佛手,理气快膈,惟肝脾气滞者宜之,阴血不足者,亦嫌其燥耳。"《本草再新》:"治气舒肝,和胃化痰,破积,治噎膈反胃,消癥瘕瘰疬。"

2. 化学成分　本品含挥发油、香豆素类化合物。主要成分有佛手柑内酯、柠檬内酯、橙皮苷、布枯叶苷等。

3. 药理作用　本品有抑制肠道平滑肌、扩张冠状动脉、增加冠脉血流量、减缓心率、降血压、抗心肌缺血、平喘、祛痰、促进免疫功能、耐高温等作用。

荔枝核 Lizhihe 《本草衍义》

为无患子科植物荔枝 *Litchi chinensis* Sonn. 的干燥成熟种子。生用或盐水炙用。

【性味归经】甘、微苦,温。归肝、胃、肾经。

【主要功效】行气散结,祛寒止痛。

【临床应用】

1. 寒疝气痛,睾丸肿痛　本品性温入肝,有疏肝理气散结,祛寒止痛之功。治疗寒凝气滞之疝气痛,睾丸肿痛,可与小茴香、青皮等同用;若睾丸肿痛属湿热者,多与龙胆、川楝子、大黄等同用。

2. 痛经,产后腹痛,胃痛　本品疏肝行气止痛,善治寒滞肝脉之证。治疗寒凝所致肝郁气滞之痛经,产后腹痛,可与香附等疏肝行气、活血调经之品同用;若治肝胃不和之胃脘疼痛,可与木香等同用。

【用法用量】煎服,5~10g;或入丸散。

【参考资料】

1. 本草精选　《本草衍义》:"治心痛及小肠气。"《本草纲目》:"行散滞气,治颓疝气痛,妇人血气刺痛。"《本草备要》:"入肝肾,散滞气,辟寒邪。治胃脘痛,妇人血气痛。"

2. 化学成分　本品含挥发油,油中含有 3- 羟基丁酮等;还含 α- 亚甲环丙基甘氨酸等。

3. 药理作用　本品有保肝、降血糖、调血脂、抗氧化、抗突变等作用。

需了解的理气药见表 12-1;本章供参考学习的拓展药见表 12-2。

表 12-1　需了解的理气药

药名	性味归经	功效	主治	用法用量与注意
橘红	辛、苦,温。归肺、脾经	①理气宽中 ②燥湿化痰 ③发表散寒	①湿浊中阻,痞满呕吐 ②湿痰咳嗽,痰多胸闷 ③风寒咳嗽	煎服,3~10g
枳壳	苦、辛、酸,微寒。归脾、胃经	①理气宽中 ②行滞消胀	①脾胃气滞,脘腹胀满 ②气滞胸闷	煎服,3~10g。孕妇慎用
香橼	辛、苦、酸,温。归肝、脾、肺经	①疏肝理气 ②和中化痰	①肝郁气滞,胸闷胁痛 ②脾胃气滞,脘腹胀痛,咳嗽痰多	煎服,3~9g
玫瑰花	甘、微苦,温。归肝、脾经	①行气解郁 ②活血止痛	①肝胃气痛之胸胁脘腹胀 ②肝郁血瘀之月经不调、乳房胀痛 ③跌打伤痛	煎服,3~6g
甘松	辛、甘,温。归脾、胃经	①行气止痛 ②开郁醒脾 ③外用祛湿消肿	①寒凝气滞胸闷、脘腹胀痛 ②思虑伤脾,不思饮食 ③湿气脚臭	煎服,3~6g。外用适量
柿蒂	苦、涩,平。归胃经	降气止呃	胃失和降之呃逆证	煎服,5~10g
青木香	辛、苦,寒;有小毒。归肝、胃经	①行气止痛 ②解毒消肿	①肝胃气滞之胸胁胀满、脘腹疼痛;疝胀腹痛,泻痢腹痛 ②蛇虫咬伤,痈肿疔毒,皮肤湿疮	煎服,3~9g。本品所含马兜铃酸对肾有损伤,故不宜过量或长期服用;脾胃虚寒者慎服,肾功能不全者忌服
梅花	微苦、微酸,平。归肝、胃、肺经	①疏肝解郁 ②和中 ③化痰	①肝胃气滞之胁肋胀痛 ②脘腹痞满,嗳气 ③梅核气	煎服,3~5g

表 12-2 理气药知识拓展

药名	功效	主治	用法用量
橘核	①理气散结 ②止痛	①疝气疼痛,睾丸肿痛 ②乳痈乳癖	煎服,3~9g
橘络	①行气通络 ②化痰止咳	①痰滞经络之胸痛 ②咳嗽痰多	煎服,3~5g
橘叶	①疏肝行气 ②散结消肿	①胁肋作痛,乳痈 ②乳房结块等	煎服,6~10g
檀香	①行气温中 ②开胃止痛	①寒凝气滞,胸膈不舒,胸痹心痛 ②脘腹疼痛,呕吐食少	煎服,2~5g
娑罗子	①疏肝解郁 ②和胃止痛	①胸闷胁痛,经前乳房胀痛 ②脘腹胀痛	煎服,3~9g
大腹皮	①行气宽中 ②利水消肿	①胃肠气滞,脘腹胀闷 ②水肿,脚气	煎服,5~10g
九香虫	①理气止痛 ②温中助阳	①胃寒胀痛,肝胃气痛 ②阳痿、腰膝冷痛	煎服,3~9g
刀豆	温中,下气,止呃	中焦虚寒,呃逆,呕吐	煎服,6~9g

学习小结

1. 学习内容

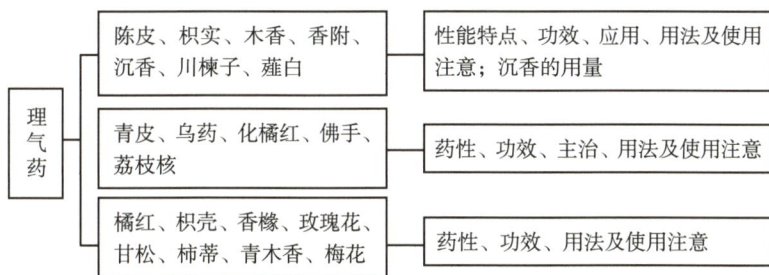

2. 学习方法

(1)本章应以理气共有功效为核心,结合该类药物的性能特点与主治病证,归纳、比较相似功效药物的共性,区别各药在性、效、用方面的特点,以便把握本章药物的基本知识和技能;关注沉香的用量;陈皮配半夏,枳实配白术,枳实配厚朴,香附配高良姜,川楝子配延胡索,薤白配瓜蒌的意义。

(2)功效相似药物比较

1)调中行气药:陈皮、青皮、枳实、厚朴。陈皮与青皮同出一物,均可行气调中,主治脾胃气滞,脘腹胀满。陈皮善行气调中,为理气健脾之要药;又能燥湿化痰,为治湿痰之要药。青皮主入肝经,其性峻烈,长于疏肝破气,常用于肝气郁滞诸证;又能消积化滞。

枳实、厚朴均能行气、消积,善治便秘及胃肠积滞诸证。枳实行气作用强,有破气消痞之功,还可化痰;厚朴长于燥湿,又可平喘。

2)行气止痛药:木香、香附、乌药、沉香、川楝子、青木香。均宜于气滞疼痛。木香

笔记栏

尤善行胃肠之气;香附长于疏肝理气,又善调经止痛;乌药散寒止痛,又长于温散肾及膀胱之寒邪;沉香能温中止呕,温肾纳气,其集行气、降气、纳气于一身;川楝子苦寒疏肝,宜于肝郁气滞兼热象,又能杀虫疗癣;青木香还可解毒消肿。

3)疏肝理气药:青皮、香附、川楝子、佛手、香橼、荔枝核、玫瑰花、梅花。青皮、荔枝核、玫瑰花性偏温,多用治寒疝腹痛;川楝子性寒,宜于热疝;香附性平,调经止痛,为妇科主帅;玫瑰花尚能活血;佛手、香橼、梅花均能疏肝、和中、化痰。

此外,陈皮、枳实、化橘红、佛手、橘红、香橼行气、化痰。陈皮、橘红、化橘红燥湿化痰;佛手、香橼、梅花兼可和中化痰。

（张顺贞）

扫一扫
测一测

复习思考题

1. 治疗月经不调兼有肝郁气滞证,最适宜的药物是哪一味? 选择哪种炮制品能增效?

2. 治疗痰浊阻闭胸阳之胸痹,首选哪一味行气药? 还常与何药配伍增效?

3. 本类药中哪些药物最宜于湿痰兼有气滞者?

第十三章

消 食 药

13章PPT

PPT 课件

学习目标

1. 通过本章学习,把握消食药的概述;各药的功效与主治,麦芽的用量;莱菔子与紫苏子、芥子的配伍意义。

2. 学会理解由该类药物组成的消导剂,主治饮食积滞证的用药特点及规律,为其后学习方剂学及临床各学科课程奠定基础。

概述

1. **基本含义** 凡以消食化积为主要作用,主治饮食积滞证的药物,称为消食药。

2. **功效主治**

(1)功效:消食化积。有促进脾胃运化、食物消化,消除食积的作用。

(2)主治:饮食积滞证。以脘腹胀满,嗳腐吞酸,恶心呕吐,不思饮食,泻下腐臭或便秘矢气为主要表现。亦可治脾胃虚弱,食积不化者。

3. **性能特点** 多味甘,性平或温;主归脾、胃二经。

4. **配伍应用** ①依据病机配伍:宿食内停,易致气机阻滞,故常与理气药配伍,使气行则积消;积滞化热兼便秘者,宜与清热、泻下药同用;脾胃素虚,运化无力,继发食积者,宜与补气健脾药配伍。②依据兼证配伍:食积兼外感者,宜与解表药配伍;兼中焦虚寒者,宜与温中健脾药配伍;兼寒湿困脾者,宜与芳香化湿药配伍。

5. **使用注意** 本类药物多数药力虽缓,但仍有耗气之弊,故气虚而无积滞者当慎用。

山楂 Shanzha 《新修本草》

为蔷薇科植物山里红 *Crataegus pinnatifida* Bge. var. *major* N.E.Br. 或山楂 *Crataegus pinnatifida* Bge. 的干燥成熟果实。生用或炒用。

【性味归经】酸、甘,微温。归脾、胃、肝经。

【主要功效】消食化积,活血散瘀。

【临床应用】

1. **饮食积滞证** 本品酸甘,能消各种饮食积滞,尤善消肉食油腻积滞。治疗各种饮食积滞,症见脘腹胀满、嗳腐吞酸、泻痢腹痛,单味煎服有效;亦可与其他消食药物同用以增效。食积易阻碍气机,又易助湿生热,故常与行气、化湿、清热药同用。若脾虚食滞者,可与健脾益气之品同用。

2. **瘀滞诸证** 本品有一定活血祛瘀止痛功效。治疗瘀血阻滞之胸胁疼痛,产后瘀阻腹痛、恶露不尽或痛经、经闭等,可单用本品加糖水煎服,亦可与行气活血药同用。

因本品有降血脂、降血压等作用,治疗高脂血症,可单用或与其他药物配伍。

【用法用量】煎服,9~12g。大剂量30g。生山楂、炒山楂多用于消食散瘀,焦山楂、山楂炭多用于止泻痢。

【使用注意】胃酸过多者忌服,脾胃虚弱而无积滞者慎用。

【参考资料】

1. 本草精选 《本草衍义补遗》:"消食行结气,健胃,催疮痛。"《本草纲目》:"化饮食,消肉积,癥瘕,痰饮痞满吞酸,滞血痛胀。"《本草备要》:"泻破气,消积,散瘀,化痰。"

2. 化学成分 本品主要含有机酸、黄酮、三萜类成分等,如柠檬酸、绿原酸、柠檬酸单甲酯、柠檬酸二甲酯、柠檬酸三甲酯、槲皮素、金丝桃苷、牡荆素、熊果酸、白桦脂醇等,此外还含胡萝卜素、维生素C、维生素B_1等。

3. 药理作用 本品有促消化液分泌、降血脂、抗动脉粥样硬化、抗心绞痛、强心、降血压、抗心律失常、增加冠脉血流量、扩张血管、收缩子宫、调节免疫、抗菌、抗肿瘤等作用。此外,山楂多糖有抗疲劳作用。

麦芽 Maiya 《名医别录》

为禾本科植物大麦 *Hordeum vulgare* L. 的成熟果实经发芽干燥的炮制加工品。生用、炒黄或炒焦用。

【性味归经】甘,平。归脾、胃、肝经。

【主要功效】消食和中,回乳,疏肝。

【临床应用】

1. 饮食积滞证 本品甘平,有较好的消食化积作用,尤善消米、面、薯芋等淀粉性食物积滞,可单用,亦常与其他消食化积药物同用。治小儿乳食停滞,亦可选用;若食积兼脾胃虚弱者,常与健脾益气之品配伍。

2. 断乳,乳房胀痛 本品有回乳之功,可减少乳汁分泌。用于妇女断乳,可单用;治乳汁郁积之乳房胀痛,可与疏肝、活血、通经药配伍。

此外,麦芽既为消食化积药,又兼疏肝解郁之功,用于肝气郁滞或肝胃不和证,多作为辅助药用。

【用法用量】煎服,10~15g。回乳炒用60g。

【使用注意】哺乳期妇女不宜使用。

【参考资料】

1. 本草精选 《药性论》:"消化宿食,破冷气,去心腹胀满。"《本草纲目》:"消化一切米、面、诸果食积。"《医学衷中参西录》:"因其善于消化,微兼破血之性,故又善回乳。"

2. 化学成分 本品主要含生物碱类成分,如大麦芽碱,大麦新碱A、B等,另含有腺嘌呤、胆碱、蛋白质、蛋白水解酶、淀粉水解酶、氨基酸、维生素B、维生素D、维生素E等。

3. 药理作用 本品有促消化、抑制催乳素分泌、降血糖等作用。

莱菔子 Laifuzi 《日华子本草》

为十字花科植物萝卜 *Raphanus sativus* L. 的干燥成熟种子。生用或炒用。

【性味归经】辛、甘,平。归肺、脾、胃经。

【主要功效】消食除胀,降气化痰。

【临床应用】

1. 饮食积滞证 本品味辛行散,既能消食化积,又可行气消胀,尤宜于食积气滞证。治消化不良或饮食积滞之脘腹胀痛,泄泻痢疾,可与消食、行气药同用;治食积气滞兼脾虚证,常与健脾益气之品配伍。

2. 咳嗽,痰喘 本品又有降气化痰之功。治疗咳喘痰壅,胸闷兼食积,常与紫苏子、芥子同用,以温肺化痰,降气止咳平喘,如三子养亲汤。

【用法用量】煎服,5~12g。炒后性缓,长于消食,并可避免生品的副作用。

【使用注意】本品辛散耗气,故气虚而无食积、痰滞者慎用。

【参考资料】

1. 本草精选 《本草纲目》:"下气定喘,治痰,消食,除胀,利大小便,止气痛,下痢后重,发疮疹。"《医学衷中参西录》:"无论或生或炒,皆能顺气开郁、消胀除满。"

2. 化学成分 本品主要含脂肪酸类成分,如芥酸、亚油酸、亚麻酸、菜籽甾醇、22- 去氢菜油甾醇等;尚含有挥发油成分,如 α,β- 己烯醛、β,γ- 乙烯醇等;还含莱菔素和芥子碱等。

3. 药理作用 本品有促进消化、镇咳、祛痰、抗菌、降血压、抗炎等作用。

鸡内金 Jineijin 《神农本草经》

为雉科动物家鸡 *Gallus gallus domesticus* Brisson 的干燥沙囊内壁。生用、炒用或醋制入药。

【性味归经】甘,平。归脾、胃、小肠、膀胱经。

【主要功效】消食运脾,涩精止遗,化坚消石。

【临床应用】

1. 饮食积滞证 本品消食化积作用较强,既能促进食积消化,又可健运脾胃,广泛用于各种饮食积滞证。治疗食积病情较轻者,单味研末服;食积较重者,可与其他消食药同用;治小儿脾虚疳积,可与补气健脾之品同用。

2. 遗精,遗尿 本品可固精、缩尿止遗。治遗精、遗尿可单用,或与补肾、固精缩尿药配伍以增效。

3. 淋证,结石证 本品又有化坚消石之功。治砂淋、石淋、小便淋涩疼痛,常与金钱草、海金沙等同用。也可配伍用于胆结石。

【用法用量】煎服,3~10g;研末服,1.5~3g。研末服效果优于煎剂。

【参考资料】

1. 本草精选 《神农本草经》:"主泄利。"《日华子本草》:"止泄精,并尿血、崩中、带下、肠风泻痢。"《滇南本草》:"宽中健脾,消食磨胃。治小儿乳食结滞,肚大筋青,痞积疳积。"

2. 化学成分 本品含促胃液素、角蛋白、微量胃蛋白酶、淀粉酶、多种维生素,还含赖氨酸、丝氨酸等 18 种氨基酸。

3. 药理作用 本品有调节胃肠动力、促进胃液分泌、抗凝血、降血脂、降血糖、抑制乳腺增生等作用。

神曲 Shenqu 《药性论》

为面粉和多种中药混合后经发酵而成的干燥加工品。生用或炒用。

【性味归经】甘、辛,温。归脾、胃经。

【主要功效】消食和胃。

【临床应用】

饮食积滞证 本品有消食和胃作用,适宜于各类饮食积滞证。治疗饮食积滞,脘腹胀痛,肠鸣腹泻,可单用,或与行气、消食药同用;炒焦后又有止泻之功,治疗食积腹泻,可发挥消食、止泻双重作用,并常与焦山楂、焦麦芽同用,即"焦三仙"。本品含解表退热之品,故尤宜于外感表证兼有食积者。

此外,丸剂中含有金石、贝壳类药物,难以消化吸收者常用本品作糊丸以助消化。

【用法用量】煎服,6~15g。止泻宜炒焦用。

【使用注意】本品性温,故胃阴虚、胃火盛者不宜用。

【参考资料】

1. 本草精选 《药性论》:"化水谷宿食,癥结积滞,健脾暖胃。"《本草纲目》:"消食下气,除痰逆霍乱,泄痢胀满诸疾。"

2. 化学成分 本品主要含酵母菌;还含挥发油、苷类、脂肪油及维生素 B 等。

3. 药理作用 本品所含酵母菌和多种消化酶有促进消化、提高食欲、B 族维生素样作用。本品亦有改善肠道菌群失调、抗肠易激综合征(IBS)等作用。

需了解的消食药见表 13-1;本章供参考学习的拓展药见表 13-2。

表 13-1 需了解的消食药

药名	性味归经	功效	主治	用法用量与注意
稻芽	甘,平。归脾、胃经	①消食和中 ②健脾开胃	①食积滞证 ②脾虚食少	煎服,9~15g

表 13-2 消食药知识拓展

药名	功效	主治	用法用量
隔山消	①消食健胃 ②理气止痛 ③催乳	①饮食积滞证 ②脘腹胀痛 ③乳汁不下	煎服,9~15g。过量服用易中毒
鸡矢藤	①消食健胃 ②化痰止咳 ③清热解毒 ④止痛	①饮食积滞证 ②热痰咳嗽 ③热毒泻痢 ④胃肠疼痛	煎服,15~60g。外用适量。脾虚无积滞者慎用

学习小结

1. 学习内容

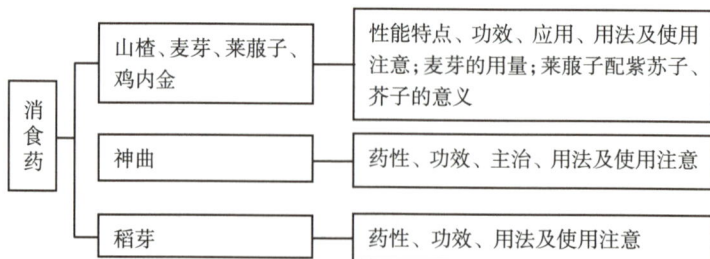

2. 学习方法

(1)本章应以消食共有功效为核心,结合该类药物的性能特点与主治病证,归纳、比较相似功效药物的共性,区别各药在性、效、用方面的特点,以便把握本章药物的基本知识和技能;理解与行气药配伍的意义;关注麦芽的用量;莱菔子与紫苏子、芥子的配伍意义。

（2）功效相似药物比较：消食药均能消食化积，主治饮食积滞证。山楂消食化积，善消油腻肉食积滞，并可活血化瘀，治瘀滞胸腹痛、痛经。鸡内金消食健胃，又能涩精止遗，化坚消石。莱菔子消食化积，且兼行气之功，宜于食积气滞；又能降气化痰，止咳平喘，治咳嗽、痰喘。神曲消食兼解表，尤宜于外感表证兼有食积者。麦芽、稻芽均具消食健胃之功，主治米、面、薯芋类食滞证及脾虚食少证。麦芽还有回乳疏肝消胀之功，用于断乳，乳房胀痛。

（王 茜）

复习思考题

1. 消食药为何常与行气药配伍？
2. 哺乳期妇女为何不宜使用麦芽？

扫一扫
测一测

第十四章

驱 虫 药

学习目标

1. 通过本章学习,把握驱虫药的概述;各药的功效与主治,槟榔、使君子、贯众的用量;槟榔与常山的配伍意义。

2. 学会理解由该类药物组成的驱虫剂,主治虫证的用药特点及规律,为其后学习方剂学及临床各学科课程奠定基础。

概述

1. **基本含义** 以毒杀驱除人体肠道寄生虫为主要功效,主治虫证的药物,称为驱虫药。

2. **功效主治**

(1)功效:驱虫。能毒杀或麻痹人体肠道寄生虫,并促使虫体被驱除体外。部分药物兼有缓泻作用,更有助于虫体排出。

(2)主治:虫证。由多种肠道寄生虫病,如蛔虫病、绦虫病、蛲虫病、姜片虫、钩虫病等引起。因感染寄生虫不同,症状各异。常见绕脐腹痛、时发时止,不思饮食或多食善饥,嗜食异物,胃中嘈杂,呕吐清水,肛门瘙痒等。迁延日久,则见面色萎黄,形体消瘦,腹大青筋,周身浮肿等。部分患者症状较轻,或无明显证候,经检查大便时才被发现。

3. **性能特点** 驱虫药具有沉降的作用趋向,主归小肠经,部分药有毒。

4. **配伍应用** ①常与泻下药配伍:为促进毒杀或麻痹后的虫体及残存药物排出体外,故最宜与泻下药同用;②根据兼证或兼邪配伍:如兼寒、兼热、兼饮食积滞、兼脾胃虚弱等,分别配伍温里药、清热药、消食药、健脾和胃药;③根据体质配伍:素体虚弱者可与补虚药同用,须先补后攻或攻补兼施。

5. **使用注意** ①因病选药:使用本类药物首先要明确寄生虫病的种类,选择针对性强的驱虫药;②控制剂量:本类药物多具毒性,故应控制剂量,防止用量过大中毒或损伤正气;③证候禁忌:素体虚弱、年老体衰及孕妇应慎用;④服药时间:本类药一般应在空腹时服用,使药物充分作用于虫体而保证疗效;⑤病症警戒:对发热或腹痛剧烈者,不宜立即驱虫,待症状缓解后,再行施用驱虫药。

使君子 Shijunzi 《开宝本草》

为使君子科植物使君子 *Quisqualis indica* L. 的干燥成熟果实。生用或炒香用。

【性味归经】甘,温。归脾、胃经。

【主要功效】杀虫消积。

【临床应用】

蛔虫病,蛲虫病 本品善驱蛔虫,味甘气香而不苦,尤宜于小儿蛔虫病。轻者,可单用本品炒香嚼服;重者,常与其他驱虫药物配伍。

【用法用量】煎服,9~12g,捣碎入煎剂;使君子仁 6~9g,多入丸散或单用,分 1~2 次服。小儿每岁 1~1.5 粒,炒香嚼服,一日总量不超过 20 粒。

【使用注意】大量服用可致呃逆、眩晕、呕吐、腹泻等不适反应;不宜与热茶同饮,若与浓茶同服,可引起呃逆、腹泻。

【参考资料】

1. 本草精选 《开宝本草》:"主小儿五疳,小便白浊,杀虫,疗泻痢。"《本草纲目》:"健脾胃,除虚热,治小儿百病疮癣。""此物味甘气温,既能杀虫,又益脾胃,所以能敛虚热而止泻痢,为小儿诸病要药。""忌饮热茶,犯之即泻。"《本草正》:"使君子专杀蛔虫"。

2. 化学成分 本品主要含有机酸类成分,如使君子酸、苹果酸、柠檬酸等;尚含脂肪酸类成分,如棕榈酸、油酸、亚油酸、硬脂酸、花生酸等;还含氨基酸等。使君子酸为其有毒成分。

3. 药理作用 本品有麻痹蛔虫虫体、抑制致病性皮肤真菌、升血压等作用。所含使君子氨酸有改善学习记忆作用。使君子有神经毒性,其引起的脑损伤与年龄、给药剂量有关。

苦楝皮 Kulianpi 《名医别录》

为楝科植物川楝 *Melia toosendan* Sieb. et Zucc. 或楝 *Melia azedarach* L. 的干燥树皮及根皮。鲜用或生用。

【性味归经】苦,寒;有毒。归肝、脾、胃经。

【主要功效】杀虫,疗癣。

【临床应用】

1. 蛔虫病,蛲虫病,钩虫病 本品苦寒有毒,驱虫力强,尤善驱蛔虫。治疗蛔虫、蛲虫、钩虫等多种肠道寄生虫病,可单用水煎、煎膏或制成片剂、糖浆服用,亦可与其他驱虫药配伍,以增强杀虫作用。

2. 疥癣,湿疮 本品外用能清热燥湿,杀虫疗癣,止痒。治疥癣、头癣、湿疮、湿疹瘙痒等,可单用本品为末,用醋或猪脂调涂患处。

【用法用量】煎服,3~6g;鲜品 15~30g。外用适量。

【使用注意】本品有毒,不宜过量或持续久服。有效成分难溶于水,需文火久煎。脾胃虚寒、孕妇及肝病患者慎用。

【参考资料】

1. 本草精选 《名医别录》:"疗蛔虫,利大肠。"《日华子本草》:"治游风热毒,风疹恶疮疥癞,小儿壮热,并煎汤浸洗。"《滇南本草》:"根皮杀小儿寸白虫。"

2. 化学成分 本品主要含三萜类成分,如川楝素、苦楝素、苦楝萜酮内酯、苦楝萜醇内酯、苦楝皮萜酮、苦楝萜酸甲酯等,还含有儿茶素等。

3. 药理作用 本品有麻痹猪蛔虫、杀螨虫、镇痛、抗炎、抗血栓、抗胃溃疡、止泻、利胆、抗肉毒中毒、抗肿瘤及抗菌等作用。

槟榔 Binglang 《名医别录》

为棕榈科植物槟榔 *Areca catechu* L. 的干燥成熟种子。捣碎用。

【性味归经】苦、辛,温。归胃、大肠经。

【主要功效】驱虫,消积,行气,利水,截疟。

【临床应用】

1. 多种肠道寄生虫病 本品既能驱虫,又兼能泻下,有助于虫体排出,广泛用于绦虫、蛔虫、蛲虫、姜片虫、钩虫等肠道寄生虫病。尤宜于绦虫病,故为驱绦虫之要药,多与南瓜子相须为用,亦可配伍其他驱虫药、泻下药。

2. 积滞泻痢,里急后重 本品又能行气,缓泻通便以消积。治食积气滞,腹胀便秘等证,常与行气导滞药配伍;治湿热泻痢,腹痛里急后重,可与清热燥湿、行气止痛药同用。

3. 水肿脚气 本品又有利水消肿作用,治疗水肿实证,二便不利,常与利水渗湿药物配伍,以加强利水消肿之功。治疗寒湿脚气肿痛,常与温里化湿行气药同用。

此外,本品还能截疟,治疗疟疾,常与性寒又能祛痰截疟的常山同用,寒热并施,既增祛痰截疟之功,又可减轻常山涌吐之副作用。

【用法用量】煎服,3~10g。驱绦虫、姜片虫 30~60g。生用力佳,炒用力缓。

【使用注意】本品缓泻,并易耗气,故脾虚便溏或气虚下陷者不宜使用。孕妇慎用。

【参考资料】

1. 本草精选 《名医别录》:"主消谷,逐水,除痰癖,杀三虫,去伏尸,疗寸白。"《药性论》:"宣利五脏六腑壅滞,破坚满气,下水肿,治心痛,风血积聚。"《本草纲目》:"治泻痢后重,心腹诸痛,大小便气秘,痰气喘息,疗诸疟,御瘴疠。"

2. 化学成分 本品含生物碱,如槟榔碱、槟榔次碱、去甲基槟榔碱、高槟榔碱等;另含脂肪酸类成分,如月桂酸、肉豆蔻酸、棕榈酸、硬脂酸、癸酸、油酸、亚油酸、十二碳烯酸、十四碳烯酸、十六碳烯酸等;还含缩合鞣质和氨基酸等。

3. 药理作用 本品能麻痹和毒杀绦虫、蛲虫、蛔虫、钩虫、肝吸虫、血吸虫等寄生虫;槟榔碱能杀灭钉螺。尚有抑制皮肤真菌、抑制流感病毒、抗炎、促进腺体分泌、增强肠蠕动、减慢心率、降血压、抗动脉粥样硬化、兴奋子宫平滑肌、抗过敏等作用。

贯众 Guanzhong 《神农本草经》

为鳞毛蕨科植物粗茎鳞毛蕨 *Dryopteris crassirhizoma* Nakai 的干燥根茎和叶柄残基,即绵马贯众。生用或炒炭用。

【性味归经】苦,寒;有小毒。归肝、胃经。

【主要功效】杀虫,清热解毒,止血。

【临床应用】

1. 多种肠道寄生虫病 本品苦寒有小毒,能毒杀多种肠道寄生虫。适宜于绦虫、蛲虫、钩虫等多种肠道寄生虫病,可与其他驱虫药同用。

2. 风热感冒,温毒发斑,疮疡肿毒等 本品有一定清热解毒之功,既清气分热,又能凉血热。治疗温毒发斑、热毒疮疡等,常与清热泻火、凉血解毒之品同用;治疗风热感冒,可与疏散风热药配伍。

3. 血热出血证 本品还能凉血止血,适宜于血热妄行所致衄血、吐血、便血、崩漏等,尤宜于崩漏下血,可单用,也可与其他凉血止血药配伍。

此外,还可预防流感、流脑、麻疹等。

【用法用量】煎服,4.5~9g。驱虫及清热解毒宜生用,止血宜炒炭用。

【使用注意】本品苦寒,有小毒,用量不宜过大;孕妇及脾胃虚寒者慎用。

【参考资料】

1. 本草精选 《神农本草经》:"主腹中邪热气,诸毒,杀三虫。"《名医别录》:"去寸白,破癥瘕,除头风、止金创。"

2. 化学成分　本品主要含间苯三酚衍生物类成分,如白绵马素 AA、AP、PP,东北贯众 ABBA,绵马酸 AAA、BBB、PBB,黄绵马酸 AB、BB、PB,绵马酚,去甲绵马素,粗厥素等;还含多种微量元素。

3. 药理作用　本品有麻痹虫体、抗病毒、抗菌、抗肿瘤、保肝、抗氧化、降血糖、降血脂和降血压等作用。东北贯众可导致胃肠道反应;欧绵马除引起腹泻、消瘦外,可致精母细胞变性,还可致失明。

雷丸　Leiwan　《神农本草经》

为白蘑科真菌雷丸 *Omphalia lapidescens* Schroet. 的干燥菌核。生用。

【性味归经】微苦,寒。归胃、大肠经。

【主要功效】杀虫消积。

【临床应用】

绦虫病、钩虫病、蛔虫病　本品能驱杀多种肠道寄生虫,尤善驱杀绦虫。治疗绦虫病,可单用研末吞服;治疗蛔虫病,可与其他驱蛔药、泻下药同用。

【用法用量】15~21g,不宜入煎剂,一般研粉服,一次 5~7g,饭后温开水调服,一日 3 次,连服 3 天。

【使用注意】不入煎剂。因本品含蛋白酶,加热 60℃左右易于破坏而失效。脾胃虚寒者慎用。

【参考资料】

1. 本草精选　《神农本草经》:"主杀三虫,逐毒气,胃中热。"《名医别录》:"逐邪气,恶风汗出,除皮中热、结积,蛊毒,白虫、寸白自出不止。"《本草求真》:"功专入胃除热,消积化蛊,故凡湿热内郁,癫痫狂走,汗出恶风,虫积殆甚,腹大气胀,蛊作人声者,服之即能有效。"

2. 化学成分　本品主要成分为蛋白酶,如雷丸素、雷丸蛋白酶等;还含麦角甾醇、多糖等。

3. 药理作用　本品有驱绦虫、杀灭猪囊尾蚴、抗肿瘤等作用。

南瓜子　Nanguazi　《现代实用中药学》

为葫芦科植物南瓜 *Cucurbita moschata* Duch. 的种子。研粉生用。

【性味归经】甘,平。归胃、小肠经。

【主要功效】杀虫。

【临床应用】

多种肠道寄生虫　本品杀虫而不伤正气,善杀绦虫。治绦虫病,虽可单用,但对虫体头部作用较弱,常与槟榔相须为用。可先用本品研粉,冷开水调服,继服槟榔水煎液,再与玄明粉配伍以泻下,排出虫体。

此外,通过配伍也用于蛔虫病、钩虫病以及血吸虫病的治疗。治疗血吸虫病,须较大剂量,长期服用。

【用法用量】研粉,60~120g,冷开水调服。

【参考资料】

1. 本草精选　《现代实用中药》:"驱除绦虫。"《广西中药志》:"治晚期血吸虫病。"《安徽药材》:"能杀蛔虫。"

2. 化学成分　本品主要含脂肪酸类成分,包括亚油酸、油酸、棕榈酸、硬脂酸、南瓜子氨酸等;还含蛋白质、类脂、维生素等。

3. 药理作用　本品有抑杀绦虫、血吸虫幼虫,降血压,抗氧化,降血糖及抗炎等作用。

需了解的驱虫药见表14-1;本章供参考学习的拓展药见表14-2。

表 14-1　需了解的驱虫药

药名	性味归经	功效	主治	用法用量与注意
榧子	甘,平。归肺、胃、大肠经	①杀虫消积 ②润肠通便 ③润肺止咳	①多种肠道寄生虫病 ②肠燥便秘 ③肺燥咳嗽	煎服,9~15g。因其有效成分不溶于水,故驱虫宜炒熟嚼服,一次用 15g
鹤草芽	苦、涩,凉。归肝、小肠、大肠经	杀虫	绦虫病	研粉吞服,30~50g/d,小儿0.7~0.8g/(kg·d)。不入煎剂

表 14-2　驱虫药知识拓展

药名	功效	主治	用法用量
芜荑	驱虫消积	①虫积腹痛 ②小儿疳积	煎服,3~10g
鹤虱	驱虫消积	①虫积腹痛 ②小儿疳积	煎服,3~10g。外用适量。孕妇禁用

学习小结

1. 学习内容

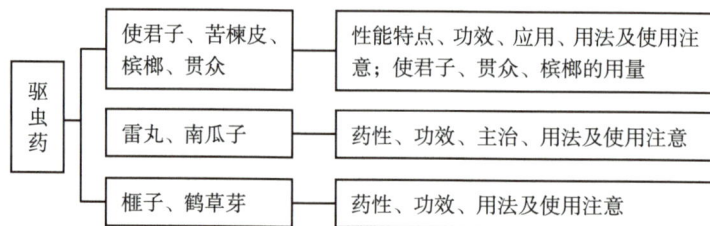

2. 学习方法

(1)本章应以驱虫共有功效为核心,结合该类药物的性能特点与主治病证,归纳、比较相似功效药物的共性,区别各药在性、效、用方面的特点,以便把握本章药物的基本知识和技能;理解与泻下药配伍的意义;关注槟榔、贯众、使君子的用量;槟榔与常山的配伍意义;该类药的用法及使用注意。

(2)功效相似药物比较

1)长于驱蛔虫的药物:使君子、苦楝皮。二药善驱蛔虫,主治蛔虫病。使君子味甘气香,易于服用,故尤宜于小儿。苦楝皮作用力强,且范围较广,可用于蛲虫、钩虫等多种肠道寄生虫病;外用能清热燥湿,杀虫止痒疗癣。

2)长于驱绦虫的药物:槟榔、南瓜子、雷丸、鹤草芽。槟榔作用范围广泛,且兼缓泻作用而有利于虫体排出体外,还能行气,利水,截疟;南瓜子驱虫而不伤正气,常与槟榔配伍使用;雷丸作用范围广泛,还能润肺、润肠;鹤草芽专驱绦虫。

3) 驱杀多种肠道寄生虫的药物：贯众、榧子、雷丸。贯众兼能清热解毒,凉血止血；榧子还能润肠通便,润肺止咳。

（张顺贞）

复习思考题

1. 驱虫药通常与哪类药配伍？为什么？
2. 为什么槟榔驱绦虫的用量远大于行气利水的用量？

扫一扫
测一测

第十五章

止 血 药

学习目标

　　1. 通过本章学习,把握止血药的含义、功效与主治、性能特点;常用重点药物的分类归属、性能特点、主要功效与临床应用、用法及使用注意;蒲黄与五灵脂,白及与海螵蛸,艾叶与阿胶的配伍意义。

　　2. 学会理解由该类药物组成的止血剂,主治出血病证的用药特点及规律,为其后学习方剂学及临床各学科课程奠定基础。

概述

　　1. 基本含义　凡以制止体内外出血为主要作用,主治出血病证的药物,称为止血药。

　　2. 功效主治

　　(1)功效:止血。均有加速凝血,制止体内外出血;或消除血不循经原因以达止血目的。因兼有凉血、化瘀、温经、收涩作用,故分别有凉血止血、化瘀止血、收敛止血、温经止血功效。

　　(2)主治:体内外出血之证。如咳血、咯血、衄血、吐血等上部出血之证,便血、尿血、崩漏等下部出血证以及皮下紫癜、外伤出血等。

　　体内出血有脏腑之殊,又有寒热虚实之异。一般而言,咳血、咯血、鼻衄,多为肺络损伤;吐血、呕血多为胃络损伤;便血多发生于胃与大肠;尿血多责之于膀胱;崩漏则因肝肾阴虚、肝火内盛,或脾失统摄引起;外伤出血,每多夹瘀。

　　(3)分类:依据性能特点与主治,将该类药分为凉血止血药、化瘀止血药、收敛止血药、温经止血药。

　　3. 性能特点　味多苦、涩而甘;主归心、肝经,兼归脾经;药性有寒有温。

　　4. 配伍应用　①根据病因选药和配伍:如血热妄行之出血,选用凉血止血药,并与清热泻火、清热凉血药配伍;阴虚火旺之出血者,宜配伍滋阴降火潜阳药;瘀血阻滞所致出血,选用化瘀止血药,并与活血行气药配伍;虚寒性出血,选用温经止血药,可与补气药、温里药配伍。②根据病机配伍:出血过多导致气虚欲脱者,当急予大补元气之药,益气固脱以救急。

　　5. 使用注意　①止血不留瘀:收敛止血药、凉血止血药,易恋邪、凉遏而留瘀,故出血兼有瘀滞者不宜单独使用。②合理选择炒炭:前人认为,止血药多炒炭用。一般而言,多数药物炒炭后止血作用增强,但也有部分药物以生品或鲜品入药止血力更佳,故应视具体药物而定。

第一节 凉血止血药

既能止血,又能凉血,常用于治疗血热出血证的药物,称凉血止血药。该类药性多寒凉而味多苦,适用于血热妄行所致上、下各部位出血,症见血色鲜红,口渴,脉数等。部分药物兼有清热解毒、利尿等功效,又可治热毒疮痈、水火烫伤、水肿等病证。

本类药物性寒凝滞,易凉遏留瘀,不宜过量久服。部分药物通过炒炭或配伍温经止血、益气药,可扩大其使用范围。

小蓟 Xiaoji 《名医别录》

为菊科植物刺儿菜 *Cirsium setosum* (Willd.) MB. 的干燥地上部分。生用或炒炭用。

【性味归经】甘、苦,凉。归心、肝经。

【主要功效】凉血止血,散瘀消痈。

【临床应用】

1. 血热出血证 本品性凉,善凉血止血,适宜于多种出血之证。治疗尿血、血淋、咯血、衄血、吐血、崩漏,外伤出血,常与大蓟相须为用,或与其他凉血止血药配伍。因其兼能利尿通淋,尤宜于尿血、血淋,可单用或与利尿通淋、止血药同用。

2. 热毒疮痈 本品功能凉血解毒,散瘀消痈,适宜于热毒疮痈。治外痈初起,红肿热痛者,可单用鲜品捣烂敷患处,或与清热解毒药、活血化瘀药同用。

【用法用量】煎服,5~12g;鲜品 30~60g。外用适量,研末调敷,或鲜品捣敷。

【参考资料】

1. 本草精选 《本草图经》:"以止吐血,衄血,下血,皆验。"《本草经疏》:"小蓟性下行,以其能下气,故主崩衄多效。"《本草纲目拾遗》:"清火疏风豁痰,解一切疔疮痈疽肿毒。"

2. 化学成分 本品含芦丁、刺槐素 -7- 鼠李葡萄糖苷等黄酮类,绿原酸、原儿茶酸、咖啡酸等有机酸,甾醇类,氯化钾等成分。

3. 药理作用 本品有止血、抗菌、抗炎、利尿、兴奋子宫、降血压、强心、利胆、镇静、抗肿瘤等作用。

大蓟 Daji 《名医别录》

为菊科植物蓟 *Cirsium japonicum* Fisch. ex DC. 的干燥地上部分。生用或炒炭用。

【性味归经】甘、苦,凉。归心、肝经。

【主要功效】凉血止血,散瘀消痈。

【临床应用】

1. 血热出血证 本品功似小蓟,也能凉血止血,适宜于血热咯血、衄血、吐血、崩漏、尿血等多种出血证,单用或与其他凉血止血药同用。炒炭后寒凉之性减弱,止血作用增强。亦可用于外伤性出血。

2. 热毒疮痈 本品清热凉血解毒,散瘀消痈之力强于小蓟,不论内外痈肿皆可使用,尤宜于血热毒盛者。治外痈,可单用捣敷或配伍清热解毒药内服,以鲜品为佳。

【用法用量】煎服,9~15g;鲜品 30~60g。外用适量,研末调敷,或鲜品捣敷,或绞汁涂搽。

【使用注意】本品散瘀清泄,故孕妇及无瘀滞者慎用。

【参考资料】

1. 本草精选 《名医别录》:"主女子赤白沃,安胎,止吐血、衄鼻。"《日华子本草》:"叶,治肠痈,腹脏瘀血,血运,扑损。"《本草经疏》:"大蓟根最能凉血,血热解则诸证自愈矣。"

2. 化学成分 本品含三萜、甾醇类、生物碱、黄酮、挥发油、多糖等成分,如 β-谷甾醇、乙酰蒲公英甾醇等。

3. 药理作用 本品有止血、抑制心肌收缩、减慢心率、降血压、抗病毒、抗菌等作用。

地榆 Diyu 《神农本草经》

为蔷薇科植物地榆 *Sanguisorba officinalis* L. 或长叶地榆 *Sanguisorba officinalis* L. var. *longifolia*(Bert.)Yü et Li 的干燥根。生用或炒炭用。

【性味归经】苦、酸、涩,微寒。归肝、大肠经。

【主要功效】凉血止血,解毒敛疮。

【临床应用】

1. 血热出血证 本品能清热凉血,略兼收敛,适宜于血热所致咯血、衄血、吐血、尿血、便血、痔疮出血、崩漏及月经过多等多种出血。因其主入大肠经,作用偏下,尤宜于下焦出血。治便血、痔血,常与槐花同用;治血痢,可与清热解毒止痢药配伍;治崩漏,多与凉血止血固崩之品同用;治疗咯血、衄血、吐血等血热出血,可与其他凉血止血药配伍。

2. 烫伤,湿疹,疮疡痈肿 本品既能清热解毒,外用又可收湿敛疮,减少渗出,故为治烧烫伤及湿热疮疹之要药。治水火烫伤,可单用研末麻油调敷,或与大黄粉,或与黄连、冰片配伍,研末调敷;治湿疹或皮肤溃烂,可以本品浓煎外洗,或用纱布浸药汁外敷;若治疮痈初起红肿,可单用煎汁浸洗,或湿敷患处;已成脓者,可用鲜品,或与清热解毒药配伍,捣烂外敷。

【用法用量】煎服,9~15g。外用适量,研末涂敷。止血多炒炭用,凉血解毒敛疮多生用。

【使用注意】本品性寒酸涩,凡虚寒性便血、下痢、崩漏及出血有瘀者慎用。所含鞣质被大量吸收可引起中毒性肝炎,故大面积烧伤不宜使用地榆制剂外涂。

【参考资料】

1. 本草精选 《神农本草经》:"主妇人乳痓痛,七伤,带下病,止痛,除恶肉,止汗,疗金疮。"《本草纲目》:"地榆,除下焦热,治大小便血证。"《本草求真》:"能入于下焦血分除热,俾热悉从下解。又言性沉而涩,凡人症患吐衄崩中肠风血痢等症,得此则能涩血不解……实为解热止血药也。"

2. 化学成分 本品含三萜及地榆糖苷Ⅰ、Ⅱ、Ⅲ等,没食子酸类鞣质及缩合鞣质,没食子酸,鞣花酸等成分。

3. 药理作用 本品有止血、升高白细胞、抗炎、抗菌、镇痛、止泻、镇吐、抗肿瘤、抗溃疡、镇静等作用。

槐花 Huaihua 《日华子本草》

为豆科植物槐 *Sophora japonica* L. 的干燥花及花蕾。前者习称"槐花";后者习称"槐米"。生用、炒用或炒炭用。

【性味归经】苦,微寒。归肝、大肠经。

【主要功效】凉血止血,清肝泻火。

【临床应用】

1. 血热出血证 本品能清大肠之热而凉血止血,尤宜于便血、痔疮出血。治疗血热所致便血、痔疮出血,常与地榆相须为用;若血热炽盛之便血,还可与栀子等清热凉血之品配伍。

2. 目赤,头痛 本品善清泻肝火以明目,为治肝热目赤头痛良药。治疗肝火上炎所致目赤、头胀头痛及眩晕,可单用煎水代茶饮,或与清肝明目药同用。现代有用槐花煎汤代茶饮,用于高血压证属肝阳上亢者。

【用法用量】煎服,5~10g。止血多炒炭用,清肝泻火多生用。

【参考资料】

1. 本草精选 《日华子本草》:"治五痔,心痛,眼赤,杀腹脏虫及热,治皮肤风并肠风泻血,赤白痢,并炒服。"《珍珠囊》:"凉大肠之热。"

2. 化学成分 本品含芸香苷,槐花甲素、乙素、丙素等黄酮类,皂苷及苷元、甾类、萜类及鞣质等成分。

3. 药理作用 本品有止血、抗炎、降血压、降血脂、抗肿瘤、抗溃疡、防治动脉粥样硬化、扩张冠状动脉、改善心肌循环、抗菌、抗病毒等作用。

侧柏叶 Cebaiye 《名医别录》

为柏科植物侧柏 *Platycladus orientalis* (L.) Franco 的干燥枝梢和叶。生用或炒炭用。

【性味归经】苦、涩,寒。归肺、肝、脾经。

【主要功效】凉血止血,祛痰止咳,生发乌发。

【临床应用】

1. 血热出血证 本品苦寒清泄,味涩收敛而善凉血、收敛以止血,为治内外多种出血之常用药,尤宜于血热出血证。治疗血热妄行之吐血、衄血,常与鲜地黄等同用;治疗痔血、血痢,可与槐花、地榆等同用,以清肠凉血止血。炒炭收敛止血作用增强,可与温经止血药配伍,以治虚寒性出血。

2. 肺热咳嗽 本品入肺经,善清肺热,又可化痰止咳。治疗肺热咳喘,痰多色黄,黏稠难咯者,可与清肺化痰药同用。

3. 血热脱发或须发早白 本品生发乌发,可单用研末,麻油调和外涂。

【用法用量】煎服,6~12g。外用适量。止血多炒炭用,止咳祛痰多生用。

【使用注意】本品苦寒涩敛,故虚寒者不宜单用,瘀血致出血者慎用。

【参考资料】

1. 本草精选 《名医别录》:"主吐血、衄血、痢血、崩中赤白。轻身益气,令人耐风寒,去湿痹。"《本草正》:"善清血凉血,止吐血衄血,痢血尿血,崩中赤白,去湿热湿痹,骨节疼痛。"

2. 化学成分 本品含挥发油、黄酮类化合物、有机酸、树脂、鞣质等成分。挥发油成分有侧柏烯、侧柏酮、小茴香酮、蒎烯、石竹烯等。

3. 药理作用 本品有止血、抗炎、抗病毒、抗菌、镇咳、祛痰、平喘、抗肿瘤、镇静等作用。

白茅根 Baimaogen 《神农本草经》

为禾本科植物白茅 *Imperata cylindrica* Beauv. var. *major* (Nees) C.E.Hubb. 的干燥根茎。生用或炒炭用。

【性味归经】甘,寒。归肺、胃、膀胱经。

【主要功效】凉血止血,清热生津,利尿通淋。

【临床应用】

1. 血热出血证 本品能凉血止血,适宜于多种血热出血之证。因其兼能清肺、胃热,并可利尿,尤宜于肺、胃有热之咳血、衄血、吐血以及膀胱湿热蕴结而致尿血、血淋等。可单用,或与大蓟、小蓟、苎麻根等凉血止血、利尿药配伍。

2. 热病烦渴,胃热呕吐,肺热咳嗽 本品既能清胃热以止呕,又可清肺热以止咳,适宜于肺、胃热证。治疗热病烦渴,胃热呕吐,肺热咳嗽等病证,常与芦根、天花粉等清肺胃热药同用。

3. 水肿,热淋,黄疸 本品又能清热利尿,适宜于多种水湿病证。治疗热淋涩痛,可与利尿通淋药同用;治水肿,小便不利,可单用煎服或与茯苓、猪苓、泽泻等利水渗湿药同用;治湿热黄疸,可与茵陈等利湿退黄药配伍。

【用法用量】煎服,9~30g;鲜品 30~60g,以鲜品为佳,可绞汁服。多生用。

【参考资料】

1. 本草精选 《神农本草经》:"主劳伤虚羸,补中益气,除瘀血、血闭,寒热,利小便。"《本草纲目》:"白茅根甘,能除伏热,利小便,故能止诸血哕逆、喘急消渴,治黄疸水肿乃良物也。"《本草正义》:"清血分之热而不伤于燥,又不黏腻,故凉血而不虑其积瘀,以主吐衄呕血;泄降火逆,其效甚捷,故又主胃火哕逆呕吐,肺热气逆喘满。"

2. 化学成分 本品含白茅素、芦竹素、羊齿醇等三萜烯类,柠檬酸等有机酸,葡萄糖、蔗糖等糖类,还含淀粉、钾、钙等成分。

3. 药理作用 本品有止血、利尿、抗菌、抗炎、抗病毒、解酒毒、镇痛等作用。

苎麻根 Zhumagen 《名医别录》

为荨麻科植物苎麻 *Boehmeria nivea*(L.)Gaud. 的干燥根和根茎。生用。

【性味归经】甘,寒。归心、肝经。

【主要功效】凉血止血,清热安胎,利尿,解毒。

【临床应用】

1. 血热出血证 本品能清热而凉血止血,广泛用于多种血热出血证。治疗血热迫血妄行所致的咯血、咳血、衄血、吐血、尿血、崩漏等,可单用煎服或与其他止血药配伍。若病情较重,出血不止,有气随血脱之象者,应与人参等同用,以益气固脱。现代医学治疗上消化道出血有效。

2. 胎动不安,胎漏下血 本品既能止血,又可清肝热以安胎,为安胎之常用药。治疗胎热所致胎漏下血,胎动不安,可单用,亦可与黄芩等清热安胎止血药配伍;治肝肾亏虚而致胎动不安,须与补益肝肾安胎之品配伍。

3. 湿热淋证 本品有一定清热利尿之功。治疗湿热淋证、血淋等,常与利尿通淋类药物同用。

4. 热毒痈肿 本品既能清热解毒,又可凉血消肿。治疗热毒痈肿,多以外用为主,常以鲜品捣烂敷患处,或煎浓汁外洗。

【用法用量】煎服,9~30g;鲜品加倍,捣汁服。外用适量,捣敷鲜品或煎汤外洗。

【使用注意】本品性寒,故脾胃虚寒及血分无热者不宜服。

【参考资料】

1. 本草精选 《名医别录》:"主小儿赤丹,其渍苎汁治渴。根,安胎,贴热丹毒肿有效。沤苎汁,主消渴也。"《本草纲目拾遗》:"治诸毒,活血,止血。功能发散,止渴,安胎。"

2. 化学成分 本品含酚类、三萜(或甾醇)、绿原酸、咖啡酸等成分。

3. 药理作用 本品有止血、抗菌作用,并通过抑制妊娠子宫平滑肌收缩而有安胎等作用。

第二节　化瘀止血药

既能止血，又可活血化瘀，常用于治疗瘀滞出血证的药物，称化瘀止血药。本类药味多辛、苦、甘，主归肝、心经。适用于瘀血内阻而血不循经之各种出血，伴见刺痛，舌紫暗或有瘀斑，出血夹血块等瘀血特征。

本类药有止血而不留瘀的优势，为治出血之佳品，还可通过配伍用于多种瘀血证。因其能化瘀消肿止痛，亦常用治跌打损伤、经闭、瘀滞心腹疼痛等瘀血病证。该类药物具行散之性，故出血而无瘀者及孕妇慎用。

三七　Sanqi　《本草纲目》

为五加科植物三七 *Panax notoginseng*（Burk.）F.H.Chen 的干燥根和根茎。生用或研细粉用。

【性味归经】甘、微苦，温。归肝、胃经。

【主要功效】化瘀止血，活血定痛。

【临床应用】

1. 各种出血证　本品功善止血，又能活血散瘀止痛，去瘀生新，有止血不留瘀、化瘀不伤正特点，为止血要药，广泛用于体内外各种出血，不论有无瘀滞，均可配伍使用，尤宜于出血兼有瘀滞肿痛者。治疗吐血、衄血、崩漏、外伤出血等，单用三七粉米汤调服或外敷。可于收敛止血、温经止血等方中酌加本品，既助止血之效，又防留瘀之弊。

2. 跌打损伤，瘀血肿痛　本品还长于活血散瘀，且止痛作用强，又为治瘀血诸痛之佳品，伤科之要药。治疗跌打损伤，瘀血肿痛，或胸腹刺痛，可单味内服或外敷，或与其他活血疗伤止痛药配伍。若治疮疡初起肿痛者，敷之可消。现代常用于冠心病、心绞痛及其他多种内科、妇科血瘀证。

此外，本品尚能补虚，多用于产后血虚或久病体虚者。

【用法用量】煎服，3~9g；研末吞服，每次 1~3g。外用适量。

【使用注意】本品性温活血，故孕妇慎用。血热及阴虚有火者不宜单用。

【参考资料】

1. 本草精选　《本草纲目》："止血，散血，定痛。金刃箭伤，跌扑杖疮，血出不止者，嚼烂涂，或为末掺之，其血即止。亦主吐血，衄血，下血，血痢，崩中，经水不止，产后恶血不下，血运，血痛，赤目，痈肿，虎咬，蛇伤诸病。"《本草新编》："三七根，止血之神药也，无论上中下之血，凡有外越者，一味独用亦效，加入于补血补气药中则更神。盖此药得补而无沸腾之患，补药得此而有安静之休也。"

2. 化学成分　本品含三七皂苷等四环三萜皂苷、田七氨酸（止血成分）、挥发油、甾醇、糖类等成分。

3. 药理作用　本品有止血、抗凝、抑制血小板聚集、抗血栓、降低血液黏度、增加冠脉血流量、降低心肌耗氧量、抗心肌缺血、降血压、抗心律失常、促进造血干细胞增殖、抗炎、镇痛、抗疲劳、调节免疫、调节糖代谢、保肝、抗衰老、抗辐射、抗肿瘤等作用。

茜草　Qiancao　《神农本草经》

为茜草科植物茜草 *Rubia cordifolia* L. 的干燥根和根茎。生用或炒炭用。

【性味归经】苦,寒。归肝经。

【主要功效】凉血,祛瘀,止血,通经。

【临床应用】

1. 瘀血兼热之出血证　本品生用有凉血、活血之功,炒炭止血作用增强,其凉血止血而不留瘀,适宜于血热夹瘀所致多种出血证。治疗吐血、衄血、便血、尿血、崩漏等可与其他凉血止血、化瘀之品同用。本品外用亦有较好的止血作用,用于外伤出血。

2. 瘀血经闭,跌打损伤,风湿痹痛　本品有活血化瘀,通经作用,其性寒凉,尤宜于血热有瘀者。治瘀血经闭,可与红花等活血通经药同用;治跌打损伤或风湿痹证,可单味泡酒服,或与活血止痛疗伤药或祛风湿止痛药同用。

【用法用量】煎服,6~10g。外用适量。止血宜炒炭用,活血祛瘀宜生用或酒炒用。

【使用注意】本品苦寒降泄活血,故脾胃虚寒者及孕妇慎用。

【参考资料】

1. 本草精选　《神农本草经》:"主寒湿风痹,黄疸,补中。"《药性论》:"治六极伤心肺,吐血,泻血用之。"《开宝本草》:"止血,内崩,下血,膀胱不足。"《本草经疏》:"茜根,行血凉血之要药。"

2. 化学成分　本品含茜草素等蒽醌,萘醌,萘氢醌类,三萜类,环己肽类,多糖等成分。

3. 药理作用　本品有止血、升高白细胞、兴奋子宫、增加冠脉血流量、抗菌、祛痰、镇咳、解热、镇痛、抗肿瘤、抑制碳酸钙结石形成等作用。

蒲黄　Puhuang　《神农本草经》

为香蒲科植物水烛香蒲 *Typha angustifolia* L.、东方香蒲 *Typha orientalis* Presl 或同属植物的干燥花粉。生用或炒炭用。

【性味归经】甘,平。归肝、心包经。

【主要功效】化瘀,收敛止血,利尿通淋。

【临床应用】

1. 多种出血证　本品性平不偏,既善收敛止血,又兼活血化瘀,止血而不留瘀,为止血化瘀之良药,适宜于体内外多种出血证,不论寒热,有无瘀滞皆可使用,尤宜于出血夹瘀者。治疗吐血,咯血,衄血,尿血,便血,崩漏,外伤出血,可单味冲服,或配伍其他止血药。若外伤出血,可用蒲黄炭外敷。

2. 瘀血痛证　本品既能活血化瘀,又兼可止痛,适宜于瘀阻诸痛。治疗瘀阻经闭,胸腹刺痛,跌打损伤,瘀肿作痛,可与活血化瘀类药物配伍;治疗胸腹瘀血疼痛,少腹急痛等,常与五灵脂相须为用以增效,如失笑散。现代医学用于冠心病心绞痛、高脂血症等。

3. 血淋涩痛　本品生用有利尿通淋之功。治疗尿血或血淋涩痛,可与利尿通淋类药物同用。

【用法用量】煎服,5~10g,包煎。外用适量,敷患处。止血多炒炭用,化瘀、利尿通淋多生用。

【使用注意】生蒲黄有收缩子宫作用,故孕妇慎用。

【参考资料】

1. 本草精选　《神农本草经》:"主心腹膀胱寒热,利小便,止血,消瘀血。"《本草纲目》:"凉血活血,止心腹诸痛。"又"蒲黄,手足厥阴血分药也,故能治血治痛。生则能行,熟则能止。与五灵脂同用,能治一切心腹诸痛。"

2. 化学成分　本品含异鼠李素、香蒲新苷、柚皮素等黄酮类化合物,还含甾类、烷类、有机酸、挥发油、氨基酸、脂肪油、多糖等成分。

3. 药理作用　本品有止血、抗动脉粥样硬化、降血脂、降血压、抗心肌缺血、改善微循环、兴奋子宫、免疫抑制、抗结核分枝杆菌、镇痛、平喘、抗炎、利胆、抗过敏、调节免疫等作用。

需了解的化瘀止血药见表 15-1。

表 15-1　需了解的化瘀止血药

药名	性味归经	功效	主治	用法用量与注意
景天三七	苦、甘,平。归心、肝经	①化瘀止血 ②宁心安神 ③解毒	①体内外、上下多部位出血 ②心悸失眠,烦躁不安 ③疮肿,蜂蝎蜇伤	煎服,10~15g;鲜品 50~100g,捣汁内服

第三节　收敛止血药

以止血为主要作用,兼可收涩,治疗多种出血证的药物,称收敛止血药。本类药物大多味涩质黏,性较平和,或炒炭为用,凉而不寒,能收敛止血,广泛用于多种出血之证,尤宜于出血而无明显邪气和血瘀者。

本类药物性涩收敛,有留瘀恋邪之弊,故常须与化瘀止血药或活血化瘀药配伍。若正气虚衰者,当配伍补虚药,以标本兼治。对于出血有瘀或出血初期邪实者,当慎用收敛性较强的药物。

白及　Baiji　《神农本草经》

为兰科植物白及 *Bletilla striata* (Thunb.) Reichb.f. 的干燥块茎。生用。

【性味归经】苦、甘、涩,微寒。归肺、肝、胃经。

【主要功效】收敛止血,消肿生肌。

【临床应用】

1. 多种出血证　本品味涩质黏,内服或外用均有较好的止血作用,为收敛止血之要药,广泛用于体内外多种出血之证。因其主入肺、胃经,尤宜于咯血、吐血等肺胃出血之证,可单用,也可与三七等化瘀止血药同用。治疗胃、十二指肠溃疡之吐血、便血,常与海螵蛸(乌贼骨)等同用,如乌及散,以止血、止痛,促进溃疡愈合。治肺阴虚之咳血,可与养阴润肺、止血止咳之品同用。治疗外伤出血,可研细末外掺或用鲜品捣烂外敷。

2. 痈肿疮疡,手足皲裂　本品既能消痈肿,外用又有较好的生肌功效,为消肿生肌之要药。治疗疮痈肿毒初起脓成未溃者,常与清热解毒消痈药同用;疮痈已溃,久不收口,可研粉外掺以生肌收口;治皮肤皲裂,可单用研末,或用麻油调涂,以促进裂口愈合。

【用法用量】煎服,6~15g;研末吞服,每次 3~6g。外用适量。

【使用注意】本品质黏性涩,故外感咳血、肺痈初起及肺胃有实热者不宜使用。不宜与川乌、制川乌、草乌、制草乌、附子同用。

【参考资料】

1. 本草精选　《神农本草经》:"主痈肿恶疮败疽,伤阴死肌,胃中邪气。"《日华子本草》:"止惊邪,血邪,痈疾,赤眼,癥结,发背瘰疬,肠风痔瘘,刀箭疮,扑损,温热疟疾,血痢,汤火疮,生肌止痛,风痹。"《本草纲目》:"白及性涩而收,得秋舍之令,故能入肺止血,生肌治疮也。"

2. 化学成分　本品含二氢菲并吡喃等菲衍生物、蒽醌衍生物、有机酸、白及胶、淀粉、葡萄糖、挥发油、黏液质等成分。

3. 药理作用　本品有止血、抗溃疡、预防肠粘连、抗结核分枝杆菌、抗肿瘤、代血浆等作用。

仙鹤草　Xianhecao　《本草图经》

为蔷薇科植物龙牙草 *Agrimonia pilosa* Ledeb. 的干燥地上部分。生用或炒炭用。

【性味归经】苦、涩,平。归心、肝经。

【主要功效】收敛止血,止痢,截疟,解毒,杀虫,补虚。

【临床应用】

1. 多种出血证　本品能收敛止血,应用广泛,不论寒热虚实之多种出血皆可配伍使用。治血热出血,与凉血止血药配伍;治虚寒性出血,可与补气摄血、温经止血药同用;治瘀滞出血,可与化瘀止血药配伍。

2. 久泻、久痢　本品还能涩肠、止泻止痢,略兼补虚,又能止血,尤宜于血痢及久病泻痢者。

3. 疟疾,阴痒带下　本品有截疟,解毒杀虫之功。治疗疟疾寒热,单用研末,或水煎服;治疗滴虫性阴道炎所致阴痒带下,疮疖痈肿等,常与清热燥湿解毒药配伍。

4. 脱力劳伤　本品单用补虚之力较弱,多需配伍应用。治疗劳力过度,症见神疲乏力、面色萎黄等,常与大枣适量同煎服。

【用法用量】煎服,6~12g。外用适量。

【参考资料】

1. 本草精选　《滇南本草》:"治妇人月经或前或后,赤白带下,治面寒腹痛,日久赤白血痢。"《本草求真》:"叶蒸醋,贴烂疮,最去腐,消肿,洗风湿烂脚。"

2. 化学成分　本品含间苯三酚缩合体(仙鹤草素、仙鹤草酚),黄酮,有机酸,内酯,香豆素,鞣质,皂苷,挥发油及维生素 C、K 等。

3. 药理作用　本品有止血,抑制胃肠运动,加强心肌收缩,减慢心率,降血压,降血糖,抗肿瘤,抗菌,抗炎,镇痛,杀绦虫、疟原虫以及阴道毛滴虫等作用。

需了解的收敛止血药见表 15-2。

表 15-2　需了解的收敛止血药

药名	性味归经	功效	主治	用法用量与注意
棕榈炭	苦、涩,平。归肺、肝、大肠经	收敛止血	崩漏,便血,吐血,衄血,尿血	煎服,3~9g;研末每次 1~1.5g。出血兼瘀者慎用
血余炭	苦,平。归肝、胃经	①收敛化瘀止血 ②利尿	①吐血,咯血,衄血,尿血,便血,崩漏,外伤出血 ②小便不利,血淋	煎服,5~10g;研末每次 1~1.5g。气虚,胃弱者慎用
鸡冠花	甘、涩,凉。归肝、大肠经	①收敛止血,凉血 ②止带 ③止痢	①吐血,崩漏,便血,痔疮出血 ②赤白带下 ③久痢不止	煎服,6~12g。收涩力强,出血兼瘀者慎用
紫珠叶	苦、涩,凉。归肝、肺、胃经	①收敛凉血止血 ②散瘀解毒消痈	①衄血,咯血,吐血,便血,崩漏,外伤出血 ②热毒疮疡,水火烫伤	煎服,3~15g;研末吞服,1.5~3g。外用适量,敷患处
藕节	甘、涩,平。归肝、肺、胃经	①收敛止血 ②化瘀	咳血,衄血,吐血,便血,尿血,崩漏,外伤出血	煎服,9~15g;鲜品 30~60g

第四节　温经止血药

既可止血,又能温里散寒,常用于治疗虚寒出血证的药物,称为温经止血药。本类药性温散寒,通经脉,有温经止血之效。适用于脾虚不能统血或冲脉失固之虚寒性出血证,症见出血日久,血色暗淡,且有全身虚寒表现者。其温里散寒以止泻、止呕;温经散寒以调经、止痛,故又可主治多种里寒证。

本类药物性温热,热盛及阴虚火旺之热性出血应禁用。

艾叶　Aiye　《名医别录》

为菊科植物艾 *Artemisia argyi* Levl. et Vant. 的干燥叶。生用,捣绒或制炭用。

【性味归经】辛、苦,温;有小毒。归肝、脾、肾经。

【主要功效】温经止血,散寒止痛,调经安胎。

【临床应用】

1. 虚寒性出血证　本品辛行温通,主入肝经,长于温散肝经寒邪,炒炭后止血作用增强,为温经止血之要药,尤宜于月经量多、崩漏及胎漏等虚寒性出血证,为妇科止血要药。若与其他凉血止血药配伍,也可用于血热出血证,既增止血作用,又防寒凉太过留瘀。

2. 虚寒性腹痛　本品能温经散寒止痛,还适宜于脾胃虚寒或经寒腹痛。治脾胃虚寒脘腹冷痛,可与干姜等同用,以散寒调中;治妇女宫寒腹痛、痛经,可与香附、肉桂等药同用。

3. 虚寒性月经不调,胎动不安　本品温经暖宫,散寒安胎,又可调经止血,为治妇科下焦虚寒或寒客胞宫之要药。治疗下焦虚寒或寒客胞宫所致月经不调,宫冷不孕及胎漏下血之胎动不安,常与阿胶等同用以温经补血、止血安胎。

此外,本品外用有祛湿止痒之效,可用于湿疹、阴疮、疥癣等瘙痒性皮肤病,煎汤外洗。

还可将本品捣绒,制成艾条、艾炷等,用于熏灸体表穴位,可使热气内注,能温煦气血,透达经络,散寒止痛,用于虚寒性痛经、风湿痹痛等,为温灸的主要原料。

【用法用量】煎服,3~9g。外用适量,供灸治或熏洗用。温经止血宜炒炭用。

【使用注意】本品辛香温燥,故不可过量或持续服用,阴虚血热者忌用。

【参考资料】

1. 本草精选　《药性论》:"止崩血,安胎,止腹痛。"《开宝本草》:"主灸百病,可作煎,止下痢,吐血,下部䘌疮,妇人漏血,利阴气,生肌肉,辟风寒,使人有子。"

2. 化学成分　本品含挥发油,如 α- 水芹烯、α- 萜品烯醇、β- 石竹烯、荜澄茄烯、侧柏醇等,还含倍半萜类、环木菠烷型三萜及黄酮类、鞣质、多糖等成分。

3. 药理作用　本品有止血、抗菌、抗病毒、抗炎、抗过敏、利胆、促进免疫、保护胃黏膜、镇咳、祛痰、兴奋子宫平滑肌、镇静等作用。

炮姜 Paojiang 《珍珠囊》

为姜科植物姜 *Zingiber officinale* Rosc. 干燥根茎的炮制加工品。炒用或炒炭用。

【性味归经】辛,热。归脾、胃经。

【主要功效】温经止血,温中止痛。

【临床应用】

1. 虚寒性出血证 本品既能止血,又可温脾助其统血,适宜于脾阳虚,脾不统血所致吐血、便血、崩漏等虚寒性出血证,可单味研末,或与温阳益气药或其他止血药同用。治下焦虚寒性便血、崩漏,常与艾叶相须为用。

2. 虚寒腹痛,腹泻 本品为干姜炮制品,有类似干姜之温中作用,适宜于中焦受寒或脾胃虚寒证。治寒凝脘腹冷痛,常与高良姜同用;治中焦虚寒腹泻,可与温中止泻之品同用。

【用法用量】煎服,3~9g。

【使用注意】本品辛热温燥,故孕妇慎用,阴虚有热之出血者禁用。

【参考资料】

1. 本草精选 《本草蒙筌》:"可温中,调理痼冷沉寒,霍乱腹痛,吐泻之疾。"《医学入门》:"温脾胃,治里寒水泄,下痢肠澼,久疟,霍乱,心腹冷痛胀满,止鼻衄,唾血,血痢,崩漏。"

2. 化学成分 本品含挥发油,如姜烯、姜醇、水芹烯、莰烯、柠檬醛、姜辣素、龙脑、橙花醛等;还含有树脂、淀粉等成分。

3. 药理作用 本品有止血、抗胃溃疡等作用。

本章供参考学习的拓展药见表 15-3。

表 15-3 止血药知识拓展

药名	功效	主治	用法用量
灶心土	①温中止血 ②止呕 ③止泻	①出血证 ②胃寒呕吐 ③脾虚久泻	煎服,15~30g,布包,先煎;或 60~120g,煎汤代水;或入丸散。外用适量
槐角	①清热泻火 ②凉血止血	①肝热头痛,眩晕目赤 ②肠热便血,痔肿出血	煎服,6~9g
羊蹄	①凉血止血 ②解毒杀虫 ③泻下	①血热出血证 ②疥癣,疮疡,烫伤 ③便秘	煎服,10~15g;鲜品 30~50g,也可绞汁去渣服用。外用适量
降香	①化瘀止血 ②理气止痛	①出血证 ②胸胁疼痛,跌扑伤痛,呕吐腹痛	煎服,9~15g,后下。外用适量,研末敷患处
花蕊石	化瘀止血	出血证;跌扑伤痛	4.5~9g,多研末服。外用适量

学习小结

1. 学习内容

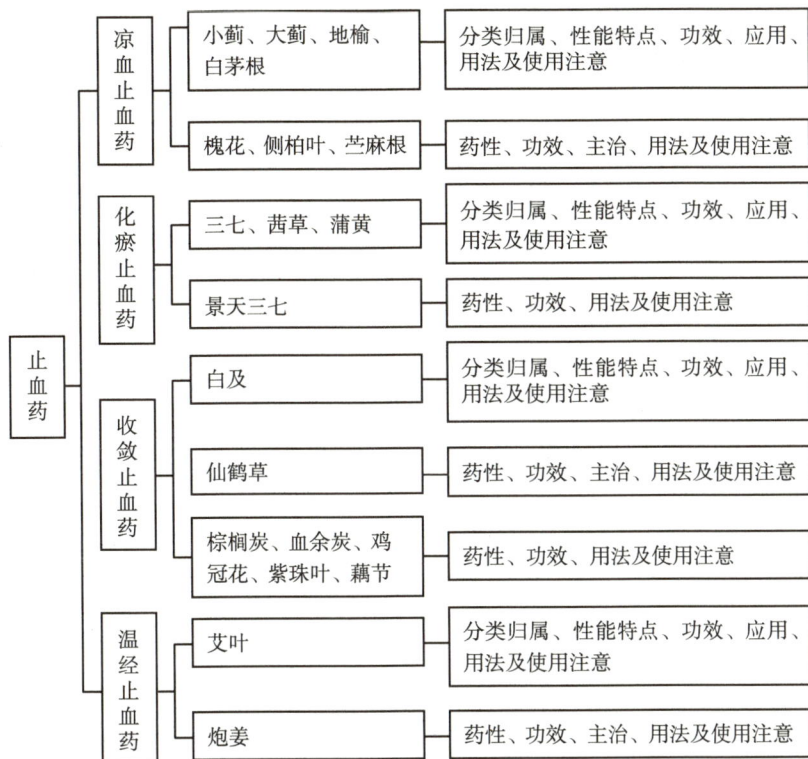

2. 学习方法

(1)本章应以止血功效为主线,结合该类药物的性能特点与主治病证,理解药物的分类依据及各药的归属;各节药物以功效为核心,采取归纳、比较、鉴别法,掌握相似功效共性,分析区别各自性、效、用特点,以便更好地把握本章节药物的基本知识和技能。关注蒲黄配五灵脂、白及配海螵蛸、艾叶配阿胶的意义。

(2)功效相似药物比较

1)凉血止血,解毒药:小蓟、大蓟、地榆、苎麻根。大、小蓟长于散瘀解毒以消痈,其中大蓟之力强于小蓟;小蓟又兼能利尿,善治尿血、血淋。地榆解毒敛疮,为治烧烫伤要药。苎麻根还能清热安胎、解毒、利尿通淋。

2)凉血止血,利尿药:小蓟、白茅根、苎麻根。其中白茅根还能清肺胃热,生津,止呕,清热利尿强于小蓟;小蓟与苎麻根还兼能清热解毒以消痈。

3)凉血止血,善治便血痔血的药:地榆、槐花。槐花清肝火,降血压,善治痔疮出血;地榆善治便血等下焦出血。

4)凉血止血略兼收敛之性的药:地榆、侧柏叶。二药均兼涩味,既能凉血止血,略兼收敛止血。侧柏叶还可清化痰止咳,治肺热咳嗽;外用生发乌发,可治脱发。

5)化瘀止血药:三七、蒲黄、茜草。三七化瘀止血、活血止痛之效俱佳,适宜于体内外各种出血,不论有无瘀滞,均可应用,尤宜于瘀滞性出血;又善活血消肿止痛,为治跌打损伤,瘀血肿痛之要药。蒲黄性平,兼能利尿通淋。茜草苦寒,有凉血止血、活血化瘀之功,尤宜于血热夹瘀的出血证。

6)收敛止血药:白及、仙鹤草、血余炭、藕节、棕榈炭、鸡冠花。白及质黏味涩,为收敛止血之要药,尤宜治疗肺胃出血证,又善消肿生肌。仙鹤草性平,收敛止血力佳,兼可补虚,止痢,截疟。血余炭又兼能利尿;藕节力缓,生用化瘀,炒炭收敛;棕榈炭收敛性强;鸡冠花性凉,兼能止带、止痢。

7)温经止血药:艾叶、炮姜。艾叶为温经止血要药,归肝经,又能安胎,尤宜于虚寒性的月经过多、崩漏或胎漏下血,温经散寒又多作艾灸之用;炮姜长于温中散寒,宜于脾气虚寒之吐血、便血等。

(赵志英)

复习思考题

1. 所有止血药都必须炒炭使用吗? 为什么?
2. 凉血止血药可以治疗各种原因引起的出血吗?
3. 出血夹瘀块,适合选择哪类止血药?

◆◆◆ 第十六章 ◆◆◆

活血化瘀药

概述

1. 基本含义　凡以畅利血行、消散或祛除瘀血为主要作用,主治瘀血证的药物,称为活血化瘀药,又称活血祛瘀药,简称活血药或化瘀药。作用峻猛者,又称破血药。

2. 功效主治

(1)功效:活血化瘀。均能畅利血行以活血,消散瘀血以化瘀。部分药物还兼能行气止痛、调经、疗伤、消癥;作用强者称破血、逐瘀等。

(2)主治:瘀血证。瘀血既为病理产物,又是致病因素,所致病证涉及内、妇、外、伤各科,故应用范围广泛。主要包括头部、胸、腹之疼痛,痛如针刺,部位固定以及癥瘕积聚等。如妇科月经不调、经闭、痛经或产后恶露不尽、瘀滞腹痛;内科中风后半身不遂、肢体麻木;风湿痹证、关节疼痛;外科跌打损伤、骨折筋伤、瘀肿疼痛;痈肿疮疡等。凡属瘀血阻滞之证,均可应用。

(3)分类:依据功效主治特点,将该类药分为活血止痛药、活血调经药、活血疗伤药、破血消癥药4类。

3. 性能特点　本类药多味辛能行血,大多性温而促血行畅利;主归肝、心经。

4. 配伍应用　①多与理气药配伍:因"气行则血行",故活血化瘀药常与理气药配伍,以增强活血祛瘀之力。②根据病因及兼邪配伍:寒凝血瘀者,配温里散寒药;瘀热互结者,配清热凉血药;风湿痹痛者,配祛风湿药;癥瘕积聚者,配软坚散结药。若久瘀体虚或因虚而瘀者,与补益药同用。

5. 使用注意　①药物特性:本类药大多行散力强,易耗血动血,故妇女月经过多及孕妇慎用;部分破血药易致堕胎,孕妇禁用。有些药物具有毒性,不可过量久服。②病证禁忌:破血逐瘀之品药性强烈,易伤正气,体虚者慎用。

第一节　活血止痛药

　　既能活血行气,又有良好止痛作用,常用于治血瘀气滞诸痛证的药物,称活血止痛药。本类药多味辛行散,宜于血瘀气滞所致各种疼痛,如头痛,胸胁痛,心腹痛,痛经,产后腹痛,风湿痹痛及跌打损伤、瘀肿疼痛等。亦可配伍用于其他瘀血病证。

　　本类药中行散力强者,孕妇、妇女月经过多及无瘀血征象者不宜使用。

川芎　Chuanxiong　《神农本草经》

为伞形科植物川芎 *Ligusticum chuanxiong* Hort. 的干燥根茎。生用或酒炒用。

【性味归经】辛,温。归肝、胆、心包经。

【主要功效】活血行气,祛风止痛。

【临床应用】

　　1. 血瘀气滞诸痛证　本品辛行温通,既能活血化瘀,又可行气止痛,为"血中之气药",适宜于多种血瘀气滞诸痛证。且善"下调经水,中开郁结",为妇科活血调经要药,尤宜于经闭,痛经,产后恶露不尽,瘀阻腹痛等妇科经产诸证。治寒凝血滞之经闭,痛经,可与肉桂、当归等温经散寒、活血调经药配伍;治肝郁气滞,胁肋疼痛,痛经等,常与柴胡、香附等同用以增疏肝解郁、行气止痛之效;治瘀血阻于心脉之胸痹心痛,常与丹参、桂枝同用;治跌打损伤,疮疡痈肿,可与活血消肿止痛药同用。

　　2. 头痛　本品能"上行头目",活血又可祛风止痛,为治头痛要药,不论外感风寒、风热、风湿以及血虚、血瘀所致头痛,均可随证配伍,故有"头痛不离川芎"之说。治风寒头痛,可与白芷、细辛等同用;治风热头痛,可与菊花、石膏等同用;若治风湿头痛,可与羌活、藁本等祛风湿止痛药同用;治血虚头痛,可与补血药同用;治血瘀头痛,可与活血化瘀止痛药配伍。

　　3. 风湿痹痛　本品具有祛风止痛功效,还常用于风湿痹痛之证,多与独活、羌活等祛风湿、止痛药同用。

【用法用量】煎服,3~10g。

【使用注意】本品辛温升散,故阴虚阳亢、多汗、月经过多者慎用。

【参考资料】

　　1. 本草精选　《神农本草经》:"主中风入脑,头痛,寒痹,筋挛缓急,金疮,妇人血闭,无子。"《名医别录》:"除脑中冷动,面上游风去来,目泪出,多涕唾,忽忽如醉,诸寒冷气,心腹坚痛,中恶,卒急肿痛,胁风痛,温中内寒。"《本草纲目》:"芎劳,血中气药也。肝苦急以辛补之,故血虚者宜之。辛以散之,故气郁者宜之。"

　　2. 化学成分　本品含川芎嗪等多种生物碱,藁本内酯、川芎内酯等挥发油,阿魏酸等酚类物质,尚含内脂素以及维生素 A、叶酸、甾醇等。

　　3. 药理作用　本品有扩张冠状动脉、增加冠脉血流量、降低心肌耗氧量、降低外周血管阻力、改善微循环、抑制血小板聚集、抗血栓形成、镇静、解痉、降血压、抑菌、调节免疫、抗组胺、利胆等作用。

延胡索　Yanhusuo　《雷公炮炙论》

为罂粟科植物延胡索 *Corydalis yanhusuo* W.T.Wang 的干燥块茎。生用,或醋炙用。

【性味归经】辛、苦,温。归肝、脾经。

【主要功效】活血,行气,止痛。

【临床应用】

血瘀气滞诸痛证 本品辛行温通似川芎,既入血分,又入气分,为活血行气止痛之良药,其"能行血中气滞,气中血滞,故专治一身上下诸痛",可单用,或随证配伍。治疗气滞血瘀之胸痹心痛,可与川芎、丹参等活血化瘀药同用;寒凝致胸阳闭阻之胸闷痛,可与桂枝、薤白等通阳散结药配伍;若治胃痛偏寒者,可与桂枝、高良姜等同用;偏热者,可与川楝子同用;治肝郁气滞之胸胁痛,多与柴胡、香附等配伍;若治气滞血瘀之痛经、月经不调、产后瘀滞腹痛,可与活血通经药同用;治跌打损伤,瘀肿疼痛,可与活血消肿止痛药配伍;治风湿痹痛,多与秦艽、桂枝等配伍。

【用法用量】煎服,3~10g;研末吞服,每次 1.5~3g。醋制后可加强止痛作用。

【使用注意】本品活血行气,孕妇慎用。

【参考资料】

1. 本草精选 《雷公炮炙论》:"治心痛欲死。"《开宝本草》:"主破血,产后诸病因血所为者,妇人月经不调,腹中结块,崩中淋露,产后血晕,暴血冲上,因损下血。"《本草纲目》:"能行血中气滞,气中血滞,故专治一身上下诸痛,用之中的,妙不可言。"

2. 化学成分 本品主含生物碱,如延胡索甲素、延胡索乙素、延胡索丙素、延胡索丁素等;尚含淀粉、挥发油、树脂等。

3. 药理作用 本品有镇静、镇痛、催眠、抗惊厥作用;并能扩张冠状动脉、增加冠脉血流量、抗心肌缺血、提高耐缺氧能力、抗心律失常、扩张外周血管、降血压、抑制血小板聚集、抗血栓的作用。

郁金 Yujin 《药性论》

为姜科植物温郁金 Curcuma wenyujin Y.H.Chen et C.Ling、姜黄 Curcuma longa L.、广西莪术 Curcuma kwangsiensis S.G.Lee et C.F.Liang 或蓬莪术 Curcuma phaeocaulis Val. 的干燥块根。生用,或醋炙用。

【性味归经】辛、苦,寒。归肝、心、肺经。

【主要功效】活血止痛,行气解郁,清心凉血,利胆退黄。

【临床应用】

1. 血瘀气滞诸痛证 本品能活血、行气、止痛,亦治血瘀气滞所致痛证。因其性寒,宜于瘀热互结者。若治肝郁气滞之胸胁刺痛,可与疏肝行气止痛药配伍;治肝郁有热,气滞血瘀之痛经、乳房胀痛,常与柴胡、栀子等同用。

2. 热病神昏,癫痫 本品性寒入心经,既能行气解郁,又能清心热。治湿温病,痰浊蒙蔽心窍之神昏,常与石菖蒲等开窍之品同用以清心化痰、开窍醒神;治痰火阻闭之癫狂、痫病,可与白矾等配伍,以增清心化痰之功。

3. 血热出血证 本品又能凉血止血,适宜于血热妄行之吐血、衄血、倒经等上部出血,可与地黄、牡丹皮等同用。因其兼能清湿热,宜于湿热蕴结膀胱之尿血、血淋,可与利尿通淋,凉血止血药配伍。

4. 肝胆湿热证 本品又能清利肝胆湿热而利胆退黄。治湿热黄疸,多与茵陈、栀子同用;治胆石症,可与金钱草等利胆排石之品同用。

【用法用量】煎服,3~10g。

【使用注意】不宜与丁香、母丁香同用。

【参考资料】

1. 本草精选　《药性论》："治女人宿血气心痛,冷气结聚,温醋磨服之,亦啖马药,用治胀痛。"《开宝本草》："主血积,下气,生肌,止血,破恶血,血淋,尿血,金疮。"《本草经疏》："郁金,本入血分之气药,其治已上诸血证者,正谓血之上行,皆属于内热火炎,此药能降气,气降即是火降,而其性又入血分,故能降下火气,则血不妄行。"

2. 化学成分　本品主含挥发油,如莰烯、樟脑、倍半萜烯等;尚含姜黄素、姜黄酮、淀粉、多糖、脂肪油等。

3. 药理作用　本品有保肝、促进胆汁分泌、刺激胃酸及十二指肠液分泌、降低全血黏度、抑制血小板聚集、抗菌、抗炎、镇痛等作用。

乳香　Ruxiang　《名医别录》

为橄榄科植物乳香树 *Boswellia carterii* Birdw. 及其同属植物 *Boswellia bhaw-dajiana* Birdw. 树皮渗出的树脂。生用或醋炙用。

【性味归经】辛、苦,温。归心、肝、脾经。

【主要功效】活血止痛,消肿生肌。

【临床应用】

1. 血瘀气滞诸痛证　本品有良好的活血、行气、止痛作用,适宜于血瘀气滞之诸痛证,并常与没药配伍使用。治血瘀气滞之胃脘疼痛,可与延胡索、川楝子等同用;治瘀阻心脉之胸痹心痛,可与丹参、川芎等同用;治风寒湿痹,肢体麻木疼痛,常与祛风湿散寒止痛药同用。

2. 跌打损伤,疮疡痈肿　本品既能化瘀止痛,又能消肿生肌,为外科、伤科要药。治跌打损伤,瘀肿疼痛,常与活血疗伤药同用;治疮疡肿毒初起,红肿热痛,可与金银花、天花粉等同用;治疮疡溃破,久不收口,常与没药同用,以增敛疮生肌之效,内服外敷均可。

【用法用量】煎服或入丸散,3~5g。外用适量,研末调敷。

【使用注意】本品气浊而味苦,多服易致呕吐,故用量不宜过大。孕妇及胃弱者慎用。疮疡溃后勿服,脓多勿敷。

【参考资料】

1. 本草精选　《名医别录》："疗风水毒肿,去恶气,疗风瘾疹痒毒。"《本草纲目》："乳香香窜,能入心经,活血定痛,故为痈疽疮疡,心腹痛要药。"

2. 化学成分　本品主含树脂、树胶和挥发油及少量苦味质。

3. 药理作用　本品有镇痛、抗炎、祛痰、保护胃黏膜、抗溃疡等作用。

没药　Moyao　《药性论》

为橄榄科植物地丁树 *Commiphora myrrha* Engl. 或哈地丁树 *Commiphora molmol* Engl. 的干燥树脂。分为天然没药和胶质没药。生用或炒用、醋炙用。

【性味归经】辛、苦,平。归心、肝、脾经。

【主要功效】活血止痛,消肿生肌。

【临床应用】

瘀血阻滞诸痛证　本品功似乳香,善活血止痛、消肿生肌,适宜于内外瘀滞诸痛及痈疽肿痛证。治瘀滞心腹诸痛、跌打损伤、痈疽肿痛、疮疡溃后久不收口等证,常与乳香相须为用。而乳香偏于行气,较宜于风湿痹痛、筋脉拘挛;没药偏于活血散瘀,多用于瘀血较重之心腹疼痛。

【用法用量】煎服,3~5g,炮制去油,多入丸散。

【使用注意】本品气浊而味苦,多服易致呕吐,故用量不宜过大,孕妇及胃弱者慎用。疮疡溃后勿服,脓多勿敷。

【参考资料】

1. 本草精选 《开宝本草》:"主破血止痛,疗金疮杖疮,诸恶疮痔漏,卒下血,目中翳晕痛肤赤。"《本草纲目》:"散血消肿,定痛生肌。乳香活血,没药散血,皆能止痛消肿生肌。故二药每相兼用。"

2. 化学成分 本品主含没药树脂、挥发油、树胶等。

3. 药理作用 本品有降血脂、防止动脉内膜粥样斑块形成、抗真菌作用;其挥发油有抑制离体子宫平滑肌收缩、促进肠蠕动等作用。

姜黄 Jianghuang 《新修本草》

为姜科植物姜黄 *Curcuma longa* L. 的干燥根茎。生用。

【性味归经】辛、苦,温。归脾、肝经。

【主要功效】破血行气,通经止痛。

【临床应用】

1. 血瘀气滞疼痛证 本品性味类似川芎、延胡索,既能活血行气,又可止痛,且活血之力较强,亦称为破血止痛,适宜于血瘀气滞多种疼痛之证。因其性温,宜于气滞血瘀兼寒者。治血瘀气滞之心腹疼痛,可与行气止痛药同用;治疗痛经、经闭、产后腹痛等,常与当归、川芎等配伍以增效;治跌打损伤,瘀肿疼痛,可与活血疗伤药同用。

2. 风湿痹痛 本品通经止痛,兼可祛风,尤长于除肢臂痹痛。治疗风寒湿痹,肩臂疼痛,常与羌活、防风等祛风湿止痛药同用。

此外,本品止痛,还可用治牙痛、疮痈肿痛等证。

【用法用量】煎服,3~10g。外用适量。

【使用注意】本品破血之力较强,故孕妇慎服。

【参考资料】

1. 本草精选 《新修本草》:"主心腹结积,疰忤,下气,破血,除风热,消痈肿,功力烈于郁金。"《日华子本草》:"治癥瘕血块,痈肿,通月经,治扑损瘀血,消肿毒,止暴风痛,冷气,下食。"

2. 化学成分 本品含挥发油,主要成分为姜黄酮、芳姜黄酮、姜烯、水芹烯、龙脑、樟脑等;尚含姜黄素、去甲氧基姜黄素等成分。

3. 药理作用 本品有抑制血小板聚集、降低血黏度、降血脂、降血压、抗炎、抗菌、利胆、保肝、保护胃黏膜、兴奋子宫等作用。

第二节 活血调经药

既能活血祛瘀,又可通调月经,常用于治瘀血所致月经不调、痛经、经闭及产后瘀滞腹痛等经产病证的药物,称活血调经或活血通经药。其活血化瘀,亦可用于其他瘀血所致病证。

本类药使用时,常与疏肝理气之品同用。女性多瘀多虚,若兼有气血亏虚者,宜与补益气血之品配伍。孕妇慎用或忌用。

丹参　Danshen　《神农本草经》

为唇形科植物丹参 *Salvia miltiorrhiza* Bge. 的干燥根和根茎。生用或酒炙用。

【性味归经】苦,微寒。归心、肝经。

【主要功效】活血祛瘀,通经止痛,清心除烦,凉血消痈。

【临床应用】

1. 月经不调,经闭,痛经,产后瘀滞腹痛　本品活血祛瘀而善调月经,为妇科调经要药,故有"一味丹参散,功同四物汤"之说。因其药性偏寒,尤宜于血热瘀滞者。治疗妇科经产瘀血诸证,可单用,亦常与红花、桃仁等活血调经之品同用。

2. 心腹疼痛,癥瘕积聚,跌打损伤,风湿痹证　本品能促进血行,通行血脉而祛瘀止痛,适宜于体内外各种瘀血证,为活血化瘀要药。治气滞血瘀之胸痹心痛,脘腹疼痛,可与川芎、郁金、檀香等同用;治癥瘕积聚,可与三棱、莪术等同用;治跌打损伤,可与乳香、没药等配伍;治风湿痹证,多与防风、秦艽等祛风湿药同用。现单用制成多种新制剂,或与冰片、三七等同用,治疗心脑血管疾病。

3. 疮痈肿毒　本品能凉血活血以消痈肿。治热毒疮疡,红肿疼痛,常与金银花、蒲公英等清热解毒药同用。

4. 热病烦躁,心悸失眠　本品入心经,可凉血清心以除烦安神。治温病热入营血,烦躁不安,可与地黄、玄参等清热凉血药同用;若治阴血不足,血不养心之心悸失眠,常与养心安神药配伍。

【用法用量】煎服,10~15g。酒炒可增强其活血之功。

【使用注意】不宜与藜芦同用。本品活血通经,月经过多者及孕妇慎用。

【参考资料】

1. 本草精选　《神农本草经》:"治心腹邪气,肠鸣幽幽如走水,寒热积聚,破癥除瘕,止烦满,益气。"《日华子本草》:"养神定志,通利关脉,治冷热劳,骨节疼痛,四肢不遂,排脓止痛,生肌长肉,破宿血,补新生血,安生胎,落死胎,止血崩带下,调妇人经脉不匀,血邪心烦,恶疮疥癣,瘿赘肿毒,丹毒,头痛赤眼,热温狂闷。"

2. 化学成分　本品含有丹参酮Ⅰ、丹参酮ⅡA、丹参酮ⅡB、丹参酮Ⅲ、隐丹参酮等多种醌类脂溶性成分,另含有丹参素、丹参酸甲、丹参酸乙、丹参酸丙、原儿茶酸、原儿茶醛等水溶性成分。

3. 药理作用　本品能扩张冠状动脉及外周血管,增加冠脉血流量,改善心肌缺血,提高耐缺氧能力,改善微循环;并有保肝、抗肝纤维化、抗胃溃疡、镇静、镇痛、抗菌、抗炎、抗过敏、降血压、调节血脂等作用。

益母草　Yimucao　《神农本草经》

为唇形科植物益母草 *Leonurus japonicus* Houtt. 的新鲜或干燥地上部分。生用或熬膏用。

【性味归经】苦、辛,微寒。归肝、心包、膀胱经。

【主要功效】活血祛瘀,利尿消肿,清热解毒。

【临床应用】

1. 妇科瘀血经产诸证　本品尤善活血调经,祛瘀生新,为妇科经产要药,故名"益母"。治疗瘀血所致经闭,痛经,月经不调,产后恶露不绝及腹痛等瘀血病证,单用或配伍使用。治血滞经闭,痛经,可与红花、川芎、赤芍等同用;治产后恶露不绝,瘀滞腹痛,有祛瘀生新之功,单用熬膏或用益母草复方制剂。

2. 水肿,小便不利　本品性微寒,又能利水消肿。治疗水瘀互结之水肿,单用或与利水消肿药同用。

3. 跌打损伤,疮痈肿毒,皮肤痒疹　本品既能活血祛瘀,又兼可清热解毒消肿。治跌打损伤,可与乳香、没药等同用;治疮痈肿毒,皮肤痒疹,可单用外洗或外敷,亦可与黄柏、苦参等同用。

【用法用量】煎服,9~30g;鲜品 12~40g。

【使用注意】本品对已孕子宫有明显收缩作用,故孕妇慎用或忌用。

【参考资料】

1. 本草精选　《神农本草经》:"主瘾疹痒,可作浴汤。"《本草衍义补遗》:"产前产后诸疾,行血、养血、难产作膏服。此草即益母草也,其苗捣其汁服,主浮肿下水。"《本草纲目》:"活血破血,调经解毒。治胎漏难产,胎衣不下,血晕,血风,血痛,崩中漏下,尿血,泻血,疳痢痔疾,打扑内损瘀血,大便小便不通。"

2. 化学成分　本品含有生物碱,如益母草碱、水苏碱等生物碱;尚含亚麻酸、β-亚麻酸、油酸、月桂酸、苯甲酸、芸香苷、延胡索酸等。

3. 药理作用　本品有兴奋子宫平滑肌、减慢心率、增加冠脉血流量、抗心肌缺血、改善微循环、降血压、抑制血小板聚集、抗血栓形成、改善肾功能、利尿等作用。

桃仁　Taoren　《神农本草经》

为蔷薇科植物桃 *Prunus persica*(L.)Batsch 或山桃 *Prunus davidiana*(Carr.)Franch. 的干燥成熟种子。生用或炒用。

【性味归经】苦、甘,平。归心、肝、大肠经。

【主要功效】活血祛瘀,润肠通便,止咳平喘。

【临床应用】

1. 多种瘀血证　本品祛瘀力强,有破血之功,适宜于瘀血经闭、痛经、产后瘀滞腹痛,跌打损伤、瘀肿疼痛等多种病证,并常与红花相须为用。治经闭、痛经,可与红花、丹参等活血调经药同用;治癥瘕积聚,可与破血消癥药同用;治跌打损伤,瘀肿疼痛,可与活血疗伤止痛药配伍。

2. 肺痈,肠痈　本品活血祛瘀以消痈。治肺痈咳吐脓血腥臭,可与芦根、冬瓜子、桔梗等同用;治肠痈腹痛,多与大黄、牡丹皮等配伍。

3. 肠燥便秘　本品富含油脂,能润滑肠道、缓泻通便。治疗津枯肠燥便秘,常与火麻仁、郁李仁等同用。

4. 咳嗽气喘　本品能降泄肺气而有止咳平喘之功。治疗咳喘而兼便秘者,常与苦杏仁、紫苏子等同用。

【用法用量】煎服,5~10g。

【使用注意】本品活血力强,孕妇忌用;有滑肠作用,故便溏者慎用。本品有毒,内服不可过量。

【参考资料】

1. 本草精选　《神农本草经》:"主瘀血,血闭癥瘕邪气,杀小虫。"《名医别录》:"止咳逆上气,消心下坚,除卒暴击血,破癥瘕,通月水,止痛。"《珍珠囊》:"治血结、血秘、血燥,通润大便,破蓄血。"

2. 化学成分　本品含苦杏仁苷、苦杏仁酶、挥发油、脂肪油等。

3. 药理作用 本品能增加脑血流量,降低血管阻力,改善血流动力学,抗血栓形成;并有促进初产妇子宫收缩、镇痛、抗炎、抗菌、抗过敏、镇咳、平喘、抗肝纤维化等作用。

红花 Honghua 《新修本草》

为菊科植物红花 *Carthamus tinctorius* L. 的干燥花。生用。

【性味归经】辛,温。归心、肝经。

【主要功效】活血通经,祛瘀止痛。

【临床应用】

1. 经闭,痛经,产后恶露不尽等瘀血证 本品善活血通经,适宜于妇科瘀血诸证,常与桃仁配伍。治瘀血所致经闭,痛经,可单用酒煎服,亦可与川芎、桃仁等活血调经药配伍;治产后恶露不尽,可与蒲黄、益母草等同用。

2. 心腹瘀阻疼痛,跌打损伤 本品畅利血脉,祛瘀又可止痛,适宜于多种瘀血疼痛证。治胸痹心痛,常与桂枝、丹参等同用;治跌打损伤,瘀肿疼痛,可与活血化瘀、消肿止痛药配伍。

3. 癥瘕积聚 本品活血祛瘀以消癥积。治癥瘕积聚,可与三棱、莪术等破血消癥药同用。

4. 斑疹色暗 本品活血祛瘀以消斑,适宜于血热瘀滞之斑疹色暗,多与紫草、大青叶等清热凉血、解毒消斑之品同用。

【用法用量】煎服,3~10g。

【使用注意】本品活血力强,故孕妇及月经过多者忌用。

【参考资料】

1. 本草精选 《开宝本草》:"主产后血晕,口噤,腹内恶血不尽,绞痛,胎死腹中,并酒煮服。亦主蛊毒下血。"《本草纲目》:"活血润燥,止痛散肿,通经。"

2. 化学成分 本品含有红花醌苷、新红花苷、红花苷、红花黄色素等苷类,另含棕榈酸、月桂酸、硬脂酸、花生酸、油酸等。

3. 药理作用 本品有兴奋子宫平滑肌、增加冠脉血流量、改善心肌缺血、降血压、降低全血黏度、抑制血小板聚集、抗血栓形成、镇痛、镇静、抗惊厥、抗炎等作用。

牛膝 Niuxi 《神农本草经》

为苋科植物牛膝(怀牛膝)*Achyranthes bidentata* Bl. 的干燥根。生用或酒炙用。

【性味归经】苦、甘、酸,平。归肝、肾经。

【主要功效】活血通经,补肝肾,强筋骨,利尿通淋,引火(血)下行。

【临床应用】

1. 血瘀经闭,痛经,产后腹痛,跌打损伤 本品性善下行,长于活血通经,适宜于经产诸证及跌打损伤等瘀血证。治瘀血阻滞之经闭,痛经,产后腹痛,常与桃仁、红花等同用;治跌打损伤,瘀肿疼痛,多与活血疗伤止痛药配伍。

2. 腰膝酸痛、筋骨无力 本品既能补肝肾、强筋骨,又可通血脉,为治肝肾不足、腰膝酸软之常用药。治痹痛日久或肝肾不足之腰膝酸痛,常与五加皮、桑寄生、狗脊等同用;治湿热下注,足膝痿软之痿证,湿疹湿疮等,可与苍术、黄柏同用,清热燥湿之力更增,如三妙散。

3. 淋证,水肿,小便不利 本品活血而又能利水通淋。治热淋、血淋、石淋,常与车前子、滑石等利尿通淋药同用;治水肿、小便不利,常与泽泻、茯苓等利水消肿药同用。

4. 上部火热证,血热出血证,肝阳上亢证 本品苦泄下行,能引火下行以降上炎之火。

既可用于火热上炎、血热出血证,又可用于肝阳上亢证。治胃火上炎之牙龈肿痛,口舌生疮,常与石膏、知母等清胃热药同用;治血热妄行之吐血、衄血,常与栀子、白茅根等清热凉血止血药同用;治肝阳上亢之头痛、眩晕,多与平肝潜阳药配伍。

【用法用量】煎服,5~12g。逐瘀通经、利尿通淋、引火(血)下行宜生用;补肝肾、强筋骨宜酒炙用。

【使用注意】孕妇及月经过多者慎用或忌用。梦遗滑精者慎服。

【参考资料】

1. 本草精选　《神农本草经》:"主寒湿痿痹,四肢拘挛,膝痛不可屈伸,逐血气,伤热火烂,堕胎。"《日华子本草》:"治腰膝软怯,冷弱,破癥结,排脓止痛,产后,心腹痛并血晕,落死胎,壮阳。"

2. 化学成分　本品主要含有三萜皂苷、甾体(如蜕皮甾酮、牛膝甾酮等)、多糖等成分。

3. 药理作用　本品有兴奋子宫平滑肌、抗生育、抗着床及抗早孕的作用;并能降血压、利尿、降低全血黏度、抗凝血、降血脂、降血糖、抗炎、镇痛、增强免疫力。

鸡血藤　Jixueteng　《本草纲目拾遗》

为豆科植物密花豆 *Spatholobus suberectus* Dunn 的干燥藤茎。生用。

【性味归经】苦、甘,温。归肝、肾经。

【主要功效】活血补血,调经止痛,舒筋活络。

【临床应用】

1. 月经不调,痛经,经闭,跌打损伤　本品既能活血化瘀,又可调经,兼可补血,适宜于妇科血虚血瘀之月经不调、痛经、经闭等病证,常与当归、白芍、川芎等补血活血、调经止痛之品同用。治外伤性瘀肿疼痛,常与活血疗伤药同用。

2. 血虚萎黄　本品有补血之功,治血虚萎黄,常与当归、熟地黄等补血之品同用。

3. 风湿痹痛,肢体麻木,半身不遂　本品既活血养血,又能舒筋活络,适宜于血虚血瘀之风湿痹证。治血虚身痛,可与首乌藤、当归等同用;治风湿痹痛,肢体麻木,可与独活、威灵仙等祛风湿药同用;治痹证日久,肝肾不足者,多与五加皮、桑寄生等补肝肾、强筋骨药同用;治中风手足麻木,肢体瘫痪,常与益气活血通络之品配伍。

【用法用量】煎服,9~15g。或熬膏服。

【使用注意】孕妇及月经过多者慎用。

【参考资料】

1. 本草精选　《本草纲目拾遗》:"壮筋骨,已酸痛,和酒服与老人最宜;治老人血气虚弱、手足麻木、瘫痪等证;男子虚损,不能生育及遗精白浊;男妇胃寒痛;妇人经水不调,赤白带下,妇女干血劳及子宫虚冷不受胎。"《饮片新参》:"去瘀血,生新血,流利经脉,治暑痧,风血痹症。"

2. 化学成分　本品主要含异黄酮类、三萜类、甾体类等成分。

3. 药理作用　本品有兴奋子宫平滑肌、增加冠状动脉和股动脉血流量、降低血管阻力、抑制血小板聚集、抗炎、镇静、调节免疫系统功能、促进骨髓造血功能等作用。

川牛膝　Chuanniuxi　《雷公炮制药性解》

为苋科植物川牛膝 *Cyathula officinalis* Kuan 的干燥根。生用或酒炙用。

【性味归经】甘、微苦,平。归肝、肾经。

【主要功效】逐瘀通经,通利关节,利尿通淋,引血下行。

【临床应用】

1. 经闭,癥瘕,跌打损伤　本品性善下行,活血通经之功类似牛膝而力强,适宜于经产及伤科瘀血证。治疗血滞经闭,痛经,可与益母草、红花、香附等同用;治疗跌打损伤,瘀肿作痛,可与乳香、没药等同用;治癥瘕积聚,常与破血消癥药配伍。

2. 风湿痹痛　本品活血通经以利关节。治风湿痹痛,多与祛风湿、止痛药配伍;治痹证日久,腰膝酸软无力,多与补肝肾、强筋骨药同用;若治湿热下注,足膝肿痛,可与苍术、黄柏配伍以清热燥湿。

3. 血淋,尿血　本品类似牛膝,亦能利尿通淋。治血淋、尿血,可与海金沙、金钱草等利尿通淋药同用。

4. 上部火热证,血热出血证,肝阳上亢证　本品亦似牛膝,也能引血(火)下行以降上炎之火,上逆之血。既治火热上炎证、血热出血证,又可用于肝阳上亢证,分别与清热泻火、凉血止血、平肝潜阳药配伍。

【用法用量】煎服,5~10g。

【使用注意】孕妇及月经过多者慎用或忌用。

【参考资料】

1. 本草精选　《雷公炮制药性解》:"川牛膝所禀厚,故肥而长,主补精髓。"《本草正义》:"用之于肩背手臂,疏通经络,流利关节。"

2. 化学成分　本品含β-蜕皮甾酮及微量元素钛等。

3. 药理作用　本品有蛋白质同化作用、抗生育作用;能兴奋已孕子宫平滑肌。

苏木　Sumu　《新修本草》

为豆科植物苏木 *Caesalpinia sappan* L. 的干燥心材。生用。

【性味归经】甘、咸,平。归心、肝、脾经。

【主要功效】活血祛瘀,消肿止痛。

【临床应用】

1. 血瘀经闭,痛经,产后瘀阻腹痛,心腹疼痛等证　本品能活血祛瘀,通经止痛。治血滞经闭,痛经及产后瘀滞腹痛,常与川芎、红花等同用;治血瘀心腹疼痛,可与丹参、川芎、延胡索等配伍;若治痈肿疮毒,可与金银花、连翘等清热解毒药同用。

2. 跌打损伤,瘀肿疼痛　本品活血散瘀,消肿止痛,又为骨伤科常用药。治跌打损伤,筋骨折伤,常与乳香、没药等配伍,内服外用均可。

【用法用量】煎服,3~9g。

【使用注意】孕妇忌用。

【参考资料】

1. 本草精选　《新修本草》:"主破血,产后血胀闷欲死者。"《日华子本草》:"治妇人血气心腹痛,月候不调及褥劳,排脓,止痛,消痈肿,扑损瘀血。"

2. 化学成分　本品含有巴西苏木素、苏木查耳酮、挥发油、鞣质等。

3. 药理作用　本品有增强心肌收缩力、增加冠脉血流量、促进微循环、抑制血小板聚集、镇静、催眠、抗菌、抗炎等作用。

西红花　Xihonghua　《本草品汇精要》

为鸢尾科植物番红花 *Crocus sativus* L. 的干燥柱头。生用。

【性味归经】甘,寒。归心、肝经。

【主要功效】活血化瘀,凉血解毒,解郁安神。

【临床应用】

1. 血瘀诸证 本品活血通经似红花而力强,但性寒,故适宜于瘀血兼热者。治血滞经闭,痛经及产后腹痛,可单用,亦可与益母草等同用;治癥瘕积聚,常与破血消癥药配伍;治跌打损伤,瘀肿作痛,可与乳香、没药等同用。

2. 温毒发斑 本品又能凉血解毒,化瘀消斑。治疗温毒热盛,斑疹色暗,可与紫草等凉血解毒之品同用。

此外,本品还可解郁安神,治忧郁烦闷、惊悸发狂等证,可与合欢花、郁金等同用。

【用法用量】1~3g,煎服或沸水泡服。

【使用注意】孕妇慎用。

【参考资料】

1. 本草精选 《本草品汇精要》:"主散郁调血,宽胸膈,开胃进饮食,久服滋下元,悦颜色,及治伤寒发狂。"《本草纲目》载其"心忧郁积,气闷不散,活血。久服令人心喜。又治惊悸"。

2. 化学成分 本品含有藏红花苷、藏红花酸、豆甾醇、熊果酸、齐墩果酸等;尚含油酸、亚油酸、亚麻酸、β-胡萝卜素等。

3. 药理作用 本品有兴奋子宫平滑肌、抑制血小板聚集、抗血栓、降血压、降血脂、利胆、抗炎、抗疲劳、增强免疫力等作用。

五灵脂　Wulingzhi　《开宝本草》

为鼯鼠科动物复齿鼯鼠 *Trogopterus xanthipes* Milne-Edwards 的干燥粪便。醋炙用。

【性味归经】苦、咸、甘,温。归肝经。

【主要功效】活血止痛,化瘀止血,解蛇虫毒。

【临床应用】

1. 瘀血阻滞诸痛证 本品长于活血化瘀止痛,为治血瘀诸痛要药,常与蒲黄相须为用。治瘀血阻滞之胸痹心痛,可与川芎、丹参等同用;治脘腹胁痛,可与延胡索、香附等同用;治瘀滞痛经,经闭,产后腹痛,多与蒲黄配伍,亦可与其他活血通经药同用;治跌打损伤,瘀肿疼痛,多与乳香、没药配伍。

2. 瘀滞出血证 本品既能活血化瘀,又能止血,功似蒲黄,宜于瘀血内阻、血不归经之出血,两者亦常相须为用。治疗妇女瘀血崩漏,色紫多块,少腹刺痛,可与三七、蒲黄等化瘀止血药配伍;亦可单用研末,温酒送服。

3. 蛇虫咬伤 本品能解蛇虫之毒。治蛇虫咬伤,常与清热解毒药配伍。

【用法用量】煎服,3~10g,包煎;或入丸散。

【使用注意】血虚无瘀及孕妇慎用。不宜与人参同用。

【参考资料】

1. 本草精选 《开宝本草》:"主疗心腹冷气,小儿五疳,辟疫,治肠风,通利气脉,女子月闭。"《本草蒙筌》:"行血宜生,止血须炒。通经闭,及治经行不止。去心痛,并疗血气刺痛。"

2. 化学成分 本品含有尿素、尿酸、维生素 A 类物质、树脂等成分。

3. 药理作用 本品有抑制血小板聚集、降低血黏度、降低心肌耗氧量、抗缺氧、抗应激、解痉、增强免疫力、抗炎、抗菌等作用。

需了解的活血调经药见表 16-1。

表 16-1 需了解的活血调经药

药名	性味归经	功效	主治	用法用量与注意
月季花	甘、微苦,温。归肝经	①活血调经②疏肝解郁	①月经不调,痛经,经闭②肝郁之胸胁胀痛	煎服,3~6g;或入丸散。外用适量。孕妇及脾胃虚弱者慎用
王不留行	苦,平。归肝、胃经	①活血通经②下乳消肿③利尿通淋	①血瘀痛经,经闭,难产②乳汁不下,乳痈肿痛③淋证涩痛,小便不利	煎服,5~10g;或入丸散。外用适量,可埋耳穴。孕妇慎用

第三节 活血疗伤药

既能活血化瘀,又可消肿止痛、续筋接骨,常用于治跌打损伤、骨折筋伤等伤科疾病的药物,称活血疗伤药。也可配伍用于其他瘀血病证。

本类药用于瘀肿疼痛者,常与活血止痛药配伍;若用于金疮出血者,常与化瘀止血生肌药配伍;若治骨折筋伤久不愈合,常与补肝肾、强筋骨药同用。

虎杖 Huzhang 《名医别录》

为蓼科植物虎杖 *Polygonum cuspidatum* Sieb. et Zucc. 的干燥根茎和根。生用。

【性味归经】微苦,微寒。归肝、胆、肺、大肠经。

【主要功效】活血祛瘀,利湿退黄,清热解毒,化痰止咳,泻下通便。

【临床应用】

1. 经闭,痛经,跌打损伤,癥瘕 本品有活血化瘀作用,适宜于瘀血所致多种病证。治血滞经闭、痛经,常与川芎、红花等活血通经药同用;治跌打损伤,瘀肿疼痛,常与乳香、没药等同用;治癥瘕积聚,可与活血消癥之品配伍。

2. 湿热黄疸,淋浊,带下 本品苦寒而入肝、胆经,尤善利湿退黄。治疗湿热黄疸,可单味水煎,亦可与茵陈、栀子等同用;治湿热蕴结膀胱之淋证,小便淋沥涩痛,可单用,或与利尿通淋药同用。

3. 烧烫伤,痈肿疮毒,毒蛇咬伤 本品既能活血,又可清解热毒。治烧烫伤,可单用为末与麻油调敷,或与地榆、冰片等同用,研末外敷;治热毒疮痈,可与金银花、蒲公英等同用;也可用鲜品捣烂外敷,或煎汤外洗;治毒蛇咬伤,可煎汤内服或鲜品捣烂外敷。

4. 肺热咳嗽 本品又可清肺热,化痰止咳。治疗肺热咳嗽,痰多色黄,可与清肺化痰止咳药同用。

5. 热结便秘 本品还能泻下通便。治疗热结便秘,可与泻热通便之品配伍。

【用法用量】煎服,9~15g。外用适量,制成煎液或油膏涂敷。

【使用注意】孕妇慎用,脾虚便溏者忌服。

【参考资料】

1. 本草精选 《名医别录》:"主通利月水,破留血癥结。"《本草拾遗》:"主风在骨节间及瘀血,煮汁作酒服之。"

2. 化学成分 本品含蒽醌类化合物,如大黄素、大黄酚、大黄酸、大黄素甲醚、大黄素-8-单甲醚、6-羟基芦荟大黄素等成分;还含多糖、氨基酸、维生素、微量元素等。

3. 药理作用 本品有泻下、祛痰、镇咳、降血压、止血、镇痛、抗菌、抗病毒等作用。

土鳖虫　Tubiechong　《神农本草经》

为鳖蠊科昆虫地鳖 *Eupolyphaga sinensis* Walker 或冀地鳖 *Steleophaga plancyi*（Boleny）的雌虫干燥体。晒干或烘干用。

【性味归经】咸,寒;有小毒。归肝经。

【主要功效】破血逐瘀,续筋接骨。

【临床应用】

1. 跌打损伤,瘀肿疼痛,筋伤骨折　本品活血力强,有破血逐瘀,续筋接骨之功,为伤科常用药。治骨折筋伤,瘀血肿痛,可单用研末调敷,或研末黄酒冲服,或与乳香、没药等同用;若治骨折筋伤后期,筋骨软弱无力,常与补肝肾、强筋骨药同用。

2. 血瘀经闭,产后瘀滞腹痛,癥瘕痞块　本品能破血逐瘀通经,消癥散结,适宜于瘀滞经产重症及癥瘕积聚。治血瘀经闭,产后瘀滞腹痛,常与大黄、桃仁等同用;治癥瘕积聚,常与三棱、莪术、水蛭等同用。

【用法用量】煎服,3~10g。

【使用注意】本品活血力强,且有小毒,孕妇禁用。

【参考资料】

1. 本草精选　《神农本草经》:"主心腹寒热洗洗,血积癥瘕,破坚,下血闭。"《本草纲目》:"行产后血积,折伤瘀血,重舌,木舌,小儿腹痛夜啼。"

2. 化学成分　本品主要成分为谷氨酸、丙氨酸等多种氨基酸;尚含多种微量元素、甾醇、直链脂肪族化合物等。

3. 药理作用　本品有抗血栓、抑制血小板聚集、抗动脉粥样硬化形成、抗心肌和脑缺血缺氧等作用。

血竭　Xuejie　《雷公炮炙论》

为棕榈科植物麒麟竭 *Daemonorops draco* Bl. 果实渗出的树脂经加工制成。打碎研末用。

【性味归经】甘、咸,平。归心、肝经。

【主要功效】活血定痛,化瘀止血,生肌敛疮。

【临床应用】

1. 跌打损伤,心腹疼痛,妇科瘀滞证　本品既能活血化瘀止痛,又可生肌,为伤科要药。治跌打损伤,常与乳香、没药等活血消肿止痛药同用;治瘀血经闭,痛经,产后瘀滞腹痛及瘀滞性心腹刺痛,分别与活血调经止痛或其他活血止痛药同用。

2. 外伤出血　本品既能活血化瘀,又可止血,有止血而不留瘀的特点,适宜于瘀血阻滞,血不归经之出血证。治外伤出血,多研末外敷患处。

3. 疮疡不敛　本品外用又可生肌敛疮。治疮疡久溃不敛,可单用,或与乳香、没药等其他敛疮生肌药同用。

【用法用量】研末,1~2g,或入丸剂。外用研末撒或入膏药用。

【参考资料】

1. 本草精选　《新修本草》:"主五脏邪气,带下,止痛,破积血、金疮生肉。"《海药本草》:"主打伤折损,一切疼痛,补虚及血气搅刺,内伤血聚,并宜酒服。"

2. 化学成分　本品含血竭素、血竭红素、去甲基血竭素、去甲基血竭红素及黄烷醇、查耳酮、树脂酸等成分。

3. 药理作用 本品有降低血细胞比容、抑制血小板聚集、抗血栓形成、抗菌、抗炎等作用。

刘寄奴 Liujinu 《新修本草》

为菊科植物奇蒿 *Artemisia anomala* S.Moore 的干燥全草。生用。

【性味归经】辛、苦,温。归心、肝、脾经。

【主要功效】破血通经,散寒止痛,消食化积。

【临床应用】

1. 跌打损伤,创伤出血 本品既能破血通经散瘀,又可散寒止痛以疗伤。治疗跌打损伤,瘀肿疼痛,可单用研末以酒调服,也可与延胡索、骨碎补等活血止痛疗伤药同用。治创伤出血,可单用鲜品捣烂外敷,或与茜草、三七等化瘀止血药同用。

2. 瘀血经闭,产后瘀滞腹痛 本品破血通经止痛,还宜于瘀血经闭,产后瘀滞腹痛,可与桃仁、川芎等活血通经药同用。

3. 食积腹痛,赤白泻痢 本品又能消食化积。治疗饮食积滞,脘腹胀痛、泄痢者,单用煎服,也可与消食、行气药配伍。

【用法用量】煎服,3~9g。外用适量,可研末外撒或调敷。

【使用注意】孕妇及气血亏虚无瘀滞者忌用。

【参考资料】

1. 本草精选 《新修本草》:"主破血,下胀。"《日华子本草》:"治心腹痛,下气,水胀血气,通妇人癥结,止霍乱水泻。"

2. 化学成分 本品含香豆素、异泽兰黄素、西米杜鹃醇、奇蒿黄酮、奇蒿内酯醇等。

3. 药理作用 本品有促进血液循环、增加冠脉血流量、抗缺氧、解痉、抗炎、抗菌等作用。

需了解的活血疗伤药见表16-2。

表 16-2 需了解的活血疗伤药

药名	性味归经	功效	主治	用法用量与注意
北刘寄奴	苦,凉。归脾、胃、肝、胆经	①活血祛瘀,通经止痛 ②凉血止血 ③清热利湿	①跌打损伤,瘀血经闭,月经不调,产后腹痛,癥瘕积聚 ②外伤出血,血痢,血淋 ③湿热黄疸,水肿,带下	煎服,6~9g;或入丸散。外用适量。孕妇及月经过多者慎用
干漆	辛、苦,温;有小毒。归肝、胃经	①破血消癥 ②杀虫	①经闭,癥瘕积聚 ②虫积腹痛	煎服,2~5g;入丸散,每次0.06~0.1g。外用烧烟熏。孕妇及对漆过敏者忌用。不宜与蟹同用
自然铜	辛,平。归肝经	①散瘀止痛 ②接骨疗伤	跌打损伤,骨折肿痛	煎服,3~9g;或入丸散,每次0.3g。外用适量。不宜久服,血虚无滞者慎用

第四节 破血消癥药

以破血逐瘀消癥为主要作用,常用于治疗瘀血重症之癥瘕积聚的药物,称破血消癥药。本类药活血化瘀作用强,适宜于血瘀经闭、癥瘕积聚等瘀血重症者。

本类药作用峻猛,易耗血、动血、耗气、伤阴,故凡出血证,阴血亏虚、气虚体弱者及孕妇当禁用或慎用。

莪术　Ezhu　《药性论》

为姜科植物蓬莪术 *Curcuma phaeocaulis* Val.、广西莪术 *Curcuma kwangsiensis* S.G.Lee et C.F.Liang 或温郁金 *Curcuma wenyujin* Y.H.Chen et C.Ling 的干燥根茎。生用或醋炙用。

【性味归经】辛、苦,温。归肝、脾经。

【主要功效】破血行气,消积止痛。

【临床应用】

1. 经闭腹痛,癥瘕积聚,胸痹心痛　本品辛行温通力强,既能破血逐瘀消癥,又能行气止痛,尤宜于血瘀气滞重症,并常与三棱相须为用。治血滞经闭,痛经,常与当归、红花、牡丹皮等同用;治癥瘕积聚,可与三棱、香附、当归等同用;治胸痹心痛,可与丹参、川芎等活血止痛药配伍。

2. 食积脘腹胀痛　本品行气消积止痛力强,适宜于食积气滞症重者。治疗脘腹胀痛,可与青皮、木香等行气止痛药同用。

此外,本品破血消肿止痛,还可用于跌打损伤,瘀肿疼痛。

【用法用量】煎服,6~9g。醋炙可增强其止痛作用。

【使用注意】月经过多及孕妇忌用。

【参考资料】

1. 本草精选　《药性论》:"治女子血气心痛,破痃癖冷气,以酒醋摩服,效。"《日华子本草》:"治一切气,开胃消食,通月经,消瘀血,止扑损痛,下血,及内损恶血等。"

2. 化学成分　本品主要含挥发油类成分,主要为莪术呋喃酮、莪术烯醇、姜黄烯等多种倍半萜等成分。

3. 药理作用　本品有抑制血小板聚集、抗血栓形成、抗菌、抗炎、抗胃溃疡、保肝、抗早孕、抗肿瘤等作用。

水蛭　Shuizhi　《神农本草经》

为水蛭科动物蚂蟥 *Whitmania pigra* Whitman、水蛭 *Hirudo nipponica* Whitman 及柳叶蚂蟥 *Whitmania acranulata* Whitman 的干燥全体。生用,或用滑石粉烫后用。

【性味归经】咸、苦,平;有小毒。归肝经。

【主要功效】破血逐瘀,通经。

【临床应用】

癥瘕积聚,血瘀经闭,跌打损伤等证　本品破瘀血,通经脉,消癥积之力峻猛,适宜于瘀血重症。治血滞经闭,癥瘕积聚,常与三棱、莪术、桃仁等药同用;治跌打损伤,可与苏木、自然铜等同用。本品因药力峻猛,若属正虚者,宜与补虚扶正药同用。现有用水蛭粉或提取的水蛭素,治疗心、脑血管疾病。

【用法用量】煎服,1~3g。

【使用注意】孕妇禁用。

【参考资料】

1. 本草精选　《神农本草经》:"主逐恶血,瘀血,月闭,破血瘕,积聚,无子,利水道。"《本草衍义》:"治伤折。"

2. 化学成分　本品含有蛋白质、水蛭素、肝素、抗血栓素及组胺样物质等。

3. 药理作用　本品有抗凝血、抑制血小板聚集、抗血栓形成、降血脂、抗动脉粥样硬化斑块形成、增加心肌血流量、抗炎、改善脑循环、保护脑组织、抗肾缺血等作用。

三棱　Sanleng　《本草拾遗》

为黑三棱科植物黑三棱 *Sparganium stoloniferum* Buch.-Ham. 的干燥块茎。生用或醋炙后用。

【性味归经】辛、苦，平。归肝、脾经。

【主要功效】破血行气，消积止痛。

【临床应用】

1. 经闭腹痛，癥瘕积聚　本品功似莪术，既能破血逐瘀，又可行气止痛，作用较强，常与莪术相须为用，用于血瘀气滞重症。但三棱性平偏于破血，莪术偏于破气。治癥瘕积聚，可与川芎、大黄配伍；治经闭腹痛，可与红花、丹参等同用。

2. 食积气滞，脘腹胀痛　本品亦似莪术而能行气消积止痛。治疗食积气滞，脘腹胀痛，也常与之配伍；或与青皮、麦芽等同用。

【用法用量】煎服，5~10g。醋炙可增强其止痛作用。

【使用注意】孕妇及月经过多者禁用。不宜与芒硝、玄明粉同用。

【参考资料】

1. 本草精选　《日华子本草》："治妇人血脉不调，心腹痛；落胎，消恶血；补劳，通月经，治气胀，消扑损瘀血，产后腹痛，血运并宿血不下。"《开宝本草》："主老癖癥瘕结块。"

2. 化学成分　本品含有挥发油、有机酸、豆甾醇、β- 谷甾醇、刺芒柄花素、胡萝卜苷等。

3. 药理作用　本品有抑制血小板聚集、降低全血黏度、抗血栓、兴奋离体子宫平滑肌等作用。

需要了解的破血消癥药见表 16-3；本章供参考学习的拓展药见表 16-4。

表 16-3　需了解的破血消癥药

药名	性味归经	功效	主治	用法用量与注意
穿山甲	咸，微寒。归肝、胃经	①活血消癥 ②通经下乳 ③消肿排脓	①瘀血经闭，癥瘕痞块，跌打肿痛 ②痹痛拘挛，中风瘫痪，麻木拘挛；乳汁不下 ③痈肿疮毒，瘰疬痰核	煎服，3~10g；研末服，1~1.5g。孕妇及痈疽已溃者忌用

注：2020 年 6 月 5 日，国家林业和草原局发布公告，将穿山甲属所有种由国家二级保护野生动物调整为国家一级保护野生动物。这标志着，当前在我国自然分布的中华穿山甲，以及据文献记载我国曾有分布的马来穿山甲和印度穿山甲将受到严格保护。

表 16-4　活血化瘀药知识拓展

药名	功效	主治	用法用量
茺蔚子	①活血调经 ②清肝明目	①月经不调，经闭痛经 ②目赤翳障，头晕胀痛	煎服，5~10g
土牛膝	①活血散瘀 ②清热解毒 ③利尿	①经闭；风湿痹痛，跌打损伤 ②咽喉肿痛 ③脚气水肿	煎服，10~15g。外用适量
凌霄花	①破血通经 ②凉血祛风	①血瘀经闭，癥瘕，跌打损伤 ②皮肤瘙痒，风疹	煎服，5~9g。孕妇禁用
虻虫	破血逐瘀消癥	血瘀经闭，癥瘕积聚，跌打损伤	煎服，1~1.5g；研末服，0.3g。外用适量。孕妇禁用
蜣螂	①破血逐瘀 ②定惊 ③通便 ④攻毒	①癥瘕 ②惊痫，癫狂 ③腹胀便秘 ④痈疽恶疮	煎服，1~2g。外用适量。孕妇禁用

学习小结

1. 学习内容

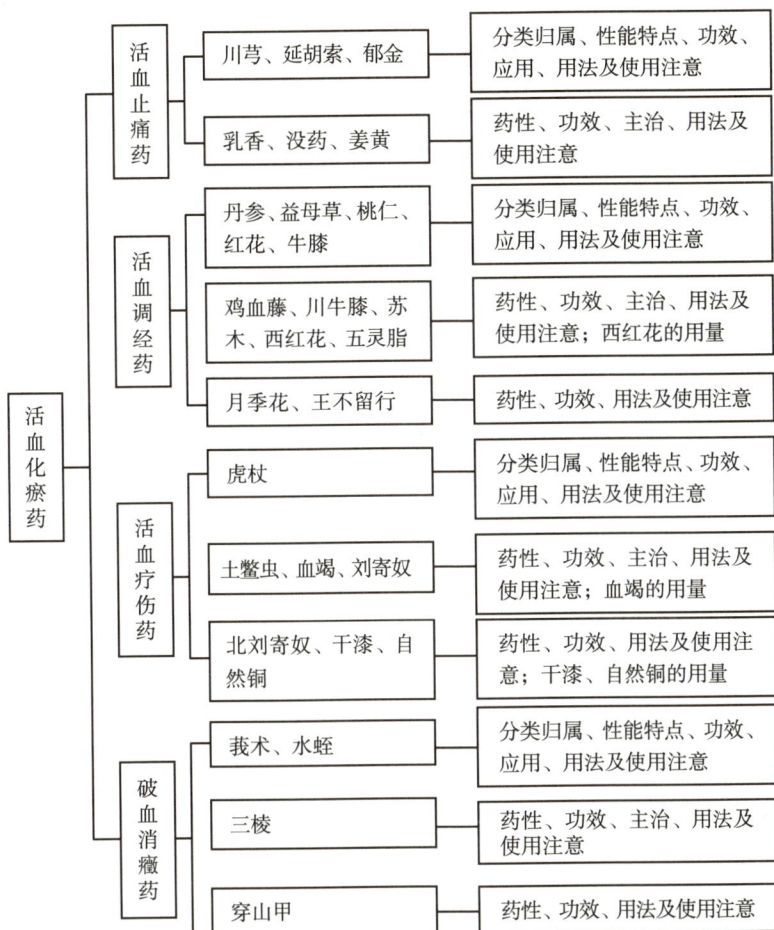

2. 学习方法

(1)本章应以活血化瘀功效为主线,结合该类药物的性能特点与主治病证,理解药物的分类依据及各药的归属;各节药物以功效为核心,采取归纳、比较、鉴别法,记诵相似功效共性,分析区别各自性、效、用特点,以便更好地把握本章节药物的基本知识和技能。关注西红花、干漆、自然铜的用量;川芎配柴胡、香附,郁金配石菖蒲,郁金配白矾,牛膝配苍术、黄柏的意义。

(2)功效相似药物比较

1)活血行气止痛药:川芎、延胡索、郁金、姜黄。四药均适宜于血瘀气滞各种疼痛。川芎活血力较强,能"上行头目",祛风止痛,为治头痛要药;又能"下行血海",通调月经,为调经要药。延胡索止痛作用好,善治一身上下诸痛证。郁金性寒,能凉血解郁清心,宜于血瘀气滞偏热者,也用于热病神昏、癫痫痰闭证;且利胆退黄,用治湿热黄疸。姜黄可活血通络止痛,兼能外散风寒湿邪,尤长于行肢臂,善治风湿肩臂疼痛。

2)活血止痛兼消肿生肌药:乳香、没药。乳香长于行气,没药偏活血散瘀。

3)长于活血调经(通经)的药:丹参、红花、桃仁。丹参性微寒,最宜于血热瘀滞者,且能清心除烦、凉血消痈;红花又可活血消斑;桃仁有破血之功,能活血化瘀消痈,润肠通便、止咳平喘。

4)活血调经(通经)利水药:牛膝、川牛膝、王不留行、益母草。牛膝与川牛膝均可活血通经,引血下行,利尿通淋;牛膝长于补益肝肾、强筋骨;川牛膝活血通经力强,又可利关节;王不留行又可通经下乳;益母草活血调经,为妇科经产要药,其又可利水消肿、清热解毒。

5)活血通经消斑药:红花、西红花。二药均宜用于血热瘀滞斑疹紫暗。红花药性辛温,功偏活血祛瘀;西红花性寒凉,有凉血解毒,解郁安神之功。

6)活血凉血药:丹参、郁金、西红花。三者既可活血,又可凉血。丹参与郁金还能凉血,清心。丹参活血力强,又能通经止痛,且能清心除烦、消痈;郁金还可行气解郁,利胆退黄;西红花长于消斑。

7)活血疗伤通经药:土鳖虫、刘寄奴、北刘寄奴、干漆。土鳖虫祛瘀力强,可破血逐瘀,续筋接骨;刘寄奴、北刘寄奴又有止痛作用,其中刘寄奴还有消食化积作用,北刘寄奴又凉血止血、利湿;干漆活血力强,又可消癥杀虫。

8)活血疗伤兼止血药:血竭、刘寄奴、北刘寄奴。三药均可活血疗伤,止血。其中血竭又可生肌敛疮,刘寄奴、北刘寄奴又活血通经。

9)破血行气兼消积止痛药:莪术、三棱。二药均能破血行气,消积止痛,常相须为用。但莪术长于行气,三棱功偏活血。

10)破血逐瘀消癥兼通经药:水蛭、穿山甲。穿山甲善通经下乳,且可消肿排脓。

此外,血竭、刘寄奴、北刘寄奴、虎杖、自然铜皆可活血疗伤止痛。

(周　昕)

复习思考题

1. 活血化瘀药为何常与行气药配伍使用?

2. 丹参活血祛瘀,通经止痛,主治血滞胸痹,临床上常用的剂型有哪些?

3. 三棱、莪术、水蛭通常主治何种瘀血病证?为什么?

4. 牛膝为何能治疗脏腑火热上炎所致之证?

PPT 课件

第十七章

化 痰 药

学习目标

1. 通过本章学习,把握化痰药的含义、功效与主治、性能特点;常用重点药物的分类归属、性能特点、主要功效与临床应用、用法及使用注意;桔梗与甘草,旋覆花与赭石的配伍意义。

2. 学会理解由该类药物组成的祛痰剂,主治痰证的用药特点及规律,为其后学习方剂学及临床各学科课程奠定基础。

概述

1. 基本含义 凡以化痰(祛痰或清痰)为主要作用,主治痰证的药物,称化痰药。

2. 功效主治

(1)功效:化痰,祛除或消除痰浊。长于祛除阻于肺窍之痰的药物,称祛痰;能消散留滞于经络、郁结成块之痰核、瘿瘤、瘰疬等痰证的药物,称消痰。部分药物兼有降气、止咳平喘、消痈散结等功效。

(2)主治:痰证。痰既是病理产物,又是致病因素,因其致病范围广,病情复杂,停留部位不同,病证各异。痰阻肺窍,症见咳喘痰多;痰停胃脘,可见胃脘痞满,恶心呕吐;痰蒙清窍,可致眩晕、痫病、癫狂;痰阻经络,可见肢体麻木、半身不遂、口眼㖞斜;痰浊或痰火互结,留滞经络郁结成块,可引发瘰疬、瘿瘤、痰核等。凡因痰引起的病证,皆可用化痰药治疗。根据痰的性质,又有寒痰、湿痰、热痰、燥痰之分。

(3)分类:根据化痰药的药性与主治,分为燥湿化痰药与清化热痰药两类。

3. 性能特点 味多辛、苦、咸,主归肺、脾经。主治寒痰、湿痰证的药物,其性偏温;主治热痰、燥痰的药物,其性寒凉。半夏、天南星、白附子有毒。

4. 配伍应用 ①依据病因病机配伍:因痰与咳喘互为因果,故化痰药常与止咳平喘药配伍;痰浊容易阻碍气机,即"气滞则痰凝",故常与行气药配伍以畅利气机,使"气行则痰消";脾虚不运,易致痰湿内生,即"脾为生痰之源",故常与健脾除湿药配伍。②依据兼证及兼症配伍:肝风夹痰或痰蒙清窍之眩晕、惊风、痫病等病证,应与平肝息风、开窍醒神药配伍;瘰疬、瘿瘤,常与软坚散结药配伍;阴疽流注、麻木肿痛者,多与温阳通滞、散结祛寒药配伍。

5. 使用注意 ①合理选药:根据化痰药的性能特点及功效,辨证合理选药。②药物特性:具有刺激性的化痰药,性多温燥,凡热痰、燥痰及有吐血、咯血倾向者当慎用或忌用;部分药有毒,内服宜用炮制品,生品一般多外用;注意"十八反"内容。

第一节　燥湿化痰药

以燥湿化痰或温肺化痰为主要功效,常用于治湿痰、寒痰证的药物,称燥湿化痰药。湿痰、寒痰证,常以咳嗽气喘,痰清稀量多而色白,舌苔白腻,脉滑为主要表现,其中湿痰伴见湿邪致病特点,寒痰伴有寒象;此外,眩晕、痫病、肢体麻木、阴疽流注等,也可由湿痰、寒痰引起,可用该类药治疗。

本类药味辛而性温,能减少痰量,部分药物兼有降肺气、祛风止痉、消肿散结等功效,可用于肺气上逆之咳喘、破伤风、疮痈肿毒等。

本类药大多性偏温燥或具有刺激性,不适宜于热痰,燥痰,痰中带血,阴虚内热者。

半夏　Banxia　《神农本草经》

为天南星科植物半夏 *Pinellia ternate* (Thunb.) Breit. 的干燥块茎。生用,或用姜汁、明矾制过用。

【性味归经】辛,温;有毒。归脾、胃、肺经。

【主要功效】燥湿化痰,降逆止呕,散结消痞。

【临床应用】

1. 湿痰,寒痰证　本品辛温而燥,能燥湿化痰,并可止咳,为治脏腑湿痰诸证之要药。治湿痰阻肺之咳喘痰多,常与陈皮等燥湿化痰药同用;若治寒痰咳嗽气喘,痰白清冷,常与细辛、干姜等温肺化饮药同用;湿痰蒙蔽清窍之头痛、眩晕,可与天麻、白术等配伍。

2. 呕吐　姜半夏、法半夏均有良好的止呕作用,为降逆止呕要药,适宜于多种原因引起的呕吐。善治痰饮或胃寒所致呕吐,并常与生姜同用;若治胃热呕吐,可与黄连等清胃止呕药同用;治胃气虚、胃阴虚之呕逆,分别与补气药、养阴药物配伍。

3. 心下痞满,结胸,梅核气　本品通过化痰以散结消痞。治疗痰热停于心下,痞满不适,常与黄连、黄芩等配伍;治痰热互结之结胸,可与瓜蒌、黄连等清热、化痰药同用;治痰气郁结于喉间之梅核气,可与紫苏、厚朴、茯苓等配伍。

4. 瘿瘤,痰核,痈疽肿毒　本品内服能化痰散结,外用能消肿止痛。治瘿瘤、痰核,常与消痰软坚散结药同用;治痈疽肿毒,可生品研末调敷或鲜品捣敷。

【用法用量】煎服,3~9g。内服,选择炮制品,如姜半夏、法半夏、清半夏等。姜半夏长于降逆止呕,法半夏长于燥湿和胃,清半夏长于化湿痰,半夏曲长于化痰消食,竹沥半夏长于清化热痰。外用适量。

【使用注意】本品性温燥,阴虚燥咳,出血证,热痰、燥痰应慎用。不宜与川乌、制川乌、草乌、制草乌、附子同用。生品一般不内服。

【参考资料】

1. 本草精选　《神农本草经》:"主伤寒寒热,心下坚,下气,喉咽肿痛,头眩,胸胀咳逆,腹鸣,止汗。"《名医别录》:"消心腹胸膈痰热满结,咳嗽上气,心下急有痛坚痞,时气呕逆,消痈肿,堕胎,疗痿黄,悦泽面目。"《药性论》:"能消痰涎,开胃健脾,止呕吐,去胸中痰满,下肺气,主咳结。新生者,摩涂痈肿不消,能除瘤瘿气。"

2. 化学成分　本品含挥发油、*β*-谷甾醇、葡萄糖苷、多种氨基酸、皂苷、生物碱、胆碱及少量脂肪。其辛辣刺激性物质为原儿茶醛。

3. 药理作用　本品有镇咳、祛痰、镇吐、平喘、抗心律失常、镇静、催眠、抗肿瘤、抗胃溃瘕等作用。半夏蛋白有抗早孕作用。

天南星 Tiannanxing 《神农本草经》

为天南星科植物天南星 *Arisaema erubescens*（Wall.）Schott、异叶天南星 *Arisaema heterophyllum* Bl. 或东北天南星 *Arisaema amurense* Maxim. 的干燥块茎。生用或制用。

【性味归经】苦、辛，温；有毒。归肺、肝、脾经。

【主要功效】燥湿化痰，祛风止痉，散结消肿。

【临床应用】

1. 湿痰、寒痰证　本品燥湿化痰功似半夏而力强，温燥毒烈之性更甚，一般湿痰、寒痰证不及半夏常用，适宜于顽固难除之痰证。治顽痰阻肺之咳嗽痰多，常与陈皮、半夏等同用；治寒痰证，可与干姜、细辛等温肺化饮药同用；若治热痰黄稠，选胆南星，并可与黄芩、瓜蒌等同用。

2. 风痰眩晕，中风口眼㖞斜，癫痫，破伤风　本品尤善祛经络风痰，又能祛风止痉。治风痰眩晕，可与半夏、天麻等同用；治风痰留滞经络，中风半身不遂，手足顽麻，口眼㖞斜等，可与祛风散寒通络药物配伍；治癫痫之神昏口吐痰涎，手脚抽搐，可与息风止痉、开窍醒神药同用；治破伤风之角弓反张，可与白附子、天麻、防风等同用。

3. 痈疽肿痛，瘰疬痰核　本品生品外用有消肿散结、止痛之功。治痈疽肿痛，瘰疬，痰核，可研末调敷。若治蛇虫咬伤，常与雄黄等配伍，外用。

【用法用量】煎服，3~9g；或入丸散。外用适量，以生品研末调敷。燥湿化痰，祛风止痉宜制用，散结消肿宜生用。治热痰宜用胆南星。

【使用注意】本品辛温燥烈而有毒，阴虚燥咳忌用，孕妇慎用。生品毒性大，一般不作内服。

【参考资料】

1. 本草精选　《开宝本草》："主中风，除痰，麻痹，下气，破坚积，消痈肿，利胸膈，散血，坠胎。"《本草纲目》："治惊痫，口眼㖞斜，喉痹，口舌疮糜，结核、解颅。"《本经逢原》："南星、半夏皆治痰药也。然南星专走经络，故中风麻痹以之为向导；半夏专走肠胃，故呕逆、泄泻以之为向导。"

2. 化学成分　本品含三萜皂苷、甘露醇、安息香酸、D-甘露糖、凝集素、多糖、秋水仙碱、氨基酸、微量元素等。其毒性成分为苛辣性毒素。

3. 药理作用　本品有祛痰、抗惊厥、镇痛、镇静、抗肿瘤、抗心律失常等作用。其所含的D-甘露醇结晶有抑瘤活性。

芥子 jiezi 《名医别录》

为十字花科植物白芥 *Sinapis alba* L. 或芥 *Brassica juncea*（L.）Czern. et Coss. 的干燥成熟种子。生用或炒用。

【性味归经】辛，温。归肺经。

【主要功效】温肺祛痰，利气散结，通络止痛。

【临床应用】

1. 寒痰喘咳，悬饮胁痛　本品长于温肺散寒，利气化痰，善治寒痰及痰饮诸证。治疗寒痰壅肺，咳喘胸闷，痰多难咯，常与紫苏子、莱菔子同用；治疗悬饮，咳喘胸满胁痛，可与甘遂、大戟等泻水逐饮之品配伍。

2. 阴疽流注，肢体麻木，关节肿痛　本品能温通经络，善除"皮里膜外之痰"，又能散寒结止痛。治湿痰流注之阴疽漫肿,常与温阳补气,散寒通滞药同用;治痰阻经络之肢体麻木或关节肿痛,可单用研末醋调敷,也可与活血通络、消肿散结药配伍。

此外,治冷哮日久,本品与细辛、甘遂、麝香等为末,于夏季外敷穴位。

【用法用量】煎服,3~9g。外用适量,研末调敷。

【使用注意】本品辛温刺激性强,易耗气伤阴,故久咳肺虚,阴虚火旺,消化道溃疡、出血者不宜使用。本品外敷能刺激皮肤,引起发疱,故皮肤过敏者慎用。用量不宜过大。

【参考资料】

1. 本草精选　《本草纲目》:"利气豁痰,除寒暖中,散肿止痛,治喘嗽反胃,痹木脚气,筋骨腰节诸痛。"《本草经疏》:"能搜剔内外痰结,及胸膈寒痰,冷涎壅盛者殊效。"

2. 化学成分　本品含芥子苷、芥子碱、芥子酶、胡萝卜苷、脂肪油、蛋白质及黏液质等。

3. 药理作用　本品小剂量能刺激胃黏膜,增加胃液及胰液的分泌,大剂量能催吐;尚有祛痰、抑制皮肤真菌、抗辐射、延缓衰老等作用。

旋覆花　Xuanfuhua　《神农本草经》

为菊科植物旋覆花 Inula japonica Thunb. 或欧亚旋覆花 Inula britannica L. 的干燥头状花序。生用或蜜炙用。

【性味归经】苦、辛,微温。归肺、胃经。

【主要功效】消痰行水,降气止呕。

【临床应用】

1. 咳喘痰多,胸膈痞闷　本品长于下气行水消痰,降肺气以平喘。治寒痰咳喘,痰清稀薄,常与半夏、紫苏子、细辛等配伍;治热痰咳喘,痰黄黏稠,多与瓜蒌、黄芩、桑白皮等清肺化痰之品配伍;治痰饮蓄结之胸膈痞闷,多与消痰散结、利气宽胸之品配伍。

2. 噫气呕吐　本品既能祛痰,又降胃气以止呕哕,为治肺胃气逆之要药。治痰浊中阻所致噫气,呕吐,常与赭石、半夏、生姜等同用。旋覆花常与赭石配伍,镇潜平降,善治肺胃气逆之呕恶、喘息,使降肺胃逆气之力更增。

【用法用量】煎服,3~9g。本品有绒毛,入汤剂宜包煎。

【使用注意】本品温散,故阴虚燥咳者忌服。

【参考资料】

1. 本草精选　《神农本草经》:"主结气胁下满,惊悸,除水,去五脏间寒热,补中下气。"《药性论》:"主治膀胱宿水,去逐大腹,开胃,止呕逆不下食。"《本经逢原》:"其功在于开结下气,行水消痰,治惊悸,祛痞坚,除寒热,散风湿,开胃气,止呕逆,除噫气,故肺中伏饮寒嗽宜之。"

2. 化学成分　本品含黄酮类、倍半萜内酯类和萜类等化合物,如槲皮素、异槲皮素、咖啡酸、绿原酸、菊糖及旋覆花甾醇 A、旋覆花固醇等。

3. 药理作用　本品有镇咳、祛痰、平喘、抗炎、抗病原微生物等作用;所含咖啡酸、绿原酸能增加胃酸分泌,提高胃肠平滑肌张力,促进胆汁分泌。

白附子　Baifuzi　《中药志》

为天南星科植物独角莲 Typhonium giganteum Engl. 的干燥块茎。生用,或用白矾、生姜制用。

【性味归经】辛,温;有毒。归胃、肝经。

【主要功效】燥湿化痰,祛风止痉,解毒散结。

【临床应用】

1. 中风痰壅,口眼㖞斜,惊风癫痫,破伤风 本品性效类似天南星,温燥毒烈之性强,燥湿化痰不及半夏常用,而善祛风痰止痉,尤宜于上述诸证。治中风口眼㖞斜,常与全蝎、僵蚕配伍;治风痰壅盛之惊风、癫痫,常与半夏、天南星同用;治破伤风之角弓反张,可与防风、天麻、天南星等药同用。

2. 痰厥头痛,眩晕 本品既能燥湿化痰,又能祛风,善治头面部诸疾。治湿痰上扰清窍之头痛,眩晕,常与半夏、天南星等同用;治偏头风痛,可与白芷等配伍。

3. 瘰疬痰核,毒蛇咬伤 本品外用能解毒散结。治瘰疬、痰核,可鲜品捣烂外敷;治毒蛇咬伤可磨汁内服并外敷,亦可与其他解毒散结药同用。

【用法用量】煎服,3~6g,内服需用炮制品。外用适量,生品捣烂熬膏,或研末以酒调敷。生品毒大,一般作外用。

【使用注意】本品辛温燥烈有毒,阴虚血虚动风、热盛动风者不宜,孕妇慎用。生品一般不内服。

【参考资料】

1. 本草精选 《四川中药志》:"镇痉止痛,祛风痰。治面部病,中风失音,心痛血痹,偏正头痛,喉痹肿痛,破伤风。"《江西民间中草药》:"治毒蛇咬伤。"

2. 化学成分 本品含琥珀酸、棕榈酸、油酸、亚油酸、亚麻酯、棕榈酸甘油酯、胆碱、尿嘧啶、缬氨酸、酪氨酸、谷氨酸、亮氨酸、β-谷甾醇、胡萝卜苷、dl-肌醇、糖蛋白凝集素、天师酸、桂皮酸、黏液质和蔗糖等。

3. 药理作用 本品有祛痰、镇静、催眠、抗惊厥、抗破伤风、抗炎、抑制结核分枝杆菌等作用。

白前 Baiqian 《名医别录》

为萝藦科植物柳叶白前 *Cynanchum stauntonii* (Decne.) Schltr. ex Lévl. 或芫花叶白前 *Cynanchum glaucescens* (Decne.) Hand.-Mazz. 的干燥根茎及根。生用或蜜炙用。

【性味归经】辛、苦,微温。归肺经。

【主要功效】降气,祛痰,止咳。

【临床应用】

咳喘痰多 本品微温而不燥,降肺气祛痰止咳,为肺家要药。不论寒热虚实,外感内伤,新嗽久咳均可配伍使用,较宜于湿痰或寒痰之咳喘、痰多。治外感风寒咳嗽,咳痰不爽,常与荆芥、桔梗、紫菀等同用;治肺热咳嗽,痰稠色黄,可与瓜蒌、枇杷叶、浙贝母等同用。

【用法用量】煎服,3~10g。

【使用注意】本品辛散苦降,肺虚干咳者慎用。生用对胃黏膜有刺激性,胃病或出血倾向者慎用。

【参考资料】

1. 本草精选 《名医别录》:"主胸胁逆气,咳嗽上气。"《本草纲目》:"长于降气,肺气壅实而有痰者宜之。"《本草备要》:"长于降气下痰止嗽。治肺气壅实,胸膈逆满。"

2. 化学成分 柳叶白前根茎中含华北白前醇、β-谷甾醇等。芫花叶白前根中含有白前皂苷等。

3. 药理作用 本品有镇咳、平喘、祛痰作用。柳叶白前醚提物或醇提物有祛痰、抗炎、镇痛、抗溃疡、止泻等作用。

第二节 清化热痰药

以清热化痰为主要作用,主治热痰或燥痰证的药物,称清热化痰药。热痰证,以咳嗽气喘,痰黄黏稠,舌苔黄腻,脉滑数为主要表现,并伴热象;燥痰证,常见痰黏稠难咯、干咳,并兼见其他燥象。亦治中风、痫病、痰核、瘰疬、瘿瘤、中风等属痰火所致者。

本类药大多性偏寒凉,能稀释痰液,促进排痰;部分兼有清心定惊、散结消肿等功效,可用于热痰惊风、疮痈肿毒等证。

本类药药性寒凉,脾胃虚寒者当慎用。

桔梗　Jiegeng　《神农本草经》

为桔梗科植物桔梗 *Platycodon grandiflorum* (Jacq.) A.DC. 的干燥根。生用或炒用。

【性味归经】苦、辛,平。归肺经。

【主要功效】宣肺,祛痰,利咽,排脓。

【临床应用】

1. 咳嗽痰多　本品辛散宣肺,长于祛痰,并可止咳,不论寒热虚实之咳嗽痰多,咳痰不爽之证,皆可配伍使用。治外感风寒咳嗽,痰稀色白,常与紫苏子、苦杏仁、半夏等同用;治风热或温病初起咳嗽,身热不甚,常与桑叶、菊花、苦杏仁等同用;治痰壅气滞,胸膈满闷,常与瓜蒌、枳实、陈皮等同用。

2. 咽喉肿痛,音哑失音　本品既能开宣肺气,又可利咽开音,适宜于外感咽痛,声音嘶哑。治风热犯肺,咽痛失音者,常与牛蒡子、蝉蜕、薄荷等同用;治热毒壅盛之咽喉肿痛,常与板蓝根、射干、山豆根等清热解毒利咽之品配伍。桔梗还常与性平偏凉、祛痰止咳解毒的甘草配伍,治疗咳嗽有痰,咽喉肿痛,共奏祛痰止咳、利咽解毒之效。

3. 肺痈吐脓　本品祛痰而排脓。治肺痈胸痛,咳吐脓血,痰黄腥臭,常与鱼腥草、芦根、天花粉等清热解毒、祛痰排脓之品配伍。

本品能宣降肺气而利二便,可配伍用于小便不通之癃闭,便秘。其性升浮上行,能载药上行。

【用法用量】煎服,3~10g。

【使用注意】本品用量过大,易致恶心呕吐,故不宜过量。本品升散,眩晕、阴虚久咳、咯血者不宜使用。

【参考资料】

1. 本草精选　《神农本草经》:"主胸胁痛如刀刺,腹满肠鸣幽幽,惊恐悸气。"《名医别录》:"利五脏肠胃,补血气,除寒热风痹,温中消谷,疗喉咽痛,下蛊毒。"《本经逢原》:"桔梗上升,清肺气,利咽喉,为肺部引经。"

2. 化学成分　本品主要含有五环三萜的多糖苷,尚含有多聚糖、甾体及其糖苷、脂肪油、脂肪酸等。三萜皂苷(如桔梗皂苷、远志皂苷等)是其主要的药理活性成分。根中含有桔梗聚糖、菊糖、氨基酸、亚麻酸、硬脂酸、油酸、棕榈酸等;另含无机元素、微量元素。

3. 药理作用　桔梗及所含皂苷有较强的祛痰作用,并有镇咳、抗菌、抗炎、增强免疫力、镇静、镇痛、抗过敏、抑制胃液分泌、抗溃疡、降血压、降胆固醇、保肝、降血糖、抗肿瘤、抗氧化等作用。桔梗皂苷有局部刺激和溶血作用。

瓜蒌　Gualou　《神农本草经》

为葫芦科植物栝楼 *Trichosanthes kirilowii* Maxim. 或双边栝楼 *Trichosanthes rosthornii* Harms 的干燥成熟果实。

【性味归经】甘、微苦,寒。归肺、胃、大肠经。

【主要功效】清肺润燥化痰,利气宽胸,消肿散结,润肠通便。

【临床应用】

1. 热痰,燥痰咳嗽　本品性寒能清肺化痰,味甘质润又可润燥止咳,并可畅利气机,适宜于肺热、肺燥咳嗽有痰兼胸闷者。治痰热壅肺,咳痰黄稠,胸膈痞满,大便秘结,可与黄芩、胆南星、枳实等同用;治燥热伤肺,咳嗽少痰,或咳痰不畅,常与润肺化痰药同用。

2. 胸痹,结胸　本品既清化热痰,又可利气宽胸散结,适宜于痰浊阻闭互结所致之证。治痰浊闭阻胸中,胸阳不宣之胸痹短气,胸痛彻背之胸痹,常与薤白、半夏等通阳散结、化痰行气之品配伍;治痰热互结之结胸,胸膈痞满,按之疼痛,可与黄连、半夏等同用。

3. 乳痈,肺痈,肠痈　本品清热而又消肿散结。治疗肺痈、肠痈、乳痈等,多与清热解毒、软坚散结药配伍。

4. 肠燥便秘　本品质润,有润肠通便作用。治肠燥便秘,常与火麻仁、郁李仁、桃仁等同用。

【用法用量】煎服,全瓜蒌、瓜蒌仁 9~15g;瓜蒌皮 6~12g;或入丸散。瓜蒌皮长于利气宽胸;瓜蒌仁长于润燥化痰、润肠通便;全瓜蒌兼具两者功效。

【使用注意】本品寒凉滑润,故脾虚便溏及寒痰、湿痰者忌服。不宜与川乌、制川乌、草乌、制草乌、附子同用。

【参考资料】

1. 本草精选　《名医别录》:"主胸痹,悦泽人面。"《本草品汇精要》:"消痰结,散痈毒。"《本草纲目》:"润肺燥,降火,治咳嗽,涤痰结,利咽喉,止消渴,利大肠,消痈肿疮毒。"

2. 化学成分　本品主要含油脂类成分。果皮含有挥发油,如棕榈酸、月桂酸和肉豆蔻酸等;尚含氨基酸、微量元素、菠菜甾醇、栝楼酯碱等。果皮及种子含有蜡酸、木蜡酸、蒙坦尼酸、蜂蜜酸、香草酸、苜蓿素等。

3. 药理作用　本品有镇咳、祛痰、抗炎、提高细胞免疫、抗病原微生物、抗溃疡、扩张冠状动脉血管、增加冠脉血流量、降血压、抗肿瘤等作用。栝楼酸能抑制血小板聚集。

川贝母　Chuanbeimu　《神农本草经》

为百合科植物川贝母 *Fritillaria cirrhosa* D.Don、暗紫贝母 *Fritillaria unibracteata* Hsiao ex K.C.Hsia、甘肃贝母 *Fritillaria przewalskii* Maxim.、梭砂贝母 *Fritillaria delavayi* Franch.、太白贝母 *Fritillaria taipaiensis* P.Y.Li 或瓦布贝母 *Fritillaria unibracteata* Hsiao et K.C.Hsia var. *wabuensis*(S.Y.Tang et S.C.Yue)Z.D.Liu,S.Wang et S.C.Chen 的干燥鳞茎。生用。

【性味归经】苦、甘,微寒。归肺、心经。

【主要功效】清热化痰,润肺止咳,散结消痈。

【临床应用】

1. 肺虚久咳,肺热燥咳,外感咳嗽　本品味苦甘润,既能清热化痰,又能润肺止咳,为肺热燥咳及虚劳咳嗽之要药。治阴虚久咳劳嗽,常与养阴润肺药同用;治肺热燥咳,咳痰不爽,常与知母等清热润燥药同用;治外感咳嗽,常与解表宣肺药同用。

2. 瘰疬,乳痈,肺痈　本品清热化痰,又可开郁散结消痈。治痰火互结之瘰疬,可与玄参、牡蛎等同用;治热毒壅结之乳痈,常与蒲公英等清热解毒、消痈散结药配伍;治肺痈咳吐脓血,常与桔梗、芦根、鱼腥草等同用。

【用法用量】煎服,3~10g。研末冲服,一次 1~2g。

【使用注意】不宜与川乌、制川乌、草乌、制草乌、附子同用。脾胃虚寒及有湿痰者慎用。

【参考资料】

1. 本草精选 《日华子本草》:"消痰,润心肺。末和沙糖为丸,含止嗽。"《本草正》:"善解肝脏郁愁,亦散心中逆气,祛肺痿肺痈、痰脓喘嗽。研末,沙糖为丸,含咽最佳。降胸中因热结胸,及乳痈流痰结核。"《本草备要》:"宣散结泻热,润肺清火。"

2. 化学成分 本品含生物碱,主要有川贝碱、西贝素、白炉贝素、炉贝碱、松贝碱甲、松贝碱乙、青贝碱等;还含琼贝酮、代拉文酮等;另含川贝母皂苷及无机元素等。

3. 药理作用 本品有缓解支气管平滑肌痉挛、松弛肠肌等作用;其所含的生物碱有镇咳、祛痰、兴奋子宫、降血压、升高血糖等作用。

浙贝母 Zhebeimu 《本草正》

为百合科植物浙贝母 *Fritillaria thunbergii* Miq. 的干燥鳞茎。生用。

【性味归经】苦,寒。归肺、心经。

【主要功效】清热化痰,散结消肿。

【临床应用】

1. 痰热咳嗽,风热咳嗽 本品功似川贝母,但苦泄清热力强,无甘润之性,长于清肺化痰,适宜于痰热或风热咳嗽痰稠者。治痰热郁肺,咳嗽痰黄,常与瓜蒌、黄芩、知母等同用;治外感风热,咳嗽有痰,常与桑叶、菊花、前胡等配伍。

2. 瘰疬,疮痈,乳痈,肺痈 本品的清热化痰、开郁散结消肿之力胜于川贝母,尤宜于痰火或热毒壅结之证。治瘰疬,常与夏枯草、玄参、牡蛎等同用;治热毒壅盛之疮痈,可与连翘、野菊花等同用;治热毒壅结之乳痈,常与蒲公英等解毒消痈散结药配伍;治肺痈咳吐脓血,常与鱼腥草、芦根等清肺排脓之品同用。

【用法用量】煎服,5~10g。

【使用注意】本品苦寒,故风寒或寒痰咳嗽忌服,脾胃虚寒者慎服。不宜与川乌、制川乌、草乌、制草乌、附子同用。

【参考资料】

1. 本草精选 《本草正》:"治肺痈、肺痿、咳喘、吐血、衄血,最降肺气,善开郁结。"《本草纲目拾遗》:"解毒利痰,开宣肺气,凡肺家夹风火有痰者宜此。"

2. 化学成分 本品主要含生物碱,如贝母甲素,贝母乙素,贝母辛,贝母甲素、乙素的氮氧化物,浙贝宁,浙贝素,丁香脂素,2,5-二甲基苯酯等;尚含胆碱、脂肪酸、β-谷甾醇及大量淀粉。

3. 药理作用 本品有镇咳、祛痰、平喘、降血压、镇静、镇痛、提高肠道平滑肌收缩、扩瞳等作用,所含生物碱能兴奋子宫平滑肌。

竹茹 Zhuru 《本草经集注》

为禾本科植物青秆竹 *Bambusa tuldoides* Munro、大头典竹 *Sinocalamus beecheyanus* (Munro) Mc Clure var. *pubescens* P.F.Li 或淡竹 *Phyllostachys nigra* (Lodd.) Munro var. *henonis* (Mitf.) Stapf ex Rendle 茎秆的干燥中间层。生用,或姜汁炙用。

【性味归经】甘,微寒。归肺、胃、心经。

【主要功效】清热化痰,除烦止呕,安胎。

【临床应用】

1. 肺热咳嗽　本品性微寒,清化凉泄,能清肺化痰而止咳,为治痰热咳嗽之良药。治疗肺热痰嗽,痰黄稠厚,常与瓜蒌、黄芩、桑白皮等同用。

2. 心烦不眠　本品有清心除烦安神之效,为治胆火夹痰之良药。治疗胆胃不和,痰热内扰之心烦不眠,常与枳实、半夏、陈皮等化痰、理气之品同用。

3. 胃热呕吐,妊娠恶阻　本品能清胃止呕,又为治胃热呕吐之要药。治疗胃热、痰热互结所致呕逆,常与黄连、生姜等配伍。治胃虚有热之呕吐,可与人参、陈皮、生姜等同用;治妊娠恶阻,呕吐时作,常与紫苏、砂仁等同用。

4. 胎热胎动　本品又能清热而安胎,胎热胎动常用。治疗热扰冲任之胎动不安,常与其他清热安胎之品同用。

【用法用量】煎服,5~10g。生用清热化痰,姜汁炙以止呕。

【参考资料】

1. 本草精选　《名医别录》:"主呕啘,温气,寒热,吐血,崩中,溢筋。"《本草正》:"治肺痿唾痰,唾血吐血,衄血尿血,胃热呕哕噎膈,妇人血热崩淋胎动,及小儿风热癫痫,痰气喘咳,小水热涩。"《本草求真》:"清肺凉胃,解烦除呕。"

2. 化学成分　青秆竹和大头典竹含多糖、氨基酸、酚性物质、树脂类及黄酮类成分。淡竹含 2,5-二甲氧基对苯醌、对羟基苯甲酸、丁香醛、松柏醇酯醛、香荚兰酸、阿魏酸、对香豆酸等。

3. 药理作用　本品对白色葡萄球菌、枯草杆菌、大肠埃希菌有较强的抑制作用。

竹沥　Zhuli　《名医别录》

来源同竹茹,系由竹之新鲜茎秆经火烤灼而流出的淡黄色液汁。生用。

【性味归经】甘,寒。归心、肺、肝经。

【主要功效】清热滑痰。

【临床应用】

1. 肺热痰壅咳喘　本品性寒清热而滑利,化痰之力强于竹茹。治疗痰热壅肺,咳喘痰稠,胶结难出,可单用,或与其他清肺化痰之品同用。

2. 中风,惊痫,癫狂　本品入心、肝经,善清心化痰以定惊,适宜于痰热蒙蔽清窍所致之证。治痰热中风,神昏口噤,可单用,或与牛黄、冰片、石菖蒲等同用;治小儿痰热惊痫抽搐,常与清热化痰、息风止痉药配伍;治癫、狂,常与镇惊安神药同用。

【用法用量】冲服,30~50g。

【使用注意】本品性寒滑利,寒痰及脾虚者慎用。

【参考资料】

1. 本草精选　《名医别录》:"疗暴中风,风痹,胸中大热,止烦闷。"《本草纲目》:"竹沥性寒而滑,大抵因风火燥热而有痰者宜之。若寒湿胃虚滑肠之人服之,则反伤肠胃。"

2. 化学成分　本品含酚性成分、有机酸、氨基酸、糖类等。

3. 药理作用　本品有明显的镇咳、祛痰作用。

前胡　Qianhu　《名医别录》

为伞形科植物白花前胡 *Peucedanum praeruptorum* Dunn 的干燥根。生用或蜜炙用。

【性味归经】苦、辛,微寒。归肺经。

【主要功效】降气祛痰,宣散风热。

【临床应用】

1. 咳喘痰稠 本品味苦降泄肺气,性微寒清肺热,又可祛痰。治痰热阻肺,肺失宣降之咳喘痰黏,胸闷痰黄,常与清肺化痰、止咳平喘药同用。

2. 风热咳嗽 本品味辛而兼能疏散风热。治疗外感风热,身热头痛,咳嗽痰多者,常与桑叶、牛蒡子、桔梗等同用。还可与辛温发散、宣肺之品同用,治疗外感风寒咳嗽。

【用法用量】煎服,3~10g。

【参考资料】

1. 本草精选 《名医别录》:"主疗痰满,胸胁中痞,心腹结气,风头痛,去痰实,下气。"《药性论》:"能去热实,下气,主时气内外俱热。"《本草纲目》:"清肺热,化痰热,散风邪。"

2. 化学成分 本品主要活性成分是角型吡喃香豆素类(如前胡甲、乙、丙、E素等);还含有挥发油、黄酮、聚炔、木脂素等。

3. 药理作用 本品有祛痰、扩张血管、抗血小板聚集、增加冠脉血流量、抗心脑血管缺血、抗心力衰竭、降血压、抗菌、抗炎、镇静、解痉、抗过敏、抗溃疡等作用。

海藻 Haizao 《神农本草经》

为马尾藻科植物海蒿子 *Sargassum pallidum*(Turn.)C.Ag. 或羊栖菜 *Sargassum fusiforme*(Harv.)Setch. 的干燥藻体。生用。

【性味归经】苦、咸,寒。归肝、胃、肾经。

【主要功效】消痰软坚,利水消肿。

【临床应用】

1. 瘿瘤,瘰疬,睾丸肿痛 本品味咸而有消痰软坚散结之功。治痰气郁结之瘿瘤,常与昆布、浙贝母等化痰软坚散结之品同用;治痰火郁结之瘰疬,可与夏枯草、连翘、玄参等同用;治睾丸肿痛,常与橘核、川楝子、延胡索等配伍。

2. 水肿,脚气,小便不利 本品有一定利水消肿作用,但单用力薄。治疗水肿,小便不利或脚气,常与茯苓、泽泻、车前子等同用。

【用法用量】煎服,6~12g。

【使用注意】不宜与甘草同用。

【参考资料】

1. 本草精选 《神农本草经》:"主瘿瘤气,颈下核,破散结气,痈肿,癥瘕坚气,腹中上下鸣,下十二水肿。"《本草蒙筌》:"治项间瘰疬,消颈下瘿囊;利水道通癃闭成淋,泻水气除胀满作肿。"《本草备要》:"泻热,软坚痰,消瘿瘤。"

2. 化学成分 羊栖菜含有丰富的蛋白质、多糖、氨基酸和矿物质(钙、铁、锌),多糖主要以褐藻酸、褐藻糖胶、褐藻多糖硫酸酯和褐藻淀粉形式存在;还含甘露醇、岩藻甾醇和大褐马尾藻甾醇。海蒿子含褐藻酸、甘露醇、钾、碘;另含马尾藻多糖、维生素C及多肽等。

3. 药理作用 本品有调节甲状腺功能、抗病毒、抗菌、抗肿瘤、降血压、降低胆固醇、改善微循环等作用。

昆布 Kunbu 《名医别录》

为海带科植物海带 *Laminaria japonica* Aresch. 或翅藻科植物昆布 *Ecklonia kurome*

Okam. 的干燥叶状体。生用。

【性味归经】咸,寒。归肝、胃、肾经。

【主要功效】消痰软坚,利水消肿。

【临床应用】

1. 瘿瘤,瘰疬,睾丸肿痛 本品性能功用类似海藻,亦能消痰软坚散结。治疗痰气郁结或痰火互结之瘿瘤、瘰疬,常与海藻相须为用;治睾丸肿痛,常与荔枝核、橘核、川楝子等同用。

2. 水肿,脚气,小便不利 本品利水消肿亦似海藻,作用较弱。治水肿、小便不利或脚气浮肿,常与茯苓、泽泻等利水退肿药物同用。

【用法用量】煎服,6~12g。

【参考资料】

1. 本草精选 《名医别录》:"主十二种水肿,瘿瘤聚结气,瘘疮。"《得配本草》:"软坚破结,利水消肿。"

2. 化学成分 本品主含藻胶素、海带聚糖、昆布素、褐藻糖(岩藻多糖)及其硫酸酯、昆布氨酸及谷氨酸等、胡萝卜素、维生素 B_1、维生素 B_2、烟酸、维生素 C、油酸、亚油酸、十八碳四烯酸等;尚含有甘露醇半乳聚糖、L- 古罗糖醛酸等;此外,还含有碘、钙、铁、钠、钾、镁、铝等元素。

3. 药理作用 本品含有丰富的碘,可纠正因缺碘引起的甲状腺功能不足,可暂时抑制甲状腺功能亢进患者的基础代谢率。本品有降血压、降血糖、镇咳、抗辐射、抗肿瘤等作用。昆布多糖能增强体液免疫功能,提高外周血细胞计数。

需了解的清化热痰药见表 17-1;本章供参考学习的拓展药见表 17-2。

表 17-1 需了解的清化热痰药

药名	性味归经	功效	主治	用法用量与注意
天竺黄	甘,寒。归心、肝经	①清热化痰 ②清心定惊	①热痰咳喘 ②痰热惊痫,中风痰壅	煎服,3~9g;研末服,0.6~1g
黄药子	苦,寒;有小毒。归肺、肝经	①化痰软坚散结,消瘿 ②清热解毒 ③凉血止血	①瘿瘤 ②疮疡肿毒,咽喉肿痛,毒蛇咬伤 ③血热之吐血、咯血	煎服,5~15g;研末服,1~2g。外用适量。有毒,可引起吐泻、腹痛等消化道反应,并对肝、肾有一定损害,肝病患者忌服
瓦楞子	咸,平。归肺、胃、肝经	①消痰化瘀 ②软坚散结 ③制酸止痛	①顽痰久咳,胶黏难咳出 ②瘿瘤、瘰疬,癥瘕痞块 ③胃痛泛酸	煎服,9~15g,先煎;研末服,1~3g
海蛤壳	苦、咸,寒。归肺、肾、胃经	①清热化痰 ②软坚散结 ③利尿消肿 ④制酸止痛	①肺热、痰火咳喘 ②瘿瘤、瘰疬,痰核 ③水肿,小便不利 ④胃痛泛酸	煎服,6~15g,先煎;蛤粉须包煎。研末服,1~3g。外用适量,研细粉撒布或油调后敷患处
海浮石	咸,寒。归肺、肾经	①清热化痰 ②软坚散结 ③通淋	①肺热咳喘 ②瘰疬结核 ③淋证	煎服,6~9g,打碎先煎;或入丸散
礞石	甘、咸,平。归肺、心、肝经	①消痰下气 ②平肝镇惊	①顽痰、老痰胶结之气逆咳喘 ②癫痫发狂,惊风抽搐	煎服,10~15g,宜打碎布包先煎;入丸散,每次 1.5~3g。质种沉坠,孕妇忌服

表 17-2 化痰药知识拓展

药名	功效	主治	用法用量
关白附	①祛风痰,定惊痫 ②逐寒湿,止痛	①中风口眼㖞斜,惊风癫痫 ②头痛,破伤风;风湿痹痛	煎服,2~6g;或入丸散。毒性大,与乌头类药材中毒症状相似
皂荚	①祛顽痰 ②通窍开闭 ③祛风杀虫	①顽痰阻肺,咳喘痰多 ②中风、痰厥、癫痫、喉痹痰盛 ③痈疽、疮疹、顽癣等	多入丸散,每次 1~1.5g。外用适量,研末吹鼻取嚏或研末调敷患处。孕妇、气虚阴亏及有出血倾向者禁用
皂角	①消肿排脓 ②祛风杀虫	①痈疽初起或脓成不溃 ②外治疥癣麻风	煎服,3~10g。外用适量,涂患处
胆南星	①清热化痰 ②息风止惊	①痰热咳嗽,咳痰黄稠 ②中风痰迷,癫狂惊痫	煎服,3~6g

学习小结

1. 学习内容

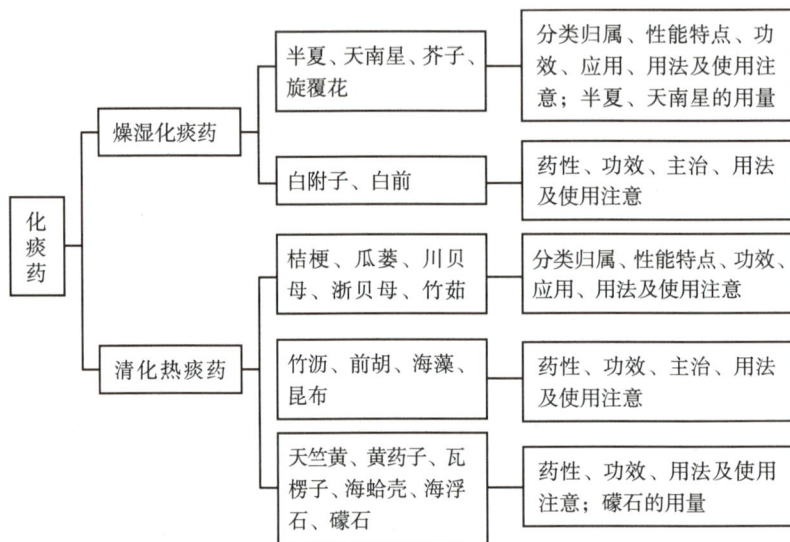

2. 学习方法

(1)本章应以化痰功效为主线,结合该类药物的性能特点与主治病证,理解药物的分类依据及各药的归属;各节药物以功效为核心,采取归纳、比较、鉴别法,记诵相似功效共性,分析区别各自性、效、用特点,以便更好地把握本章节药物的基本知识和技能。关注半夏、天南星、礞石的用量;桔梗配甘草,旋覆花配赭石的意义。

(2)功效相似药物比较

1)燥湿化痰,散结消肿药:半夏、天南星、白附子。半夏为治湿痰要药,又能降逆止呕,为止呕要药;消痞散结,适宜于心下痞,结胸,梅核气。天南星与白附子辛温燥烈,长于祛风止痉,善治风痰眩晕,中风,癫痫,破伤风。白附子性上行,尤善治头面部诸疾。

芥子温肺化痰,长于温通经络止痛,善除"皮里膜外"之痰,宜于寒痰咳喘,悬饮胁痛。

2) 化痰降逆止呕药:半夏、旋覆花。半夏为止呕要药,尤宜于痰湿及胃寒呕吐。旋覆花既能降肺气,又善降胃气,功能降气化痰,降逆止呕。

3) 降气化痰药:旋覆花、白前。两者均可降气化痰,治痰涎壅肺,肺气上逆之咳嗽痰多。

4) 清热化痰,消肿散结药:川贝母、浙贝母、瓜蒌。川贝母与瓜蒌还可润燥,适宜于热痰咳嗽、燥热咳嗽以及乳痈、肺痈等病证。瓜蒌还能利气宽胸,治痰浊闭阻,胸阳闭阻之胸痹、结胸,又能润肠通便,治肠燥便秘;川贝母润肺化痰优于瓜蒌,常治阴虚劳咳、燥咳咳血;川贝母与浙贝母均能开郁散结,适宜于郁证、瘰疬等。三药均不宜与乌头类药物同用。

5) 软坚散结药:海藻、昆布、黄药子、海蛤壳、海浮石。海藻、昆布可消痰软坚,利水消肿;海蛤壳、海浮石可清热化痰,还可利尿、制酸,海浮石利尿通淋;黄药子长于化痰消瘿,并清热解毒。

6) 化痰定惊药:天竺黄、竹沥、礞石。竹沥、天竺黄药性寒凉,均可清热化痰、清心定惊。礞石善消痰下气,平肝镇惊。

7) 宣肺化痰药:前胡、桔梗。二药应用广泛,咳痰证不论寒热均可应用。桔梗开宣肺气之力较强,又能利咽,排脓,治咽痛音哑、肺痈咯吐脓血;前胡又可宣散风热,治外感风热之咳喘痰多。

（王英豪）

复习思考题

1. 化痰药通常与哪些类别的药物配伍? 为什么?

2. 半夏、天南星、白附子化痰,最适宜何种痰证? 三药有毒,引起的中毒症状是否相同? 常采用何种方法制约三药毒性?

3. 治痰湿闭阻胸中之胸痹,伴咳嗽有痰兼便秘,最宜选择哪一味化痰药? 还可与哪些药物配伍?

◆◆◆ 第十八章 ◆◆◆

止咳平喘药

学习目标

1. 通过本章学习,把握止咳平喘药的概述;常用重点药物的性能特点、主要功效与临床应用、用法及使用注意。部分止咳平喘药的特殊用法;苦杏仁与紫苏的配伍意义。

2. 理解由该类药物组成的止咳平喘剂,主治喘咳之证的用药特点及规律,为其后学习方剂学及临床各学科课程奠定基础。

概述

1. 基本含义　以制止咳嗽或平定喘息为主要功效,主治咳嗽、喘息之证的药物,称止咳平喘药。

2. 功效主治

(1)功效:止咳平喘。有的长于止咳,有的长于平喘。部分药兼有清肺、化痰、润肺等功效。

(2)主治:以咳嗽、喘促为主要表现的病证。引发咳喘的病因颇多,既有外感,又有内伤,并有寒热虚实之异。咳、喘既是相互独立的症状,又可并见,并常伴见相应邪气以及病机变化的致病特征。

由外邪犯肺所致咳喘,则以恶寒发热,咳嗽或气喘,苔薄,脉浮为主要表现;肺阴不足所致咳喘,以潮热盗汗,口舌干燥,干咳、喘促,痰少难咳,舌红苔少,脉细数为主要表现;肺肾两虚,摄纳无权所致咳喘无力,呼多吸少,多以气短而喘,动则尤甚,痰多清稀,舌淡苔白,脉沉细为主要表现。

3. 性能特点　大多味苦,主归肺经,有沉降的作用趋向;少数药有毒;药性有寒有温。

4. 配伍应用　①根据病因配伍:咳喘因外感风寒所致者,宜与发散风寒、宣肺平喘药配伍;风热咳喘,宜与疏散风热药配伍;肺寒停饮者,宜与温肺化饮药配伍;肺热咳喘者,宜与清泻肺热药配伍。②根据病机配伍:因咳喘每多夹痰,痰多易发咳喘,故常与化痰药配伍;肺肾气虚之虚喘,宜与补益肺肾、敛肺固肾纳气药配伍;阴虚劳嗽久咳,宜与养肺阴止咳药配伍。③根据兼症配伍:咳嗽咯血者,配伍止血药;咳喘而胸闷气急者,宜与宣肺降气药配伍。

5. 使用注意　①药物特性:有毒之品,内服宜控制用量,注意用法,孕妇、婴幼儿宜慎用。②病证禁忌:表证、麻疹初起而咳者,不能单纯使用止咳药;孕妇以及咳嗽兼咯血或痰中带血等有出血倾向,或胃肠有出血者,不宜使用刺激性强的止咳平喘药。

苦杏仁 Kuxingren 《神农本草经》

为蔷薇科植物山杏 *Prunus armeniaca* L. var. *ansu* Maxim.、西伯利亚杏 *Prunus sibirica* L.、东北杏 *Prunus mandshurica*（Maxim.）Koehne 或杏 *Prunus armeniaca* L. 的干燥成熟种子。生用或炒用。

【性味归经】苦，微温；有小毒。归肺、大肠经。

【主要功效】止咳平喘，润肠通便。

【临床应用】

1. 多种咳嗽气喘之证　本品苦降肺气，有良好的止咳平喘作用，为止咳平喘要药，不论外感内伤、新久、寒热虚实之多种咳喘之证，均可配伍使用。治风寒外束，肺气不宣之咳喘痰多，常与麻黄、甘草等同用；治风热咳嗽，多与桑叶、菊花等配伍；治肺热咳喘，常与黄芩、鱼腥草等清泻肺热药配伍；治寒痰咳喘，可与细辛、生姜等同用；治燥热咳嗽者，可与润肺养阴药配伍。若治凉燥犯肺，肺气失宣引起的恶寒头痛，咳嗽痰稀，可与紫苏配伍，宣降结合以增效。

2. 肠燥便秘　本品质润多脂，有润肠缓泻通便作用，尤宜于咳喘兼便秘者。治大肠燥结或津液亏虚之便秘，可与润肠通便类药物同用。

【用法用量】煎服，5~10g，打碎入药，生品入煎剂宜后下。或入丸散。

【使用注意】有小毒，内服不宜过量，婴儿慎用。大便溏泄者禁用。

【参考资料】

1. 本草精选　《神农本草经》："主咳逆上气，雷鸣，喉痹，下气，产乳，金疮，寒心，贲豚。"《本草蒙筌》："除胸中气逆喘促，止咳嗽坠痰；润大肠气闭便难，逐贲豚散结。"

2. 化学成分　本品含苦杏仁苷及脂肪油；此外，尚含有挥发性成分、蛋白质和多种游离氨基酸。

3. 药理作用　苦杏仁苷有止咳、镇痛和抗肿瘤作用；苦杏仁苷及其降解物有抗动脉粥样硬化、抗肾间质纤维化、抗肺纤维化、抗高氧诱导肺损伤、免疫抑制、免疫调节、抗炎等作用；苦杏仁油对蛔虫、钩虫、蛲虫及伤寒杆菌、副伤寒杆菌有抑制作用，且有润滑性泻下作用。苦杏仁苷、苯甲醛和氢氰酸有较弱的抗肿瘤作用。

紫苏子 Zisuzi 《本草经集注》

为唇形科植物紫苏 *Perilla frutescens*（L.）Britt. 的干燥成熟果实。生用或微炒，用时捣碎。

【性味归经】辛，温。归肺、大肠经。

【主要功效】降气化痰，止咳平喘，润肠通便。

【临床应用】

1. 痰壅咳喘气逆　本品既能降气止咳平喘，又兼能化痰。治咳喘痰多，胸闷食少，常与芥子、莱菔子配伍；治肾虚久咳痰喘，下肢肿胀，可与温肾助阳药同用；治热痰哮喘，痰黄胸闷，多与清热化痰药配伍。

2. 肠燥便秘　本品功似苦杏仁，亦有润肠缓泻通便的作用。常与其他润肠通便药配伍，治疗咳喘而兼便秘者。

【用法用量】煎服，3~10g，打碎；或入丸散。

【使用注意】气虚久咳、阴虚喘咳及脾虚便溏者慎用。

【参考资料】

1. 本草精选　《药性论》："主上气咳逆，治冷气及腰脚中湿风结气。"《日华子本草》：

"主调中,益五脏,下气,止霍乱,呕吐,反胃,补虚劳,肥健人,利大小便,破癥结,消五膈,止嗽,润心肺,消痰气。"

2. 化学成分 本品含不饱和脂肪酸、亚油酸、亚麻酸等脂肪油、氨基酸及微量元素。

3. 药理作用 苏子油具有止咳平喘、抗菌、抗过敏作用,并能降血脂、抗动脉硬化、降血糖、抗肿瘤、延缓衰老、增强记忆力等。

百部 Baibu 《名医别录》

为百部科植物直立百部 *Stemona sessilifolia*(Miq.)Miq、蔓生百部 *Stemona japonica*(Bl.)Miq. 或对叶百部 *Stemona tuberosa* Lour. 的干燥块根。生用或蜜炙用。

【性味归经】甘、苦,微温。归肺经。

【主要功效】润肺止咳,杀虫灭虱。

【临床应用】

1. 新久咳嗽,百日咳,肺痨咳嗽 本品味甘,有润肺止咳作用,不论外感、内伤、暴咳、久嗽,皆可配伍应用,尤以治肺痨咳嗽、久咳虚嗽为佳。治风寒咳嗽,可与发散风寒药同用;治风热咳嗽,常与桑叶、菊花等配伍;治气阴两虚之久咳,多与益气润肺之品同用;治阴虚肺痨咳嗽,痰中带血,可与养阴润肺止血药同用。

2. 蛲虫病,阴道滴虫,头虱,体虱等 本品能杀虫灭虱。治蛲虫病,以本品浓煎,睡前保留灌肠;治阴道滴虫,可单用,也可与蛇床子、苦参等同煎坐浴外洗;治头虱、体虱及疥癣,可制成 20% 乙醇液,或 50% 水煎剂外搽患处。

【用法用量】煎服,3~9g;或入丸散。外用适量,煎水洗或研末调敷。久咳虚嗽宜蜜炙用,杀虫灭虱宜生用。

【使用注意】脾虚食少便溏者慎服。

【参考资料】

1. 本草精选 《名医别录》:"主咳嗽上气。"《药性论》:"能治肺家热,上气咳逆,主润益肺。"《日华子本草》:"治疳蛔及传尸,骨蒸劳,杀蛔虫、寸白、蛲虫。"

2. 化学成分 本品含多种生物碱,如百部碱、百部定碱、原百部碱等,还含糖、脂类、蛋白质以及琥珀酸、乙酸、苹果酸、草酸等。

3. 药理作用 百部生物碱具有松弛支气管平滑肌、中枢性镇咳、抗菌、抗肿瘤、抑制神经肌肉传导作用;并能驱虫、杀虫,杀灭头虱、衣虱、鼠蛲虫,尚能抗病原微生物。

桑白皮 Sangbaipi 《神农本草经》

为桑科植物桑 *Morus alba* L. 的干燥根皮。生用或蜜炙用。

【性味归经】甘,寒。归肺经。

【主要功效】泻肺平喘,利水消肿。

【临床应用】

1. 肺热咳喘痰多 本品性寒入肺,有清泻肺热作用,又兼泻肺中水饮而平喘。治热邪壅肺,咳喘发热者,可与鱼腥草、黄芩、地骨皮等清肺热药配伍;若水饮停肺,咳逆上气,喘息不得平卧,可与温肺化饮、降气平喘药同用。

2. 浮肿尿少,小便不利 本品通调水道,利水消肿。治疗全身面目浮肿,小便不利,可与茯苓皮、大腹皮等利水消肿药同用。

【用法用量】煎服,6~12g。或入丸散。外用适量。泻肺平喘宜蜜炙用,利水消肿宜生用。

【使用注意】本品性寒,故寒痰咳喘,小便量多者慎用。

【参考资料】

1. 本草精选　《名医别录》:"去肺中水气,唾血热渴,水肿,腹满胪胀,利水道,去寸白,可缝金疮。"《药性论》:"治肺气喘满,水气浮肿,主伤绝,利水道,消水气,虚劳客热,头痛,内补不足。"

2. 化学成分　本品含多种黄酮衍生物,如桑皮素、桑根皮素、桑皮色烯素、环桑素、环桑皮色烯素等;还含有作用类似乙酰胆碱的降压成分;此外,还含有伞形花内酯、东莨菪素、鞣质、黏液质、挥发油等成分。

3. 药理作用　桑白皮总黄酮具有镇咳、祛痰作用;本品多种成分有利尿、降血压、降血脂、降血糖、镇静、镇痛、抗炎、抗菌、兴奋肠和子宫平滑肌、抗肿瘤等作用。

葶苈子　Tinglizi　《神农本草经》

为十字花科植物独行菜 *Lepidium apetalum* Willd. 或播娘蒿 *Descurainia sophia*(L.) Webb. ex Prantl. 的干燥成熟种子。生用或炒用。

【性味归经】苦、辛,大寒。归肺、膀胱经。

【主要功效】泻肺平喘,利水消肿。

【临床应用】

1. 痰涎壅盛咳喘证　本品辛散苦降,其性寒凉,专泻肺中实邪,既可清泻肺热,又可泻水饮而平喘。治痰涎壅盛,咳喘痰多者,可与大枣配伍;治肺热停饮,面目浮肿,喘咳不得平卧者,可与桑白皮、苦杏仁等同用。

2. 浮肿尿少,小便不利　本品既能泻肺中水饮,又可利水消肿。治水饮内停,水肿胀满,小便不利,常与利水消肿药配伍。若治热痰停肺,胸胁积水或腹水胀满实证,常与清热化痰、峻下逐水类药物同用。

【用法用量】煎服,3~10g,包煎;或入丸散。

【使用注意】本品苦寒,泻肺力强,肺虚寒喘促、脾虚肿满者禁用。炒葶苈子可降低其寒性,增强疗效。不宜过量,过量可引起心动过速、心律不齐等强心苷中毒症状。

【参考资料】

1. 本草精选　《神农本草经》:"主癥瘕积聚结气,饮食寒热,破坚逐邪,通利水道。"《名医别录》:"下膀胱水,伏留热气,皮间邪水上出,面目浮肿,身暴中风热痱痒,利小腹。"《本草经疏》:"泻肺利小便,治肿满之要药。"

2. 化学成分　南葶苈子含有强心苷类,如毒毛旋花子配基、伊夫单苷、葶苈苷、伊夫双苷;还含有异硫氰酸苄酯、异硫氰酸烯丙酯、异硫氰酸丁烯酯等挥发油;尚含有亚麻酸、亚油酸、油酸、芥酸、棕榈酸、硬脂酸等脂肪油。北葶苈子中含有脂肪油、芥子苷、蛋白质、糖类等。

3. 药理作用　本品有强心、利尿、抗病原微生物、抗肿瘤、调节血脂等作用。葶苈子芥子苷有镇咳作用,苄基芥子油有抗菌作用。

紫菀　Ziwan　《神农本草经》

为菊科植物紫菀 *Aster tataricus* L.f. 的干燥根及根茎。生用或蜜炙用。

【性味归经】辛、苦,微温。归肺经。

【主要功效】润肺降气,化痰止咳。

【临床应用】

多种咳喘之证　本品甘润微温,有润肺降气,化痰止咳作用,不论寒热虚实,新久咳嗽,皆可用之。治外感风寒,咳嗽咽痒,可与发散风寒、宣肺止咳药同用;治肺热咳嗽,痰黄而稠,可与清热化痰药同用;治阴虚劳嗽,痰中带血,可与养阴止血药配伍。

【用法用量】煎服,5~10g。外感暴咳生用,肺虚久咳蜜炙用。

【使用注意】本品苦降温润,故温燥咳嗽或实热痰嗽不宜单用。

【参考资料】

1. 本草精选 《神农本草经》:"主咳逆上气,胸中寒热结气,去蛊毒,痿蹶,安五脏。"《名医别录》:"疗咳唾脓血,止喘悸,五劳体虚,补不足,小儿惊痫。"

2. 化学成分 本品含紫菀皂苷、紫菀酮、槲皮素、无羁萜、表无羁萜醇、紫菀酮苷、紫菀苷、环氯亭;还含有挥发油、芳香族酸、脂肪酸、烃等。

3. 药理作用 本品有祛痰、镇咳、平喘、抗菌、抗病毒、抗氧化、抗肿瘤等作用。

款冬花 Kuandonghua 《神农本草经》

为菊科植物款冬 *Tussilago farfara* L. 的干燥花蕾。生用或蜜炙用。

【性味归经】辛、微苦,温。归肺经。

【主要功效】润肺下气,止咳化痰。

【临床应用】

多种咳嗽之证 本品功似紫菀,亦有润肺降气,止咳化痰作用。紫菀长于化痰,款冬花长于止咳。治疗多种原因所致咳嗽,不论新久,寒热虚实均可,常与紫菀相须为用。款冬花性温,尤宜于肺寒咳痰之证。

【用法用量】煎服,5~10g;或入丸散。外感暴咳宜生用;内伤久咳宜炙用。

【使用注意】本品辛温,易耗气助热,故咳血或肺痈咳吐脓血者慎服。

【参考资料】

1. 本草精选 《神农本草经》:"主咳逆上气,善喘,喉痹,诸惊痫,寒热邪气。"《日华子本草》:"润心肺,益五脏,除烦,补劳劣,消痰止嗽,肺痿吐血,心虚惊悸,洗肝明目及中风等疾。"《本经逢原》:"润肺消痰,止嗽定喘。"

2. 化学成分 本品主要含黄酮类、生物碱类、挥发性成分等,如槲皮素、芸香苷、金丝桃苷、三萜苷、款冬酮、千里碱、款冬素、香芹酚、苯甲醇、苯乙醇、款冬二醇等。

3. 药理作用 本品有镇咳、祛痰、收缩血管、兴奋呼吸、缓解胃肠平滑肌痉挛等作用,并有一定抗肿瘤作用。款冬花素能抗血小板聚集。

枇杷叶 Pipaye 《名医别录》

为蔷薇科植物枇杷 *Eriobotrya japonica*(Thunb.)Lindl. 的干燥叶。生用或蜜炙用。

【性味归经】苦,微寒。归肺、胃经。

【主要功效】清肺止咳,降逆止呕。

【临床应用】

1. 肺热咳嗽证 本品既能清肺热,又可降肺气以止咳,兼能化痰。治肺热痰咳,咽干口苦,常与桑白皮、前胡、黄芩等配伍;治燥热伤肺,或肺虚久咳,咳嗽少痰或干咳无痰,可与清燥润肺药同用。

2. 胃热烦渴,呕逆 本品有清胃热、降胃气、止呕逆作用。治疗胃热呕吐,呃逆,烦热口渴,可与黄连、竹茹、陈皮等同用。

此外,本品能清胃热以止渴,治热病口渴及消渴,可与天花粉、知母等同用。

【用法用量】煎服,6~10g;或入丸散。止咳宜炙用,止呕宜生用。

【使用注意】本品微寒,故寒嗽及胃寒呕吐者慎用。

【参考资料】

1. 本草精选　《药性论》:"能主胃气冷,呕哕不止。"《日华子本草》:"治肺气,润五脏,下气,止吐逆并渴疾。"《本草纲目》:"枇杷叶,治肺胃之病,大都取其下气之功耳。气下则火降痰顺,而逆者不逆,呕者不呕,渴者不渴,咳者不咳矣。"又言:"和胃降气,清热解暑毒,疗脚气。"

2. 化学成分　本品含皂苷、熊果酸、齐墩果酸、苦杏仁苷、丁香素、柠檬酸、鞣质、维生素B、维生素C、山梨糖醇等。新鲜叶中含挥发油(主要为橙花叔醇和金合欢醇)。

3. 药理作用　本品提取物具有抗肿瘤、抗病毒、降血糖、降血脂、保肝利胆、调节机体免疫功能、镇咳、祛痰、平喘等作用。此外,尚能抗氧化、镇痛等。

马兜铃　Madouling　《药性论》

为马兜铃科植物北马兜铃 *Aristolochia contorta* Bge. 或马兜铃 *Aristolochia debilis* Sieb. et Zucc. 的干燥成熟果实。生用或蜜炙用。

【性味归经】苦、微辛,寒。归肺、大肠经。

【主要功效】清肺化痰,止咳平喘,清肠疗痔。

【临床应用】

肺热咳喘证　本品既能清热化痰,又可止咳平喘,尤宜于肺热咳喘痰多之证。治热痰郁肺,咳嗽痰黄,可与桑白皮、黄芩、枇杷叶等同用;治肺热津伤咳嗽,或肺阴不足咳喘咽干者,常与养阴润肺药配伍。

此外,本品还有清肠消痔作用,治肠热痔疮出血,肛门肿胀疼痛,常与清热凉血消痈药同用,内服或煎汤熏洗。本品尚能清热平肝降血压,治高血压属肝阳上亢者,可与清肝平肝药同用。

【用法用量】煎服,3~9g;或入丸散。外用适量,煎汤熏洗。蜜炙能减弱寒性,减轻不良反应,增强润肺止咳功效。肺虚久咳蜜炙用,清肺化痰、清肠疗痔宜生用。

【使用注意】本品苦寒易伤脾胃,故虚寒咳喘及脾虚便溏者慎用。用量不宜过大,不可长期大量使用本品。本品含马兜铃酸,可引起肾脏损害等不良反应;儿童及老年人慎用;孕妇、婴幼儿及肾功能不全者禁用。

【参考资料】

1. 本草精选　《药性论》:"主肺气上急,坐息不得。咳逆连连不止。"《开宝本草》:"主肺热咳嗽,痰结喘促,血痔瘘疮。"

2. 化学成分　本品主要含马兜铃内酰胺,木兰碱,马兜铃酸A、C、D,次马兜铃酸等。

3. 药理作用　本品有祛痰、平喘、降血压、抗菌、避孕、抗肿瘤等作用。所含马兜铃酸的肾毒性近年引起广泛重视。

白果　Baiguo　《日用本草》

为银杏科植物银杏 *Ginkgo biloba* L. 的干燥成熟种子。生用或炒用。

【性味归经】甘、苦、涩,平;有毒。归肺经。

【主要功效】敛肺平喘,止带缩尿。

【临床应用】

1. 喘咳,哮喘之证　本品既能敛肺平喘,又兼可化痰,为治喘咳痰嗽常用药。治外感风寒之喘咳痰多,可与麻黄、细辛、生姜等同用;治肺热燥咳,咳喘无痰,可与润肺止咳药配伍;治肺肾两虚之虚喘,常与其他敛肺止咳平喘药同用。

2. 带下,白浊,遗尿等　本品味涩,能收涩止带、缩尿,兼能除湿。治脾肾两虚之带下清稀量多,可与补肾健脾药同用;治疗湿热带下,色黄腥臭,多与黄柏、车前子等同用;治小便混浊,可与萆薢、益智等配伍;治膀胱虚寒之小便频数、遗尿等,常与补肾、缩尿药物同用。

【用法用量】煎服,5~10g,用时捣碎;或入丸散。生用毒性大,炒用毒性减弱。入药时须去其外层种皮及内层的薄皮及心芽。

【使用注意】本品生食有毒,忌生食,也不宜过量服用,咳痰不利者慎服。

【参考资料】

1. 本草精选　《本草纲目》:"入肺经,益肺气,定喘嗽,缩小便。"又言:"熟食温肺益气,定喘嗽,缩小便,止白浊。生食降痰,消毒杀虫。"《本草便读》:"上敛肺金除咳逆,下行湿浊化痰涎。"

2. 化学成分　本品含黄酮类化合物,如山柰黄素、山柰黄素 -3- 鼠李葡萄糖苷、七乙酰基山柰黄素葡萄糖苷、槲皮黄素、芦丁、白果素、银杏素、穗花双黄酮等。外种皮含有毒成分如白果酸、氢化白果酸、白果酚、白果醇等。

3. 药理作用　本品有祛痰、平喘、抗病原微生物、抗氧化、延缓衰老、抗实验性脑缺血等作用。

胖大海　Pangdahai　《本草纲目拾遗》

为梧桐科植物胖大海 *Sterculia lychnophora* Hance 的干燥成熟种子。生用。

【性味归经】甘,寒。归肺、大肠经。

【主要功效】清肺利咽,清肠通便。

【临床应用】

1. 肺热咳嗽,咽痛声哑　本品既能清宣肺气,又可利咽开音,适宜于肺热咳嗽,咽痛,声音嘶哑,可单用泡水代茶饮;亦可与桔梗、甘草等同用。

2. 燥热便秘　本品又能清肠热而通便,适宜于燥热便秘,单用泡水服,或与清热泻下药配伍以增效。

【用法用量】2~3 枚,沸水泡服或煎服。

【使用注意】脾虚便溏者忌用。不宜长期大量服用。

【参考资料】

1. 本草精选　《本草纲目拾遗》:"治火闭痘,服之立起。并治一切热证劳伤,吐衄下血,消毒去暑,时行赤眼,风火牙疼……干咳无痰,骨蒸内热,三焦火证,诸疮皆效。"《本草正义》:"善于开宣肺气,并能通泄皮毛,风邪外闭,不问为寒为热,并皆主之。抑能开音治瘖,爽嗽豁痰。"

2. 化学成分　种子外层含西黄蓍胶黏素,果皮含半乳糖和戊糖(主要是阿拉伯糖)。

3. 药理作用　本品有镇痛、缓泻、抑菌、抗病毒、抗炎和免疫增强作用。种仁溶液(去脂干粉制成)有降血压作用。胖大海素能收缩血管平滑肌、抗炎、镇痛。

需了解的止咳平喘药见表 18-1;本章供参考学习的拓展药见表 18-2。

表 18-1　需了解的止咳平喘药

药名	性味归经	功效	主治	用法用量与注意
洋金花	辛,温;有毒。归肺、肝经	①止咳平喘 ②定痛 ③解痉	①咳嗽哮喘 ②脘腹冷痛,风湿痹痛,外科麻醉 ③小儿慢惊	入丸散,每次 0.3~0.6g;亦可作卷烟燃吸,每日不超过 1.5g。因有毒,故孕妇、青光眼、高血压及心动过速者忌服

笔记栏

表18-2 止咳平喘药知识拓展

药名	功效	主治	用法用量
胡颓叶	①平喘止咳 ②止血 ③解毒	①咳喘 ②咯血,吐血及外伤出血 ③痈疽发背,痔疮	煎服,9~15g;或研末。外用适量,捣敷,或煎水熏洗
矮地茶	①止咳平喘 ②清利湿热 ③活血化瘀	①肺热咳喘痰多 ②湿热黄疸 ③血瘀经闭	煎服,15~30g。有头晕、腹胀、腹痛、腹泻、恶心、口渴、头痛等副作用

学习小结

1. 学习内容

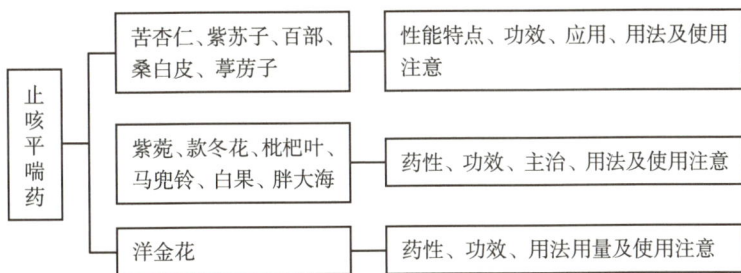

2. 学习方法

(1)本章应以止咳平喘共有功效为核心,结合该类药物的性能特点与主治病证,归纳、比较相似功效药物的共性,区别各药在性、效、用方面的特点,以便把握本章药物的基本知识和技能。关注苦杏仁配紫苏的意义。

(2)功效相似药物比较

1)止咳平喘,润肠通便药:苦杏仁、紫苏子。两者宜于咳喘气逆兼有肠燥便秘者。苦杏仁为治咳喘要药,广泛用于各种咳喘;紫苏子善于降气化痰,宜于咳喘有痰者。

2)润肺化痰止咳药:百部、紫菀、款冬花。三药均可治疗新咳、久咳,宜蜜制以增润肺之功。百部又能杀虫灭虱;紫菀性温不燥,甘润苦泄,善于化痰;款冬花性温味辛,长于止咳,治咳嗽痰多常与紫菀相须为用。

3)泻肺平喘,利水消肿药:桑白皮、葶苈子。二药性寒,适宜于痰涎壅肺咳嗽喘满、水肿、小便不利等证。桑白皮甘寒,长于泻肺中邪热;葶苈子苦寒,药力较峻猛,专泻肺中痰水,善治痰水阻肺,肺气不降的咳逆痰多、喘息不得平卧。

4)清肺化痰止咳药:马兜铃、枇杷叶。二药均宜于肺热痰咳。马兜铃清降肺气而兼平喘,又能清泻大肠邪热,治痔疮肿痛出血;枇杷叶兼能和胃降逆,治胃热呕吐。

(高峰)

复习思考题

1. 止咳平喘药为何常与化痰药配伍使用?

2. 喘咳兼有便秘,最宜选择哪些药?咳喘兼有水肿,最宜选择哪些药?

第十九章

安 神 药

学习目标

1. 通过本章学习,把握安神药的含义、功效与主治、性能特点;常用重点药物的分类归属、性能特点、主要功效与临床应用、用法及使用注意,朱砂、磁石的用量;磁石与朱砂的配伍意义。

2. 理解由该类药物组成的安神剂,主治心神不宁证的用药特点及规律,为其后学习方剂学及临床各学科课程奠定基础。

概述

1. 基本含义 凡以安定神志为主要作用,主治心神不宁证的药物,称安神药。

2. 功效主治

(1)功效:均能安定神志。部分矿物化石类药质重以镇惊安神为主,部分植物药兼能养血而以养心安神为主。

(2)主治:心神不宁证,以心悸、失眠、健忘、多梦等为主要表现。若因痰阻、暴受惊恐、火热内扰等实邪扰动心神,神不归舍所致者,多兼见相应实邪症状特点;若因阴血不足,心神失养,神无所依所致者,多伴见阴血不足的相应症状特征。

此外,具有镇惊安神作用的药物,还可辅助治疗惊风、癫、狂、痫病。

(3)分类:依据药物功效及性能特点的不同,将该类药分为镇惊安神药和养心安神药两类。

3. 性能特点 大多甘、平,主归心、肝经;兼能清热的药物其性偏寒。

4. 配伍应用 ①根据病因病机配伍:心火炽盛所致者,常与清泻心火药配伍;肝郁化火所致者,可与疏肝解郁、清肝泻火药配伍;因痰所致者,每与化痰开窍药配伍;血瘀所致者,宜与活血化瘀药配伍;肝阳上扰者,宜与平肝潜阳药配伍;血虚阴亏者,须与补血、养阴药配伍;心脾两虚者,则与补益心脾药配伍。②依据兼证配伍:兼有癫、狂、痫、惊风等病,应以化痰开窍或平肝息风药为主,本类药物多作为辅药应用。

5. 使用注意 ①药物特性:本类药物多属治标之品,矿石类镇惊安神药及有毒药物只宜暂用,不可久服,应中病即止;入煎剂,应打碎先煎。②病证禁忌:矿石类安神药,如作丸散剂服时,须与养胃健脾之品配伍,以免伤胃耗气;脾虚湿盛者慎用。

第一节 镇惊安神药

本类药多为矿石、化石、贝壳类,其质重镇潜,以镇心安神定惊为主要作用,常用治惊悸不安等心神不宁实证的药物,称镇惊安神药。本类药还可辅助治疗惊风、癫、狂、痫病。

朱砂 Zhusha 《神农本草经》

为硫化物类矿物辰砂族辰砂,主含硫化汞(HgS)。水飞法研成极细粉末。

【性味归经】甘,微寒;有毒。归心经。

【主要功效】镇心安神,清热解毒。

【临床应用】

1. 热扰心神之心悸失眠 本品既可镇心安神,又能清心热,适宜于心火亢盛所致心神不宁证。治疗热邪内扰心神之惊悸怔忡,烦躁不眠,常与清泻心火、除烦安神之品同用;治阴血不足,虚热内扰之失眠多梦、惊悸怔忡、心中烦热,可与养阴清心安神药配伍。

2. 惊风,癫痫等 本品镇惊安神,还适宜于惊风、癫、狂、痫病实证。治温热病,热痰闭阻心窍之高热烦躁,神昏谵语,惊厥抽搐者,常与清热泻火、化痰开窍、息风止痉药同用;治小儿惊风,宜与清热息风药同用;治癫痫昏扑,不省人事,手脚抽搐,常与化痰开窍、息风止痉药配伍。

3. 热毒疮痈 本品有良好的清热解毒功效。治疗疮痈肿毒,咽喉肿痛,常与其他清热解毒、利咽药配伍;其清心热,还可配伍用于心火上炎,口舌生疮。

【用法用量】入丸散服,每次0.1~0.5g;不入煎剂。外用适量,干掺,或调敷,或喷喉。

【使用注意】本品有毒,故内服不宜过量或久服,以免汞中毒;孕妇及肝、肾功能不全者禁用。火煅能析出水银而有大毒,故忌火煅。

【参考资料】

1. 本草精选 《神农本草经》:"主身体五脏百病,养精神,安魂魄,益气明目。"《本草求真》:"清心热,镇惊,安神。"

2. 化学成分 本品主要成分为硫化汞(HgS),含量不少于96%。此外,含铅、钡、镁、铁、锌等多种微量元素及雄黄、磷灰石、沥青质、氧化铁等杂质。

3. 药理作用 本品能降低大脑中枢神经的兴奋性,有镇静、催眠、抗惊厥、抗心律失常等作用。外用有抑制和杀灭细菌、寄生虫作用。

磁石 Cishi 《神农本草经》

为氧化物类矿物尖晶石族磁铁矿,主含四氧化三铁(Fe_3O_4)。生用或醋淬用。

【性味归经】咸,寒。归心、肝、肾经。

【主要功效】镇惊安神,平肝潜阳,聪耳明目,纳气平喘。

【临床应用】

1. 心神不宁之惊悸失眠 本品既能镇惊安神,又可平肝潜阳,尤宜于心神不宁证兼肝阳上亢者。治疗惊悸怔忡,烦躁失眠,头痛头晕,常与镇心安神的朱砂配伍,增强重镇安神之力,如磁朱丸;亦可配伍用于癫、狂、痫病。

2. 肝阳上亢眩晕 本品有平肝潜阳作用。治疗肝阳上亢之头晕目眩,烦躁易怒,常与平肝潜阳药同用。若肝肾阴虚甚者,多与滋阴潜阳药同用;热甚者又可与清热平肝药同用。

3. 耳鸣耳聋,视物昏花 本品有一定聪耳明目作用。治疗肾虚耳鸣,耳聋,常与滋养肝肾药配伍。治肝肾不足,目暗不明,视物昏花者,多与补肝肾、明目之品同用。

4. 肾虚喘促 本品又可纳气以平喘。治疗肾气不足之虚喘,常与补肾纳气平喘药同用。

【用法用量】煎服,9~30g,宜打碎先煎;入丸散,每次 1~3g。潜阳安神宜生用,聪耳明目,纳气平喘宜醋淬后用。

【使用注意】本品为矿石类药物,服后不易消化,故脾胃虚弱者慎用。

【参考资料】

1. 本草精选 《神农本草经》:"主周痹。风湿,肢节中痛,不可持物,洗洗酸痟,除大热,烦满及耳聋。"《日华子本草》:"治眼昏,筋骨羸弱,补五劳七伤,除烦躁,消肿毒。"《本草衍义》:"养益肾气,补填精髓,肾虚耳聋目昏皆用之。"

2. 化学成分 本品主要含四氧化三铁(Fe_3O_4),尚含钙、镁、钾、钠、铬、锰、镉、铜、锌、砷等元素。

3. 药理作用 本品生用与炮制品均有镇惊、催眠、抗惊厥作用。

龙骨 Longgu 《神农本草经》

为古代大型哺乳类动物象类、三趾马类、犀类、鹿类、牛类等骨骼的化石。生用或煅用。

【性味归经】甘、涩,平。归心、肝、肾经。

【主要功效】镇惊安神,平肝潜阳,收敛固涩,收湿敛疮。

【临床应用】

1. 心神不宁证,惊痫,癫狂 本品功似磁石,有镇惊安神功效。治疗心悸失眠、健忘多梦等心神不宁实证,常与其他安神药配伍;治痰热内盛,惊痫抽搐,癫狂发作,常与化痰开窍、息风止痉药配伍。

2. 肝阳上亢证 本品又与磁石类似,亦能平肝潜阳。治肝阳上亢之头晕目眩、烦躁易怒等,常与滋阴潜阳药物配伍。

3. 自汗,盗汗,遗精,崩漏,带下等 本品能收敛固涩,有止汗、固精、固崩、止带等作用,适宜于正虚滑脱病证。治疗气虚阴亏,表卫不固之自汗、盗汗,常与益气养阴、固表止汗药物同用,以标本兼顾;治疗肾虚精关不固之遗精、滑精,常与补肾固精缩尿之品配伍;治肾虚冲任不固、带脉失约之崩漏、带下,常与补肾固冲止带药物同用。

4. 湿疮湿疹,疮疡溃后不敛 本品煅用有收湿敛疮之效。治疗皮肤湿疮流水,湿疹瘙痒,疮溃难敛,常与其他收湿敛疮药物同用。

【用法用量】煎服,15~30g,宜打碎先煎。外用适量,煅后研末干掺。镇惊安神、平肝潜阳宜生用,收敛固涩、收湿敛疮宜煅用。

【使用注意】本品性涩,故湿热积滞者忌服。

【参考资料】

1. 本草精选 《名医别录》:"主治心腹烦满,四肢痿枯,汗出,夜卧自惊,恚怒,伏气在心下,不得喘息,肠痈内疽阴蚀,止汗,缩小便溺血,养精神,定魂魄,安五脏。"《日华子本草》:"健脾,涩肠胃,止泻痢,渴疾,怀孕漏胎,肠风下血,崩中带下,鼻洪,吐血,止汗。"《本草纲目》:"益肾镇惊,止阴疟,收湿气,脱肛,生肌敛疮。"

2. 化学成分 本品主要含碳酸钙、磷酸钙,尚含铁、钾、钠、氯、铜、锰等。

3. 药理作用 本品有镇静、催眠、抗惊厥、止血、降低骨骼肌兴奋性等作用。

琥珀 Hupo 《名医别录》

为古代松科植物,如枫树、松树的树脂埋藏地下经年久转化而成的化石样物质。用时捣碎,研成细粉用。

【性味归经】甘,平。归心、肝、膀胱经。

【主要功效】安神定惊,活血散瘀,利尿通淋。

【临床应用】

1. 心神不宁证及惊风,癫痫　本品有镇惊安神功效,适宜于多种原因所致心神不宁证。治疗心血亏虚,惊悸怔忡,夜寐不安,常与养心安神药同用;治疗小儿急惊风以及癫、狂、痫病,常与清热化痰开窍、息风止痉药配伍。

2. 血滞经闭,癥瘕等　本品有活血散瘀功效,适宜于多种瘀血证。治瘀血所致痛经,可与活血调经止痛药同用;治瘀血经闭,与活血通经药配伍;治心脉瘀阻,胸痹心痛,常与活血化瘀、行气止痛药同用;治癥瘕积聚,可与破血消癥、软坚散结药同用。

3. 小便不利,淋证　本品有利尿通淋作用。治疗石淋、热淋,可与利尿通淋药同用;因其兼能散瘀止血,故尤宜于血淋;也可配伍利尿药,治疗癃闭,小便不通。

此外,本品内服活血消肿,外用可生肌敛疮,可用于疮痈肿毒。

【用法用量】研末冲服,或入丸散,每次 1.5~3g,不入煎剂。外用适量,研末干掺,或调敷。

【使用注意】本品渗利、行血,故阴虚内热及无瘀滞者慎服。

【参考资料】

1. 本草精选　《名医别录》:"主安五藏,定魂魄……消瘀血,通五淋。"《海药本草》:"主止血,生肌,镇心,明目,破癥瘕气块,产后血晕闷绝,儿枕痛等。"《本草备要》:"通,行水散瘀,安神。"

2. 化学成分　本品含树脂、挥发油,还含琥珀氧松香酸、琥珀松香酸、琥珀银松酸、琥珀脂醇、琥珀松香醇及琥珀酸等。

3. 药理作用　琥珀酸抑制中枢,有镇静、催眠、抗惊厥作用。

珍珠　Zhenzhu　《日华子本草》

为珍珠贝科动物马氏珍珠贝 *Pteria martensii*(Dunker)、蚌科动物三角帆蚌 *Hyriopsis cumingii*(Lea) 或褶纹冠蚌 *Cristaria plicata*(Leach)等双壳类动物受刺激形成的珍珠。水飞或研成极细粉用。

【性味归经】甘、咸,寒。归心、肝经。

【主要功效】安神定惊,明目除翳,解毒敛疮,润肤祛斑。

【临床应用】

1. 心神不宁证及惊风,癫痫　本品既能镇惊安神,又可定惊止痉,适宜于心神不宁之心悸失眠。治疗心阴虚有热之心烦不眠,多梦健忘等,常与养心安神类药物配伍;治小儿热痰急惊风之高热神昏,痉挛抽搐者,常与清热化痰开窍、息风止痉药配伍;治小儿惊痫,惊惕不安,可与清心镇惊药同用。

2. 目赤肿痛,翳障胬肉　本品尤善清肝明目退翳,适宜于多种眼疾。治肝经风热或肝火上攻之目赤涩痛,目生翳膜,胬肉攀睛,常与清肝明目之品配伍。

3. 溃疡不敛　本品既能清热解毒,又可生肌敛疮。治疗口舌生疮,牙龈肿痛,咽喉溃烂,常与清热解毒药配伍;治疗疮疡溃烂,久不收口,宜与收湿敛疮药同用。

4. 皮肤色斑　本品有润肤养颜祛斑作用,现今多作化妆品,防治皮肤色素沉着。

【用法用量】入丸散,每次 0.1~0.3g。外用适量,研掺,或水飞点眼、吹喉。

【使用注意】本品重坠,孕妇慎服。

【参考资料】

1. 本草精选 《日华子本草》:"安心、明目。"《本草汇言》:"镇心,定志,安魂,解结毒,化恶疮,收内溃破烂。"

2. 化学成分 本品主要含碳酸钙,尚含多种氨基酸、维生素 B 族、核酸等;此外,含无机元素锌、锰、铜、铁、镁、硒、锗等。

3. 药理作用 本品有镇静、抗氧化、抗肿瘤、延缓衰老、抗心律失常、抗辐射等作用。珍珠膏有促进创面愈合作用。

第二节 养心安神药

以养心安神为主要作用,常用治心神不宁虚证的药物,称养心安神药。本类药物为植物类,大多有甘润滋养之性,常用于阴血不足、心脾两虚、心肾不交所致心悸怔忡、虚烦不眠、健忘多梦等心神不宁虚证。

酸枣仁　Suanzaoren　《神农本草经》

为鼠李科植物酸枣 *Ziziphus jujuba* Mill. var. *spinosa*(Bunge)Hu ex H.F.Chou 的干燥成熟种子。生用或炒用,用时捣碎。

【性味归经】甘、酸,平。归心、肝、胆经。

【主要功效】养心安神,敛汗。

【临床应用】

1. 心神不宁证 本品既能养心肝阴血,又能宁心安神,为养心安神要药,尤宜于心肝阴血亏虚所致者。治疗阴虚不足之心悸怔忡、失眠多梦、健忘等,常与大枣等补养阴血、安神药配伍;治肝虚有热之虚烦不眠,常与知母、茯苓等配伍;治心脾不足,惊悸不安,体倦失眠者,可与龙眼肉等补益心脾药物同用;治心肾不交,心悸失眠,健忘梦遗者,常与补养心肾药物同用。

2. 自汗,盗汗 本品有收敛止汗功效。治疗体虚自汗、盗汗,常与益气养阴、固表止汗药配伍。

本品尚有生津止渴之功,还可配伍用于津伤口渴、咽干等。

【用法用量】煎服,10~15g;研末,每次 1~1.5g;或入丸散。本品炒后质脆易碎,便于有效成分煎出,可增强疗效。

【使用注意】本品性收敛,故内有实邪郁火者慎服。

【参考资料】

1. 本草精选 《神农本草经》:"主治心腹寒热,邪结气聚,四肢酸疼湿痹,久服安五脏,轻身延年。"《名医别录》:"烦心不得眠,脐上下痛,血转,久泄,虚汗,烦渴,补中,益肝气,坚筋骨,助阴气,令人肥健。"《本草备要》:"补而润,敛汗宁心。"

2. 化学成分 本品含皂苷,如酸枣仁皂苷 A、B 等;还含有三萜类化合物及黄酮类化合物;此外,含大量脂肪油和多种氨基酸、维生素 C、多糖、植物甾醇等。

3. 药理作用 本品有镇静、镇痛、催眠、抗惊厥、抗抑郁、降低体温、降血压、抗心律失常、降血脂、抗炎、抗缺氧、抗肿瘤、抑制血小板聚集、增强免疫力、兴奋子宫等作用。

远志 Yuanzhi 《神农本草经》

为远志科植物远志 *Polygala tenuifolia* Willd. 或卵叶远志 *Polygala sibirica* L. 的干燥根。生用或炙用。

【性味归经】苦、辛,温。归心、肾、肺经。

【主要功效】安神益智,祛痰开窍,消散痈肿。

【临床应用】

1. 心神不安证 本品既能宁心安神,又能益智而善治健忘,为安神益智常用品。治疗心脾不足、心肾不交之健忘,失眠,心悸怔忡,常与茯苓、石菖蒲、人参等药同用。

2. 痰阻心窍之癫痫发狂,神志恍惚 本品又有祛痰、开窍之功。治疗痰湿闭阻心窍之癫痫,惊狂,常与化痰开窍、息风止痉药同用。

3. 咳嗽痰多 本品有良好的祛痰止咳作用。治咳嗽痰多,常与化痰止咳药同用。

4. 痈疽疮毒 本品有消散痈肿功效。治疗痈疽疮毒,乳房肿痛,内服、外用,也可与其他清热解毒、散结消肿药同用。

【用法用量】煎服,3~10g;或入丸散。外用适量,研末调敷。祛痰止咳宜炙用。

【使用注意】因本品辛温,药性偏燥,故凡实热或痰火内盛者忌用;对胃有刺激作用,故胃溃疡或胃炎患者慎用。

【参考资料】

1. 本草精选 《神农本草经》:"主咳逆伤中,补不足,除邪气,利九窍,益智慧,耳目聪明,不忘,强志,倍力。"《药性论》:"治心神健忘,安魂魄,令人不迷,坚壮阳道,主梦邪。"《药品化义》:"凡痰涎伏心,壅塞心窍,致心气实热,为昏愦神呆、语言蹇涩,为睡卧不宁,为恍惚惊怖,为健忘,为梦魇,为小儿客忤,暂以此豁痰利窍,使心气开通,则神昏自宁也。"

2. 化学成分 本品含皂苷,水解可生成远志皂苷元 A 和远志皂苷元 B;还含远志酮、生物碱、糖及糖苷、远志醇、细叶远志定碱、脂肪油、树脂等。

3. 药理作用 本品有镇静、催眠、抗惊厥、兴奋子宫平滑肌、抗菌、延缓衰老、抗突变、抗癌等作用。远志皂苷有祛痰、镇咳、降血压作用,并有溶血作用。

柏子仁 Baiziren 《神农本草经》

为柏科植物侧柏 *Platycladus orientalis* (L.) Franco 的干燥成熟种仁。生用。

【性味归经】甘,平。归心、肾、大肠经。

【主要功效】养心安神,润肠通便,止汗。

【临床应用】

1. 心悸,失眠 本品甘平质润,有养心安神之效,适宜于阴血不足,心神失养之心悸怔忡。虚烦不眠,常与酸枣仁、首乌藤等配伍;治心肾不交之心悸少寐,梦遗健忘,常与补肾养心、交通心肾之品同用。

2. 肠燥便秘 本品富含油脂,有润肠缓泻通便之功。治疗老年、产后阴血亏虚所致肠燥便秘,常与火麻仁、郁李仁、苦杏仁等药同用。

3. 阴虚盗汗 本品能补阴血而止汗。治疗阴虚盗汗,多与养阴敛汗之品同用。

【用法用量】煎服,3~10g;或入丸散。大便溏者宜用柏子仁霜代柏子仁。

【使用注意】本品质润滑肠,故大便溏薄者慎服。

【参考资料】

1. 本草精选　《神农本草经》:"主惊悸,安五脏,益气,除风湿痹。久服令人润泽,美色,耳目聪明。"《本草纲目》:"养心气,润肾燥,安魂定魄,益智宁神。""柏子仁性平而不寒不燥,味甘而补,辛而能润,其气清香,能透心肾,益脾胃。"

2. 化学成分　本品含脂肪油,并含少量挥发油、皂苷及植物甾醇、维生素 A、蛋白质等。

3. 药理作用　本品注射液有催眠、恢复体力作用。

首乌藤　Shouwuteng　《本经逢原》

为蓼科植物何首乌 *Polygonum multiflorum* Thunb. 的干燥藤茎。又称夜交藤。切段,生用。

【性味归经】甘,平。归心、肝经。

【主要功效】养心安神,祛风通络。

【临床应用】

1. 虚烦失眠多梦　本品能养心肝阴血,宁心安神。治疗阴虚血少之心神不宁,失眠多梦,心悸怔忡,常与滋养阴血、宁心安神药配伍。

2. 血虚身痛肢麻,风湿痹证　本品既能养血,又可祛风通络。治疗血虚身痛,或风湿痹痛,肢体麻木,常与养血、祛风湿通络药配伍。

3. 皮肤痒疹　本品能祛风以止痒。治疗瘾疹皮肤瘙痒、起团块,疥癣奇痒等皮肤疾患,常与祛风止痒药同用,煎汤外洗。

【用法用量】煎服,9~15g;或入丸散。

【参考资料】

1. 本草精选　《本草从新》:"补中气,行经络,通血脉,治劳伤。"《本草正义》:"治夜少安寐。"

2. 化学成分　本品含蒽醌类化合物,如大黄素、大黄酚、大黄素甲醚;此外,尚含 β-谷甾醇。

3. 药理作用　本品有镇静、催眠、降血脂、抗实验性动脉粥样硬化、提高免疫功能等作用。

需了解的安神药见表 19-1;本章供参考学习的拓展药见表 19-2。

表 19-1　需了解的安神药

药名	性味归经	功效	主治	用法用量与注意
合欢皮	甘,平。归心、肝经	①解郁安神 ②活血消肿	①忿怒忧郁,烦躁失眠 ②跌打骨折,疮痈,肺痈	煎服,9~15g;或入丸散

表 19-2　安神药知识拓展

药名	功效	主治	用法用量
龙齿	①镇惊安神 ②平肝潜阳 ③收敛固涩	①心神不安实证 ②肝阳上亢证 ③滑脱诸证	煎服,15~30g,打碎先煎。收敛固涩煅用,其余生用
合欢花	解郁安神	忧郁型烦躁失眠,健忘多梦	煎服,9~10g

笔记栏

学习小结

1. 学习内容

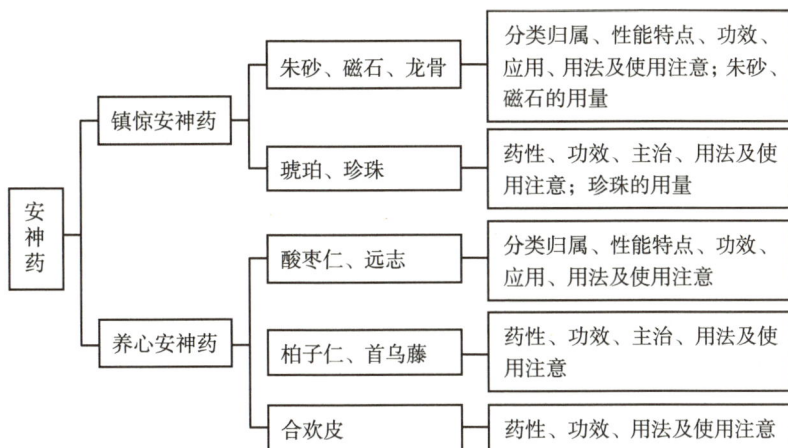

2. 学习方法

(1) 本章应以安定神志功效为主线,结合该类药物的性能特点与主治病证,理解药物的分类依据及各药的归属;各节药物以功效为核心,采取归纳、比较、鉴别法,记诵相似功效共性,分析区别各自性、效、用特点,以便更好地把握本章节药物的基本知识和技能。关注朱砂、磁石、珍珠的用量;磁石配朱砂的意义。

(2) 功效相似药物比较

1) 镇静安神、平肝潜阳药:磁石、龙骨。二药均宜于各种心神不宁及肝阳上亢之证。磁石又可聪耳明目,治耳鸣耳聋,视物昏花等证;纳气平喘,配伍用于虚喘。龙骨有收敛固涩功效,能止汗、固精、固崩、止带,主治滑脱诸证;收湿敛疮,治疗湿疹湿疮,疮溃不敛。

2) 养心安神药:酸枣仁、柏子仁、首乌藤。均宜于阴血不足之心神不宁、失眠、健忘、多梦等。酸枣仁安神作用较强,且能收敛止汗,宜于体虚自汗、盗汗;柏子仁润肠通便,可治肠燥便秘,止汗,治阴虚盗汗;首乌藤还可祛风通络,治血虚身痛肢麻、风湿痹痛。

此外,远志安神益智,善治健忘;祛痰开窍,主治痰阻心窍之癫痫发狂,神志恍惚;祛痰止咳,治咳嗽痰多;外用消散痈肿,主治痈疽肿痛,乳痈肿痛。

合欢皮长于解郁安神,善治忿怒忧郁,烦躁不眠;活血消肿,治跌打骨折、疮痈等。

(胡晨霞)

复习思考题

1. 中药安神药是否等同于西药的安眠药? 为什么?
2. 针对癫狂惊痫适宜选择哪类安神药? 为什么?

扫一扫
测一测

第二十章

平肝潜阳药

学习目标

通过本章学习,把握平肝潜阳药的含义、功效与主治、性能特点,配伍应用;常用重点药物的性能特点、主要功效与临床应用、用法及使用注意。

学会理解由该类药物组成的平肝息风剂,主治肝阳上亢证的用药特点及规律,为其后学习方剂学及临床各学科课程奠定基础。

概述

1. 基本含义　凡以平肝潜阳为主要功效,主治肝阳上亢证的药物,称为平肝潜阳药,又称平肝阳药,简称平肝药。

2. 功效主治

(1)功效:平肝潜阳。均有平抑上亢之肝阳而使之潜降平复于常态的作用。

(2)主治:肝阳上亢证。以眩晕、耳鸣、头目胀痛、面红目赤为主要表现,兼见烦躁易怒、心悸失眠、舌质红、脉弦或数等。其常由素体阴虚或肝郁化火,暗耗其阴,不能制阳,使阴虚于下,阳亢于上而致。

3. 性能特点　味多咸、苦,性多寒凉;主归肝经;均有沉降趋向。

4. 配伍应用　①根据病因病机配伍:肝阳上亢多属肝肾阴虚,阴不制阳所致,当与滋养肝肾之阴的药物配伍,以标本兼顾;火热炽盛,灼伤肝阴者,当与清热泻火或清泻肝热药配伍;肝郁化火,耗伤肝阴者,当与清肝疏肝养肝之品同用。②根据不同兼症配伍:因肝阳化风者,宜与息风止痉药配伍;阳亢内扰心神而致心神不宁者,又常与宁心安神药配伍。

5. 使用注意　①药物特性:本类药物多属贝壳及矿物类,入煎剂应先打碎、先煎;少数药有毒,避免用量过大。②病证禁忌:若作丸、散内服,易伤脾胃,故脾胃虚寒者应慎用;孕妇应慎用。

石决明　Shijueming　《名医别录》

为鲍科动物杂色鲍 *Haliotis diversicolor* Reeve、皱纹盘鲍 *Haliotis discus hannai* Ino、羊鲍 *Haliotis ovina* Gmelin、澳洲鲍 *Haliotis ruber*(Leach)、耳鲍 *Haliotis asinina* Linnaeus 或白鲍 *Haliotis laevigata*(Donovan)的贝壳。生用或煅用。

【性味归经】咸,寒。归肝经。

【主要功效】平肝潜阳,清肝明目。

【临床应用】

1. 肝阳上亢之头目眩晕　本品长于平肝潜阳,清泻肝热,为平肝凉肝之要药。治疗肝肾阴虚阳亢之眩晕头痛,常与地黄、白芍、牡蛎等滋阴平肝药配伍;治肝阳上亢兼肝火亢盛之眩晕头痛,烦躁易怒,则须与夏枯草、钩藤、菊花等清肝平肝之品配伍。

2. 肝火目赤翳障,肝虚视物昏花　本品长于清肝明目,为清肝明目之常品,又为治肝热目疾之要药。治疗肝火上炎之目赤肿痛、翳膜遮睛,可与决明子、菊花、车前子等清肝明目药同用;治肝肾阴虚之视物昏花,多与枸杞子、熟地黄、菟丝子等养肝明目之品配伍。

【用法用量】煎服,6~20g,宜打碎先煎。平肝、清肝宜生用,外用点眼宜煅用、水飞。

【使用注意】本品咸寒易伤脾胃,故脾胃虚寒,食少便溏者慎用。

【参考资料】

1. 本草精选　《名医别录》:"主目障翳痛,青盲。"《本草从新》:"除肺肝风热,内服疗青盲内障,外点散赤膜外障。"《医学衷中参西录》:"石决明味微咸,性微凉,为凉肝镇肝之要药。"又载"为其能凉肝,兼能镇肝,故善治脑中充血作疼作眩晕,因此证多系肝气,肝火夹血上冲也。"

2. 化学成分　本品含碳酸钙,有机质,尚含少量镁、铁、硅酸盐、磷酸盐、氯化物和极微量的碘;煅烧后碳酸钙分解,生成氧化钙,有机质则被破坏;还含锌、锰、铬、锶、铜等微量元素;贝壳内层具有珍珠样光泽的角质蛋白,经盐酸水解得 16 种氨基酸。

3. 药理作用　本品有降血压、中和胃酸、解热、镇静、解痉、抗菌、抗炎、止血等作用。

牡蛎　Muli　《神农本草经》

为牡蛎科动物长牡蛎 *Ostrea gigas* Thunberg、大连湾牡蛎 *Ostrea talienwhanensis* Crosse 或近江牡蛎 *Ostrea rivularis* Gould 的贝壳。生用或煅用。用时打碎。

【性味归经】咸,微寒。归肝、肾经。

【主要功效】平肝潜阳,镇惊安神,软坚散结,收敛固涩,制酸止痛。

【临床应用】

1. 肝阳上亢之头晕目眩　本品能平肝潜阳,兼能益肝阴,标本兼顾。治疗阴虚阳亢之头痛眩晕、烦躁不安等,常与龙骨、龟甲、白芍等滋阴、平肝潜阳药配伍;治热病日久,灼伤真阴,虚风内动,四肢抽搐,常与龟甲、鳖甲等滋阴潜阳药同用。

2. 烦躁不安,心悸失眠　本品功似龙骨,能镇惊安神。治心神不宁、惊悸怔忡、失眠多梦等症,常相须为用。

3. 瘿瘤痰核,癥瘕积聚　本品味咸而能软坚散结,适宜于痰凝瘀滞肿块。治疗痰火郁结之痰核、瘰疬、瘿瘤等,常与浙贝母、玄参等清热消痰、软坚散结药配伍;治血瘀气滞之癥瘕积聚,多与三棱、莪术等破血行气消癥药配伍。

4. 自汗、盗汗、遗精、崩漏、带下等　本品煅用功似龙骨收敛固涩,能收敛止汗、固精、固崩、止带,适宜于多种滑脱病证。治疗表虚自汗,盗汗,可与益气养阴、固表止汗药配伍;治疗肾虚遗精、滑精,常与菟丝子、沙苑子、补骨脂等补肾固精之品配伍;治疗崩漏、带下,可与补肝肾、固崩止带药同用。

此外,煅牡蛎能制酸止痛,治胃痛泛酸,可与海螵蛸、浙贝母研细末服。

【用法用量】煎服,9~30g,宜打碎先煎。外用适量。收敛固涩、制酸止痛宜煅用;其余生用。

【使用注意】煅后收敛,湿热实邪者忌服。

【参考资料】

1. 本草精选　《神农本草经》:"主伤寒寒热,温疟洒洒,惊恚怒气,除拘缓鼠瘘,女子带下赤白。"《名医别录》:"除留热在关节荣卫,虚热去来不定,烦满,止汗,心痛气结,止渴,除老血,涩大小肠,止大小便,疗泄精,喉痹咳嗽,心胁下痞热。"《本草纲目》:"化痰软坚,清热除湿,止心脾气痛,痢下赤白浊,消疝瘕积块,瘰疬结核。"

2. 化学成分 本品含碳酸钙、磷酸钙及硫酸钙;并含铜、铁、锌、锰、锶、铬等微量元素及多种氨基酸;煅后碳酸盐分解,生成氧化钙,有机质被破坏。

3. 药理作用 本品有镇静、抗惊厥、保护实验性肝损伤、抑制血管紧张素酶活性、降血压、镇痛作用。煅牡蛎可抗胃溃疡、减少胃液分泌量。

赭石 Zheshi 《神农本草经》

为氧化物类矿物刚玉族赤铁矿,主含三氧化二铁(Fe_2O_3)。打碎生用或醋淬研粉用。

【性味归经】苦,寒。归肝、肺、胃、心经。

【主要功效】平肝潜阳,重镇降逆,凉血止血。

【临床应用】

1. 肝阳上亢之头晕目眩 本品既善平肝阳,又能清肝热,为平肝潜阳常用品。治疗肝阳上亢之头痛眩晕、目胀耳鸣等,常与龟甲、牡蛎、白芍等滋阴潜阳药同用;治肝阳上亢兼肝火上攻之头晕头痛,面红目赤,心烦失眠,多与清热平肝、安神之品配伍。

2. 胃气上逆,呕吐、呃逆、嗳气等证 本品善降上逆胃气而止呕呃。治胃气上逆之呕吐、呃逆、嗳气,常与旋覆花、半夏、生姜等配伍。

3. 肺气上逆之喘息 本品又能降上逆之肺气以平喘。治肺气上逆之咳嗽、气喘,可单用,或与化痰平喘药配伍;治肺肾气虚之虚喘,多与补肺肾、纳气平喘药同用。

4. 血热气逆之吐衄、崩漏 本品苦寒入肝,有凉血止血之功,适宜于血热妄行之吐血、衄血、崩漏等出血证,可与凉血止血药配伍。

【用法用量】煎服,9~30g,宜打碎先煎。外用适量。

【使用注意】寒证及孕妇慎用。因含微量砷,故不宜长期服用。

【参考资料】

1. 本草精选 《神农本草经》:"腹中毒邪气,女子赤沃漏下。"《医学衷中参西录》:"能生血兼能凉血,其质重坠,又善降逆气,降痰涎,止呕吐,通燥结。"又"治吐衄之证,当以降胃为主;而降胃之药,实以赭石为最效。"

2. 化学成分 本品主要含三氧化二铁(Fe_2O_3);此外,尚含有镉、钴、铬、铜、锰、镁、铅、砷、钛等元素。

3. 药理作用 本品有镇静、兴奋肠道平滑肌等作用。铁质能促进红细胞及血红蛋白的生成。

珍珠母 Zhenzhumu 《本草图经》

为蚌科动物三角帆蚌 *Hyriopsis cumingii*(Lea)、褶纹冠蚌 *Cristaria plicata*(Leach)或珍珠贝科动物马氏珍珠贝 *Pteria martensii*(Dunker)的贝壳。生用或煅用。用时打碎。

【性味归经】咸,寒。归肝、心经。

【主要功效】平肝潜阳,清肝明目,安神定惊,收湿敛疮。

【临床应用】

1. 肝阳上亢之头晕目眩 本品平肝潜阳、清肝功效类似石决明,又能安神定惊,适宜于阳亢兼心神不宁者。治疗肝阴不足,肝阳上亢所致头痛眩晕、耳鸣、心悸失眠,常与石决明、牡蛎等同用;若治肝阳上亢兼肝热烦躁易怒者,则需与菊花、夏枯草、钩藤等清肝火药配伍。

2. 肝热目赤翳障，肝虚视物昏花　本品性寒能清肝热，又有明目之效，亦似石决明。治肝热目赤，畏光流泪，目生翳障，常与菊花、车前子、石决明等配伍；治肝虚目暗不明、视物昏花，则须与女贞子、枸杞子、菟丝子等养肝明目药同用。

3. 惊悸失眠　本品似珍珠，有安神定惊之功。治疗心神不宁之惊悸失眠，常与安神药配伍使用；治疗痫病、惊风抽搐等，多与息风止痉药配伍。

4. 湿疹、湿疮　本品煅用能收湿敛疮。治疗湿疹、湿疮，皮肤瘙痒，溃疡久不收口，可研细末外用。

【用法用量】煎服，10~25g，宜打碎先煎；或入丸散。外用适量。平肝潜阳、清肝明目、安神定惊宜生用，收湿敛疮宜煅用。

【使用注意】本品性寒，故脾胃虚寒者慎用。

【参考资料】

1. 本草精选　《饮片新参》："平肝潜阳，安神魂，定惊痫，消热痞，眼翳。"

2. 化学成分　本品主要含碳酸钙、氧化钙等氧化物；尚含多种氨基酸，少量镁、铁、硅酸盐、硫酸盐等；并含磷脂酰乙醇胺、半乳糖神经酰胺、羟基脂肪酸、蜗壳朊。

3. 药理作用　本品有镇静、催眠、抗抑郁、保肝、抗胃溃疡等作用。

蒺藜　Jili　《神农本草经》

为蒺藜科植物蒺藜 *Tribulus terrestris* L. 的干燥成熟果实。炒黄或盐炙用。

【性味归经】辛、苦，微温；有小毒。归肝经。

【主要功效】平肝疏肝，祛风明目，散风止痒。

【临床应用】

1. 肝阳上亢之头晕目眩　本品有一定平抑上亢肝阳之功。治疗肝阳上亢之头晕目眩，常与其他平肝阳药配伍。

2. 肝郁气滞，胸胁胀痛，乳房胀痛　本品辛散苦泄，有疏肝解郁功效。治疗肝郁气滞，胸胁胀痛，可与香附、柴胡等疏肝理气药配伍；治肝郁乳汁不通，乳房作痛，可单用本品研末服，或与穿山甲、王不留行等配伍。

3. 风热上攻，目赤翳障　本品疏散肝经风邪而明目退翳，为祛风明目要药。治疗风热目赤肿痛，多泪多眵或翳膜遮睛等，多与菊花、决明子、谷精草等疏风、清肝明目药同用。

4. 风疹瘙痒　本品有祛风止痒之功。治疗风疹瘙痒，常与荆芥、白鲜皮等祛风止痒药配伍。

【用法用量】煎服，6~10g；或入丸散。外用适量。

【参考资料】

1. 本草精选　《神农本草经》："主恶血，破癥结积聚，喉痹，乳难。久服长肌肉，明目。"《名医别录》："身体风痒，头痛。"《本草求真》："宣散肝经风邪，凡因风盛而见目赤肿翳，并遍身白癜瘙痒难当者，服此治无不效。"

2. 化学成分　本品含脂肪油及少量挥发油、鞣质、树脂、甾醇、钾盐、皂苷、微量生物碱等。

3. 药理作用　本品有降血压、利尿、强心、抗动脉粥样硬化、抗心肌缺血、提高机体免疫力、延缓衰老、降血糖、抗过敏、增强性功能等作用。

需了解的平肝潜阳药见表20-1；本章供参考学习的拓展药见表20-2。

笔记栏

表 20-1 需了解的平肝潜阳药

药名	性味归经	功效	主治	用法用量与注意
罗布麻叶	甘、苦,凉;有小毒归肝、肾经	①平肝清热 ②利水 ③降血压	①肝阳上亢之头晕目眩 ②水肿,小便不利 ③高血压属肝阳上亢者	煎服,6~12g;或开水泡服。不宜过量或长期服用,以免中毒

表 20-2 平肝潜阳药知识拓展

药名	功效	主治	用法用量
紫贝齿	①平肝潜阳 ②镇惊安神 ③清肝明目	①肝阳上亢,头晕目眩 ②惊悸失眠 ③目赤翳障,目昏眼花	煎服,10~15g。脾胃虚弱者慎用

学习小结

1. 学习内容

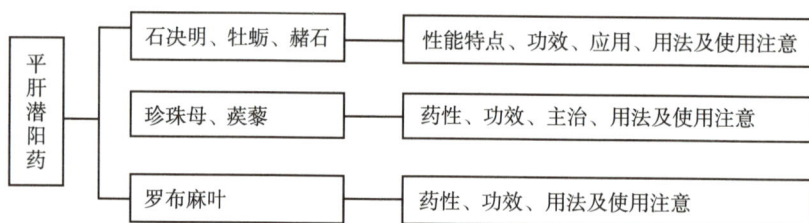

2. 学习方法

(1)本章应以平肝潜阳共有功效为核心,结合该类药物的性能特点与主治病证,归纳、比较相似功效药物的共性,区别各药在性、效、用方面的特点,以便把握本章药物的基本知识和技能。注意赭石使用注意和蒺藜的毒性。

(2)功效相似的药物比较

1)平肝阳,清肝热药:石决明、赭石、珍珠母、罗布麻叶。常用于肝阳上亢兼肝热或肝火上炎者。石决明、珍珠母尚能清肝明目;赭石尚能重镇降逆,治胃气上逆之呕吐、呃逆,肺气上逆之喘息气急等证,并可凉血止血,治多种血热出血证;罗布麻叶还能利尿。

2)平肝潜阳,镇惊安神药:牡蛎、珍珠母。两者常用于肝阳上亢兼心神不宁之惊悸失眠。牡蛎尚能软坚散结,煅用收敛固涩;珍珠母尚能清肝明目,煅用能收湿敛疮。

3)平肝阳,明目药:石决明、珍珠母、蒺藜。常用于肝热或风热上攻之目赤翳障。石决明、珍珠母长于清肝明目,肝热或肝火上炎者多用;蒺藜长于祛风明目,风热上攻者多用,并能祛风止痒。

(叶 蕾)

复习思考题

1. 平肝潜阳药能治各种原因导致的眩晕头痛吗?为什么?

2. 治疗肝阳上亢眩晕,该类药通常与哪类药配伍?

扫一扫
测一测

21章PPT

PPT 课件

第二十一章

息风止痉药

学习目标

1. 通过本章学习,把握息风止痉药的含义、功效与主治、性能特点、配伍应用;常用重点药物的性能特点、主要功效与临床应用、用法及使用注意;全蝎、蜈蚣的用量;羚羊角与钩藤,天麻与钩藤,牛黄与珍珠,全蝎与蜈蚣的配伍意义。

2. 学会理解由该类药物组成的平肝息风剂,主治肝风内动证的用药特点及规律,为其后学习方剂学及临床各学科课程奠定基础。

概述

1. 基本含义　以平息肝风,制止痉挛抽搐为主要作用,主治肝风内动之痉挛抽搐的药物,称息风止痉药。简称为息风药或止痉药。

2. 功效主治

(1)功效:息风止痉。均能平息肝风、制止痉挛抽搐。

(2)主治:肝风内动证。以四肢痉挛、抽搐、颤动等为主要表现,多由肝阳上亢、高热、痰浊、阴血不足等原因引起。本类药物主要适用于温病热盛动风、肝阳化风等所致之痉挛抽搐;亦可辅助用于痫病、破伤风、脾虚慢惊风等痉挛抽搐者。

3. 性能特点　性多寒凉或平;主归肝经;均有沉降趋向;全蝎、蜈蚣有毒。

4. 配伍应用　①根据病因病机配伍:温热病,热极生风者,常与清热泻火、清热解毒药配伍;肝阳上亢易致肝风内动,常与平肝潜阳药配伍;阴血不足,虚风内动者,又当与滋阴养血药配伍;风痰上扰所致者,宜配祛风痰药;外风引动内风的破伤风,口眼㖞斜,常与祛风止痉之品配伍。②依据兼证或兼症配伍:兼闭证神昏、失眠多梦、肝热证等,分别与开窍醒神、安神定惊、清泻肝火等药物配伍。

5. 使用注意　①药性特点:本类药物大多寒凉,脾虚慢惊,则非所宜;个别性偏温燥,血虚阴亏者,又当慎用。②病证禁忌:少数药物有毒,用量不宜过大,孕妇禁用。

羚羊角　Lingyangjiao　《神农本草经》

为牛科动物赛加羚羊 *Saiga tatarica* Linnaeus 的角。镑片或粉碎成细粉。

【性味归经】咸,寒。归肝、心经。

【主要功效】平肝息风,清肝明目,凉血解毒。

【临床应用】

1. 肝风内动,惊痫抽搐　本品咸寒入肝,能息风止痉,清泻肝热,为治肝风内动,惊痫抽搐之要药,尤适于热极生风者。治温热病热邪炽盛,热极动风之高热神昏,痉挛抽搐,常与清热开窍、息风止痉药配伍；治热痰癫痫，惊风抽搐等，多与牛黄、天竺黄等化痰开窍、息风止痉药配伍。

2. 肝阳上亢之头晕目眩 本品又有平肝阳作用。治疗肝阳上亢，头晕目眩，常与其他平肝潜阳药物同用。钩藤与羚羊角均有平肝清肝、息风止痉功效，治疗肝热动风痉挛抽搐，肝阳上亢眩晕头痛，二者配伍平肝息风之力更增。

3. 肝火上炎之目赤头痛 本品善清泻肝火而明目。治肝火上炎之头痛头晕，目赤肿痛，羞明流泪等，常与石决明、菊花、珍珠母等同用。

4. 温热病壮热神昏，热毒发斑 本品有良好的清热解毒，凉血之效。治疗温热病壮热神昏，躁狂，手足抽搐，常与石膏、麝香等清热泻火、开窍醒神药配伍；治热毒发斑，多与大青叶、紫草、贯众等凉血解毒药同用。

此外，本品具清热解毒功效，还可配伍用于疮痈肿毒、肺热咳喘、百日咳等。

【用法用量】煎服，1~3g，宜另煎 2 小时以上，与煎好药液合兑；磨汁或研粉服，每次 0.3~0.6g。

【使用注意】本品性寒，脾虚慢惊，脾胃虚寒者慎用。

【参考资料】

1. 本草精选 《神农本草经》："主明目，益气起阴，去恶血注下……安心气。"《药性论》："治一切热毒风攻注，中恶毒风，卒死昏乱不识人，散产后血冲心烦闷，烧末酒服之。主小儿惊痫，治山瘴，能散恶血。"《本草纲目》："平肝舒筋，定风安魂，散血下气，辟恶解毒，治子痫痉疾。"

2. 化学成分 本品主含角质蛋白，尚含多种磷脂、磷酸钙、胆固醇、维生素 A 等及多种微量元素。

3. 药理作用 本品有镇静、催眠、抗惊厥、抗癫痫、降血压、解热、抗炎、镇痛、抗病原微生物等作用。

牛黄 Niuhuang 《神农本草经》

为牛科动物牛 *Bos taurus domesticus* Gmelin 的干燥胆结石。研极细粉末。

【性味归经】苦，凉。归心、肝经。

【主要功效】息风止痉，化痰开窍，清热解毒。

【临床应用】

1. 温病高热动风，小儿急惊，癫痫 本品苦凉入肝，能凉肝息风而止痉，又能开窍，尤宜于肝风内动或夹痰所致痉挛抽搐兼神昏者。治疗温热病热盛或小儿急惊风之高热，神昏，痉挛抽搐，多与清热泻火解毒、息风止痉药配伍；治疗痰蒙清窍之癫痫发作，突然扑倒，昏不知人，口吐涎沫，四肢抽搐，可与化痰开窍、息风止痉药配伍。

2. 热病神昏，中风痰热神昏 本品性凉入心，又能清心而化痰开窍醒神。治疗温热病热入心包以及中风、惊风、癫痫等痰热蒙蔽心窍所致神昏谵语、高热烦躁、口噤舌蹇等，常与麝香、冰片等开窍醒神、清热解毒之品配伍，如安宫牛黄丸。

3. 热毒疮肿，咽喉肿痛，口舌生疮，瘰疬 本品为清热解毒之良药，单用内服、外用均可。治痈疽、疔毒、疖肿等，可与清热解毒、散结消肿药配伍；治热毒内蕴之咽喉肿痛，口舌生疮，可与珍珠配伍以增清热解毒生肌之效；也常与大黄等泻火解毒药同用，如牛黄解毒丸。

【用法用量】入丸散，每次 0.15~0.35g。外用适量，研末敷患处。

【使用注意】孕妇慎用。

【参考资料】

1. 本草精选 《神农本草经》："主惊痫，寒热，热盛狂痉。"《名医别录》："疗小儿百病，诸痫热口不开,大人狂癫。又堕胎。"《本草经疏》:"能解百毒而消痰热,散心火而疗惊痫,为世神物,诸药莫及也。"

2. **化学成分**　本品含胆酸、脱氧胆酸、胆甾醇、胆色素、麦角甾醇、牛磺酸、钙盐、维生素D、氨基酸及钠、钙、镁、锌、铁、铜、磷等,尚含黏蛋白、脂肪酸及酸性肽类成分等。

3. **药理作用**　本品有解热、镇静、催眠、抗惊厥、抗炎、抗菌、抗病毒、祛痰、镇咳、平喘、抗休克、强心、降血压、保肝、利胆、抗血小板聚集、抗氧化等作用。

思政元素

我国科学家们探索研发牛黄替代品的实践创新精神

牛黄为源于牛的天然胆结石,是较珍稀、名贵的药材。相传牛黄的医疗用途载于"扁鹊错中得牛黄,治愈阳文风瘫病"典故,扁鹊从邻居屠宰的牛胆囊中发现了牛黄,治好了阳文的风瘫病,故而从实践中总结其有清热、化痰、开窍、定惊功效。

牛黄疗效肯定,实际应用需求较大,然而天然牛黄资源非常有限,远远无法满足日益增长的临床用药需求。为解决这一问题,20世纪50年代中期,我国开始了人工合成牛黄的研究。最初科研工作者分析明确了天然牛黄的有效成分及其结构。其后利用牛黄主要成分胆红素、胆酸、胆固醇、无机盐等配制出了人工牛黄。但由于人工牛黄对中枢神经系统作用不明显,无法完全替代天然牛黄。又经反复实践探索,在特制培养器中模拟牛胆囊结石形成的病理条件,用牛胆汁或以一定比例的牛、猪混合胆汁作原料,加入去氧胆酸、胆酸、复合胆红素钙等,反复实践、调整配方,最终得到了药效好的人工合成牛黄。20世纪70年代初,我国制定了牛黄的统一配方和主要原料的质量标准并投入生产。现今还有体外培植牛黄、体外培育牛黄等商品。

科研工作者为解决资源不足和用药急需问题,利用现代科学技术,不断探索,反复实践,勇于开拓,追求实效,这种工匠精神、不断追求的科学精神值得学习。

钩藤　Gouteng　《名医别录》

为茜草科植物钩藤 *Uncaria rhynchophylla*(Miq.)Miq. ex Havil.、大叶钩藤 *Uncaria macrophylla* Wall.、毛钩藤 *Uncaria hirsuta* Havil.、华钩藤 *Uncaria sinensis*(Oliv.)Havil. 或无柄果钩藤 *Uncaria sessilifructus* Roxb. 的干燥带钩茎枝。

【性味归经】甘,凉。归肝、心包经。

【主要功效】息风止痉,清热平肝。

【临床应用】

1. **肝风内动,惊痫抽搐**　本品息风止痉作用和缓,兼能清泻肝热,为治肝风内动、惊痫抽搐之常用药。治温热病热极生风,痉挛抽搐,常与羚羊角、牛黄等清热息风止痉药配伍。治小儿高热惊风,常与天麻、蝉蜕等同用。

2. **肝阳上亢之头晕目眩**　本品既清泻肝热,又可平抑肝阳。治疗肝阳上亢或肝火上炎之头胀头痛、眩晕等,常与羚羊角、夏枯草等清肝、平肝之品同用。

3. **外感风热头痛目赤**　本品轻清透散,又能清泻肝热。治疗外感风热之头痛目赤,常与菊花、夏枯草等同用;治疗麻疹不透,可与薄荷、牛蒡子、蝉蜕等疏散风热、透疹之品同用。

此外,本品有凉肝定惊之功,配伍凉肝、清心定惊之品可用治小儿夜啼。

【用法用量】煎服,3~12g。其所含钩藤碱加热易被破坏,故宜后下。

【参考资料】

1. 本草精选　《名医别录》:"主小儿寒热,十二惊痫。"《药性论》:"主小儿惊啼,瘛疭热壅。"《本草纲目》:"大人头旋目眩,平肝风,除心热,小儿内钓腹痛,发斑疹。"

2. 化学成分　本品含多种吲哚类生物碱,主要有钩藤碱、异钩藤碱、赛鸡纳碱、异赛鸡纳碱、柯诺辛因碱、异柯诺辛因碱、柯楠因碱、二氢柯楠因碱;尚含黄酮类化合物、儿茶素类化合物等。

3. 药理作用　本品有镇静、抗惊厥、降血压、降血脂、抗心律失常、抑制血小板聚集、抗血栓形成、钙拮抗、平喘等作用。

天麻　Tianma　《神农本草经》

为兰科植物天麻 *Gastrodia elata* Bl. 的干燥块茎。

【性味归经】甘,平。归肝经。

【主要功效】息风止痉,平抑肝阳,祛风通络。

【临床应用】

1. 肝风内动,小儿急慢惊风,癫痫,破伤风　本品甘缓不峻,性平不偏,质润不燥,主入肝经,功善息风止痉,用于多种病因引起的痉挛抽搐,不论寒热虚实皆可应用。治疗热极生风之肝风内动,痉挛抽搐,可与羚羊角、钩藤等清肝息风止痉药配伍;治疗小儿急惊风,高热抽搐,常与凉肝息风止痉药配伍;治小儿脾虚慢惊风,手足抽动,宜与补益脾胃、息风止痉之品同用;治痫病频发,昏迷抽搐,口吐白沫,多与清热化痰、开窍、止痉药配伍;治破伤风,角弓反张,当与祛风止痉之品同用。

2. 肝阳上亢之眩晕头痛。本品既能息肝风,又平肝阳,为治眩晕头痛要药,单用有效。治疗眩晕头痛,不论虚证、实证,均可随证配伍应用。天麻甘平不峻,钩藤甘凉清解,治疗肝风内动抽搐,肝阳上亢之眩晕头痛,二者常配伍,增强平肝阳、息风止痉之功。

3. 风湿痹证,肢体麻木,手足不遂　本品又能祛外风而通经络。治疗风湿痹证,关节疼痛,屈伸不利,多与祛风湿、通络止痛药同用;治疗中风后遗症,肢体麻木、手足不遂,可与养血活血、祛风通络之品配伍。

【用法用量】煎服,3~10g;研末冲服,每次 1~1.5g。

【参考资料】

1. 本草精选　《开宝本草》:"主诸风湿痹,四肢拘挛,小儿风痫惊气,利腰膝,强筋力。"《本草经疏》:"凡头风眩晕,与夫痰热上壅,以致头痛及眩,或四肢湿痹麻木,小儿风痫惊悸等证,所必须之药。"

2. 化学成分　本品主要含天麻苷、天麻苷元、香荚兰醇、香荚兰醛、黏液质、结晶性中性物质,尚含柠檬酸、琥珀酸、棕榈酸、维生素 A 类物质、多糖、微量生物碱等成分及多种微量元素。

3. 药理作用　本品有镇静、镇痛、抗惊厥、抗癫痫、降血压、减慢心率、抗炎、延缓衰老、保护神经细胞、增强记忆、抗辐射等作用。天麻多糖有免疫活性。

全蝎　Quanxie　《蜀本草》

为钳蝎科动物东亚钳蝎 *Buthus martensii* Karsch 的干燥体。

【性味归经】辛,平;有毒。归肝经。

【主要功效】息风止痉,通络止痛,攻毒散结。

【临床应用】

1. 肝风内动,痉挛抽搐、小儿惊风、癫痫、破伤风　本品性平,有良好的息风止痉功效,为治痉挛抽搐之要药,适宜于多种原因所致痉挛抽搐,每与蜈蚣相须为用,息风止痉之力更

笔记栏

增。治小儿急惊风,高热抽搐,常与清热息风止痉药同用;治小儿脾虚慢惊,手足抽动,每与益气健脾、止痉之品配伍。治肝风夹痰,癫痫抽搐,宜与化痰、息风、开窍药同用;治破伤风,角弓反张,多与祛风止痉药配伍。

2. 中风面瘫,半身不遂,风湿顽痹,偏正头痛　本品味辛力猛,走窜搜剔,功善通络止痛。治疗风中经络面瘫,口眼㖞斜,或中风半身不遂,常与祛风止痉、养血活血通络之品配伍;治风寒湿痹久治不愈,筋脉拘挛,甚则关节变形之顽痹,常与祛风通络、活血止痛药同用;治顽固性偏正头痛,单用有效,或配伍祛风通络止痛之品以增效。

3. 疮疡肿毒,瘰疬痰核　本品有毒,以毒攻毒而散结、消肿止痛。治疮疡肿毒,常与泻火解毒药配伍;治疗痰火郁结之瘰疬、痰核,常与化痰散结、消肿止痛之品配伍。

【用法用量】煎服,3~6g;研末吞服,每次 0.6~1g。外用适量。

【使用注意】本品有毒,用量不宜过大。孕妇禁用。

【参考资料】

1. 本草精选　《开宝本草》:"疗诸风瘾疹及中风,半身不遂,口眼㖞斜,语涩,手足抽掣。"《本草纲目》:"小儿惊痫风搐,大人疬疟,耳聋疝气,诸风疮,女人带下阴脱。"《本草经疏》:"诸风掉眩,木属肝,风客是经,非辛温走散之性,则不能祛风逐邪,兼引诸风药入达病所也。故大人真中风,小儿急惊风,皆须用之。"

2. 化学成分　本品含蝎毒、抗癫痫肽(AEP),并含三甲胺、甜菜碱、牛磺酸、棕榈酸、软硬脂酸、胆甾醇、卵磷脂、铵盐等,尚含钠、钾、钙、镁、铁、铜、锌、锰等元素。

3. 药理作用　本品有镇痛、抗惊厥、抗癫痫、抗血栓、抗凝等作用;蝎毒能引起子宫收缩。

蜈蚣　Wugong　《神农本草经》

为蜈蚣科动物少棘巨蜈蚣 *Scolopendra subspinipes mutilans* L.Koch 的干燥体。

【性味归经】辛,温;有毒。归肝经。

【主要功效】息风止痉,通络止痛,攻毒散结。

【临床应用】

1. 急慢惊风,癫痫抽搐,破伤风　本品辛行温通,息风止痉力强,为息风止痉要药,每与全蝎相须为用。治小儿急惊风,高热抽搐,常与清热息风止痉药同用;治小儿脾虚慢惊,手足抽动,每与益气健脾、止痉之品配伍;治疗痰浊蒙蔽清窍之癫痫发作,昏迷抽搐者,常与息风止痉、化痰开窍药同用。

2. 中风面瘫,手足不遂,风湿顽痹,偏正头痛　本品亦似全蝎,味辛力猛,走窜搜剔而能通络止痛,常相须为用,或随证配伍。治风中经络面瘫,口眼㖞斜,宜与祛风通络药同用;治顽固性头痛,多与祛风止痛药配伍;治风湿顽痹,常与祛风湿、通络止痛药同用。

3. 疮疡肿毒,瘰疬痰核　本品似全蝎,有毒,以毒攻毒而散结力强,为外科常用之药。凡热毒内侵或痰湿凝结所致之疮疡肿毒,瘰疬,痰核,内服、外用均可,但以外用为主;治疗恶疮肿毒,常与解毒消痈药配伍;治瘰疬溃烂,可以研末外敷。

【用法用量】煎服,3~5g;研末冲服,每次 0.6~1g。外用适量。

【使用注意】本品有毒,辛温走窜,用量不宜过大。孕妇禁用。血虚生风者慎服。

【参考资料】

1. 本草精选　《日华子本草》:"治癥癖,邪魅,蛇毒,入药炙用。"《本草纲目》:"小儿惊痫风搐,脐风口噤,丹毒秃疮瘰疬,便毒痔漏,蛇瘕、蛇瘴、蛇伤。"《医学衷中参西录》:"凡一切疮疡诸毒皆能消之。其性尤善搜风,内治肝风萌动、癫痫眩晕、抽掣瘛疭、小儿脐风;外治经络中风、口眼㖞斜、手足麻木。"

2. 化学成分 本品含蜈蚣毒液,主要是组胺样物质及溶血性蛋白质;此外,尚含有脂肪油、胆甾醇、蚁酸及组氨酸、精氨酸、亮氨酸等多种氨基酸;并含糖类、蛋白质以及铁、锌、锰、钙、镁等多种元素。

3. 药理作用 本品有镇静、镇痛、抗惊厥、抗炎、抗菌、降低血黏度、降血压等作用。

地龙 Dilong 《神农本草经》

为钜蚓科动物参环毛蚓 *Pheretima aspergillum*(E.Perrier)、通俗环毛蚓 *Pheretima vulgaris* Chen、威廉环毛蚓 *Pheretima guillelmi*(Michaelsen)或栉盲环毛蚓 *Pheretima pectinifera* Michaelsen 的干燥体。生用或鲜用。

【性味归经】咸,寒。归肝、肺、膀胱经。

【主要功效】清热息风,通络,平喘,利尿。

【临床应用】

1. 神昏狂躁,急惊风,癫痫抽搐 本品性寒入肝,通利走窜,既能息风止痉,又有良好的清热作用,尤宜于热盛动风之证。治疗温热病,壮热神昏狂躁,常与清热息风、开窍醒神药配伍;治疗小儿急惊风之高热,抽搐,常与清热泻火、息风止痉药同用;若治癫痫抽搐,单用,或与息风止痉、化痰开窍之品同用。

2. 痹痛肢麻,半身不遂 本品性善走窜而长于通经活络。治风湿热痹,关节红肿热痛,宜与祛风湿、清热通络药配伍;治风寒湿痹,肢麻不仁,多与祛风散寒、舒筋活络药配伍;治风湿日久,瘀血痹阻经脉、肢节或周身痹痛之证,又当与活血祛瘀、通络止痛之品配伍;治疗中风后气虚血滞,筋脉失养之半身不遂、口眼㖞斜,多与益气活血药同用。

3. 肺热喘哮 本品性寒,善清泻肺热而平喘。治疗热邪壅肺之喘息痰多哮鸣,常与清肺、化痰、平喘药同用,也可单用研末内服;治寒饮阻肺之哮喘,则须与温肺化饮、止咳平喘药配伍。

4. 小便不利,尿闭不通 本品能清膀胱热而利尿。治热结膀胱所致小便不利,或尿闭不通,可单用鲜品捣汁服用;与利尿通淋药配伍。

此外,本品通过配伍,还可用于高血压、痄腮、烧烫伤、鹅口疮等。

【用法用量】煎服,5~10g,鲜品 10~20g;研末吞服,每次 1~2g。外用适量。

【用法用量】脾胃虚寒及无内热者慎服。

【参考资料】

1. 本草精选 《名医别录》:"疗伤寒伏热,狂谬,大腹,黄疸。"《日华子本草》:"治中风并痫疾,去三虫,治传尸,天行热疾,喉痹,蛇虫伤。"《本草纲目》:"主伤寒疟疾,大热狂烦,及大人,小儿小便不通,急慢惊风,历节风痛。"

2. 化学成分 本品主要含蚯蚓解热碱、蚯蚓素、蚯蚓毒素,还含磷脂、胆固醇、蛋白质、维生素、氨基酸、嘌呤类、胆碱,尚含多种微量元素及酶类等成分;此外,还含氨基酸、硬脂酸、棕榈酸等有机酸。

3. 药理作用 本品有解热、镇静、抗惊厥、降血压、降低血黏度、抗纤溶、抗凝血、改善微循环、促进创伤修复、肾脏保护、抗心律失常、抗菌、兴奋子宫平滑肌等作用。

僵蚕 Jiangcan 《神农本草经》

为蚕蛾科昆虫家蚕 *Bombyx mori* Linnaeus 4~5 龄的幼虫感染(或人工接种)白僵菌 *Beauveria bassiana*(Bals.)Vuillant 而致死的干燥体。生用或炒用。

【性味归经】咸、辛,平。归肝、肺、胃经。

【主要功效】息风止痉,祛风止痛,化痰散结。

【临床应用】

1. 急慢惊风，癫痫　本品性平，能息风止痉，兼可化痰，尤宜于惊风，癫痫夹痰热者。治小儿急惊，高热，抽搐，痰喘，常与清热化痰、息风止痉药配伍；治小儿脾虚慢惊，多与益气健脾、息风止痉之品同用；治热痰癫痫抽搐，常与清热化痰、息风开窍药同用。

2. 中风面瘫，口眼㖞斜　本品与天麻类似，有祛风通络之效。治疗风中经络，口眼㖞斜，常与天麻等其他祛风通络药配伍。

3. 风热或肝热上攻头痛目赤，咽喉肿痛，风疹瘙痒　本品辛散，长于祛外风以止痒、止痛。治疗肝经风热上攻之头痛、目赤肿痛、迎风流泪等，常与疏散风热、清利头目之品配伍；治风热上攻之咽喉肿痛，可与薄荷、牛蒡子、蝉蜕等散风热、利咽之品同用；治疗风疹瘙痒，可单用研末服，或与其他疏风止痒药同用。

4. 瘰疬痰核，疔腮　本品还能化痰散结以消肿。治疗瘰疬、痰核，可单用研末服，或与其他化痰软坚散结药同用；治疗疔腮，多与清热解毒、消肿散结药配伍。

【用法用量】煎服，5~10g；研末吞服，每次 1~1.5g。散风热宜生用，余多制用。

【参考资料】

1. 本草精选　《神农本草经》："主小儿惊痫，夜啼，去三虫，灭黑䵟，令人面色好，男子阴疡病。"《日华子本草》："治中风失音，并一切风疾，小儿客忤，男子阴痒痛，女子带下。"《本草纲目》："散风痰结核，瘰疬，头风，风虫齿痛，皮肤风疮，丹毒作痒……一切金疮，疔肿风痔。"

2. 化学成分　本品主要含蛋白质、脂肪，尚含多种氨基酸以及铁、锌、铜、锰、铬等微量元素。僵蚕体表的白粉中含草酸铵。

3. 药理作用　本品有镇静、催眠、抗惊厥、抗菌、抗凝血、抗血栓作用，对某些原虫及肿瘤细胞有抑制作用。

本章供参考学习的拓展药见表 21-1。

表 21-1　息风止痉药知识拓展

药名	功效	主治	用法用量
僵蛹	①息风止痉 ②祛风止痛 ③化痰散结	①惊痫抽搐；风中经络，口眼㖞斜 ②风热头痛，目赤，咽痛，风疹瘙痒 ③痰核，瘰疬	煎服，5~9g；研末吞服，1~1.5g

学习小结

1. 学习内容

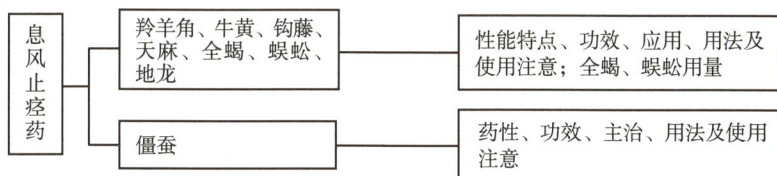

息风止痉药	羚羊角、牛黄、钩藤、天麻、全蝎、蜈蚣、地龙	性能特点、功效、应用、用法及使用注意；全蝎、蜈蚣用量
	僵蚕	药性、功效、主治、用法及使用注意

2. 学习方法

（1）本章应以息风止痉共有功效为核心，结合该类药物的性能特点与主治病证，归纳、比较相似功效药物的共性，区别各药在性、效、用方面的特点，以便把握本章药物的基本知识和技能；全蝎、蜈蚣有毒，注意其用量及使用注意；注意钩藤的使用注意；关注羚羊角与钩藤,天麻与钩藤,牛黄与珍珠、全蝎与蜈蚣的配伍意义。

(2)功效相似药物比较

1)息风止痉,清热药:羚羊角、牛黄、钩藤、地龙。常用于热病,热极生风之痉挛抽搐。羚羊角、牛黄又兼能清热解毒,温热病尤为多用。羚羊角、钩藤兼能平肝潜阳,均宜于肝阳上亢兼有肝热者。羚羊角尚能清肝明目;牛黄又能化痰开窍,并可清心热,可用于温热病、中风、癫狂、痫证等热痰闭阻心窍之闭证神昏;地龙尚可清肺平喘、通络、利尿。

2)息风止痉,平肝阳药:羚羊角、钩藤、天麻。三者均可主治肝风内动痉挛抽搐以及肝阳上亢证头痛眩晕。羚羊角、钩藤兼能清热,热极生风者尤宜。钩藤、天麻常相须为用。天麻性平,不论寒热虚实之眩晕、抽搐皆可用之,为止眩晕良药;又可祛外风、通经络,宜于中风肢体麻木或风湿痹痛。

3)息风止痉,通络药:天麻、地龙、全蝎、蜈蚣。均常用于风中经络,肢体麻木、口眼㖞斜及风湿痹证。天麻、全蝎、蜈蚣兼祛风止痛,用治多种偏正头痛。全蝎、蜈蚣还能攻毒散结,用治疮疡肿毒、瘰疬、痰核等证,两者常相须为用。

4)息风止痉,止痛药:全蝎、蜈蚣、僵蚕。适宜于多种偏正头痛及风湿痹痛等证。僵蚕并能祛风止痒,化痰散结。

此外,牛黄、僵蚕兼能化痰。

（唐　怡）

复习思考题

1. 息风止痉药能治所有原因导致的痉挛抽搐吗? 为什么?

2. 天麻为何广泛用于多种原因所致的眩晕头痛?

3. 治高热惊风抽搐兼有咳喘小便不利,最宜选择哪味药? 其综合体现了该药的哪些功效?

第二十二章

开 窍 药

学习目标

1. 通过本章学习,把握开窍药的含义、功效与主治、性能特点、配伍应用;常用重点药物的性能特点、主要功效与临床应用、用法及使用注意;麝香、冰片的用量。

2. 学会理解由该类药物组成的开窍剂,主治闭证神昏的用药特点及规律,为其后学习方剂学及临床各学科课程奠定基础。

概述

1. 基本含义　凡以开窍醒神为主要作用,主治闭证神昏的药物,称开窍药。因其气味多芳香,又称为芳香开窍药。

2. 功效主治

(1)功效:开窍醒神。均能开启闭阻心窍、醒神回苏而有开窍醒神功效。多数药物兼有止痛作用。

(2)主治:闭证神昏。症见神志昏迷、不省人事、牙关紧闭、两手固握,脉来有力等。其多由温热毒邪、痰浊、瘀血、寒邪等实邪闭阻心窍,导致神明失用,以神志昏迷为主症。常见于温病热、癫痫、中风、胸痹痛等病证。

依据兼有症状不同,闭证又有寒闭、热闭之分。神昏伴见面青、身凉、苔白、脉迟,为寒闭;神昏伴见面红、身热、苔黄、脉数,为热闭。

3. 性能特点　气芳香味辛;主归心经;有升浮趋向;多为温性。

4. 配伍应用　①根据闭证寒热属性不同予以配伍:寒闭神昏,宜与温里祛寒之品配伍,组成"温开"剂;热闭神昏,宜与清热泻火解毒之品配伍,组成"凉开"剂。②依据兼症配伍:闭证神昏兼惊厥抽搐者,常与平肝息风止痉药配伍;兼烦躁不安者,常与安神定惊药物配伍;疼痛导致神昏者,可与行气止痛或活血化瘀止痛药物配伍;神昏而口吐痰涎者,当与化痰药物配伍。

5. 使用注意　①药物特性:本类药辛香走窜,其有效成分易于挥发,多数不入煎剂,而宜入丸剂、散剂及其他新剂型,并便于急救使用;其辛香走窜,易耗伤正气,故只宜暂服,不可久用。②病证禁忌:神志昏迷有虚实之别,神昏而大汗欲脱,脉微欲绝之虚证即脱证,治当急救固脱,非本章药物所宜。部分药物孕妇禁用或慎用。

麝香　Shexiang　《神农本草经》

为鹿科动物林麝 *Moschus berezovskii* Flerov、马麝 *Moschus sifanicus* Przewalski 或原麝 *Moschus moschiferus* Linnaeus 成熟雄体香囊中的干燥分泌物。

【性味归经】辛,温。归心、脾经。

【主要功效】开窍醒神,活血通经,消肿止痛。

【临床应用】

1. 闭证神昏 本品辛香温通,开窍醒神作用强,显效快,为醒神回苏要药,不论寒闭、热闭神昏,皆可选用,被誉为"开窍醒神第一要药"。治疗温病热陷心包,热痰蒙蔽心窍,小儿惊风及中风痰厥等热闭神昏,常与牛黄、冰片、朱砂等配伍,组成凉开之剂,如安宫牛黄丸;治疗寒湿或痰浊闭阻心窍之中风痰迷,神昏等寒闭,常与苏合香、檀香、安息香等配伍,组成温开之剂,如苏合香丸。

2. 经闭、癥瘕、心腹疼痛、风湿痹痛、跌打损伤等 本品辛行温通,又有良好的活血通经、止痛功效,适宜于多种瘀血病证。治疗瘀血经闭,常与丹参、桃仁、红花等药同用;若治癥瘕痞块等瘀血重症,可与水蛭、虻虫、三棱等破血消癥药配伍;治疗胸痹心痛,心腹暴痛,可与活血化瘀止痛药同用;治疗偏正头痛,日久不愈者,常与川芎、赤芍、桃仁等同用。

本品又为伤科要药,治跌打损伤,瘀肿疼痛,骨折扭挫,不论内服外用均有良效,并常与乳香、没药、红花等活血化瘀、消肿止痛药配伍。若治风湿痹痛,顽固不愈者,可与祛风湿类药物同用。

3. 疮疡肿毒,瘰疬痰核,咽喉肿痛 本品的活血化瘀、消肿散结止痛功效,还适宜于热毒疮肿。治疮疡肿毒,常与牛黄、乳香、没药等清热解毒、活血止痛药同用;治瘰疬痰核,与化痰软坚散结之品配伍;治咽喉肿痛,与牛黄、蟾酥、珍珠等配伍。

此外,本品活血通经,辛香走窜,有催生下胎之效。传统用于难产、死胎、胞衣不下等,但现已少用。

【用法用量】入丸散,0.03~0.1g,不入煎剂。外用适量,调敷或敷贴。

【使用注意】本品走窜力强,妇女月经期及孕妇禁用。

【参考资料】

1. 本草精选 《神农本草经》:"主辟恶气……温疟,蛊毒、痫痓,去三虫。"《名医别录》:"疗诸凶邪鬼气,中恶,心腹暴痛,胀急痞满,风毒,妇人产难,堕胎……"《本草纲目》:"通诸窍,开经络,透肌骨,解酒毒,消瓜果食积,治中风、中气、中恶、痰厥、积聚癥瘕。""盖麝香走窜,能通诸窍之不利,开经络之壅遏。"

2. 化学成分 本品含麝香大环酮类化合物如麝香酮等,甾体类化合物如睾酮、雌二醇、胆甾醇等,多种氨基酸如天冬氨酸、丝氨酸等,脂肪酸和酯类化合物如甘油三软脂酸油酸酯等;此外,尚含尿囊素、蛋白激酶激活剂、无机盐等。

3. 药理作用 本品对神经系统有双向调节作用,小剂量兴奋,大剂量则抑制;能加速昏迷动物苏醒、抗脑水肿、改善脑部循环障碍、兴奋呼吸、调节血压、强心、提高机体耐缺氧能力、抗菌、抗炎、抗血栓、抗肿瘤。此外,本品可兴奋妊娠离体子宫,抑制非妊娠离体子宫。麝香酮具有双向调节睡眠、抗早孕、雄激素样作用。

冰片　Bingpian　《新修本草》

用松节油、樟脑等,经化学方法合成的,为"合成龙脑",研细粉用。天然冰片为樟科植物樟 *Cinnamomum camphora*(L.)Presl. 的新鲜枝、叶经提取加工品制成,主含右旋龙脑。艾片为菊科植物艾纳香 *Blumea balsamifera*(L.)DC. 的新鲜叶经提取加工制成的结晶,主含左旋龙脑。

【性味归经】辛、苦,微寒。归心、脾、肺经。

【主要功效】开窍醒神,清热止痛。

【临床应用】

1. 闭证神昏　本品气味辛香,有良好的开窍醒神作用,功似麝香,但冰片性偏寒凉,尤宜于热病神昏,两者常配伍治疗各种闭证神昏。治疗热痰内闭、暑热卒厥、小儿惊风等热闭神昏之证,常与牛黄、麝香、黄连等配伍;若治寒闭神昏,又常与苏合香、安息香、麝香等开窍醒神、温里散寒药配伍。

2. 疮疡肿毒、目赤肿痛、咽喉肿痛、口舌生疮等　本品有清热、消肿、止痛、防腐作用,为皮肤、五官科热证常用药。治疗目赤肿痛,单用点眼,也可与炉甘石、硼砂、熊胆等制成眼药;治咽喉肿痛,口舌生疮,常与硼砂、朱砂、玄明粉共研细末,吹敷患处;治风热喉痹,可与灯心草、黄柏、白矾共为末,吹患处;治疗急、慢性化脓性中耳炎之耳道流脓,以本品搅溶于核桃油中滴耳。

此外,本品还常配伍用于冠心病,心绞痛,牙龈肿痛,有一定疗效。

【用法用量】入丸散,0.15~0.3g,不入煎剂。外用适量,研末干掺或调敷。

【使用注意】本品辛香走窜,故孕妇慎服。

【参考资料】

1. 本草精选　《新修本草》:"主心腹邪气,风湿积聚,耳聋,明目,去目赤肤翳。"《本草纲目》:"疗喉痹、脑痛、鼻瘜、齿痛、伤寒舌出、小儿痘陷。通诸窍,散郁火。"《医林纂要》:"冰片主散郁火,能透骨热,治惊痫、痰迷、喉痹、舌胀、牙痛、耳聋、鼻息、目赤浮翳、痘毒内陷、杀虫、痔疮、催生,性走而不守,亦能生肌止痛。"

2. 化学成分　龙脑冰片主要含右旋龙脑,尚含少量葎草烯、β-榄香烯、石竹烯等倍半萜,齐墩果酸、麦珠子酸、积雪草酸、龙脑香醇、古柯二醇等。艾片主要含左旋龙脑,机制冰片为消旋混合龙脑。

3. 药理作用　本品有镇静、催眠、抗炎、抗菌、抗心肌缺氧、脑保护、调节血-脑屏障功能、促神经胶质细胞分裂生长、抗生育等作用。局部应用对感觉神经产生轻微刺激,有一定的止痛及防腐作用。

石菖蒲　Shichangpu　《神农本草经》

为天南星科植物石菖蒲 *Acorus tatarinowii* Schott 的干燥根茎。生用。

【性味归经】辛、苦,温。归心、胃经。

【主要功效】开窍宁神,化湿和胃。

【临床应用】

1. 痰湿蒙蔽心窍之神昏,癫痫,耳聋,耳鸣　本品有开窍醒神之功,兼能化湿辟秽,适宜于痰湿蒙蔽清窍之神志昏迷。治中风痰迷心窍,神志昏迷,舌强不语,常与其他化痰开窍药同用;治热痰蒙蔽,高热,神昏谵语,常与郁金、半夏、竹沥等配伍;治热痰癫痫抽搐,可与枳实、竹茹、黄连等配伍;治湿浊蒙蔽,清阳不升之耳鸣、耳聋等,又常与化湿开窍、聪耳明目药配伍;治心肾两虚之耳鸣耳聋,头昏,心悸,常与女贞子、丹参、首乌藤等同用。

2. 健忘,失眠　本品既能开心窍,又可益心智,还能安心神,功似远志,善治健忘,并常配伍。治心脾不足,心神失养所致健忘、失眠、多梦、心悸怔忡,常与人参、茯苓、远志等配伍。

3. 湿阻中焦之脘腹痞胀,噤口痢　本品芳香而善化湿浊、醒脾胃。治疗湿浊中阻之脘闷腹胀疼痛,常与砂仁、苍术、厚朴等同用;治湿从热化,身热吐利,胸脘痞闷,可与黄连、厚朴等配伍;治疗湿浊、热毒蕴结于肠道所致泻痢,里急后重,不能进食,可与黄连等清热燥湿、化湿运脾药配伍。

【用法用量】煎服,3~10g,鲜品加倍。或入丸散。

【使用注意】辛温香散,易伤阴耗气,故阴亏血虚及精滑多汗者慎服。

【参考资料】

1. 本草精选 《神农本草经》:"主风寒湿痹,咳逆上气,开心孔,补五脏,通九窍,明耳目,出音声。久服轻身,不忘,不迷惑,延年。"《本草纲目》:"治中恶卒死,客忤癫痫,下血崩中,安胎漏,散痈肿。"《本草从新》:"辛苦而温,芳香而散,开心孔,利九窍,明耳目,发声音,去湿除风,逐痰消积,开胃宽中,疗噤口毒痢。"

2. 化学成分 本品含挥发油,其主要成分为β-细辛醚、α-细辛醚、石竹烯、α-葎草烯、石菖醚、细辛醚等;此外,尚含有氨基酸、有机酸和糖类。

3. 药理作用 本品有镇静、抗惊厥、抗抑郁、脑保护、改善学习记忆、抗心肌缺血、抗心律失常、解痉、促进消化、平喘、降血脂、抗菌、杀虫等作用。

苏合香 Suhexiang 《名医别录》

为金缕梅科植物苏合香树 *Liquidambar orientalis* Mill. 的树干渗出的香树脂经加工精制而成。生用。

【性味归经】辛,温。归心、脾经。

【主要功效】开窍辟秽,止痛。

【临床应用】

1. 寒闭神昏 本品开窍醒神之力不及麝香,其性温,长于温通辟秽,故为治寒闭神昏常用药。治疗寒邪、痰浊内闭之中风痰厥、惊痫等,常与麝香、安息香、檀香等同用,组成温开剂,如苏合香丸。

2. 胸痹心痛,胸闷腹痛 本品温通辛香走窜,又能温散寒邪而止痛。治疗寒凝、瘀血或痰浊闭阻胸中之胸痹心痛,胸脘痞满冷痛等,可与温里散寒药、活血化瘀药、化痰开窍药配伍。现代以本品与冰片等同用,治冠心病心绞痛,如苏冰滴丸。

此外,本品能温通散寒,还可用治冻疮,将苏合香溶于乙醇中涂敷患处。

【用法用量】入丸剂,0.3~1g,不入煎剂。

【使用注意】本品辛香温燥,故阴虚火旺者慎服。

【参考资料】

1. 本草精选 《名医别录》:"主辟恶气,杀鬼精物,温疟蛊毒,痫痓,去三虫,除邪,令人无梦魇。"《本草纲目》:"气香窜,能通诸窍脏腑,故其功能辟一切不正之气。"《本经逢原》:"能透诸窍藏,辟一切不正之气。凡痰积气厥,必先以此开导,治痰以理气为本也。凡山岚瘴湿之气袭于经络,拘急弛缓不均者,非此不能除。但性燥气窜,阴虚多火人禁用。"

2. 化学成分 本品含有挥发油、萜类、黄酮类、酚酸类、苯丙素类等成分。

3. 药理作用 本品有催眠、抗惊厥、脑保护、抗心肌缺血、抗血小板聚集、抗血栓、祛痰、抗炎、促进溃疡愈合等作用。

安息香 Anxixiang 《新修本草》

为安息香科植物白花树 *Styrax tonkinensis* (Pierre) Craib ex Hart. 的干燥树脂。生用。

【性味归经】辛,苦,平。归心、脾经。

【主要功效】开窍醒神,行气活血,止痛。

【临床应用】

1. 闭证神昏及产后血晕 本品性平,开窍醒神之力弱,常与其他开窍药配伍组方,用于闭证神昏。治中风痰厥,气郁暴厥,中恶昏迷,可与化痰开窍、行气药配伍;治中暑,中风及温病痰热内闭,可与清热解毒、化痰开窍药配伍;治产后血晕,多与补血益气药配伍。

2. 心腹冷痛,痹痛日久 本品有活血、行气、止痛之功。治疗心腹冷痛,痹痛日久,小儿腹痛等,多与其他温里散寒、活血化瘀、行气止痛药配伍。

【用法用量】入丸散,0.6~1.5g,不入煎剂。

【使用注意】本品辛香苦燥,故阴虚火旺者慎服。

【参考资料】

1. 本草精选 《新修本草》:"主心腹恶气。"《本草述》:"治中风,风痹,风痫,鹤膝风,腰痛,耳聋。"《本草从新》:"宜行气血。研服行血下气,安神。"

2. 化学成分 本品含树脂,主要成分为 3- 苯甲酰泰国树脂酸酯和苯甲酸松柏醇酯。还含苯甲酸、苯甲酸桂皮醇酯、香草醛等。

3. 药理作用 本品有祛痰、防腐、抗炎、解热、抗脑缺血等作用。

需了解的开窍药见表 22-1;本章供参考学习的拓展药见表 22-2。

表 22-1 了解的开窍药

药名	性味归经	功效	主治	用法用量与注意
蟾酥	辛,温;有毒。归心经	①开窍醒神 ②解毒消肿止痛	①痧胀腹痛吐泻,甚则昏厥 ②痈疽疔疮,咽喉肿痛,龋齿作痛	入丸散,每次 0.015~0.03g。外用适量。毒大,孕妇禁用;不可入目

表 22-2 开窍药知识拓展

药名	功效	主治	用法用量
樟脑	①内服开窍辟秽 ②外用除湿杀虫,温散止痛	①痧胀腹痛,吐泻,神昏 ②疥癣湿疮,瘙痒溃烂;牙痛及跌打损伤疼痛	入丸散或用酒溶化服,每次 0.1~0.2g。外用适量

学习小结

1. 学习内容

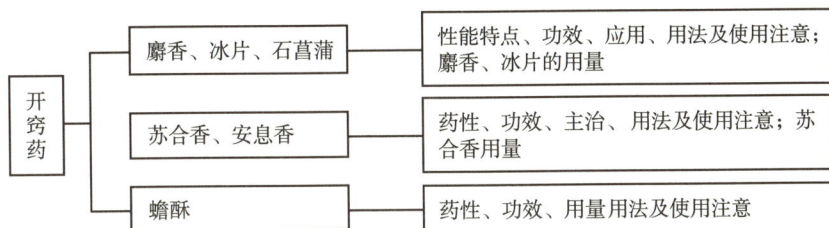

开窍药	麝香、冰片、石菖蒲	性能特点、功效、应用、用法及使用注意;麝香、冰片的用量
	苏合香、安息香	药性、功效、主治、用法及使用注意;苏合香用量
	蟾酥	药性、功效、用量用法及使用注意

2. 学习方法

(1)本章应以开窍醒神共有功效为核心,结合该类药物的性能特点与主治病证,归纳、比较相似功效药物的共性,区别各药在性、效、用方面的特点,以便把握本章药物的基本知识和技能;关注麝香、冰片、苏合香、蟾酥的用量。

(2)功效相似药物比较

1)开窍醒神,止痛药:麝香、冰片、苏合香、安息香、蟾酥。其均能开窍醒神,用治闭证神昏,又均能止痛。其中麝香为"开窍醒神第一要药",开窍力强,为治各种闭证神昏之首选药;还能活血通经、消肿止痛,主治经闭,癥瘕,心腹暴痛,头痛,跌打损伤,风寒湿痹等瘀血证;催产下胎,现今少用。冰片清热止痛,善治五官科及皮肤科之肿痛。苏合香温散寒而止痛,善治寒闭神昏及寒凝或痰浊闭阻之胸痹痛,胸脘痞满、冷痛等。安息香行气活血止痛,宜于气滞血瘀所致心腹疼痛。蟾酥有麻醉止痛、解毒消肿之功。

　　2) 开窍、宁心安神药:石菖蒲与远志。二者均能开窍、宁神,但石菖蒲长于开窍化湿,适宜于痰湿蒙蔽之神昏、癫痫、耳聋等;化湿和胃,治湿浊中阻。远志安神益智,还能祛痰,外用消散痈肿。

（李煦照）

复习思考题

1. 开窍药能治疗所有原因导致的神志昏迷吗? 为什么?
2. 为什么开窍药多入丸散或制成中成药使用?

第二十三章

补 虚 药

学习目标

　　1. 通过本章学习,把握补虚药的含义、功效与主治、性能特点;常用重点药物的分类归属、性能特点、主要功效与临床应用、用法及使用注意,鹿茸、蛤蚧、益智的用量;人参与附子,人参与麦冬、五味子,人参与蛤蚧,黄芪与柴胡、升麻,甘草与白芍,当归与黄芪,女贞子与墨旱莲的配伍意义。

　　2. 学会理解由该类药物组成的补虚剂,主治虚证的用药特点及规律,为其后学习方剂学及临床各学科课程奠定基础。

概述

　　1. 基本含义　凡以补虚扶弱为主要作用,主治虚证的药物,称为补虚药。

　　2. 功效主治

　　(1)功效:补虚药均能通过补虚扶弱而纠正人体气血阴阳虚衰的病理偏向。依据主治病证,又有补气、补血、补阴、补阳之别。

　　(2)主治:虚证,其多由人体气血阴阳虚衰引起。由于虚证又有气虚证、血虚证、阴虚证、阳虚证之不同,各类补虚药的不同功效、主治病证及其主要兼有功效与主治,将于各节的概述中介绍。

　　(3)分类:依据性能特点与主治,将该类药分为补气药、补血药、补阴药和补阳药4类。

　　3. 性能特点　味甘;补气药主归脾、肺经,补血药主归心、肝经,补阴药主归肺、胃、肝、肾经,补阳药主归肾经;补阳药、大多数补气药及补血药性多偏温,补阴药及部分补气药、补血药性偏寒凉。本类药物除仙茅有毒外,其他药在常用剂量内均无毒性。

　　4. 配伍应用　①补虚药之间的配伍:人体是一个有机整体,各脏腑及其气血阴阳之间在生理上相互依存,在病理上相互影响,故临床上往往是两种或两种以上的虚证并见。因此,治气虚、血虚、阴虚、阳虚之证,除应选择相应的补虚药外,还常辅以其他类补虚药。如气虚可发展为阳虚;阳虚者,其气必虚,故补气药常与补阳药同用。气虚生化无力而致血虚;血虚则气无所依存,亦可导致气虚,故补气药常与补血药同用。气虚不能生津而致津液不足;津液大量亏耗,亦可导致气随津脱;热邪既易伤阴,壮火也易食气,而致气阴两虚,故补气药亦常与补阴药同用。津血同源,血虚可致阴虚,阴津大量耗损又可致津枯血燥;血虚常伴阴亏,故补血药又常与补阴药同用。阴阳互根,阴或阳的虚损,常可导致阴损及阳,或阳损及阴而致阴阳两虚之证,此时则需滋阴药与补阳药同用。②与祛邪药配伍:常与各类祛邪药配伍以扶正祛邪;或与容易损伤正气的药物配伍应用以保护正气,预护其虚。

　　5. 使用注意　①药物特性:部分补虚药药性滋腻,不容易消化,过用或用于脾运不健者可能妨碍脾胃运化,应掌握好用药剂量,或适当配伍健脾消食药顾护脾胃;补虚药如作汤剂,一般宜适当久煎,使药味尽出;虚证一般病程较长,补虚药宜采用蜜丸、煎膏(膏滋)或其他现代新剂型;用于挽救虚脱的药,还可制成速效制剂以备急需。②病证禁忌:补虚药主治虚证,邪实而正不虚者,不宜应用,误用有"闭门留寇"之弊;凡身体健康并无虚弱表现者,不宜滥用,以免破坏机体阴阳的相对平衡,导致新的病理偏向。

第一节 补 气 药

以补气为主要作用,常用于治疗气虚证的药,称补气药。

本类药物能补益脏腑之气,增强机体的功能活动,广泛用于气虚证。气虚证,以神疲乏力、气短息弱、声低懒言、动则加重、舌淡嫩、脉虚弱等为主要表现。其多由元气不足,脏腑功能衰退导致。本类药物尤其能增强脾、肺二脏功能,尤宜于脾气虚和肺气虚的病证。脾气虚证,以食少、腹胀、食后尤甚、大便溏泄、神疲肢倦、舌淡苔白、脉缓弱等为主要表现,或兼面浮肢肿、脘腹坠胀、脱肛、胃、肾、子宫等内脏下垂。肺气虚证,以咳喘无力、少气不足以息、动则尤甚、吐痰清稀、声低懒言、神疲体倦、自汗畏风、易感冒、舌淡苔白、脉虚等为主要表现。

部分药物分别兼有补心气、补肾气、补元气、生津液、补血等功效,又可治心气虚、肾气虚、元气虚、津液亏虚、气血两虚等。

本类药性多壅滞,故中满气滞者慎用,或适当辅以理气药。

人参　　Renshen　　《神农本草经》

为五加科植物人参 *Panax ginseng* C.A.Mey. 的干燥根和根茎。生用。

【性味归经】甘、微苦,微温。归脾、肺、心、肾经。

【主要功效】大补元气,补脾益肺,生津止渴,安神益智。

【临床应用】

1. 气虚欲脱证　本品善大补元气,能复脉固脱,适宜于因大汗、大吐、大泻、大失血或大病、久病所致元气虚极欲脱,气短神疲,脉微欲绝的重危证候,为补气固脱之要药。可单用人参一味煎服,如独参汤;若因气虚欲脱兼阳气衰微,四肢逆冷,可配伍回阳救逆的附子以益气回阳,如参附汤。

2. 脾气虚证　本品善补脾益气,为补脾气之要药,适宜于脾气虚,倦怠乏力,食少便溏者,常与白术、茯苓、甘草配伍。

3. 肺气虚证　本品能补益肺气,亦为补肺气之要药,适宜于肺气虚,气短喘促、懒言声微等,常与黄芪配伍。若因喘促日久,肺肾两虚,多与补肾纳气的蛤蚧配伍,补肺肾气之力更增,如人参蛤蚧散。

4. 津伤口渴及内热消渴　本品既能益气,又生津止渴,适宜于热病气津两伤,身热口渴、汗多、脉虚大无力。若因热伤气阴,口渴、多汗,气虚脉弱者,常与麦冬、五味子配伍,即生脉散;若因内热消渴,常与养阴生津药同用。

5. 心神不宁,失眠多梦,惊悸健忘　本品能补益心气,安神益智,适宜于心气虚之心神不宁、失眠多梦、惊悸健忘,可单用,或与补心气、通心阳药物同用。

此外,对气不摄血的出血证及阳痿,本品能益气以摄血或益气以助阳;还常与解表药、攻下药等祛邪药配伍,用于气虚外感或里实热结而气血虚弱等邪实正虚之证。

【用法用量】另煎兑服,3~9g;也可研粉吞服,一次 2g,一日 2 次。

【使用注意】不宜与藜芦、五灵脂、莱菔子、皂荚同用。不宜同时饮茶、吃萝卜。邪实正不虚者忌服。

【参考资料】

1. 本草精选 《神农本草经》:"补五脏,安精神,定魂魄,止惊悸,除邪气,明目,开心益智。"《医学启源·药类法象》引《主治秘要》:"补元气,止渴,生津液。"

2. 化学成分 本品主要含人参二醇类、人参三醇类、齐墩果酸类等多种人参单体皂苷,尚含有人参多糖、多肽类化合物、酯类化合物、倍半萜醇类化合物、炔类化合物、氨基酸、有机酸、生物碱、维生素、酶类、黄酮类、挥发油、微量元素等成分。

3. 药理作用 本品能抗休克、强心、调节血压、抗缺氧和保护心肌、改善血液流变学和抗血栓形成;能兴奋垂体 - 肾上腺皮质系统、抗应激、增强免疫力、增强造血功能、调节中枢神经系统兴奋与抑制过程的平衡、促进学习记忆、抗疲劳;能促进蛋白质、RNA、DNA 的合成;能调节胆固醇代谢、降血脂、降血糖;有促性腺激素样作用;尚有抗炎、抗过敏、抗利尿、抗肿瘤、抗溃疡、抗辐射、保肝、抗氧化等作用。

党参 Dangshen 《增订本草备要》

为桔梗科植物党参 *Codonopsis pilosula*(Franch.)Nannf.、素花党参 *Codonopsis Pilosula* Nannf. var. *modesta*(Nannf.)L.T.Shen 或川党参 *Codonopsis tangshen* Oliv. 的干燥根。生用。

【性味归经】甘,平。归脾、肺经。

【主要功效】补中益气,养血生津。

【临床应用】

1. 脾气虚证 本品补脾益气之功似人参而其力稍逊,适用于脾气虚证,常与茯苓、白术等补气药配伍,可代替人参。若症重者以用人参为妥。

2. 肺气虚证 本品能补益肺气,适用于肺气亏虚,咳嗽气促,语声低弱者,可与补益肺气、止咳定喘药同用。

3. 气津两伤证 本品既能益气,又能生津,适用于气津两伤,气短、口渴,以及内热消渴。常与麦冬、五味子配伍,也可代替人参。

4. 血虚证 本品既能补气,又能补血,适宜于气血不足或血虚证,面色苍白或萎黄、头晕、心悸等,可与补气养血药配伍。

此外,还可配伍解表药、攻下药等,适宜于气虚外感或里实热结而气血亏虚等邪实正虚之证。

【用法用量】煎服,9~30g。

【使用注意】不宜与藜芦同用。实热证不宜。

【参考资料】

1. 本草精选 《本草从新》:"补中益气,和脾胃,除烦渴。中气微虚,用以调补,甚为平安。"《本草纲目拾遗》:"治肺虚,能益肺气。"《本草正义》:"党参力能补脾养胃,润肺生津,健运中气,本与人参不甚相远。"

2. 化学成分 本品含甾醇、党参苷、党参多糖、党参内酯、挥发油、生物碱、黄酮类、脂肪、氨基酸、微量元素等成分。

3. 药理作用 本品能调节胃肠运动、抗溃疡、增强机体免疫功能、抗应激、增强造血功能;有强心、抗休克、调节血压、抗心肌缺血的作用;能改善血液流变学、抗血栓形成;有改善学习记忆能力、镇静、催眠、抗惊厥、抗菌等作用。

黄芪 Huangqi 《神农本草经》

为豆科植物蒙古黄芪 *Astragalus membranaceus* (Fisch.) Bge. var. *mongholicus* (Bge.) Hsiao 或膜荚黄芪 *Astragalus membranaceus* (Fisch.) Bge. 的干燥根。生用或蜜炙用。

【性味归经】甘,微温。归肺、脾经。

【主要功效】补气升阳,益卫固表,利水消肿,托毒生肌。

【临床应用】

1. 脾气虚证 本品有良好的补中益气功效,适宜于脾气虚诸证。因其善于升阳举陷,为补气升阳要药,尤其适宜于脾虚中气下陷,久泻脱肛,常与人参、柴胡、升麻等同用,补气升阳举陷之力增强,如补中益气汤;若因气虚不能摄血,便血崩漏,多与补气摄血、止血药同用。

2. 表虚自汗 本品既能补脾肺之气,又可益卫固表止汗,适宜于肺虚久咳,气短神疲,多与补肺气、止咳之品同用;治脾肺气虚,卫气不固,表虚自汗,常与白术、防风同用,如玉屏风散。若治阴虚盗汗,多与滋阴降火药同用。

3. 气虚水肿 本品补气利水消肿,适宜于脾虚水肿,小便不利,常与补气健脾、利水消肿药物同用。

4. 痈疽难溃,久溃不敛 本品能补气升阳,托毒生肌,适宜于气血不足之痈疽难溃,或溃久不敛,常与补气血、托疮毒药同用。

此外,本品还可补气以生血,适宜于气血双亏、血虚萎黄证;补气以生津,适宜于气虚津亏之消渴;补气以行滞通痹,适宜于气虚血滞,半身不遂,痹痛麻木。

【用法用量】煎服,9~30g。黄芪蜜炙用,益气补中力强;其他方面宜生用。

【使用注意】本品甘温升阳,固表止汗,宜助火敛邪,故表实邪盛,气滞湿阻、食积内停、阴虚阳亢、疮痈毒盛者不宜使用。

【参考资料】

1. 本草精选 《神农本草经》:"主痈疽,久败疮,排脓止痛……补虚。"《名医别录》:"主妇人子脏风邪气,逐五脏间恶血。补丈夫虚损,五劳羸瘦。止渴,腹痛,泄痢,益气,利阴气。"《本草纲目》:"元素曰:……活血生血,内托痈疽,为疮家圣药。"

2. 化学成分 本品含苷类、多糖类、黄酮类化合物,尚含有氨基酸、胡萝卜素、胆碱、甜菜碱、烟酰胺、叶酸、亚油酸等成分以及多种微量元素。

3. 药理作用 本品能增强机体免疫力、增强肾上腺皮质功能、抗疲劳、抗应激、抗缺氧、抗辐射;有保护和促进造血功能、降低血液黏度、调节血糖、保肝、强心、调节血压、抗病毒性心肌炎、保护肾脏、抗溃疡、增强性腺功能等作用。

白术 Baizhu 《神农本草经》

为菊科植物白术 *Atractylodes macrocephala* Koidz. 的干燥根茎。生用或麸炒用。

【性味归经】苦、甘,温。归脾、胃经。

【主要功效】补气健脾,燥湿利水,止汗,安胎。

【临床应用】

1. 脾气虚证 本品善补气健脾,为治脾气虚诸证要药。治疗脾气虚,倦怠乏力,食少便溏或泄泻,常与人参、茯苓、炙甘草同用;若治脾虚而有积滞,腹胀泄泻,常与枳实配伍。

2. 痰饮,脾虚水肿 本品能补气健脾,燥湿利水,适宜于脾虚中阳不振,水湿内停之痰饮,水肿,可与温阳化气、健脾利水药配伍。

3. 表虚自汗 本品补气益卫,固表止汗,适宜于卫气不固,表虚自汗者,常与黄芪、防风同用。

4. 脾虚气弱所致胎动不安 本品补气健脾而有安胎之功效,适宜于脾虚气弱,胎动不安。

【用法用量】煎服,6~12g。白术生用燥湿、止汗、利水之力较强;麸炒白术长于补气健脾和中;白术炒焦,健脾止泻力强。

【使用注意】本品苦燥性温,阴虚内热及燥热伤津者慎用。

【参考资料】

1. 本草精选 《神农本草经》:"主风寒湿痹,死肌,痉,疸,止汗,除热消食。"《新修本草》:"利小便。"《医学启源》:"和中益气,温中,去脾胃中湿,除胃热,强脾胃,进饮食,和胃,生津液,主肌热,四肢困倦,目不欲开,怠惰嗜卧,不思饮食,止渴,安胎。"

2. 化学成分 本品含苍术醇、苍术酮、白术内酯等挥发油,尚含有苷类、多糖类、黄酮类化合物、氨基酸等成分。

3. 药理作用 本品有调节胃肠运动、利尿、降血糖、保肝、抗凝血、扩张血管、降血压、抗肿瘤、抗菌、促进造血功能、抑制子宫平滑肌等作用。

山药　Shanyao　《神农本草经》

为薯蓣科植物薯蓣 *Dioscorea opposita* Thunb. 的干燥根茎。生用或麸炒用。

【性味归经】甘,平。归脾、肺、肾经。

【主要功效】益气养阴,补脾肺肾,固精止带。

【临床应用】

1. 脾虚证 本品能补脾气,益脾阴,且兼能止泻,宜于脾虚气弱,食少便溏,久泻不止,常与人参、白术、茯苓等健脾益气、渗湿止泻药同用。

2. 肺虚证 本品既能补肺气、又能养肺阴,宜于肺虚或肺肾两虚喘咳,常与养阴润肺、纳气平喘药物配伍。

3. 肾虚证 本品能补肾气、养肾阴,且能固精止带,适宜于肾虚遗精,带下,尿频,常与熟地黄、山茱萸等同用。

4. 消渴证 本品有益气生津功效,适宜于气虚津伤之消渴,阴虚内热,倦怠乏力,口渴多饮,尿频,常与益气生津药配伍。

【用法用量】煎服,15~30g。山药生用长于生津养阴;麸炒山药补脾健胃力强,多用于脾虚泄泻便溏,白带过多。

【使用注意】本品养阴收敛助湿,湿盛中满者不宜。

【参考资料】

1. 本草精选 《神农本草经》:"主伤中,补虚羸,除寒热邪气,补中,益气力,长肌肉,久服耳目聪明。"《名医别录》:"补虚劳羸瘦,充五脏,除烦热,强阴。"《本草纲目》:"益肾气,健脾胃,止泄痢,化痰涎,润皮毛。"

2. 化学成分 本品含薯蓣皂苷元、黏液质、尿囊素、胆碱、山药碱、淀粉、糖蛋白、游离氨基酸、维生素 C、淀粉酶、多糖等成分。

3. 药理作用 本品有调节肠道平滑肌运动、助消化、增强免疫力、降血糖、抗氧化、抗应激、延缓衰老等作用。

甘草　Gancao　《神农本草经》

为豆科植物甘草 *Glycyrrhiza uralensis* Fisch.、胀果甘草 *Glycyrrhiza inflata* Bat. 或光果甘

草 *Glycyrrhiza glabra* L. 的干燥根和根茎。生用或炙用。

【性味归经】甘,平。归心、肺、脾、胃经。

【主要功效】益气补中,祛痰止咳,缓急止痛,解毒,缓和药性。

【临床应用】

1. 心气虚之心动悸,脉结代　本品长于补益心气,适宜于心气虚,心动悸,脉结代者,可单用,或与人参、阿胶、桂枝等补气养血、温阳通脉药配伍。

2. 脾气虚证　本品补脾益气之力缓和,治脾气虚证,多入复方,常与人参、白术等药同用。

3. 咳嗽气喘　本品能祛痰止咳,单用有效,通过配伍,用于寒热虚实多种咳喘证,不论外感内伤,有痰无痰均可。治风寒袭肺之咳喘,可配伍辛温解表、宣肺平喘药;治风热袭肺之咳喘,可配伍疏散风热、润肺止咳药;治肺寒喘咳,可与温肺化饮、止咳平喘药同用;治肺燥干咳,可与养阴润肺、化痰止咳药配伍。

4. 脘腹、四肢挛急疼痛　本品味甘能缓,善于缓急止痛,适宜于脾虚肝旺的脘腹挛急作痛,或阴血不足,肝失所养之四肢及脘腹挛急作痛,常与养肝、缓急止痛的白芍同用,如芍药甘草汤;治中焦虚寒之脘腹挛急作痛者,可与温中补虚药同用;治肝郁胁痛者,可与疏肝解郁药配伍。

5. 痈肿疮毒,药物、食物中毒　本品生用有良好的解毒功效,应用广泛。治热毒疮疡,可单用,或与其他清热解毒药物配伍;治咽喉肿痛,常与桔梗配伍;治药物或食物中毒,可用本品辅助解毒救急。

6. 调和诸药　本品与寒热、温凉、补泻等各类药物同用,有缓和药性、调和药味的功效。通过解毒,可降低方中某些药的毒烈之性;通过缓急止痛,可缓解方中某些药刺激胃肠引起的腹痛;其味甘甜,可矫正方中药物的滋味。

【用法用量】煎服,2~10g。生用长于清热解毒;炙用长于补脾和胃,益气复脉,缓急。

【使用注意】不宜与海藻、京大戟、红大戟、甘遂、芫花同用。本品有助湿壅气之弊,湿盛中满、水肿者不宜用。大剂量久服可导致水钠潴留,引起浮肿。

【参考资料】

1. 本草精选　《名医别录》:"温中下气,烦满短气,伤脏咳嗽,止渴,通经脉,利血气,解百药毒。"《药性论》:"主腹中冷痛,治惊痫,除腹胀满;补益五脏,制诸药毒。"《本草正》:"味至甘,得中和之性,有调补之功,故毒药得之解其毒,刚药得之和其性,表药得之助其升,下药得之缓其速……随气药入气,随血药入血,无往不可,故称国老。惟中满者勿加,恐其作胀;速下者勿入,恐其缓功,不可不知。"

2. 化学成分　本品含甘草皂苷(又名甘草甜素)等三萜皂苷类;尚含有生物碱、多糖、阿魏酸等成分。

3. 药理作用　本品有抗心律失常、抗溃疡、抑制胃酸分泌、解痉、镇痛、镇咳、祛痰、平喘、抗菌、抗病毒、抗炎、抗过敏、抗利尿、降血脂、保肝等作用。本品还有肾上腺皮质激素样作用。甘草皂苷或其钙盐有解毒作用。

西洋参　Xiyangshen　《增订本草备要》

为五加科植物西洋参 *Panax quinquefolium* L. 的干燥根。生用。

【性味归经】甘、微苦,凉。归心、肺、肾经。

【主要功效】补气养阴,清火生津。

【临床应用】

1. 气阴两虚证　本品补气之力与人参类似,而力稍弱,其性凉,兼清热养阴生津,尤宜于气阴两伤,神疲乏力,气短懒言,烦渴欲饮,午后颧红,小便短少,大便干结者,并常与麦冬、五味子配伍。

2. 阴虚火旺,咳嗽痰血　本品长于补肺气,又能养肺阴、清肺热,适用于火热耗伤肺之气阴,短气喘促,咳嗽痰少,或痰中带血者,可单用,或与养阴润肺、清热化痰止咳药同用。

3. 津伤口渴,内热消渴　本品有良好的补气、养阴生津、清热功效,适宜于热伤气津所致身热汗多,口渴心烦,体倦少气,脉虚数者,以及内热消渴之气阴两伤者。

【用法用量】另煎兑服,3~6g。

【使用注意】不宜与藜芦同用。阳虚内寒及寒湿者慎服。

【参考资料】

1. 本草精选　《本草从新》:"补肺降火,生津液,除烦倦。虚而有火者相宜。"《本草纲目拾遗》引《药性考》:"补阴退热。姜制益元,扶正气。"《医学衷中参西录》:"能补助气分,兼能补益血分,为其性凉而补,凡欲用人参而不受人参之温补者,皆可以此代之。"

2. 化学成分　本品含皂苷类、黄酮类、多糖类、氨基酸、鞣质、香豆素、甾醇等成分及多种微量元素。

3. 药理作用　本品有镇静、促进记忆、抗心律失常、抗心肌缺血、抗病毒性心肌炎、降血压、降血糖、抗缺氧、抗疲劳、抗应激、提高机体免疫功能、保肝、抗肿瘤、延缓衰老等作用。

太子参　Taizishen　《中国药用植物志》

为石竹科植物孩儿参 *Pseudostellaria heterophylla* (Miq.) Pax ex Pax et Hoffm. 的干燥块根。生用。

【性味归经】甘、微苦,平。归脾、肺经。

【主要功效】补气生津。

【临床应用】

1. 脾气阴两虚证　本品能补脾气,生津,但药力较缓,为清补之品,尤宜于小儿、老人及热病之后,气阴两亏之倦怠自汗,饮食减少,口干少津而不受峻补或温补者,常与益气健脾、养胃生津药同用。

2. 肺气阴两虚证　本品益气生津,又可用于气虚津伤之肺燥干咳,常与益气生津、润肺止咳药物同用。

此外,配伍养心安神药物,还可用于心悸、失眠、多汗等证。

【用法用量】煎服,9~30g。

【参考资料】

1. 本草精选　《中国药用植物志》:"治小儿出虚汗为佳。"《江苏药材志》:"补肺阴、健脾胃。治肺虚咳嗽,心悸,精神疲乏等症。"《药材学》:"补气……生津。"

2. 化学成分　本品含太子参皂苷、尖叶丝石竹皂苷 D、胡萝卜苷等多种皂苷,尚含多糖、氨基酸、黄酮、磷脂类、油脂类、甾醇类等成分及多种微量元素。

3. 药理作用　本品有抗疲劳、抗应激、增强免疫力、抗氧化、抗缺氧、延缓衰老、改善记忆、降血糖、抗炎、抗病毒等作用。

刺五加　Ciwujia　《全国中草药汇编》

为五加科植物刺五加 *Acanthopanax senticosus* (Rupr. et Maxim.) Harms 的干燥根和根茎或茎。生用。

【性味归经】甘、辛、微苦,温。归脾、肺、肾、心经。

【主要功效】补气健脾,益肾强腰,养心安神,活血通络。

【临床应用】

1. 脾肺气虚证　本品能补脾气,益肺气,适宜于脾肺气虚,体倦乏力,食欲缺乏,可单用,或与补益脾肺之气药同用。

2. 肺肾两虚证　本品可补肺肾之气,并略有祛痰平喘功效,适宜于肺肾两虚,久咳虚喘,可与补益肺肾、纳气平喘药配伍。

3. 肾虚腰膝酸痛　本品能补肾气,强腰,适宜于肾虚腰膝酸痛,可与补肝肾、强筋骨药同用。

4. 心脾不足,失眠多梦　本品能补心脾之气,安神益志,适宜于心脾两虚,失眠,多梦,健忘,可与制何首乌、酸枣仁等养心安神药同用。

此外,本品又能活血通络,适宜于瘀血闭阻胸中之胸痹心痛,跌打损伤之瘀肿疼痛以及风湿痹痛日久,可分别与通阳散结、活血化瘀止痛药配伍。

【用法用量】煎服,9~27g。

【参考资料】

1. 化学成分　本品含多种刺五加苷,尚含有多糖、异秦皮素、绿原酸、芝麻素、硬脂酸、β-谷甾醇、白桦脂酸、苦杏仁苷等成分。

2. 药理作用　本品能抗疲劳、抗辐射、抗应激、耐缺氧、抗氧化、提高机体对温度变化的适应力;能调节大脑皮质的兴奋、抑制过程,提高脑力劳动效能。本品还有抗心律失常、改善脑供血、调节血压、止咳、祛痰、扩张支气管、促性腺激素分泌、调节内分泌功能、抗炎、抗菌、抗病毒、解毒、抗肿瘤等作用。

大枣　Dazao　《神农本草经》

为鼠李科植物枣 *Ziziphus jujuba* Mill. 的干燥成熟果实。生用。

【性味归经】甘,温。归脾、胃、心经。

【主要功效】补中益气,养血安神,缓和药性。

【临床应用】

1. 脾气虚证　本品能补中益气,适宜于脾虚证,倦怠乏力,食少,便溏,可配伍补气健脾药。

2. 血虚证,脏躁证　本品能养血安神,适宜于血虚萎黄,可配伍补血药;治妇女血虚脏躁,精神不安,常与甘草、小麦等养心安神、和中缓急药配伍。

此外,常与药性峻烈药物配伍以缓和其药性,如十枣汤,即用之保护胃气,缓和甘遂、大戟、芫花的烈性与毒性。还可配伍生姜,入解表剂以调和营卫,入补益剂以调补脾胃。

【用法用量】煎服,6~15g。宜劈破入煎。

【使用注意】本品甘温,易助湿生热,令人中满,故湿盛中满、食积、虫积、龋齿作痛,以及痰热咳嗽者均不宜使用。

【参考资料】

1. 本草精选　《神农本草经》:"安中养脾。"《名医别录》:"补中益气,强力,除烦闷。"

2. 化学成分　本品含有机酸、三萜酸类、生物碱类、皂苷类、黄酮类、糖类、维生素类、氨基酸、挥发油、鞣质、类脂类、树脂类等成分及微量元素。

3. 药理作用　本品有增强免疫力、抗变态反应、抗氧化、抗突变、抗肿瘤、抗炎、抑制胃肠动力、保肝等作用。

需了解的补气药见表 23-1。

表 23-1 需了解的补气药

药名	性味归经	功效	主治	用法用量与注意
白扁豆	甘,微温。归脾、胃经	①健脾化湿 ②消暑解毒	①脾气虚证及脾虚夹湿大便溏泄,带下量多 ②暑湿吐泻,食物中毒	煎服,9~15g。健脾化湿宜炒用,消暑解毒宜生用
蜂蜜	甘,平。归肺、脾、大肠经	①补中缓急 ②润肺止咳 ③滑肠通便 ④解毒 ⑤生肌敛疮	①脾胃虚弱食少倦怠,脘腹疼痛 ②肺虚久咳,燥咳痰少 ③肠燥便秘 ④乌头类药毒 ⑤外用疮疡不敛,水火烫伤	煎服或冲服,15~30g;入丸散、膏剂。外用适量。 湿盛中满,痰多及便溏者忌服
红景天	甘、苦,平。归肺、心经	①益气 ②平喘 ③活血通脉	①气虚体倦 ②久咳虚喘 ③气虚血瘀之胸痹心痛,中风偏瘫	煎服,3~6g;或入丸散
绞股蓝	甘、苦,寒。归脾、肺、肾经	①健脾益气 ②祛痰止咳 ③清热解毒	①气虚乏力,气津两伤证 ②痰热咳喘,燥痰劳嗽 ③热毒疮痈,癌肿	煎服,15~30g;研末吞服,3~6g;亦可沸水浸泡代茶饮。少数服后有恶心、呕吐、腹胀或便秘、头晕等不适反应
饴糖	甘,温。归脾、胃、肺经	①补脾益气 ②缓急止痛 ③润肺止咳	①劳倦伤脾,气短乏力 ②虚寒腹痛 ③肺虚久咳,干咳无痰	入汤剂,30~60g,分次烊化冲服。湿盛中满,痰湿盛者忌服

第二节 补 血 药

以补血为主要作用,常用于治疗血虚证的药,称补血药。

本类药物均能滋养阴血,从而濡养脏腑,广泛用于各种血虚证。血虚证以面色淡白或萎黄,唇甲淡白,头晕眼花,心悸健忘,失眠多梦,手足发麻,妇女经少经闭,月经后期,舌质淡、脉细等为主要表现。其多由血虚,脏腑、组织、器官失于濡养所致。

部分药物分别兼有补阴、平肝、润肺等功效,又可治肝肾阴虚、肝阳上亢、阴虚肺燥等证。

本类药性多滋腻黏滞,故脾虚湿阻,气滞食少者慎用;必要时,可配伍化湿行气、消食之品,以助运化。

当归 Danggui 《神农本草经》

为伞形科植物当归 *Angelica sinensis* (Oliv.) Diels 的干燥根。生用或酒炙用。

【性味归经】甘、辛,温。归肝、心、脾经。

【主要功效】补血活血,调经止痛,润肠通便。

【临床应用】

1. 血虚诸证 本品有良好的补血功效,适宜于血虚诸证,常与熟地黄、白芍、川芎同用。若血虚兼见气虚者,常与黄芪配伍,气血双补,如当归补血汤。

2. 月经不调,经闭,痛经 本品既能补血活血,又能调经止痛,为妇科要药,尤宜于血虚、血滞、气血不和,冲任失调之月经不调,经闭,痛经,常与熟地黄、白芍、川芎同用,即四物汤。若因瘀血所致者,常加桃仁、红花等祛瘀通经药;若因寒凝者,常加肉桂、艾叶等温经散寒调经药。

3. 虚寒腹痛,风湿痹痛,跌扑损伤　本品既善活血止痛,温散寒凝,又能补血,适宜于血虚、血瘀兼寒凝所致诸痛。治虚寒腹痛,多与温中散寒药同用;治风湿痹痛,肌肤麻木,多与祛风除湿、通络止痛药物同用;治跌扑损伤,瘀肿疼痛,多与活血疗伤止痛药同用。

4. 痈疽疮疡　本品能补血活血,托毒消肿,又为外科常用药,适宜于痈疽疮疡。治痈疽初起,红肿热痛,多与清热解毒、消肿止痛药同用;治气血亏虚,脓成不溃,常与补气养血、消肿排脓药物同用;治气血亏虚,溃后不敛,常与补气养血、敛疮生肌药物同用。

5. 肠燥便秘　本品能润肠通便,适宜于肠燥便秘,因其长于补血,尤宜于年老体弱、妇女产后之血虚肠燥便秘,常与养血润肠药同用。

【用法用量】煎服,6~12g。当归补血多生用;酒炒当归长于活血通经。

【使用注意】本品甘温,湿热中满、肺热痰火、阴虚阳亢等证不宜应用。又因润燥滑肠,大便溏泄者不宜使用。

【参考资料】

1. 本草精选　《神农本草经》:“主咳逆上气……妇人漏下,绝子,诸恶疮疡、金疮。”《日华子本草》:“破恶血,养新血,及主癥癖。”《本草纲目》:“治头痛、心腹诸痛,润肠胃筋骨皮肤。治痈疽,排脓止痛,和血补血。”

2. 化学成分　本品含藁本内酯、当归酮、香荆芥酚等挥发油,尚含有阿魏酸、当归多糖、氨基酸、维生素 A 等成分。

3. 药理作用　本品能促进骨髓造血功能,促进血红蛋白及红细胞生成,对子宫呈双向调节作用,增强免疫力;能扩张冠状动脉、抗心肌缺血、抗心律失常、扩张血管、改善外周循环、降血压、抑制血小板聚集、抗血栓;有抗氧化、抑制肝合成胆固醇、降血脂、保肝、镇痛、镇静、抗肿瘤、抗菌等作用。

熟地黄　Shudihuang　《本草图经》

为玄参科植物地黄 *Rehmannia glutinosa* Libosch. 块根的炮制加工品。

【性味归经】甘,微温。归肝、肾经。

【主要功效】补血滋阴,补精益髓。

【临床应用】

1. 血虚证　本品有良好的补血功效,为补血要药,适宜于血虚诸证,面色萎黄,心悸怔忡,月经不调,崩漏下血,常与当归、白芍、川芎同用,即四物汤。可随证化裁,治疗各种疾病之血虚证。

2. 肝肾阴虚证　本品滋补肝肾之阴作用强,尤以滋肾见长,适宜于肝肾阴虚,腰膝酸软,骨蒸潮热,盗汗遗精,内热消渴,常与滋阴降火药同用,如山茱萸、山药、牡丹皮等。

3. 精血亏虚证　本品能益精填髓,适宜于肝肾不足,精血亏虚之眩晕,耳鸣,须发早白,常与制何首乌、枸杞子等补精血、乌须发药物同用。

【用法用量】煎服,9~15g。

【使用注意】本品性质滋腻,易妨碍消化,故脾胃虚弱、中满便溏、气滞痰多者慎用或忌用。

【参考资料】

1. 本草精选　《本草纲目》:“填骨髓,长肌肉,生精血。补五脏内伤不足,通血脉,利耳目,黑须发。”《本草从新》:“滋肾水,封填骨髓,利血脉,补益真阴,聪耳明目,黑发乌须。”

2. 化学成分　本品含梓醇、地黄素、甘露醇、维生素 A 类物质、单糖、多种氨基酸等成分。

3. 药理作用　本品有增强免疫力、促进骨髓造血功能、促凝血、延缓衰老、增强记忆力、抗甲状腺功能亢进、强心、降血糖、降血压、抗过氧化、抗溃疡等作用。

阿胶　Ejiao　《神农本草经》

为马科动物驴 *Equus asinus* L. 的干燥皮或鲜皮经煎煮、浓缩制成的固体胶。捣成碎块或炒成阿胶珠用。

【性味归经】甘,平。归肺、肝、肾经。

【主要功效】补血止血,滋阴润燥。

【临床应用】

1. 血虚证　本品亦有良好的补血功效,适宜于血虚诸证,面色萎黄,眩晕心悸,心烦不眠,单用即效,或与其他补血药同用,疗效更佳。

2. 出血证　本品能止血,适宜于多种出血证。因其还长于补血、滋阴,故尤宜于失血而兼见血虚、阴虚者。单用或与其他止血药配伍。若治阴虚血热吐血、衄血,常与蒲黄、地黄等养阴清热、凉血止血药同用;若治劳嗽咯血,常与天冬、白及等润肺养阴、止血生肌药同用;若治血虚血寒之月经过多、崩漏下血、妊娠胎漏,常与艾叶、熟地黄、当归等补血调经、温经止血安胎药同用。

3. 阴虚证　本品善于滋养润燥,适宜于阴虚证。若治肺燥咳嗽,劳嗽咯血,常与养阴润肺药同用;若治热邪伤阴,心烦不眠,常与黄连配伍;若治邪热将尽,真阴欲竭,虚风内动,常与养阴息风药同用。

【用法用量】烊化兑服,3~9g。蛤粉炒阿胶长于润肺燥。

【使用注意】本品性滋腻,有碍消化,胃弱便溏者慎用。

【参考资料】

1. 本草精选　《神农本草经》:"主……女子下血,安胎。"《汤液本草》:"益肺气,肺虚极损,咳嗽唾脓血,非阿胶不补。"《本草纲目》:"疗吐血、衄血、血淋、尿血、肠风下痢,女人血痛血枯,经水不调,无子,崩中带下,胎前产后诸疾。"

2. 化学成分　本品含胶原蛋白、氨基酸、微量元素等成分。

3. 药理作用　本品有促进造血功能、促凝血、抗休克、抗疲劳、增强免疫力、抗辐射、抗缺氧、抗进行性肌营养障碍等作用。

何首乌　Heshouwu　《开宝本草》

为蓼科植物何首乌 *Polygonum multiflorum* Thunb. 的干燥块根。生用,或蒸制用。

【性味归经】苦、甘、涩,微温。归肝、心、肾经。

【主要功效】制首乌:补益精血,乌须发,强筋骨。生首乌:解毒,截疟,缓泻通便。

【临床应用】

1. 血虚证　本品制用,有一定补血作用,亦常在补血方中使用,治疗血虚,面色萎黄,可与补血药同用。

2. 精血亏虚证　本品制用,长于补肝肾,益精血,乌须发,且微温不燥,补而不腻,实为滋补之良药,适宜于肝肾精血亏虚,眩晕耳鸣,须发早白,腰膝酸软,肢体麻木,可单用泡酒,或与其他补益肝肾精血药物同用。

3. 疮痈,瘰疬,风疹瘙痒　本品生用,有解毒消痈功效,适宜于疮痈,瘰疬,瘾疹瘙痒。

若治痈疽疮疡,常与清热解毒药同用;若治瘰疬,常与软坚散结药同用;若治血虚生风化燥,肌肤失养所致皮肤瘙痒、风团瘾疹,常与养血祛风药同用。

4. 久疟体虚　本品生用,有截疟功效,适宜于久疟体虚,常与人参、当归等补气养血药同用。

5. 肠燥便秘　本品生用能缓泻润肠通便,因其亦略能补益精血,故适宜于年老体弱、久病、产后、血虚津亏之肠燥便秘,常与润肠通便药同用。

此外,何首乌制用还能化浊降脂,用于高脂血症。

【用法用量】生首乌:煎服,3~6g;制首乌:煎服,6~12g。

【使用注意】本品制用补益力强,湿盛中满者不宜用。生用滑肠,大便溏泄者不宜用。

【参考资料】

1. 本草精选　《开宝本草》:"主瘰疬,消痈肿,疗头面风疮,五痔,止心痛,益血气,黑髭鬓,悦颜色,久服长筋骨,益精髓,延年不老;亦治妇人产后及带下诸疾。"《本草纲目》:"此物气温味苦涩,苦补肾,温补肝,能收敛精气,所以能养血益肝,固精益肾,健筋骨,乌髭发,为滋补良药,不寒不燥,功在地黄、天门冬诸药之上。"《本经逢原》:"何首乌,生则性兼发散,主寒热疟疾,及痈疽背疮皆用之。今人治津血枯燥及大肠风秘,用鲜者数钱,煎服即通。"

2. 化学成分　本品含大黄酚、大黄素、大黄酸、大黄素甲醚等蒽醌衍生物,尚含有卵磷脂、粗脂肪、淀粉等成分。

3. 药理作用　本品有促进造血功能、增强免疫力、降血脂、抗动脉粥样硬化、保肝、延缓衰老、影响内分泌功能、泻下、减缓心率、扩张冠状动脉、抗心肌缺血、抗菌、抗病毒等作用。

白芍　Baishao　《神农本草经》

为毛茛科植物芍药 *Paeonia lactiflora* Pall. 的干燥根。生用,清炒用或酒炙用。

【性味归经】苦、酸,微寒。归肝、脾经。

【主要功效】养血调经,敛阴止汗,柔肝止痛,平抑肝阳。

【临床应用】

1. 血虚证,月经不调　本品能养血敛阴,调经止痛,适用于血虚,面色萎黄,月经不调,常与当归、川芎等补血、活血调经药同用。若治血虚有热,月经不调,与补血、凉血药同用;若治阴虚有热,崩漏不止,可与滋阴清热药同用。

2. 自汗,盗汗　本品能敛阴而止汗,适宜于营卫不和之表虚自汗,以及阴虚盗汗。若治表虚自汗,常与桂枝配伍;若治阴虚盗汗,常与酸枣仁、牡蛎等配伍。

3. 胁痛,腹痛,四肢挛痛　本品能补肝血,敛肝阴,柔肝止痛,适宜于肝脾不和所致胁痛,腹痛,四肢挛痛,常与甘草配伍,增强缓急止痛之效,如芍药甘草汤。临床常以此方为基础随证化裁,治疗多种疾病过程中出现的拘急疼痛。

4. 肝阳上亢证　本品能平抑肝阳,适宜于肝阳上亢,头痛,眩晕,常与滋养肝肾、平肝潜阳药同用。

【用法用量】煎服,6~15g。

【使用注意】不宜与藜芦同用。平肝敛汗生用,其余炒用。

【参考资料】

1. 本草精选　《神农本草经》:"止痛,利小便,益气。"《滇南本草》:"收肝气逆痛,调养心肝脾经血,舒肝降气,止肝气疼痛。"《本草备要》:"补血,泻肝,涩,敛阴。"

2. 化学成分　本品含芍药苷、苯甲酰芍药苷、芍药内酯苷、氧化芍药苷、苯甲酸、牡丹酚、β - 谷甾醇、鞣质等成分。

3. 药理作用　本品能镇痛、镇静、抗惊厥、解痉、抗炎、抗溃疡、调节免疫功能;有扩张血管、降血压、耐缺氧、抑制血小板聚集、保肝、解毒、降低体温、抗肿瘤、抗诱变、抗菌等作用。

龙眼肉　Longyanrou　《神农本草经》

为无患子科植物龙眼 *Dimocarpus longan* Lour. 的假种皮。生用。

【性味归经】甘,温。归心、脾经。

【主要功效】补心脾,养气血,安心神。

【临床应用】

1. 气血两虚,心悸怔忡,健忘失眠　本品善补益心脾,养血安神,适宜于思虑过度,劳伤心脾所致的气血不足,心悸怔忡,健忘失眠,单用有效,也可与补气养血安神药同用。

2. 血虚证　本品能补益气血,适宜于血虚萎黄。可单服本品,或与补血药同用。

【用法用量】煎服,9~15g。

【使用注意】本品虽甘温无毒,但易助热生火,故内有实火、痰热、湿热者不宜服。

【参考资料】

1. 本草精选　《神农本草经》:"止渴,益人颜色。"《本草求真》:"龙眼气味甘温,多有似于大枣,但此甘味更重,润气尤多,于补气之中,又更存有补血之力。故书载能益脾长智,养心葆血,为心脾要药。是以心思劳伤而见健忘怔忡惊悸,暨肠风下血,俱可用此为治。"

2. 化学成分　本品含有糖类、脂类、核苷类、黄酮类、维生素、挥发性成分、多酚类等成分。

3. 药理作用　本品有抗应激、抗焦虑、抗氧化、抗菌、延缓衰老、增强免疫力、抗肿瘤、改善睡眠等作用。

第三节　补　阴　药

以滋养阴液,生津润燥为主要作用,常用于治疗阴虚津亏证的药,称补阴药。

本类药物均具有滋养阴液,生津润燥功效,主治热病后期或久病阴液耗损所致的阴虚证,尤适用于肺阴虚、胃阴虚、肝肾阴虚等。肺阴虚证,以干咳、痰少、咽干、口燥、手足心热、盗汗或咳血等为主要表现;胃阴虚证,以口燥咽干、饥不欲食、胃脘隐隐灼痛,或胃脘嘈杂痞胀、大便干结、舌红少津、脉细数等为主要表现;肝肾阴虚证,以头晕目眩、目干、耳鸣、肢体麻木、口燥咽干、失眠多梦、遗精滑精、腰膝酸痛、女子月经量少、不孕、舌红少苔等为主要表现。

部分药分别兼有清热、安神、润肠、潜阳等功效,又可治虚热、心神不宁、肠燥便秘、肝阳上亢等。

本类药性多甘寒滋腻,故脾胃虚弱,痰湿内阻,腹满便溏者均不宜使用。

南沙参　Nanshashen　《神农本草经》

为桔梗科植物轮叶沙参 *Adenophora tetraphylla* (Thunb.) Fisch. 或沙参 *Adenophora stricta* Miq. 的干燥根。生用。

【性味归经】甘,微寒。归肺、胃经。

【主要功效】养阴清肺,益胃生津,祛痰,益气。

【临床应用】

1. 肺阴虚证,肺热燥咳有痰　本品有养肺阴,润肺燥,清肺热,祛痰功效,适宜于肺热燥咳,干咳痰黏,咽干鼻燥,阴虚劳嗽咯血,常与清肺润燥养阴、祛痰止咳药同用。

2. 胃阴虚证 本品有清胃生津功效,适宜于胃阴不足,食少呕吐,常与养阴生津药同用。

3. 气阴两虚证 本品既能养阴清热,又能补气益胃生津,有气阴双补之效,适宜于气阴不足,烦热口干,常与养阴生津、益气健脾药同用。

【用法用量】煎服,9~15g。

【使用注意】不宜与藜芦同用。本品甘、微寒,虚寒证慎用。

【参考资料】

1. 本草精选 《神农本草经》:"主血积惊气,除寒热,补中,益肺气。"《本草纲目》:"清肺火,治久咳肺痿。"

2. 化学成分 本品含皂苷、黄酮类、β-谷甾醇及其衍生物三萜类化合物、胡萝卜素、多糖、磷脂类、氨基酸、亚油酸、二十八烷酸、鞣质、淀粉等成分。

3. 药理作用 本品有调节机体免疫功能、抗辐射、抗肿瘤、改善学习记忆、延缓衰老、镇咳、祛痰、强心、抗真菌等作用。

北沙参 Beishashen 《本草汇言》

为伞形科植物珊瑚菜 *Glehnia littoralis* Fr.Schmidt ex Miq. 的干燥根。生用。

【性味归经】甘、微苦,微寒。归肺、胃经。

【主要功效】养阴清肺,益胃生津。

【临床应用】

1. 肺阴虚证,劳嗽痰血 本品亦有养肺阴、清肺热功效,适宜于肺阴不足或燥热伤肺,干咳少痰,或劳嗽痰血,咽干音哑。治肺热燥咳,干咳少痰,常与养阴清肺药同用;治阴虚劳热,咳嗽咯血,常与滋阴退虚热、润肺止咳药同用。

2. 胃阴虚证,热病津伤 本品亦有养胃阴,清胃热,生津液功效,适宜于胃阴不足,热病津伤,咽干口渴,常与养胃生津药同用。

【用法用量】煎服,5~12g。

【使用注意】不宜与藜芦同用。本品性微寒,虚寒证慎用。

【参考资料】

1. 本草精选 《本草从新》:"专补肺阴,清肺火,治久咳肺痿。"《饮片新参》:"养肺胃阴,治劳咳痰血。"

2. 化学成分 本品含香豆素类、糖苷、挥发油、聚炔类、木脂素类、黄酮类、酚酸类、单萜类、淀粉等成分。

3. 药理作用 本品有镇咳、祛痰、免疫调节、抗突变、抗肿瘤、抗菌、镇痛、镇静、抗氧化等作用。

麦冬 Maidong 《神农本草经》

为百合科植物麦冬 *Ophiopogon japonicas* (L.f) Ker-Gawl. 的干燥块根。生用。

【性味归经】甘、微苦,微寒。归心、肺、胃经。

【主要功效】润肺养阴,益胃生津,清心除烦,润肠通便。

【临床应用】

1. 肺阴虚证,肺热燥咳 本品有养肺阴,润肺燥,清肺热功效,适宜于肺燥干咳,阴虚劳嗽。治燥邪伤肺,干咳少痰,咽干口燥者,常与养阴清肺润燥药同用;治阴虚劳嗽,甚则咳血者,常与滋阴降火药同用。

2. 胃阴虚证,消渴　本品有良好的养胃生津止渴,清胃润燥功效,为治胃阴不足诸证之佳品。治疗燥热伤胃,胃阴亏虚,口渴咽干者,可与养胃生津药配伍;治疗胃阴虚消渴,口渴饮水不止者,可与生津止渴药同用。

3. 心阴虚证,心烦失眠　本品能养心阴,清心热,除烦安神,适宜于阴虚有热,心烦失眠者,常与熟地黄、酸枣仁等滋阴养血安神药同用。治因温病热邪扰及心营,身热夜甚,烦躁,失眠,舌绛而干者,常与清热解毒、凉血养阴药同用。

4. 肠燥便秘　本品能养阴生津,润肠通便,适宜于津亏肠燥便秘,可与养阴生津、润肠通便药同用。

【用法用量】煎服,6~12g。

【使用注意】风寒或痰饮咳嗽、脾虚便溏者忌服。

【参考资料】

1. 本草精选　《名医别录》:"主疗虚劳客热,口干燥渴……保神,定肺气,安五脏。"《本草汇言》:"麦门冬,清心润肺之药。主心气不足,惊悸怔忡,健忘恍惚,精神失守;或肺热肺燥,咳声连发,肺痿叶焦,短气虚喘,火伏肺中,咯血咳血;或虚劳客热,津液干少;或脾胃燥涸,虚秘便难,此皆心肺肾脾元虚火郁之证也。"

2. 化学成分　本品含皂苷、多糖、黄酮类、氨基酸等成分。

3. 药理作用　本品有增强免疫力、抗过敏、平喘、改善心功能、抗心肌缺血、抗心律失常、延缓衰老、降血糖、镇静、促进胃肠道推进功能、抗菌等作用。

石斛　Shihu　《神农本草经》

为兰科植物金钗石斛 *Dendrobium nobile* Lindl.、霍山石斛 *Dendrobium huoshanense* C.Z.Tang et S.J.Cheng、鼓槌石斛 *Dendrobium Chrysotoxum* Lindl.、或流苏石斛 *Dendrobium fimbriatum* Hook. 的栽培品及其同属植物近似种的新鲜或干燥茎。生用。

【性味归经】甘,微寒。归胃、肾经。

【主要功效】益胃生津,滋阴清热,明目,强腰。

【临床应用】

1. 热病津伤,胃阴虚证　本品善养胃生津,适宜于热病津伤,口干烦渴,以及胃阴不足,口渴咽干,食少干呕者,可单用煎汤代茶服,或与养胃生津药同用。

2. 阴虚火旺　本品有良好的滋养肾阴,清退虚热功效,适宜于阴虚火旺,骨蒸劳热,多与滋肾阴、退虚热药同用。

3. 目暗不明,筋骨痿软　本品既能滋养肾阴,又可明目、强腰,适宜于肾阴亏虚,目暗不明者,多与滋养肝肾精血药同用。治肾阴亏虚,筋骨痿软,多与补肝肾、强筋骨药同用。

【用法用量】煎服,6~12g。鲜品 15~30g。干品入汤剂宜先下。

【使用注意】本品甘补恋邪,故温热病不宜早用;又能助湿,故湿温尚未化燥者不宜使用。

【参考资料】

1. 本草精选　《神农本草经》:"主伤中,除痹,下气,补五脏虚劳羸瘦,强阴,久服厚肠胃。"《药性论》:"益气除热,主男子腰脚软弱……补肾积精,腰痛,养肾气,益力。"《本草纲目拾遗》:"清胃除虚热,生津,已劳损。以之代茶,开胃健脾。"

2. 化学成分　本品含石斛碱、石斛胺、石斛次碱等生物碱,石斛素等苯类及其衍生物,尚含有酚类化合物、木脂素类、内酯类、黄酮类、多糖、β-谷甾醇、黏液质、淀粉等。

3. 药理作用 本品有增强免疫力、促进消化、调节胃肠道运动、保肝、利胆、降血糖、降血压、降血脂、抗肿瘤、延缓衰老等作用。

黄 精 Huangjing 《名医别录》

百合科植物滇黄精 *Polygonatum kingianum* Coll. et Hemsl.、黄精 *Polygonatum sibiricum* Red. 或多花黄精 *Polygonatum cyrtonema* Hua 的干燥根茎。生用或酒制用。

【性味归经】甘,平。归脾、肺、肾经。

【主要功效】养阴润肺,健脾益气。

【临床应用】

1. 脾胃虚弱,胃阴不足 本品既能补脾益气,又能养阴润燥,适宜于脾胃气阴两虚,体倦乏力,食欲缺乏,口干食少,大便干燥,舌红无苔者,多与补气健脾、益胃生津药同用。

2. 肺虚燥咳 本品有滋肾阴,润肺燥功效,适宜于肺虚燥咳,劳嗽咳血者,可单用熬膏服,或与清肺养阴、润肺止咳药同用。治肺肾阴虚,劳嗽久咳,可与地黄、天冬等滋阴润燥药同用。

3. 肾精亏虚证 本品有滋补肾精功效,适宜于肾精亏虚,腰膝酸软,须发早白者,可单用或与补肾填精药同用。

4. 消渴证 本品可补气养阴,治内热消渴,可单用,或与清热生津养阴药同用。

【用法用量】煎服,9~15g。

【使用注意】本品性质黏腻,易助湿滞气,故凡脾虚湿阻,痰湿壅滞,气滞腹满,中寒便溏者不宜。

【参考资料】

1. 本草精选 《名医别录》:"主补中益气……安五脏,久服轻身延年不饥。"《本草纲目》:"补诸虚……填精髓。"《本草正义》:"黄精味甘而厚腻,颇类熟地黄。""按其功力,亦大类熟地,补血补阴,而养脾胃是其专长。"

2. 化学成分 本品含多糖、甾体苷类、水杨酸、木脂素、黏液质、淀粉、氨基酸等成分。

3. 药理作用 本品有调节免疫功能、降血糖、降血脂、增加冠脉血流量、强心、抗心肌缺血、抗疲劳、抗氧化、延缓衰老、改善记忆、抗菌、抗病毒等作用。甲醇提取物有止血作用。

枸杞子 Gouqizi 《神农本草经》

为茄科植物宁夏枸杞 *Lycium barbarum* L. 的干燥成熟果实。生用。

【性味归经】甘,平。归肝、肾经。

【主要功效】滋补肝肾,明目,润肺。

【临床应用】

1. 肝肾阴虚,目昏不明 本品能补肝肾,益精明目,适宜于肝肾不足,精血亏虚证,腰膝酸痛,眩晕耳鸣,阳痿遗精,血虚萎黄,目昏不明,可单用,或与熟地黄、菟丝子、五味子等滋肾益精药同用。

2. 消渴 本品滋补肝肾,适宜于肝肾阴虚,内热消渴,可与地黄、麦冬、天花粉等同用。

3. 阴虚咳嗽 本品可润肺,适宜于阴虚咳嗽,常与其他养阴润肺药同用。

【用法用量】煎服,6~12g。

【参考资料】

1. 本草精选 《本草经集注》:"补益精气,强盛阴道也。"《药性论》:"能补益精,诸不足,易颜色,变白,明目,安神,令人长寿。"《本草汇言》:"俗云枸杞善治目,非治目也,能壮精益神,神满精足,故治目有效。"

2. 化学成分　本品含甜菜碱、多糖、胡萝卜素、维生素 B_2、粗脂肪、粗蛋白、氨基酸、维生素等成分以及微量元素。

3. 药理作用　本品有增强免疫力、延缓衰老、抗氧化、抗疲劳、抗肿瘤、降血糖、降血脂、保肝、抗辐射等作用。

龟甲　Guijia　《神农本草经》

为龟科动物乌龟 *Chinemys reevesii*(Gray)的背甲及腹甲。生用或醋淬用。

【性味归经】咸、甘,微寒。归肝、肾、心经。

【主要功效】滋阴潜阳,益肾强骨,养血补心,凉血止血。

【临床应用】

1. 阴虚阳亢证,虚风内动证,阴虚内热证　本品既能滋补肝肾之阴而退内热,又可潜降肝阳而息内风,适宜于肝肾阴虚而引起的上述诸证。治肝肾阴虚,肝阳上亢,头晕目眩,可与滋阴平肝药同用;治阴虚风动,神倦,手足瘛疭,常与阿胶、牡蛎、白芍等同用;治阴虚内热,骨蒸潮热,盗汗遗精,常与熟地黄、知母、黄柏等同用。

2. 肾虚筋骨痿软　本品有良好的滋肾健骨功效,适宜于肾虚筋骨痿软,以及小儿囟门不合、齿迟、行迟等,可与熟地黄、牛膝、杜仲等补肝肾、强筋骨药同用。

3. 心神不宁证　本品有养血补心,安神功效,适宜于阴血不足,心神失养,健忘,失眠,惊悸者,可与宁心安神药同用。

4. 崩漏,月经过多　本品能滋肾水以制虚火,凉血止血,适宜于阴虚血热,冲脉不固的崩漏,月经过多,可与黄柏、白芍、墨旱莲等养阴、凉血止血药同用。

【用法用量】煎服 9~24g,宜打碎先煎。本品经砂炒醋淬后,有效成分更容易煎出,并除去腥气,便于制剂。

【使用注意】本品甘、微寒,脾胃虚寒者不宜用。又《本草纲目》谓其"治产难",孕妇不宜用。

【参考资料】

1. 本草精选　《神农本草经》:"主漏下赤白,破癥瘕,痎疟,五痔,阴蚀,湿痹,四肢重弱,小儿囟不合。"《本草纲目》:"其甲以补心,补肾,补血,皆以养阴也。"

2. 化学成分　本品含蛋白质、骨胶原、氨基酸、角蛋白、脂肪、碳酸钙等成分,尚含有磷、锶、锌、铜等微量元素。

3. 药理作用　本品有调节能量代谢、增强免疫力、延缓衰老、兴奋子宫等作用。

鳖甲　Biejia　《神农本草经》

为鳖科动物鳖 *Trionyx sinensis* Wiegmann 的背甲。生用或醋淬用。

【性味归经】咸,微寒。归肝、肾经。

【主要功效】滋阴潜阳,退热除蒸,软坚散结。

【临床应用】

1. 阴虚阳亢证,虚风内动证　本品类似龟甲,有滋肝肾阴,潜降肝阳功效,也宜于阴虚阳亢,头晕目眩,以及虚风内动,手足瘛疭者,常与滋阴潜阳药同用。

2. 阴虚内热证　本品能滋阴退热除蒸,其力强于龟甲,尤宜于阴虚发热。治阴虚发热,骨蒸劳热者,常与银柴胡、胡黄连、秦艽等清虚热、退骨蒸药同用;治热病伤阴,夜热早凉,常与青蒿、地黄、牡丹皮等养阴清热药同用。

3. 癥瘕,经闭,久疟疟母 本品有软坚散结功效,适宜于癥瘕或经闭,可与破血消癥或活血祛瘀通经药同用。治久疟不愈,胁下痞块而成疟母者,可与土鳖虫、大黄、桃仁等同用。

【用法用量】煎服,9~24g,宜打碎先煎。鳖甲生用长于滋阴潜阳,醋炙长于软坚散结。

【使用注意】本品古籍有"堕胎"记载,故孕妇不宜用。脾胃虚寒之食少便溏者慎用。

【参考资料】

1. 本草精选 《神农本草经》:"主心腹癥瘕坚积,寒热,去痞息肉,阴蚀,痔恶肉。"《本草汇言》:"鳖甲,除阴虚热疟,解劳热骨蒸之药也。"

2. 化学成分 本品含骨胶原、角蛋白、碳酸钙、磷酸钙,尚含有天冬氨酸、谷氨酸、苏氨酸等氨基酸。

3. 药理作用 本品有促进造血功能、增强免疫力、抗应激、抗辐射、镇静、抗结缔组织增生等作用。

女贞子 Nüzhenzi 《神农本草经》

为木犀科植物女贞 *Ligustrum lucidum* Ait. 的干燥成熟果实。生用或酒制用。

【性味归经】甘、苦,凉。归肝、肾经。

【主要功效】滋补肝肾,清虚热,明目乌发。

【临床应用】

1. 肝肾阴虚证,阴虚内热证 本品有滋补肝肾之阴,明目乌发功效,适宜于肝肾阴虚,眩晕耳鸣,腰膝酸软,须发早白,目暗不明者,可单用,或与滋补肝肾的墨旱莲同用,滋补肝肾阴之力更增,如二至丸。因其性偏凉,又能清虚热,宜于阴虚内热,骨蒸潮热,可与地黄、知母、地骨皮等养阴清虚热药同用。

2. 内热消渴 本品能滋补肝肾之阴,适宜于肾阴亏虚消渴者,可与麦冬、天冬、玉竹等养阴生津药同用。

【用法用量】煎服,6~12g。

【使用注意】脾胃虚寒泄泻及肾阳虚者忌服。

【参考资料】

1. 本草精选 《本草纲目》:"强阴,健腰膝,变白发,明目。"《本草备要》:"益肝肾,安五脏,强腰膝,明耳目,乌髭发,补风虚,除百病。"

2. 化学成分 本品含齐墩果酸、硬脂酸、对羟基乙醇苷类、裂环环烯醚萜苷类、挥发油、多糖、磷脂类、氨基酸等成分。

3. 药理作用 本品有保肝、调节机体免疫功能、降血脂、抗动脉粥样硬化、对抗化疗或放疗所致的白细胞减少、延缓衰老、抗疲劳、抗炎、抗菌等作用。

百合 Baihe 《神农本草经》

为百合科植物卷丹 *Lilium lancifolium* Thunb.、百合 *Lilium brownii* F.E.Brown var. *viridulum* Baker 或细叶百合 *Lilium Pumilum* DC. 的干燥肉质鳞叶。生用或蜜炙用。

【性味归经】甘,寒。归心、肺经。

【主要功效】养阴润肺,清心安神。

【临床应用】

1. 肺阴虚证,劳嗽咯血 本品有养阴润肺功效,兼能止咳,适宜于肺阴虚,燥热咳嗽,劳嗽久咳,痰中带血,可单用,或与养阴润肺、止咳药同用。

2. 虚烦惊悸,失眠多梦,精神恍惚 本品有清心除烦,安神定志功效,适宜于热病余热未清之虚烦惊悸,失眠多梦,精神恍惚,常与养阴清热药同用。

【用法用量】煎服,6~12g。

【使用注意】风寒咳嗽或中寒便溏者忌服。

【参考资料】

1. 本草精选 《日华子本草》:"安心,定胆,益志,养五脏。治癫邪啼泣、狂叫,惊悸。"《本草纲目拾遗》:"清痰火,补虚损。"

2. 化学成分 本品含皂苷、多糖、磷脂类、酚酸甘油酯、生物碱(如秋水仙碱等)、氨基酸等成分以及微量元素。

3. 药理作用 本品有抗疲劳、抗肿瘤、降血糖、抗氧化、免疫调节、镇静、抗应激、镇咳、平喘等作用。

天冬 Tiandong 《神农本草经》

为百合科植物天冬 *Asparagus cochinchinensis* (Lour.) Merr. 的干燥块根。生用。

【性味归经】甘、苦,寒。归肺、肾经。

【主要功效】滋阴降火,清肺润燥,润肠通便。

【临床应用】

1. 肺阴虚证,顿咳痰黏 本品能清肺火、养肺阴,润燥止咳,其清润之力甚于麦冬,适宜于阴虚肺燥有热,干咳无痰,或痰少而黏,或痰中带血者,可单味服用,亦常与麦冬等养阴润肺药配伍。因其又有良好的滋肾阴、清金降火功效,亦可用于肺肾阴虚证,咳嗽,痰少,腰膝酸软,骨蒸潮热,多与凉血滋阴、清肺止咳药同用。

2. 肾阴虚证 本品能滋肾降火,生津润燥,又宜于肾虚火旺,腰膝酸痛,骨蒸潮热,多与熟地黄、知母、黄柏等滋阴降火药同用。

3. 消渴,津伤口渴 本品能养阴生津止渴,适宜于热病津伤,咽干口渴,内热消渴,多与养阴清热、生津止渴药同用。

4. 肠燥便秘 本品能养阴生津而又润肠通便,适宜于津亏肠燥便秘,可与养阴生津、润肠通便药同用。

【用法用量】煎服,6~12g。

【使用注意】本品甘寒滋腻之性较强,脾胃虚寒、痰湿内盛、食少便溏者不宜使用。

【参考资料】

1. 本草精选 《药性论》:"主肺气咳逆,喘息促急,除热,通肾气,疗肺痿生痈吐脓……止消渴,去热中风,宜久服。"《本草纲目》:"润燥滋肾,清金降火。"《本草汇言》:"天门冬,润燥滋阴,降火清肺之药也……统理肺肾火燥为病,如肺热叶焦,发为痿痹,吐血咳嗽,烦渴传为肾消,骨蒸热劳诸证,在所必需者也。"

2. 化学成分 本品含甾体皂苷、氨基酸、多糖、单糖、蛋白质等成分。

3. 药理作用 本品有镇咳、祛痰、平喘、抗炎、调节免疫功能、抗溃疡、抗血栓、延缓衰老、抗肿瘤等作用。

玉竹 Yuzhu 《神农本草经》

为百合科植物玉竹 *Polygonatum odoratum* (Mill.) Druce 的干燥根茎。生用。

【性味归经】甘,微寒。归肺、胃经。

【主要功效】养阴润燥,养胃生津。

【临床应用】

1. 肺阴虚证,燥热咳嗽 本品有养阴润燥功效,适宜于阴虚燥热,咳嗽,口燥咽干,少痰者,多与清热润燥养阴药同用。

2. 胃阴虚证,消渴 本品能益胃生津止渴,适宜于胃阴不足,热病伤津,咽干口渴者,多与养阴生津药同用。治内热消渴,多与清热养阴、生津止渴药同用。

此外,还可配伍用于阴虚外感风热等。

【用法用量】煎服,6~12g。

【使用注意】脾虚有痰湿者忌服。

【参考资料】

1. 本草精选 《神农本草经》:"主中风暴热,不能动摇,跌筋结肉,诸不足。"《日华子本草》:"除烦闷,止渴,润心肺,补五劳七伤虚损,腰脚疼痛。"《本草正义》:"治肺胃燥热,津液枯涸,口渴嗌干等证,而胃火炽盛,燥渴消谷,多食易饥者,尤有捷效。"

2. 化学成分 本品含铃兰苦苷、铃兰苷等甾体皂苷,尚含有甾醇、氨基酸、生物碱、多糖、挥发油、淀粉、维生素、鞣质、黏液质等成分。

3. 药理作用 本品能增强免疫力、降血糖、降血脂、缓解动脉粥样斑块形成、扩张外周血管和冠状动脉、强心、抗肿瘤、抗氧化、延缓衰老,且有肾上腺皮质激素样作用。

墨旱莲　Mohanlian　《新修本草》

为菊科植物鳢肠 *Eclipta prostrata* L. 的干燥地上部分。生用。

【性味归经】甘、酸,寒。归肾、肝经。

【主要功效】滋阴益肾,凉血止血。

【临床应用】

1. 肝肾阴虚证 本品类似女贞子,能滋补肝肾之阴,适宜于肝肾阴虚,牙齿松动,须发早白,眩晕耳鸣,腰膝酸软者,可单用,或与女贞子配伍,即二至丸。

2. 出血证 本品既能滋阴,又可凉血止血,适宜于阴虚血热所致吐血、衄血、尿血、血痢、崩漏下血者,单用即效,亦可与凉血止血药同用。本品鲜用捣烂外敷,可用于外伤出血。

【用法用量】煎服,6~12g。

【参考资料】

1. 本草精选 《新修本草》:"主血痢。针灸疮发,洪血不可止者,傅之立已。汁涂发眉,生速而繁。"《本草纲目》:"乌髭发,益肾阴。"《本草正义》:"鳢肠,入肾补阴而生长毛发,又能入血,为凉血止血之品。"

2. 化学成分 本品含三萜皂苷类、黄酮类、噻吩类、蟛蜞菊内酯类及烟酸、鞣质、氨基酸、维生素 A 等成分。

3. 药理作用 本品有调节机体免疫功能、保肝、延缓衰老、抗氧化、抗肿瘤、抗炎、止血、镇静、镇痛、促进毛发生长、抗菌等作用。

需了解的补阴药见表23-2。

表23-2 需了解的补阴药

药名	性味归经	功效	主治	用法用量与注意
哈蟆油	甘、咸,平。归肺、肾经。	①补肾益精 ②养阴润肺	①病后体弱,神疲乏力,盗汗 ②劳嗽咳血	用水浸泡,炖服,5~15g;或作丸剂。外有表邪,内有痰湿者慎用

续表

药名	性味归经	功效	主治	用法用量与注意
楮实子	甘,寒。归肝、肾经	①滋阴益肾 ②清肝明目 ③利尿	①肝肾不足,腰膝酸软,虚劳骨蒸 ②头晕目昏,目生翳膜 ③水肿胀满	煎服,6~12g。本品甘寒滋腻,脾胃虚寒,便溏者慎用
桑椹	甘,寒。归心、肝、肾经	①滋阴补血 ②生津 ③润肠	①阴虚血亏之眩晕、目暗、耳鸣、失眠,须发早白 ②津伤口渴,内热消渴 ③肠燥便秘	煎服,9~15g;鲜品加倍,或入膏剂。脾胃虚寒,大便溏泄者慎用

第四节 补 阳 药

以补助阳气为主要作用,常用于治疗阳虚证的药物,称补阳药。

本类药均具有补阳功效,尤以温补肾阳为主,主治阳虚证,尤适用于肾阳虚证,症见肾阳不足的形寒肢冷,腰膝酸软,性欲淡漠,阳痿早泄,遗精滑精,尿频遗尿,宫寒不孕;肾阳虚而不能纳气的呼多吸少,咳嗽喘促;肾阳衰微,火不生土,脾失温运的腹中冷痛,黎明泄泻;肾阳虚而精髓亦亏的头晕目眩,耳鸣耳聋,须发早白,筋骨痿软,小儿发育不良,囟门不合,齿迟行迟;肾阳虚而气化不行的水泛浮肿;下元虚冷,冲任失调之崩漏不止,带下清稀等。

部分药兼有祛风湿、强筋骨、固精、缩尿、止泻、固冲任、平喘、益精、补血等功效,还可用治风湿痹证、筋骨痿软、遗精、遗尿、泄泻、胎动不安、咳喘,以及精血亏虚等兼有肾阳虚证者。

本类药性多温热燥烈,易助火伤阴,故阴虚火旺者不宜使用。

鹿茸 Lurong 《神农本草经》

为鹿科动物梅花鹿 *Cervus nippon* Temminck 或马鹿 *Cervus elaphus* Linnaeus 的雄鹿未骨化密生茸毛的幼角。切片,或研细粉用。

【性味归经】甘、咸,温。归肾、肝经。

【主要功效】壮肾阳,益精血,强筋骨,调冲任,托疮毒。

【临床应用】

1. 肾阳虚衰,精血亏虚证 本品有良好的壮肾阳,益精血作用,尤宜于肾阳虚,精血亏虚之畏寒肢冷、阳痿滑精、宫冷不孕,羸瘦,神疲,单用或与其他补肾阳、益精血药同用。

2. 肾虚腰脊冷痛,筋骨痿软,小儿五迟 本品既补肾阳,又强筋骨,适宜于肾虚筋骨不健之腰脊冷痛,腰膝酸软或小儿发育不良,五迟五软,单用,或与其他补肾阳、强筋骨药同用。治骨折后期,久不愈合者,常与续断、骨碎补等同用。

3. 冲任虚寒,崩漏带下 本品既补肾阳,益精血,又能固冲任,调带脉,适宜于冲任虚寒、带脉不固之崩漏不止,带下量多清稀者,常与补益肝肾、固崩止带药配伍。

4. 阴疽内陷,疮疡久溃不敛 本品能补阳气、益精血以扶助正气而托疮毒。治疗气血不足,阴疽内陷,疮疡久溃不敛,脓水清稀者,常与黄芪、当归等补气血、托毒生肌药同用。

【用法用量】研末冲服,1~2g。

【使用注意】本品宜从小量开始,缓缓增加,不可骤用大量,以免阳升风动致头晕、目赤、昏厥,或助火动血而致吐衄出血。本品温热峻烈,故阴虚有热、实热证、外感热证、痰火内盛、血热出血均禁服。

257

【参考资料】

1. 本草精选 《神农本草经》:"主漏下恶血,寒热,惊痫,益气强志,生齿不老。"《名医别录》:"疗虚劳洒洒如疟,羸瘦,四肢酸痛,腰脊痛,小便利,泄精溺血。"《本草纲目》:"生精补髓,养血益阳,强筋健骨,治一切虚损,耳聋目暗,眩晕虚痢。"

2. 化学成分 本品含雌二醇、雌酮等激素;尚含有氨基酸、磷脂、脂肪酸、多胺类、黏多糖、维生素、氨基葡萄糖、多肽、胆固醇等成分。

3. 药理作用 本品能促进性功能、促进生长发育、促进骨髓造血功能、抗疲劳、改善睡眠、促进食欲、延缓衰老、增强免疫力、促进物质代谢等;还能增强心肌收缩力,增加心输出量和动脉血流量,抗心律失常。

淫羊藿 Yinyanghuo 《神农本草经》

为小檗科植物淫羊藿 *Epimedium brevicornu* Maxim.、箭叶淫羊藿 *Epimedium sagittatum* (Sieb. et Zucc.) Maxim.、柔毛淫羊藿 *Epimedium pubescens* Maxim. 或朝鲜淫羊藿 *Epimedium koreanum* Nakai 的干燥叶。生用或炙用。

【性味归经】辛、甘,温。归肝、肾经。

【主要功效】补肾阳,强筋骨,祛风湿。

【临床应用】

1. 肾阳虚证 本品有较强的补肾壮阳作用,适宜于肾阳虚衰之阳痿遗精,宫寒不孕,可单用或浸酒服,也可与巴戟天、熟地黄、枸杞子等同用。治肾阳虚,固涩无力之遗精滑精,遗尿尿频,亦可与补肾固精止遗药同用。

2. 风湿痹证,筋骨痿软 本品既能补肾强筋骨,又可祛风湿,尤宜于风湿久痹累及肝肾,筋骨痿软,麻木拘挛者,多与桑寄生、五加皮、狗脊等祛风湿、强筋骨药同用。

【用法用量】煎服,6~10g。

【使用注意】本品阴虚火旺者及湿热痹痛者不宜服。

【参考资料】

1. 本草精选 《神农本草经》:"主阴痿绝伤,茎中痛,利小便,益气力,强志。"《日华子本草》:"治一切冷风劳气,补腰膝,强心力,丈夫绝阳不起,女子绝阴无子,筋骨挛急,四肢不任,老人昏耄,中年健忘。"《本草纲目》:"生精补髓,养血益阳,强筋健骨,治一切虚损,耳聋目暗,眩晕虚痢。"

2. 化学成分 本品含淫羊藿素、异槲皮素等黄酮类化合物,尚含有淫羊藿苷、甾醇、多糖、木兰碱、小檗碱、挥发油、鞣质、脂肪酸等成分。

3. 药理作用 本品有雄激素样作用;能增强下丘脑 - 垂体 - 性腺轴及肾上腺皮质轴等内分泌系统功能;有促进核酸与蛋白质合成、调节细胞代谢、增强机体免疫功能、抗应激、延缓衰老、增加冠脉血流量、抗心肌缺血、降血压、抗炎、抗过敏、降血糖等作用。

肉苁蓉 Roucongrong 《神农本草经》

为列当科植物肉苁蓉 *Cistanche deserticola* Y.C.Ma 或管花肉苁蓉 *Cistanche tubulosa* (Schenk) Wight 的干燥带鳞叶的肉质茎。生用,或酒制用。

【性味归经】甘、咸,温。归肾、大肠经。

【主要功效】补肾阳,益精血,润肠通便。

【临床应用】

1. 肾阳不足,精血亏虚证 本品有补肾阳,益精血功效,适宜于肾阳不足,精血亏虚者。

治肾阳虚,男性阳痿不育,女子宫寒不孕,遗精滑精,夜尿频多,可与补肾阳、益精血,固精缩尿药同用;治肾虚腰膝酸软,痿弱无力,可与鹿茸、淫羊藿、巴戟天等补肾阳、强筋骨药同用。

2. 肠燥便秘　本品既能益精血,又可润肠通便,适宜于肾阳虚,精血亏虚不能滋润肠道的肠燥便秘,可与锁阳、当归、火麻仁等补阳益精、润肠通便药同用。

【用法用量】煎服,6~10g。

【使用注意】本品易助阳、滑肠,故阴虚火旺、大便溏泄者及实热便秘者不宜服用。

【参考资料】

1. 本草精选　《神农本草经》:"主五劳七伤,补中。除茎中寒热痛,养五脏,强阴,益精气,多子,妇人癥瘕。"《日华子本草》:"治男绝阳不兴,女绝阴不产,润五脏,长肌肉,暖腰膝,男子泄精,尿血,遗沥,带下阴痛。"《本草汇言》:"养命门,滋肾气,补精血之药也。""男子丹元虚冷而阳道久沉,妇人冲任失调而阴气不治,此乃平补之剂,温而不热,补而不峻,暖而不燥,滑而不泄,故有从容之名。"

2. 化学成分　本品含甜菜碱、麦角甾醇、有机酸、磷脂、甘露醇、硬脂酸、氨基酸等成分。

3. 药理作用　本品具有激活肾上腺、释放皮质激素的作用;能提高机体免疫功能,延缓衰老,抗动脉粥样硬化,促进肠道推进运动及降血压。

杜仲　Duzhong　《神农本草经》

为杜仲科植物杜仲 *Eucommia ulmoides* Oliv. 的干燥树皮。生用或盐水炙用。

【性味归经】甘,温。归肝、肾经。

【主要功效】补肝肾,强筋骨,安胎。

【临床应用】

1. 肝肾不足,腰膝酸痛,筋骨无力　本品能补肝肾,强筋骨而长于强腰,为治腰痛要药,尤宜于肝肾不足或肾虚腰膝酸软,筋骨无力者。治肾虚腰痛,腰膝酸软,可与补肝肾、强筋骨药同用;治风湿久痹,腰痛冷重,可与祛风湿散寒药同用;外伤腰痛,又可与活血止痛药同用;治肾虚阳痿,精冷不固,小便频数,常与其他补肾阳、固精缩尿药同用。

2. 妊娠漏血,胎动不安　本品补肝肾,固冲任以安胎,尤宜于肝肾亏虚的胎动不安,胎漏下血,单用或与桑寄生、续断、菟丝子等补肝肾、固精止崩、安胎药同用。

【用法用量】煎服,6~10g。

【使用注意】炒用有利于有效成分煎出。本品为温补之品,阴虚火旺者慎用。

【参考资料】

1. 本草精选　《神农本草经》:"主腰脊痛,补中,益精气,坚筋骨,强志,除阴下痒湿,小便余沥,久服轻身耐老。"《日华子本草》:"治肾劳,腰脊挛。入药炙用。"《本草汇言》:"方氏《直指》云:凡下焦之虚,非杜仲不补;下焦之湿,非杜仲不利;腰膝之疼,非杜仲不除;足胫之酸,非杜仲不去。然色紫而燥,质绵而韧,气温而补,补肝益肾,诚为要剂。"

2. 化学成分　本品含杜仲胶、杜仲苷、杜仲醇、酚类、果胶、咖啡酸、酒石酸、脂肪、醛类、鞣质、黄酮类、氨基酸、维生素 C 等成分。

3. 药理作用　本品有增强机体免疫功能、保肝、延缓衰老、抗应激、抗肿瘤、镇静、镇痛、抗炎、利尿、强心、升高血糖、降血压、抑制离体子宫平滑肌收缩等作用。还可用于高血压病。

续断　Xuduan　《神农本草经》

为川续断科植物川续断 *Dipsacus asper* Wall. ex Henry 的干燥根。生用或炒用。

【性味归经】苦、辛,微温。归肝、肾经。

【主要功效】补肝肾,行血脉,续筋骨,止崩漏。

【临床应用】

1. 肝肾不足,腰膝酸软,风湿痹痛　本品能补肝肾,强筋骨,适宜于肝肾亏虚,筋骨不健,腰膝酸软,可与补肝肾、强筋骨药同用。治风湿痹痛而兼肝肾亏虚者,常与祛风湿、补肝肾、强筋骨药同用。

2. 跌扑损伤,筋伤骨折　本品既补肝肾强筋骨,又可行血脉、续折伤,适宜于跌打损伤,瘀血肿痛,筋伤骨折,常与活血祛瘀、续筋疗伤药同用。

3. 崩漏经多,胎漏　本品能补肝肾,止崩漏,安胎,适宜于肝肾不足,崩漏,月经过多,胎漏下血,胎动不安等,常与补肝肾、固精止崩、安胎药同用。

【用法用量】煎服,9~15g;或入丸散。外用适量,研末敷。酒续断长于行血脉,续筋骨;盐续断长于补肝肾。

【使用注意】本品苦燥微温,故风湿热痹者不宜用。

【参考资料】

1. 本草精选　《神农本草经》:"主伤寒,补不足,金疮,痈疡,折跌,续筋骨,妇人乳难。"《神农本草经疏》:"入足厥阴、少阴,为治胎产,续绝伤,补不足,疗金疮,理腰肾之要药也。"《本草汇言》:"续断,补续血脉之药也。""大抵所断之血脉,非此不续;所伤之筋骨,非此不养;所滞之关节,非此不利;所损之胎孕,非此不安。久服常用,能益气力,有补伤、生血之效。补而不滞,行而不泄,故女科、外科取用恒多也。"

2. 化学成分　本品含三萜皂苷类、獐牙菜苷、挥发油、蔗糖、无机元素等。

3. 药理作用　本品有雌激素样作用,有促进骨重建、延缓衰老、抗维生素 E 缺乏、止血、镇痛等作用。

补骨脂　Buguzhi　《药性论》

为豆科植物补骨脂 *Psoralea corylifolia* L. 的干燥成熟果实。生用,或盐水炙用。

【性味归经】辛、苦,温。归肾、脾经。

【主要功效】补肾助阳,固精缩尿,温脾止泻,纳气平喘。

【临床应用】

1. 肾阳不足,阳痿,腰膝冷痛　本品苦辛温燥,补肾助阳。治疗肾阳不足,阳痿,常与菟丝子等同用;治疗肾阳亏虚,腰膝冷痛,常与杜仲、核桃仁等同用。

2. 肾虚遗精滑精,遗尿尿频　本品补肾助阳,又长于固精缩尿,尤宜于肾虚不固之证。治疗肾阳虚,固涩无力之遗精、滑精、遗尿、尿频,可单用,亦可与其他补肾、固精缩尿药同用。

3. 脾肾阳虚五更泄泻　本品补肾暖脾以止泻,适宜于脾肾阳虚的五更泄泻,常与吴茱萸、五味子、肉豆蔻同用。

4. 肾虚作喘　本品能温补肾阳,纳气平喘。治肾虚,肾不纳气之虚喘,常与补肺肾、纳气平喘药同用。

此外,本品外用治白癜风,斑秃。将本品研末用酒制成酊剂,外涂患处。

【用法用量】煎服,6~10g。外用 20%~30% 酊剂涂患处。

【使用注意】本品温燥,易伤阴助火,故阴虚内热及大便秘结者不宜用。

【参考资料】

1. 本草精选　《药性论》:"主男子腰疼,膝冷囊湿,逐诸冷痹顽,止小便利,腹中冷。"《开宝本草》:"主五劳七伤,风虚冷,骨髓伤败,肾冷精流,及妇人血气堕胎。"《本草纲目》:"治肾泄,通命门,暖丹田,敛精神。"

2. 化学成分　本品含香豆素类、黄酮类、酚类、脂类、挥发油、树脂、皂苷、有机酸等。

3. 药理作用　本品能延缓衰老、增强免疫力、促进骨髓造血、调节神经和血液系统、抗肿瘤、止血、抗菌、杀虫、扩张气管、致光敏等。本品所含补骨脂酚有雌激素样作用。

益智　Yizhi　《本草拾遗》

为姜科植物益智 *Alpinia oxyphylla* Miq. 的干燥成熟果实。生用或盐水炙用。

【性味归经】辛,温。归脾、肾经。

【主要功效】暖肾固精缩尿,温脾止泻摄唾。

【临床应用】

1. 肾虚遗尿、小便频数,遗精白浊　本品既能补肾阳,又可固精缩尿,补涩均可,标本同治,适宜于肾虚下元不固之遗尿,尿频,遗精白浊,常可与补肾、固涩药同用。

2. 脾寒泄泻,腹中冷痛,口多涎唾　本品既补肾阳,又温脾阳,有温脾开胃、止泻摄唾之功。治疗脾肾虚寒之泄泻,常与补骨脂、肉豆蔻等温补脾肾,涩肠止泻药配伍;治疗中气虚寒之食少、口多唾涎,常与党参、白术等益气健脾药配伍。

【用法用量】煎服,3~10g。

【使用注意】本品温燥而易伤阴,故阴虚火旺及内有湿热者不宜用。

【参考资料】

1. 本草精选　《本草拾遗》:"主遗精虚漏,小便余沥,益气安神,补不足,安三焦,调诸气,夜多小便者。"《神农本草经疏》:"益智子仁……以其敛摄,故治遗精虚漏,及小便余沥,此皆肾气不固之证也。肾主纳气,虚则不能纳矣。又主五液,涎乃脾之所统,脾肾气虚,二脏失职,是肾不能纳,脾不能摄,故主气逆上浮,涎秽泛滥而上溢也。敛摄脾肾之气,则逆气归元,涎秽下行。"《本草备要》:"能涩精固气,又能开发郁结,使气宣通。温中进食,摄涎唾,缩小便。治呕吐泄泻,客寒犯胃,冷气腹痛,崩带泄精。"

2. 化学成分　本品含二苯庚体类、类倍半萜类、挥发油类、脂肪酸、氨基酸、维生素等成分。

3. 药理作用　本品有减少唾液分泌、抑制肠肌收缩、强心、抗利尿、抗肿瘤、抗过敏、抗应激、延缓衰老、抑制前列腺素等作用。

蛤蚧　Gejie　《海药本草》

为壁虎科动物蛤蚧 *Gekko gecko* Linnaeus 的干燥体。生用或酒炙用。

【性味归经】咸,平。归肺、肾经。

【主要功效】补肺气,定喘嗽,助肾阳,益精血。

【临床应用】

1. 肺肾不足,虚喘气促　本品可补肺益肾气而纳气定喘,可治疗多种虚劳喘嗽,尤宜于肺肾两虚的虚喘气促,可与人参、川贝母、补骨脂等益气补肾、纳气平喘药同用。

2. 肾虚阳痿,遗精　本品温养肺肾,咸以益精血,适宜于肾阳不足,精血亏虚之阳痿遗精,常与鹿茸、巴戟天等补阳益精药同用。

【用法用量】煎服,3~6g;研末 1~2g;多入丸散或入酒剂。

【使用注意】本品补阳益精,故风寒、实热及痰湿喘咳者不宜用。

【参考资料】

1. 本草精选　《海药本草》:"主肺痿上气,咯血咳嗽。"《本草纲目》:"补肺气,益精血,定喘止嗽,疗肺痈,消渴,助阳道。"《本草备要》:"补肺润肾,益精助阳,治渴通淋,定喘止嗽,肺痿咯血,气虚血竭者宜之。"

2. 化学成分 本品含蛋白质、胆固醇、脂肪酸、磷脂、氨基酸及微量元素等。

3. 药理作用 本品具有延缓衰老、增强免疫力、调节性激素样作用。还能平喘、抗炎、降血糖等。

菟丝子 Tusizi 《神农本草经》

为旋花科植物南方菟丝子 *Cuscuta australis* R.Br. 或菟丝子 *Cuscuta chinensis* Lam. 的干燥成熟种子。生用,或盐水炙用。

【性味归经】辛、甘,平。归肝、肾、脾经。

【主要功效】补阳益阴,固精缩尿,安胎,明目,止泻。

【临床应用】

1. 肝肾不足,腰膝酸软,阳痿遗精,遗尿尿频 本品辛润甘补,平补阴阳,补益肝肾,固精缩尿。治疗肾虚腰膝酸软,常与杜仲、续断等补肝肾、强筋骨药同用;治疗肾阳不足,肾精亏虚之阳痿遗精、白浊,常与枸杞子、覆盆子、五味子等补肾固精止遗药同用;治疗下元虚冷之遗尿尿频,常与桑螵蛸、五味子等缩尿止遗药配伍。

2. 肾虚胎漏,胎动不安 本品补肝肾,益精血以养胎安胎,适宜于肾虚胎元不固之胎漏,胎动不安,滑胎者,常与桑寄生、杜仲、续断等补肝肾、安胎药配伍。

3. 肝肾不足,目暗不明 本品能平补肝肾、益精养血而明目,适宜于肝肾亏虚的目暗不明,或视物昏花者,常与补肝肾、益精血、明目药同用。

4. 脾肾虚泻 本品能补肾益脾并止泻,治疗脾肾阳虚的泄泻,常与补骨脂、砂仁、肉豆蔻等补脾肾止泻药同用。

此外,本品外用能消风祛斑,治疗白癜风;尚能生津,可配伍用于阴阳两虚之消渴病。

【用法用量】煎服,6~12g。外用适量。

【使用注意】本品平补之中偏于补阳,故阴虚火旺,大便燥结、小便短赤者不宜。

【参考资料】

1. 本草精选 《药性论》:"治男子女人虚冷,添精益髓,去腰疼膝冷,久服延年,驻悦颜色,又主消渴热中。"《神农本草经疏》:"五味之中,惟辛通四气,复兼四味,《经》曰:肾苦燥,急食辛以润之,菟丝子之属是也,与辛香燥热之辛,迥乎不同矣,学者不以辞害义可也。"

2. 化学成分 本品含黄酮、香豆素、甾萜类化合物、树脂、糖类、有机酸、脂肪酸及淀粉酶等。

3. 药理作用 本品有增强免疫力、延缓衰老、雌激素样作用;能增强心肌收缩力、降低胆固醇、降血压、促进造血功能、抑制肠运动等。

巴戟天 Bajitian 《神农本草经》

为茜草科植物巴戟天 *Morinda officinalis* How 的干燥根。生用或制用。

【性味归经】甘、辛,微温。归肾、肝经。

【主要功效】补肾阳,强筋骨,祛风湿。

【临床应用】

1. 肾阳虚证 本品甘润不燥,能补肾阳,强筋骨,适宜于肾阳不足,精血亏虚证。治疗肾虚阳痿遗精等,常与淫羊藿、仙茅等补肾阳、益精血药同用;治疗下元虚冷,宫冷不孕,月经不调,少腹冷痛,常与肉桂、吴茱萸等补肾暖宫,温经散寒药同用。

2. 风湿久痹证 本品既能补肾阳、强筋骨,又可祛风湿,治疗风湿痹痛,尤宜于风湿久痹累及肝肾,或素体肾阳不足,筋骨不健,腰膝痿软者,常与淫羊藿、杜仲、五加皮等补肝肾、祛风湿药同用。

【用法用量】煎服,3~10g。

【使用注意】本品辛甘微温助火,故阴虚火旺及有湿热者不宜使用。

【参考资料】

1. 本草精选 《神农本草经》:"主大风邪气,阴痿不起,强筋骨,安五脏,补中增志益气。"《名医别录》:"疗头面游风,小腹及阴中相引痛,下气,补五劳,益精,利男子。"《本草备要》:"强阴益精,治五劳七伤。辛温散风湿,治风气、脚气、水肿。"

2. 化学成分 本品含蒽醌类、黄酮、氨基酸、甾醇、强心苷、有机酸、糖类等。

3. 药理作用 本品能抗疲劳、升高白细胞、抗炎、降血压、延缓衰老、抗肿瘤等;有促肾上腺皮质激素样作用。

锁阳 Suoyang 《本草衍义补遗》

为锁阳科植物锁阳 *Cynomorium songaricum* Rupr. 的干燥肉质茎。生用。

【性味归经】甘,温。归肝、肾、大肠经。

【主要功效】补肾阳,益精血,润肠通便。

【临床应用】

1. 肾阳不足,精血亏虚 本品既补肾阳,又益精血,适宜于肾阳不足,精血亏虚之阳痿滑精,不孕,常与鹿茸、肉苁蓉等补肾阳、益精血药同用。治疗腰膝酸软,筋骨无力,步履艰难者,常与补肾健骨药配伍。

2. 肠燥便秘 本品甘温质润,能益精血,润肠通便,尤宜于老人或病后肠燥便秘而属于肾阳不足、精血亏虚者,常与肉苁蓉、火麻仁、当归等补益精血、润肠通便药配伍。

【用法用量】煎服,5~10g。

【使用注意】本品甘温助火滑肠,故阴虚火旺、脾虚泄泻、实热便秘者不宜使用。

【参考资料】

1. 本草精选 《本草衍义补遗》:"大补阴气,益精血,利大便。"《本草纲目》:"润燥养筋,治痿弱。"《本草从新》:"益精兴阳,润燥养筋,治痿弱,滑大肠。泄泻及阳易举而精不固者忌之。"

2. 化学成分 本品含黄酮类、萜类、醇类、有机酸、还原糖、鞣质、氨基酸等成分。

3. 药理作用 本品有降血压、促唾液分泌、促进小肠推进运动、促进核酸合成、调节糖皮质激素分泌、促性成熟等作用。

骨碎补 Gusuibu 《药性论》

为水龙骨科植物槲蕨 *Drynaria fortunei* (Kunze) J.Sm. 的干燥根茎。生用或砂烫用。

【性味归经】苦,温。归肝、肾经。

【主要功效】补肾强骨,活血,止痛,续伤。

【临床应用】

1. 肾虚腰痛,筋骨痿软,耳鸣,耳聋,牙齿松动 本品能补肾阳、强筋骨,适宜于肾虚腰痛,筋骨痿软,耳鸣耳聋,牙痛,牙齿松动等,常与补骨脂、牛膝等补肾阳、强筋骨药同用。

2. 跌扑闪挫、筋骨折伤 本品既能补肾,又能活血疗伤止痛、续筋接骨,为伤科要药。治疗跌扑损伤,筋伤骨折,单用浸酒内服,或外敷,或水煎服;亦可与自然铜、苏木等活血疗伤止痛药同用。

此外,本品外用消风祛斑,可治疗斑秃、白癜风,可研末敷或浸酒外涂。

【用法用量】煎服,3~9g。外用适量,研末敷或浸酒外涂。

【使用注意】本品苦温燥散助火,故阴虚内热、血虚风燥者忌用。

【参考资料】

1. 本草精选 《药性论》:"主骨中毒气,风血疼痛,五劳六极,口手不收,上热下冷。"《开宝本草》:"主破血止血,补伤折。"《本草纲目》:"治耳鸣及肾虚久泻,牙疼。"

2. 化学成分 本品含有柚皮苷、骨碎补双氢黄酮苷、骨碎补酸等成分。

3. 药理作用 本品能促进骨对钙的吸收,提高血钙、血磷水平,有利于骨的钙化和骨质的形成,有利于骨折愈合;能改善软骨细胞,推迟骨细胞的退行性病变;还有降血脂、抗动脉硬化、强心、镇静、镇痛、抑制链霉素耳毒性等作用。

冬虫夏草 Dongchongxiacao 《增订本草备要》

为麦角菌科真菌冬虫夏草菌 *Cordyceps sinensis* (Berk.) Sacc. 寄生在蝙蝠蛾科昆虫幼虫上的子座和幼虫尸体的干燥复合体。生用。

【性味归经】甘,平。归肺、肾经。

【主要功效】补肾益肺,止血化痰。

【临床应用】

1. 肾虚阳痿遗精、腰膝酸痛 本品既补肾阳,又补益肾精,适宜于肾阳不足,肾精亏虚的阳痿早泄,遗精,腰膝酸痛者,可单用,亦可与其他补肾益精药同用。

2. 肺肾虚喘、劳嗽痰血 本品能补肺肾,又可止血化痰,适宜于肺虚久咳,劳嗽痰血及肺肾亏虚,肾不纳气,动则气喘者。前者与川贝母、阿胶、麦冬等养阴润肺止咳药同用;后者与人参、核桃仁等补益肺肾、纳气平喘药同用。

此外,本品具补肾固本,补肺益卫之功,还可用于病后体虚不复或自汗畏寒,可与鸡、鸭、猪肉等炖服。

【用法用量】煎服或炖服,3~9g;或入丸、散、酒剂。

【使用注意】有表邪者慎用。

【参考资料】

1. 本草精选 《本草从新》:"甘平保肺益肾,止血化痰,已劳嗽。"《药性考》:"味甘性温,秘精益气,专补命门。"《本草正义》:"此物补肾,乃兴阳之作用,宜于真寒,而不宜于虚热。"

2. 化学成分 本品含蛋白质、脂肪、虫草酸、甾醇、糖、生物碱、维生素等成分,尚含有钠、钙、钾、铬、镍、锰、铁、铜、锌等元素。

3. 药理作用 本品能增强肾上腺皮质激素的合成与分泌,有一定的拟雄激素样作用和抗雌激素样作用,能调节性功能紊乱,改善肾衰竭患者的肾功能;还有增强免疫力、延缓衰老、抗辐射、镇咳、祛痰、平喘、镇静、抗惊厥、降低体温、降血压、降血脂、抗菌、抗病毒、抗炎、抗肿瘤等作用。

紫河车 Ziheche 《本草拾遗》

为健康人的干燥胎盘。生用。

【性味归经】甘、咸,温。归肺、肝、肾经。

【主要功效】补肾益精,益气养血。

【临床应用】

1. 肾阳不足,精血亏虚 本品既能补肾阳,又可益精血,单用即可。治疗肾阳不足,精血亏虚之阳痿遗精,宫冷不孕,足膝无力,腰酸,头晕耳鸣者,单用,或与鹿茸、巴戟天等补肾阳、益精血药同用。

2. 肺肾两虚,久咳虚喘,骨蒸劳嗽 本品补肺气,益肾精,纳气平喘,适宜于肺肾两虚,摄纳无权,呼多吸少之久咳虚喘,骨蒸劳嗽,可单用,或与人参、蛤蚧等补益肺肾、纳气平喘药配伍。

3. 气血亏虚,产后乳少 本品补精养血,气血同调,适宜于气血亏虚,面色萎黄消瘦,体倦乏力,或产后乳汁稀少者,单用本品研粉服,或与人参、当归等补气养血药配伍。

【用法用量】研末吞服,2~3g;或装入胶囊;或入丸散。如用鲜品,每次半个至一个,水煮食。

【使用注意】本品温热,故阴虚火旺者不宜单独应用。

【参考资料】

1. 本草精选 《本草拾遗》:"治血气羸瘦,妇人劳损,面黣皮黑,腹内诸病渐瘦者。"《本草纲目》:"治男女一切虚损劳极,癫痫失志恍惚,安神养血,益气补精。"《本经逢原》:"紫河车禀受精血结孕之余液,得母之气血居多,故能峻补营血。用以治骨蒸羸瘦,喘嗽虚劳之疾,是补之以味也。"

2. 化学成分 本品含多种抗体、干扰素、促性腺激素 A 和 B、催乳素、促甲状腺激素、催产素样物质等甾体激素;还含有溶菌酶、激肽酶等多种酶类,促红细胞生成素、多糖、氨基酸等。

3. 药理作用 本品有激素样作用,主要表现为雌激素样作用,能促进女性生殖器官发育,影响月经周期;能增强高免疫力、延缓衰老、抗过敏、强心、抗溃疡等。

沙苑子 Shayuanzi 《本草图经》

为豆科植物扁茎黄芪 *Astragalus complanatus* R.Br. 的干燥成熟种子。生用或盐水炙用。

【性味归经】甘,温。归肝、肾经。

【主要功效】补肾固精,养肝明目。

【临床应用】

1. 肾虚腰痛,阳痿早泄,遗尿尿频,白浊带下 本品既补肾阳,又可固精缩尿,补涩兼顾。治疗肾虚腰痛,可单用,或与杜仲、续断、核桃仁等补肝肾、强筋骨药配伍;治疗肾虚精亏之阳痿,可与淫羊藿、补骨脂等补肾阳药配伍;治疗肾虚不固之遗精滑泄,白浊带下,常与龙骨、牡蛎、莲子等固精止遗药配伍。

2. 肝肾不足,眩晕,目暗昏花 本品能补益肝肾,益精养肝而明目,适宜于肝肾不足之眩晕,目暗昏花,常与菟丝子、枸杞子等补肝肾明目药配伍。

【用法用量】煎服,9~15g。

【使用注意】本品为温补固涩之品,阴虚火旺及小便不利者禁用。

【参考资料】

1. 本草精选 《本草纲目》:"补肾,治腰痛泄精,虚损劳乏。""古方补肾治风,皆用刺蒺藜。后世补肾多用沙苑蒺藜,或以熬膏和药,恐其功亦不甚相远也。"《本草汇言》:"补肾涩精之药也。其气清香,能养肝明目,润泽瞳人。色黑象肾,能补肾固精,强阳有子。不烈不燥,兼止小便遗沥,乃和平柔润之剂也。"《本经逢原》:"沙苑蒺藜产于潼关,得漠北之气,性降而补,益肾,治腰痛,为泄精虚劳要药,最能固精,故聚精丸用此佐鳔胶,大有殊功。以之点汤代茶,亦甚甘美益人。但肾与膀胱偏热者禁用,以其性温助火也。"

2. 化学成分 本品含有氨基酸、多肽、蛋白质、酚类、鞣质、甾醇、三萜类、脂肪酸、生物碱、黄酮类、维生素 A 等成分。

3. **药理作用** 本品有抗疲劳、降血脂、抑制血小板聚集、改善血液流变学、增加脑血流量、降血压、保肝、镇痛、抗利尿、抗炎、解热等作用。

需了解的补阳药见表 23-3；本章供参考学习的拓展药见表 23-4。

表 23-3 需了解的补阳药

药名	性味归经	功效	主治	用法用量与注意
核桃仁	甘，温。归肾、肺、大肠经	①补肾 ②温肺 ③润肠	①肾阳虚 ②肺肾不足，虚寒喘嗽 ③肠燥便秘	煎服，6~9g。阴虚火旺、痰热咳嗽、便溏者不宜
仙茅	辛，热；有毒。归肾、肝、脾经	①补肾壮阳 ②强筋健骨 ③祛寒除湿	①肾虚阳痿精冷 ②肾虚筋骨痿软，腰膝冷痛，寒湿久痹 ③阳虚冷泻	煎服，3~10g。易伤阴助火，故阴虚火旺者忌用
海马	甘、咸，温。归肾、肝经	①补肾壮阳 ②活血散结，消肿止痛	①肾阳虚之阳痿精少，尿频遗尿，肾虚作喘 ②癥瘕积聚，跌扑损伤；外用治痈肿疔疮	煎服，3~9g；研末，每次1~1.5g。外用适量，研末敷患处。孕妇及阴虚火旺者忌服

表 23-4 补虚药知识拓展

药名	功效	主治	用法用量
沙棘	①健脾消食 ②止咳祛痰 ③活血散瘀	①脾虚食少，食积腹痛 ②咳嗽痰多 ③胸痹心痛，瘀血经闭，跌扑瘀肿	煎服，3~10g
龟甲胶	滋阴，养血，止血	①阴虚潮热，骨蒸盗汗，腰膝酸软，血虚证 ②崩漏，带下	烊化兑服，3~9g
黑芝麻	①补肝肾，益精血 ②润肠燥	①精血亏虚证 ②肠燥便秘	煎服，9~15g
明党参	①润肺化痰 ②养阴和胃 ③平肝 ④解毒	①肺热咳嗽 ②胃热津亏 ③目赤眩晕 ④疔毒疮疡	煎服，6~12g
鹿角胶	①温补肝肾，益精养血 ②止血	①肝肾不足，腰膝酸冷，阳痿遗精，虚劳羸瘦 ②崩漏，便血尿血，阴疽肿痛	烊化兑服，3~6g；或入丸、散、膏剂
鹿角霜	①温肾助阳 ②收敛止血	①脾肾阳虚，白带过多，遗尿尿频 ②崩漏下血，疮疡不敛	先煎，9~15g
海狗肾	①暖肾壮阳 ②益精补髓	①阳痿早泄，精冷不育 ②肾阳衰微，心腹冷痛	研末服，2~6g
黄狗肾	壮阳益精	阳痿宫冷，腰膝痿软	煎服，10~15g
韭菜子	①温补肝肾 ②壮阳固精	①肝肾亏虚，腰膝酸痛 ②阳痿遗精，遗尿尿频，白浊带下	煎服，3~9g
胡芦巴	①温肾助阳 ②祛寒止痛	①肾阳不足，下元虚冷 ②寒疝腹痛，小腹冷痛，寒湿脚气	煎服，5~10g
阳起石	温肾壮阳	阳痿不举，宫冷不孕	多入丸剂服，4.5~9g

学习小结

1. 学习内容

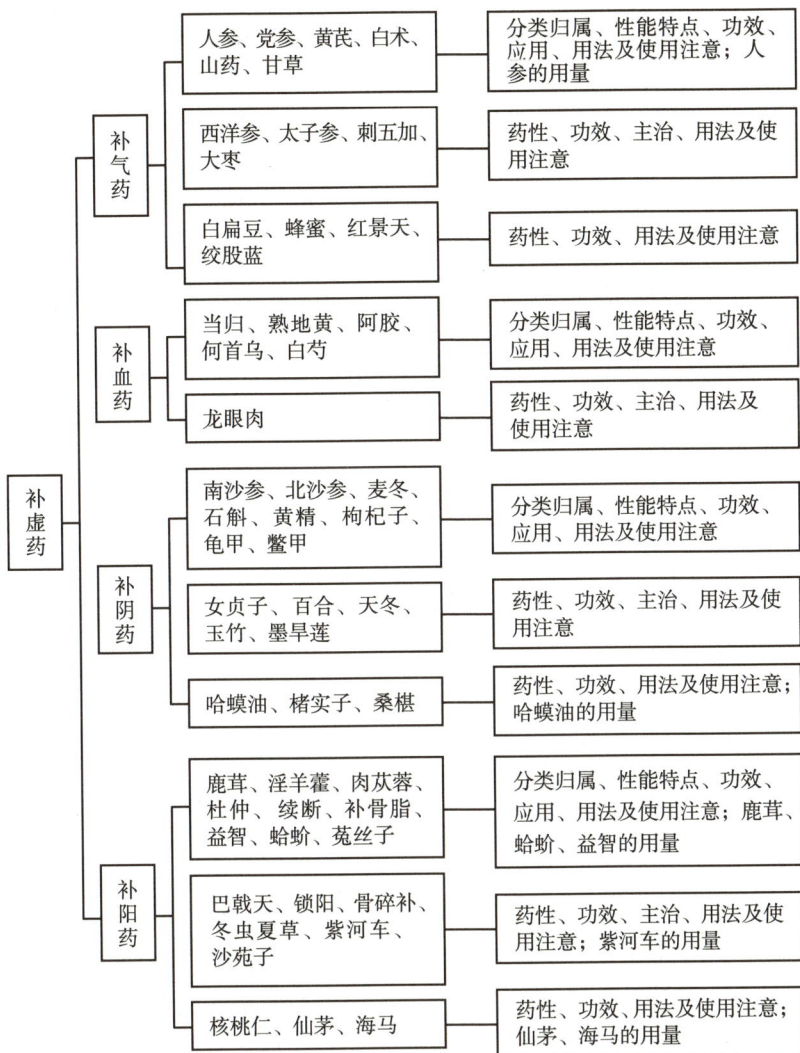

2. 学习方法

(1) 本章应以补虚扶弱功效为主线,结合该类药物的性能特点与主治病证,理解药物的分类依据及各药的归属;各节药物以功效为核心,采取归纳、比较、鉴别法,记诵相似功效共性,分析区别各自性、效、用特点,以便更好地把握本章节药物的基本知识和技能。关注紫河车、哈蟆油、仙茅、海马的用量;人参配附子,人参配蛤蚧,人参配麦冬、五味子,黄芪配柴胡、升麻,甘草配白芍,当归配黄芪,女贞子配墨旱莲的意义。

(2) 功效相似药物比较

1) 补脾肺之气,生津药:人参、党参、太子参、山药。均宜于脾气虚、肺气虚证,以及气津两伤,内热消渴。人参补气力最强,能大补元气,复脉固脱,治虚脱危证。党参性平,虽补气之力不及人参,但为治脾肺气虚常用品。西洋参性偏凉,又养阴、清火、生津,为清补之品,补气养阴,宜于肺之气阴两伤病证。山药和缓而兼涩性,平补脾肺肾之气阴,宜于脾肺肾气阴两虚证,见滑脱倾向者。

2) 补气养血药：党参、大枣。二药宜于气血两虚或血虚证。其中,党参多用于气血两虚证;大枣养血安神,多用于血虚萎黄,及妇女血虚脏躁,精神不安者。

3) 补气健脾,固表止汗,利水消肿药：黄芪、白术。二药均能补气健脾,固表止汗,利水消肿,主治脾气虚证、表虚自汗、气虚水肿。但黄芪又能补肺气,能升阳举陷,尤宜于脾气虚,中气下陷者;且能托毒生肌,用于气血不足之痈疽难溃,久溃不敛;亦可补气以养血、补气以行滞通痹,补气以生津。而白术专于补益中焦脾胃,且健脾燥湿,多用于脾虚中阳不振,水湿内停之痰饮内停、水肿;又善补气安胎,用于气虚胎动不安。

4) 补血滋阴药：熟地黄、阿胶。二药既能补血,又能滋阴,主治血虚、阴虚证。其中,熟地黄滋阴力强,又益精填髓;阿胶又善滋阴润燥,且能止血。

5) 补血,调经,止痛药：当归、白芍。二药能补血,调经,为妇科补血调经之要药。其中,当归性温,白芍性寒,二药均能止痛,但当归补血活血止痛,宜于血虚、血瘀而兼有寒凝之诸痛,且能养血润肠通便;白芍又能柔肝止痛,敛阴和营以止汗。

6) 补血,润肠药：当归、何首乌。二药能补血,润肠,主治血虚肠燥便秘证。其中,当归又能活血、调经、止痛;何首乌生用、制用功效有别,制何首乌长于补肝肾,益精血,乌须发,强筋骨;生何首乌长于解毒,消痈,截疟,润肠通便。

7) 养阴润肺药：南沙参、北沙参、玉竹、麦冬、天冬、百合、黄精、哈蟆油。八药均能养阴润肺,主治肺热燥咳,阴虚劳嗽。南沙参与北沙参均能养阴清肺,益胃生津,南沙参兼能祛痰,补气;北沙参长于养阴。麦冬与天冬均能养阴润肺,清热生津,然麦冬寒凉性及养阴润燥之力均不及天冬,但善益胃生津,且善清心除烦;天冬滋阴润燥清热力强,善下滋肾阴降火。黄精与玉竹均能润肺养阴,益胃生津,然黄精又善补脾气、益脾阴、益肾精;玉竹药性和缓,且养阴而不敛邪。百合又能清心安神,哈蟆油又善补肾益精。

8) 益胃生津药：南沙参、北沙参、玉竹、麦冬、石斛。五药均能益胃生津,主治胃阴不足证。其中,南沙参、北沙参、玉竹、麦冬四药皆能养阴清肺,南沙参兼能补气、祛痰,麦冬兼能清心除烦,石斛兼能滋阴清热。

9) 滋养肝肾药：枸杞子、女贞子、墨旱莲、龟甲、鳖甲、楮实子、桑椹。七药均能滋养肝肾之阴,主治肝肾阴虚证。女贞子与墨旱莲均能补肝肾阴,乌须发,然女贞子养阴力缓,兼能明目,退虚热;墨旱莲兼善凉血止血。龟甲与鳖甲均能滋阴潜阳,退虚热,主治阴虚阳亢证,阴虚风动证,阴虚内热证,然龟甲滋阴之力胜于鳖甲,鳖甲长于清虚热;而龟甲又能益肾健骨,养血补心,固经止血;鳖甲又能软坚散结。枸杞子与楮实子均能补肝肾,明目,然枸杞子甘平,善滋补肝肾精血;楮实子甘寒,又能清肝,利尿。

10) 养阴清心安神药：麦冬、百合。二药均能养阴润肺,清心安神。但麦冬长于清心除烦安神,又能益胃生津。百合长于润肺止咳,其清心安神之力不及麦冬。

11) 补肾阳益精血药：鹿茸、紫河车、肉苁蓉、锁阳。四药均适宜于肾阳不足,精血亏虚的病证。鹿茸补肾阳,益精血力较强,为补阳益精血要药。紫河车则平补气血阴阳,长于温肾益精,养血益气。肉苁蓉、锁阳补阳益精血力较缓,但质润兼能润肠通便。

12) 补肝肾药：杜仲、续断、菟丝子、沙苑子。杜仲、续断善补肝肾,尤长于强筋骨;菟丝子、沙苑子则补肝肾,长于养肝明目。

13) 补肺肾药：蛤蚧、冬虫夏草、紫河车、核桃仁。蛤蚧、冬虫夏草、紫河车能补肾阳,益肾精,补肺气。核桃仁补肾阳力较弱,兼温肺润肠。

14) 补脾肾阳固涩药：菟丝子、补骨脂、益智。三药温补脾肾,主治脾肾阳虚的便溏泄泻。菟丝子微温不燥,平补阴阳。补骨脂长于补肾,兼纳气平喘治虚喘。益智长于补脾摄涎,治疗脾肾虚寒多涎喜唾者。

15)补阳兼强筋骨药:鹿茸、巴戟天、淫羊藿、仙茅、杜仲、续断。六药补肾阳强筋骨,主治肾阳不足之筋骨不健。鹿茸补阳益精而强筋骨力强。巴戟天、淫羊藿、仙茅补肾阳,强筋骨兼祛风湿。杜仲、续断兼有安胎作用。

此外,人参、西洋参、刺五加、甘草均能补心气;甘草、绞股蓝均能健脾益气,化痰止咳,清热解毒;续断、骨碎补、海马既补阳又活血。

（任艳玲）

复习思考题

1. 补虚药可作为补品,不论老少均可随时食用吗?
2. 补虚药是治疗虚证的唯一手段吗?
3. 使用补血药通常与哪类药物配伍?
4. 黄芪托毒生肌可用于疮疡各个阶段吗?
5. 菟丝子、杜仲均能安胎,通常适宜于何种原因导致的胎动不安?
6. 甘草功效多,是否没有禁忌证? 可否长时间大剂量内服?

PPT 课件

第二十四章

收 涩 药

学习目标

1. 通过本章学习,把握收涩药的含义、功效与主治、性能特点、配伍应用;常用重点药物的分类归属、性能特点、主要功效与临床应用、使用注意;乌梅的用法;肉豆蔻与补骨脂,芡实与金樱子的配伍意义。

2. 学会理解由该类药物组成的收涩剂,主治滑脱病证的用药特点及规律,为其后学习方剂学及临床各学科课程奠定基础。

概述

1. **基本含义** 凡以收敛固涩为主要作用,主治滑脱病证的药物,称为收涩药,又称为固涩药。

2. **功效主治**

(1)功效:收敛固涩,有止汗、止咳、止泻、固精、缩尿、止带、止血等作用。

(2)主治:滑脱病证。以自汗盗汗、久咳虚喘、久泻久痢、遗精滑精、遗尿尿频、带下日久、崩漏失血等为主要表现。其多由久病体虚,正气不固,脏腑功能衰退,导致人体气血精津无节制地向外耗散,引起滑脱不禁诸证。

(3)分类:依据性能特点与主治,将该类药分为收敛止汗药、涩肠止泻药、固精缩尿止带药3类。

3. **性能特点** 味多酸涩;性温或平;有沉降趋向;主入肺、脾、肾、大肠经。

4. **配伍应用** ①常与补虚类药配伍:因滑脱病证的病本是正虚不固,治自汗、盗汗,宜分别与补气、补阴药配伍;治脾肾阳虚久泻久痢,宜与温补脾肾药配伍;治肾虚遗精、滑精,遗尿、尿频,宜与补肾固涩药配伍;治崩漏下血,日久不愈,分别与补气摄血、补肝肾固冲任药配伍;治肺肾两虚之久咳虚喘,宜与补益肺肾,纳气平喘药配伍。②与祛邪药配伍:正虚又易招致外邪侵袭,或正虚而邪留者,应当与祛邪药物配伍。

5. **使用注意** ①病证禁忌:收涩药性涩敛邪,故凡表邪未解,湿热所致之泻痢、带下、血热出血以及郁热未清者,均不宜单独使用,否则有"闭门留寇"之弊。②注意选药和配伍:选择与病情相宜的收涩药,并注意配补虚药,以标本兼顾;与祛邪药配伍,以防止邪留难愈。

第一节　收敛止汗药

以收敛止汗为主要作用,常用于治疗自汗、盗汗证的药物,称为收敛止汗药。部分药分别兼有益气、除热等功效,又可治虚热不退,骨蒸劳热等。

本类药物大多甘平,性收敛;主入肺、心经。

凡实邪所致汗出之证,治疗应以祛邪为主,非本类药物所宜。

浮小麦　Fuxiaomai　《本草蒙筌》

为禾本科植物小麦 *Triticum aestivum* L. 干燥未成熟的颖果。生用,或炒用。

【性味归经】甘,凉。归心经。

【主要功效】除热止汗,益气。

【临床应用】

1. 自汗,盗汗　本品能收敛止汗,略益心气,适宜自汗,盗汗,单用或配伍应用。治气虚自汗者,可与黄芪、白术等补气益卫、固表止汗药物同用;治阴虚盗汗者,可与白芍、五味子等养阴敛汗之品同用。

2. 骨蒸劳热　本品能益气阴,除虚热。治阴虚发热,骨蒸劳热等证,常与养阴、清虚热药物同用。

【用法用量】煎服,15~30g;研末服,3~5g。

【使用注意】表邪汗出者不宜。

【参考资料】

1. 本草精选　《本草蒙筌》:"敛虚汗获效如神。"《本草纲目》:"益气除热,止自汗盗汗,骨蒸虚热,妇人劳热。"《本经逢原》:"浮麦……能敛盗汗,取其散皮腠之热也。"

2. 化学成分　本品含淀粉、酶类蛋白质、脂肪、维生素等成分。

需了解的收敛止汗药见表24-1。

表 24-1　需了解的收敛止汗药

药名	性味归经	功效	主治	用法用量与注意
麻黄根	甘、涩,平。归肺经	收敛止汗	自汗,盗汗	煎服,3~9g;或入丸散。外用适量,研末撒扑
糯稻根	甘,平。归心肝经	止汗退热,益胃生津	自汗,盗汗;虚热不退,骨蒸潮热	煎服,15~30g

第二节　涩肠止泻药

以涩肠止泻为主要作用,常用于治疗久泻、久痢的药物,称涩肠止泻药。兼能止血,宜于久泻久痢,便血者;兼能敛肺止咳,治肺虚喘咳,久治不愈或肺肾两虚之虚喘。

本类药酸涩收敛,对湿热泻痢初起,邪气方盛,或伤食腹泻者不宜用;部分敛肺止咳药不适宜于痰多壅肺之咳喘。

五味子　Wuweizi　《神农本草经》

为木兰科植物五味子 *Schisandra chinensis*(Turcz.)Baill. 或华中五味子 *Schisandra sphenanthera* Rehd. et Wils. 的干燥成熟果实。前者习称"北五味子",后者称"南五味子"。生用或经醋、蜜拌蒸晒干用。

【性味归经】酸、甘,温。归肺、心、肾经。

【主要功效】收敛固涩,益气生津,滋肾安神。

【临床应用】

1. 久咳虚喘 本品味酸收敛,上能敛肺止咳平喘,下补肾气而固涩,为治久咳虚喘之要药。治肺虚久咳,短气、乏力,可单用,或与人参、黄芪等补肺气之品同用;若治肺肾两虚之咳喘,可与补益肺肾之品同用;治疗寒饮咳喘,可与细辛、干姜等温肺化饮药配伍。

2. 津伤口渴,消渴 本品味酸,有生津止渴之功,兼可益气。治疗热病气阴两伤,多汗口渴,常与人参、麦冬配伍,如生脉饮;治阴虚内热之消渴病,口渴多饮,常与知母、天花粉、山药等同用。

3. 自汗,盗汗 本品能敛肺而止汗。治疗气虚自汗,可与补气、止汗药同用以标本兼顾;治疗阴虚盗汗,可与山茱萸、熟地黄、麦冬等配伍。

4. 遗精,滑精 本品补肾气,又可涩精止遗,为治肾虚精关不固之常用药。治疗肾虚遗精、滑精,单用,或与菟丝子、补骨脂、沙苑子等补肾固涩药配伍。

5. 久泻不止 本品既能涩肠止泻,又兼补脾肾之气,适宜于脾肾虚寒泄泻。治疗脾肾虚寒,久泻不止,常与补骨脂、吴茱萸、肉豆蔻等同用;若治脾虚久泻,常与温中涩肠之品配伍。

6. 心悸,失眠多梦 本品既能补益心肾,又能宁心安神,适宜于心神不宁虚证。治疗阴血亏损,心神失养,或心肾不交之虚烦心悸、失眠多梦,单用,或与养心安神药配伍。

【用法用量】煎服,2~6g;研末服,1~3g。或入丸散。

【使用注意】凡表邪未解,内有实热,咳嗽初起,麻疹初期,均不宜用。

【参考资料】

1. 本草精选 《神农本草经》:"主益气,咳逆上气,劳伤羸瘦,补不足,强阴,益男子精。"《本草蒙筌》:"收敛耗散之金,滋助不足之水。生津止渴,益气强阴。驱烦热,补元阳。解酒毒,壮筋骨。"《本草备要》:"补肺肾,涩精气。"

2. 化学成分 本品含五味子素、五味子甲素、新五味子素、五味子醇乙、五味子酯甲、五味子酯乙等木脂素,尚含有多糖、挥发油、三萜、有机酸、氨基酸等成分。

3. 药理作用 本品有调节机体免疫力、抗氧化、延缓衰老、保肝、降血糖等作用;还可保护脑神经细胞,抑制心肌收缩力,减慢心率;并有镇静、镇痛、解热、抗菌、抗肿瘤,抗溃疡等作用。

乌梅 Wumei 《神农本草经》

为蔷薇科植物梅 *Prunus mume* (Sieb.) Sieb. et Zucc. 的干燥近成熟果实。生用或炒炭用。

【性味归经】酸、涩,平。归肝、脾、肺、大肠经。

【主要功效】敛肺,涩肠,生津,安蛔,止血。

【临床应用】

1. 肺虚久咳 本品性平能敛肺止咳。治疗肺虚久咳少痰或干咳无痰之证,单用或与补肺止咳之品配伍。治疗久咳不止,可与其他敛肺止咳药配伍;也可与半夏、陈皮等燥湿化痰药配伍,治疗湿痰咳嗽。

2. 久泻,久痢 本品有良好的涩肠止泻功效。治疗久泻、久痢,可单用,或与其他涩肠止泻药配伍;若治湿热泻痢,大便脓血者,可与黄连、黄柏等清热燥湿药同用。

3. 虚热口渴,消渴病 本品味酸能生津止渴,功似五味子。治疗气阴不足之口渴或消渴病,可单用,或与益气养阴生津药同用。

4. 蛔厥腹痛,呕吐 本品味酸,"蛔得酸则静",为安蛔之良药。治疗腹痛、呕吐、四肢厥冷的蛔厥证,常与花椒、黄连、细辛等同用,如乌梅丸,共奏安蛔止痛之效。

5. 崩漏,便血 本品炒炭有止血之效。治疗崩漏不止、便血等,可与其他止血药配伍。

【用法用量】煎服,6~12g,大剂量可用至30g。外用适量,捣烂或炒炭研末外敷。止泻止血宜炒炭用。

【使用注意】外有表邪或内有实热积滞者均不宜服用。

【参考资料】

1. 本草精选 《神农本草经》:"主下气,除热烦满,安心,肢体痛,偏枯不仁,死肌,去青黑痣,恶疾。"《日华子本草》:"除劳,治骨蒸,去烦闷。"又"涩肠止痢。"《本草纲目》:"敛肺涩肠,止久嗽泻痢,反胃噎膈,蛔厥吐利。"

2. 化学成分 本品含有机酸、黄酮类、萜类、挥发性成分、脂类、甾醇类以及糖类、氨基酸、生物碱等成分。

3. 药理作用 本品有镇咳、抑制小肠运动、止泻、驱蛔虫、抗病原微生物、抗肿瘤、抗过敏、抗氧化、抗疲劳、延缓衰老、保肝、抗生育等作用。

椿皮 Chunpi 《新修本草》

为苦木科植物臭椿(樗)*Ailanthus altissima*(Mill.)Swingle 的根皮或树皮。生用或麸炒用。

【性味归经】苦、涩,寒。归大肠、肝经。

【主要功效】清热燥湿,涩肠,止血,止带,杀虫。

【临床应用】

1. 崩漏,赤白带下 本品既能清热燥湿,又可收敛止带、止血,为止带之常用药物;其性寒,尤宜于血热崩漏、便血。治疗湿热下注之赤白带下者,常与清热燥湿药配伍;治崩漏,月经过多者,常与清热燥湿、凉血止血药同用。

2. 久泻久痢,湿热泻痢,便血 本品味涩入大肠经,能收涩止泻,苦寒又能清热燥湿。治久泻久痢,常与其他涩肠止泻药配伍;若治湿热泻痢,又常与清热燥湿止痢之品同用;治便血痔血,可单用,或与其他凉血止血药配伍。

3. 蛔虫病,疮癣 本品内服杀虫驱蛔,外用可杀虫疗癣。治疗蛔虫腹痛,可与其他驱蛔药配伍。治疗疥癣瘙痒,可与其他杀虫止痒疗癣之品配伍。

【用法用量】煎服,6~9g。外用适量。

【使用注意】脾胃虚寒者慎用。

【参考资料】

1. 本草精选 《药性论》:"能治赤痢,肠滑痔疾,泻血不住。"《日华子本草》:"止泻及肠风,能缩小便。"《本草备要》:"涩肠燥湿。苦燥湿,寒胜热,涩收敛。入血分而涩血,去肺胃之陈痰。治湿热为病,泄泻久痢,崩带肠风,梦遗便数,有断下之功。"

2. 化学成分 根皮含苦楝素、鞣质、赭朴酚,根及树干含苦木素,树皮含臭椿苦酮、臭椿苦内酯、乙酰臭椿苦内酯、苦木素、新苦木苦素等。还含有 β - 谷甾醇、胡萝卜苷、东莨菪内酯、山柰酚等成分。挥发油成分以邻苯二甲酸乙基己基酯为主。

3. 药理作用 本品有抗菌、抗阿米巴原虫、抗肿瘤、抗突变等作用。

赤石脂 Chishizhi 《神农本草经》

为硅酸盐类矿物多水高岭石族多水高岭石,主含含水硅酸铝[$Al_4(Si_4O_{10})(OH)_8 \cdot 4H_2O$]。

研末水飞或火煅水飞用。

【性味归经】甘、涩，温。归大肠、胃经。

【主要功效】涩肠止泻，止血，止带。外用收湿敛疮生肌。

【临床应用】

1. 久泻，久痢，脱肛　本品长于吸附涩肠以止泻，兼能止血，为治久泻久痢，大便带血之常用药物。治疗泻痢日久，滑脱不禁，脱肛，常与禹余粮相须为用；若治虚寒下痢，大便黏液带血，可与干姜等温里药配伍；还可与白及、三七等配伍，用于消化道出血。

2. 崩漏，赤白带下　本品既能收敛止血，又可止带，适宜于下焦出血及带下病。治崩漏出血，可与固冲止血药配伍；治痔疮出血，可与槐花、地榆等止血药同用；治疗妇女肾虚带脉失约之带下量多，常与补肾健脾、除湿止带药配伍。

3. 疮疡不敛，湿疹湿疮，外伤出血　本品外用能收湿敛疮生肌，又可止血。治疗疮疡久溃不敛，湿疹，湿疮以及外伤出血等，可单用，也可与其他收湿生肌敛疮药物配伍。

【用法用量】煎服，9~12g；先煎。外用适量。研细末撒患处或调敷。

【使用注意】湿热积滞泻痢者不宜单用。孕妇慎用。不宜与肉桂同用。

【参考资料】

1. 本草精选　《神农本草经》："主黄疸泄痢，肠澼脓血，阴蚀，下血赤白，邪气痈肿疽痔恶疮头疡疥瘙。"《本草备要》："重涩，固大、小肠。"《本经逢原》："赤石脂功专止血固下。"

2. 化学成分　本品含含水硅酸铝、氧化铁、氧化镁等成分。

3. 药理作用　本品有止泻、保护胃肠黏膜、止血等作用。

诃子　Hezi　《药性论》

为使君子科植物诃子 *Terminalia chebula* Retz. 或绒毛诃子 *Terminalia chebula* Retz. var. *tomentella* Kurt. 的干燥成熟果实。生用或煨用。

【性味归经】苦、酸、涩，平。归肺、大肠经。

【主要功效】涩肠，敛肺，下气，利咽。

【临床应用】

1. 久泻，久痢，脱肛　本品煨用偏于涩肠止泻，兼行气消胀，为治疗久泻、久痢之常用药物，单用或配伍应用。治疗虚寒性久泻、久痢，常与温里药配伍。还可配伍用于泻痢日久，中气下陷之脱肛便血。

2. 久咳，咽痛，失音　本品生用既能敛肺止咳，下气降火，又可利咽开音，为治咽痛、失音之要药。治肺虚，气阴耗伤之久咳、声音嘶哑，可与人参、五味子等补气敛肺药同用；治痰热郁肺，久咳失音，可与桔梗、甘草等同用；治肺热所致咽喉肿痛不适，可与清热解毒、利咽之品配伍。

【用法用量】煎服，3~10g。涩肠止泻宜煨用，敛肺止咳、利咽开音宜生用。

【使用注意】凡外有表邪、内有湿热积滞者忌用。

【参考资料】

1. 本草精选　《药性论》："能通利津液，主破胸膈结气，止水道，黑髭发。"《日华子本草》："消痰下气，除烦治水，调中，止泻痢，霍乱，贲豚肾气，肺气喘急，消食开胃，肠风泻血，崩中带下，五膈气。"《本经逢原》："生用清金止嗽，煨熟固脾止泻。"

2. 化学成分　本品含大量鞣质，主要是三萜酸类成分，如 2α-羟基马可莫酸、马斯里酸、没食子酰等，还含有氨基酸、酚酸类及番泻苷 A、鞣酸酶、多酚氧化酶、过氧化物酶、抗坏血酸氧化酶、阿拉伯糖、果糖、葡萄糖、蔗糖、鼠李糖等成分。

3. 药理作用　本品有止泻、抗菌、抗病毒、抑制阿米巴原虫作用；并有抗氧化、抗诱变、抗肿瘤、保肝、利胆、解痉、强心、抗心律失常、保护心肌细胞等作用。

肉豆蔻　Roudoukou　《药性论》

为肉豆蔻科肉豆蔻 *Myristica fragrans* Houtt. 的成熟种仁。除去皮壳后，干燥，煨制去油用。

【性味归经】辛，温。归脾、胃、大肠经。

【主要功效】涩肠止泻，温中行气。

【临床应用】

1. 久泻不止　本品辛温入脾胃，能温中固大肠以止泻，为治虚寒性久泻之要药。治脾胃虚寒之久泻不止，常与干姜、白术、肉桂等同用；治脾肾阳虚，五更泄泻者，常与补肾温脾止泻的补骨脂配伍，增强温肾暖脾止泻之功。

2. 虚寒气滞腹胀，呕吐　本品既能温中散寒，又可行气止痛。治疗脾胃虚寒气滞之脘腹胀痛，食少呕吐，常与温中降逆、行气药同用。

【用法用量】煎服，3~10g；入丸散，每次 1.5~3g。温中止泻宜煨熟去油用。

【使用注意】湿热泻痢者禁用。

【参考资料】

1. 本草精选　《开宝本草》："温中，治积冷，心腹胀痛，霍乱中恶。"《本草经疏》："辛味能散能消，温气能和中通畅，其气芬芳，香气先入脾，脾主消化，温和而辛香。故开胃，胃喜暖故也。故为理脾开胃，消宿食，止泄泻之要药。"

2. 化学成分　本品含挥发油，主要成分为单萜烃类、倍半萜烯类、芳香醚类、单萜醇类、脂类等；尚含有马拉巴酮 A~D、脂肪酸、淀粉、蛋白质及少量蔗糖、多缩木糖、戊聚糖、色素、解脂酶、果胶、皂苷等成分。

3. 药理作用　本品有止泻、抗氧化、抗心肌缺血、神经保护、抗菌、抗炎、镇静、镇痛、保肝、抗肿瘤、调节免疫等作用。

需了解的涩肠止泻药见表 24-2。

表 24-2　需了解的涩肠止泻药

药名	性味归经	功效	主治	用法用量与注意
五倍子	酸、涩，寒。归肺、大肠、肾经	①敛肺降火②涩肠固精③敛汗止血④收湿敛疮	①肺虚久咳②久泻久痢，遗精滑精③自汗盗汗，崩漏，便血痔血，外伤出血④疮肿，湿疮	煎服，3~6g；入丸散。煎汤熏洗。内服用量不宜过大。本品涩敛之力强，故外感咳嗽，湿热泻痢者忌用
罂粟壳	酸、涩，平；有毒。归肺、大肠、肾经	①敛肺②涩肠③止痛	①肺虚久咳②久泻，久痢③心腹筋骨诸痛	煎服，3~6。止咳蜜炙用，止血止痛醋炒用。过量或持续服用易成瘾；咳嗽或泻痢初起邪实者忌用；孕妇及儿童禁用；运动员慎用
石榴皮	酸、涩，温。归胃、大肠经	①涩肠止泻②止血③杀虫	①久泻，久痢②便血，崩漏③虫积腹痛	煎服，3~9g；或入丸散。外用适量。所含石榴皮碱有毒，不宜过量

第三节　固精缩尿止带药

以固精缩尿止带为主要作用,常用于治疗肾虚不固之滑脱证的药物,称固精缩尿止带药。该类药常用于肾虚精关不固之遗精、滑精,膀胱失约之遗尿、尿频,冲任不固之崩漏不止,带脉失约之带下清稀量多等滑脱证。部分药兼有补肾功效,故能发挥标本兼顾的治疗作用;部分兼可止血,善治崩漏出血,便血等。

本类药收敛固涩,对湿热下注引起的遗精、尿频、带下等不宜使用。

莲子　Lianzi　《神农本草经》

为睡莲科植物莲 *Nelumbo nucifera* Gaertn. 的干燥成熟种子。生用。

【性味归经】甘、涩,平。归脾、肾、心经。

【主要功效】益肾固精止带,补脾止泻,养心安神。

【临床应用】

1. 遗精、滑精,带下　本品既能益肾、补脾,又可固精、止带,标本兼顾,为治脾虚、肾虚带下之常用药。治肾虚精关不固之遗精、滑精,可与芡实、龙骨等同用;治脾肾两虚,带下清稀,腰膝酸软,常与山茱萸、山药、芡实等补脾益肾药同用。

2. 脾虚泄泻　本品补脾气而又能涩肠止泻,补涩兼备。治疗脾虚久泻,食欲缺乏者,可与党参、白术、山药等补气健脾之品配伍。

3. 心悸,失眠　本品能养心安神,益肾。治心肾不交之虚烦、心悸、失眠,常与其他养心安神之品配伍。

【用法用量】煎服,6~15g,去心打碎用。

【使用注意】本品甘涩,不适宜于大便秘结者。

【参考资料】

1. 本草精选　《神农本草经》:"主补中,养神,益气力。"《本草纲目》:"交心肾,厚肠胃,固精气,强筋骨,补虚损,利耳目,除寒湿,止脾泄久痢,赤白浊,女人带下崩中诸血病。"

2. 化学成分　本品含有棕榈酸、油酸、亚油酸、亚麻酸、蛋白质、脂肪、膳食纤维、糖类、烟酸、多聚糖、黄酮化合物,还含有维生素、氨基酸及锌、硒等矿物质。

3. 药理作用　本品有延缓衰老、增强免疫力作用,莲子多酚能抗氧化。

山茱萸　Shanzhuyu　《神农本草经》

为山茱萸科植物山茱萸 *Cornus officinalis* Sieb. et Zucc. 的成熟果肉。

【性味归经】酸、涩,微温。归肝、肾经。

【主要功效】补益肝肾,收敛固脱。

【临床应用】

1. 肝肾亏虚证　本品味酸入肝肾,补而不峻,微温不燥,为平补肝肾之要药,不论肾阴虚、肾阳虚或肝肾不足证,均可配伍应用。治肝肾阴虚,头晕目眩、腰酸耳鸣者,常与地黄、山药等配伍;治肾阳虚,命门火衰,腰膝冷痛、畏寒肢冷、神疲乏力等,常与肉桂、附子等配伍;治肾阳虚之阳痿,可与淫羊藿、巴戟天等补肾壮阳药同用。

2. 遗精滑精,遗尿尿频　本品既能补肝肾,又能固精缩尿以标本兼顾,为固精止遗之要药。治肾虚精关不固之遗精、滑精,常与菟丝子、沙苑子、补骨脂等配伍;治肾虚膀胱失约之遗尿、尿频者,可与桑螵蛸、覆盆子、金樱子等同用。

3. 崩漏,月经过多　本品补肝肾而又能固冲任以止血。治肝肾亏损,冲任不固之崩漏,月经过多,常与阿胶、白芍等补血调经之品同用;若治脾气虚弱,冲任失固之漏下不止者,常与补脾气、固冲任药配伍。

4. 大汗不止,体虚欲脱　本品补虚又能收敛固脱。治疗久病气虚欲脱或大汗、误汗之大汗淋漓、肢冷脉微,可大剂量单用,或与大补元气之人参同用。

此外,本品亦可配伍天花粉、地黄等养阴生津药,用于消渴病之口渴。

【用法用量】煎服,6~12g;或入丸散。

【使用注意】素有湿热及小便不利者慎用。

【参考资料】

1. 本草精选　《药性论》:"治脑骨痛,止月水不定,补肾气,兴阳道,坚长阴茎,添精髓,疗耳鸣,除面上疮。主能发汗,止老人尿不节。"《汤液本草》:"滑则气脱,涩剂所以收之……取其味涩以收滑也。"

2. 化学成分　本品含有糖类、有机酸及其酯类、五环三萜酸及其酯类、环烯醚萜类、鞣质类及 β-谷甾醇、5,5′-二甲基糠醛醚、5-羟甲基糠醛等成分。

3. 药理作用　本品能增强精子的活动度、调节免疫、延缓衰老、抗疲劳、抗缺氧、促进学习记忆;还有抗休克、强心、抗血栓形成、降血糖、抗炎、抗菌等作用。

桑螵蛸　Sangpiaoxiao　《神农本草经》

为螳螂科昆虫大刀螂 *Tenodera sinensis* Saussure、小刀螂 *Statilia maculata*(Thunberg)或巨斧螳螂 *Hierodula patellifera*(Serville)的干燥卵鞘。置沸水浸杀其卵,或蒸透晒干用。

【性味归经】甘、咸,平。归肝、肾经。

【主要功效】固精缩尿,补肾助阳。

【临床应用】

1. 遗精滑精,遗尿尿频,白浊,带下　本品既能补肾阳,又可固精缩尿,标本兼顾。治疗肾虚遗精、滑精,可与菟丝子、沙苑子、补骨脂等同用;治小儿遗尿,可单用,也可配伍;治小便频数,遗尿,白浊,心神恍惚,可分别与补肾固涩、补心安神药配伍。

2. 阳痿　本品有一定补肾助阳作用,单用力弱。治疗肾虚阳痿,常与鹿茸、淫羊藿、巴戟天等补肾壮阳类药物配伍以增效。

【用法用量】煎服,5~10g。

【使用注意】本品助阳固涩,不适宜于阴虚火旺,膀胱有热之小便频数者。

【参考资料】

1. 本草精选　《神农本草经》:"主伤中,疝瘕,阴痿,益精生子,女子血闭腰痛,通五淋,利小便水道。"《名医别录》:"疗男子虚损,五脏气微,梦寐失精,遗溺,久服益气养神"。《本经逢原》:"肝肾命门药也,功专收涩,故男子虚损,肾衰阳痿、梦中失精,遗溺白浊方多用之。"

2. 化学成分　本品含有氨基酸、蛋白质、脂肪、粗纤维,还含有铁、钙及胡萝卜素样色素等成分。

3. 药理作用　本品有增强免疫力、促性腺发育、降血脂、降血糖、抗缺氧、抗疲劳等作用。

海螵蛸　Haipiaoxiao　《神农本草经》

为乌贼科动物无针乌贼 *Sepiella maindroni* de Rochebrune 或金乌贼 *Sepia esculenta*

Hoyle 的干燥内壳。生用。

【性味归经】咸、涩,微温。归肝、肾经。

【主要功效】固精止带,收敛止血,制酸止痛,收湿敛疮。

【临床应用】

1. 遗精,带下病 本品有固精、止带之功,专涩不补。治肾虚之遗精、滑精,常与菟丝子、沙苑子等补肾涩精止遗药同用;治肾虚带脉失约之带下清稀量多者,常与益肾健脾、除湿止带之品配伍;若治带下赤白,则与燥湿止带药、止血药同用。

2. 崩漏,吐血,便血及外伤出血 本品有良好的收敛止血作用。治肝肾不足之崩漏出血,常与补肾、固冲止血药同用;治吐血、便血,常与白及等分为末服,如乌及散。治外伤出血,可研末外用。

3. 胃痛吞酸 本品味咸而涩,又能制酸止痛。治疗胃酸过多,胃脘痛,可单用,或配伍其他制酸、止痛之品。

4. 湿疮湿疹,溃疡不敛 本品外用能收湿敛疮。治疗湿疮、湿疹及溃疡久不愈合,可与其他收湿敛疮生肌之品配伍。

【用法用量】煎服,5~10g;入丸散,每次 1.5~3g。外用适量。

【使用注意】本品伤阴助热,阴虚有热,大便秘结者慎用。

【参考资料】

1. 本草精选 《神农本草经》:"主女子漏下赤白经汁,血闭,阴蚀肿痛,寒热,癥瘕,无子。"《本草品汇精要》:"止精滑,去目翳。"《本草蒙筌》:"去目睛浮翳,收疮口腐脓。"

2. 化学成分 本品含有碳酸钙、壳角质、黏液质,并含少量氯化钠、磷酸钙、镁盐等;尚含有铜、锌、铁、锰等微量元素。

3. 药理作用 本品所含碳酸钙能提高胃酸 pH,降低胃蛋白酶活性,促进溃疡面愈合而发挥抗消化道溃疡作用。

覆盆子 Fupenzi 《名医别录》

为蔷薇科植物华东覆盆子 *Rubus chingii* Hu 的干燥果实。生用。

【性味归经】甘、酸,微温。归肝、肾经。

【主要功效】益肾,固精,缩尿,明目。

【临床应用】

1. 遗精滑精,遗尿尿频,阳痿 本品既能固精缩尿,又能补益肝肾,标本兼顾。治肾虚遗精、滑精、阳痿、不孕,可单用,或与菟丝子、五味子、山茱萸等配伍;治肾虚遗尿、尿频者,可与桑螵蛸、补骨脂、益智等补肾缩尿药同用。

2. 目暗不明 本品补益肝肾而明目,功似菟丝子、沙苑子、枸杞子,并常与之配伍,用于肝肾不足之目暗不明。

【用法用量】煎服,6~12g。

【使用注意】本品性温固涩,肾虚有火之小便短涩者忌服。

【参考资料】

1. 本草精选 《名医别录》:"益气轻身,令发不白。"《日华子本草》:"安五脏,益颜色,养精气,长发,强志,疗中风身热及惊。"《本草备要》:"益肾脏而固精,补肝虚而明目,起阳痿,缩小便,泽肌肤,乌髭发。"

2. 化学成分 本品含有机酸类、糖类、维生素类、氨基酸、三萜类等成分。如覆盆子酸、鞣花酸和 β - 谷甾醇、胡萝卜苷、椴树苷、山奈酚 -3-β -D(rha)-glc 等。

3. 药理作用　本品能调控性腺,降低下丘脑 LHRH、垂体 FSH、LH 及 E_2 水平,升高睾酮水平;还有增强学习记忆力、延缓衰老、抗诱变、增强免疫力等作用。

金樱子　Jinyingzi　《雷公炮炙论》

为蔷薇科植物金樱子 *Rosa laevigata* Michx. 的干燥成熟果实。生用。

【性味归经】酸、涩,平。归肾、膀胱、大肠经。

【主要功效】固精缩尿,涩肠止泻,固崩止带。

【临床应用】

1. 遗精滑精、遗尿尿频　本品酸涩收敛,性平,专涩下焦,但无补虚之功,具有固精、缩尿功效,善治下焦滑脱不禁诸证。治疗肾虚精关不固之遗精滑精,膀胱失约之遗尿尿频,常与菟丝子、桑螵蛸、补骨脂等补肾固涩药配伍,以标本兼顾。

2. 带下,崩漏　本品可固崩止带,治疗肾虚带脉失固之带下量多,常与菟丝子、芡实等补脾肾、止带药同用;也可配伍补肾固冲任之品,用于崩漏。

3. 久泻,久痢　本品能涩肠止泻。治脾虚久泻、久痢,可单用煎服,或与补脾止泻药配伍。

【用法用量】煎服,6~12g。

【使用注意】本品收敛,有实火、实热者忌服。

【参考资料】

1. 本草精选　《开宝本草》:"疗脾泄下痢,止小便利,涩精气。"《本草备要》:"固精秘气,治梦泄遗精,泄痢便数。"《本草求真》:"生者酸涩,熟者甘涩,当用于其将熟之际,得微酸甘涩之妙,取其涩可止脱,甘可补中,酸可收阴,故能善理梦遗崩带遗尿。"

2. 化学成分　本品含有甾体、萜类、鞣质、皂苷、维生素、胡萝卜素、氨基酸及有机酸等。

3. 药理作用　本品有降血糖、降血脂、抗氧化、抗菌、抗炎等作用。金樱子多糖有增强免疫力作用。

芡实　Qianshi　《神农本草经》

为睡莲科植物芡 *Euryale ferox* Salisb. 的干燥成熟种仁。捣碎生用或炒用。

【性味归经】甘、涩,平。归脾、肾经。

【主要功效】益肾固精,健脾祛湿。

【临床应用】

1. 遗精滑精　本品似莲子,亦能益肾固精。治肾虚不固之腰膝酸软,遗精滑精,常与专涩下焦的金樱子配伍,以增强涩精止遗之力。

2. 脾虚久泻　本品既能健脾除湿,又能止泻。可治脾虚湿盛,久泻不愈者,常配伍健脾燥湿药。

3. 带下病　本品能益肾、健脾除湿而止带,为治疗带下病之佳品。治疗脾肾两虚之带下清稀,常与补脾益肾止带之品配伍。若治湿热带下黄稠,常与清热燥湿药同用。

【用法用量】煎服,9~15g。

【参考资料】

1. 本草精选　《神农本草经》:"主治湿痹,腰脊膝痛,补中,除暴疾,益精气,强志,令耳目聪明。"《本草纲目》:"止渴益肾,治小便不禁,遗精,白浊,带下。"《本草备要》:"甘涩。固肾益精,补脾去湿。"

2. 化学成分　本品含有淀粉、蛋白质、脂肪、糖类、维生素 B_1、维生素 B_2、烟酸、维生素

C、生育酚、氨基酸、葡糖基甾醇类、脑苷脂类等成分。

3. 药理作用　本品有抗氧化作用。

本章供参考学习的拓展药见表24-3。

表24-3　收涩药知识拓展

药名	功效	主治	用法用量
禹余粮	①涩肠止泻 ②收敛止血 ③止带	①久泻久痢 ②崩漏下血,便血 ③带下量多清稀	煎服,9~15g。外用适量
刺猬皮	①固精缩尿 ②收敛止血 ③化瘀止痛	①遗精滑精,遗尿尿频 ②便血,痔疮下血 ③气滞血瘀,胃痛日久	煎服,3~10g。外用适量
莲子心	①清心安神 ②交通心肾 ③涩精止血	①热入心包,神昏谵语 ②心肾不交,失眠 ③遗精,血热吐血	煎服,2~5g
荷叶	①清暑利湿 ②升阳止血	①暑热病证,脾虚泄泻 ②多种出血证	煎服,3~10g。荷叶炭,3~6g

学习小结

1. 学习内容

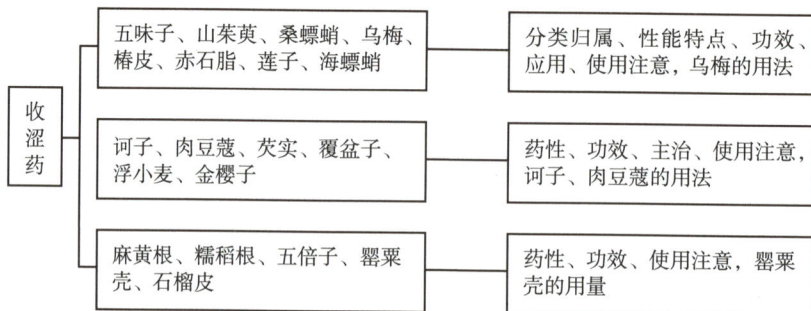

收涩药

- 五味子、山茱萸、桑螵蛸、乌梅、椿皮、赤石脂、莲子、海螵蛸 → 分类归属、性能特点、功效、应用、使用注意,乌梅的用法
- 诃子、肉豆蔻、芡实、覆盆子、浮小麦、金樱子 → 药性、功效、主治、使用注意,诃子、肉豆蔻的用法
- 麻黄根、糯稻根、五倍子、罂粟壳、石榴皮 → 药性、功效、使用注意,罂粟壳的用量

2. 学习方法

(1)本章应以收敛固涩功效为主线,结合该类药物的主治病证;理解不同类别药物在止汗、止咳、止泻、固精、缩尿、固崩、止带、止血等方面的用药特点;采取归纳、比较、鉴别法,记诵相似功效药物的共性,区别各自的性、效、用特点,以便更好地把握本章节药物的基本知识和技能。关注乌梅、诃子、肉豆蔻的用法,罂粟壳的用量;关注肉豆蔻与补骨脂,芡实与金樱子的配伍意义。

(2)功效相似药物比较

1)收敛止汗药:浮小麦、麻黄根、糯稻根。浮小麦、糯稻根兼可退虚热,主治阴虚发热证;糯稻根还可益胃生津。

2)敛肺止咳、涩肠止泻、止汗涩精药:五味子、五倍子。均宜于久咳虚喘、久泻久痢、自汗盗汗、遗精滑精等病证。五味子补涩并举,标本兼顾,尚能补益心肾,又可安神,生津止渴;五倍子为纯涩之品,还能清肺降火、收敛止血。

3)敛肺止咳、涩肠止泻、生津止渴药:五味子、乌梅。均宜于久咳虚喘、久泻久痢、并治虚热消渴证。五味子还能敛肺止汗、补肾涩精止遗,补益心肾,宁心安神;乌梅还能安蛔止痛,用于蛔厥腹痛、呕吐。

4)涩肠止泻,收敛止血药:乌梅、石榴皮、赤石脂。其均能治久泻久痢,兼有便血,并可治崩漏等出血证。石榴皮可治虫积腹痛,赤石脂可治疮疡久溃不敛。

5)固精缩尿、补肾助阳药:山茱萸、桑螵蛸、覆盆子。三药均能补涩,适宜于肾虚遗精滑精、遗尿尿频,并可用于肾虚阳痿等。山茱萸补肝肾,可治肝肾不足诸证,并可止汗防虚脱,用于大汗不止、体虚欲脱;覆盆子还可补肝肾明目。

6)固精止带、健脾止泻药:莲子、芡实。两者补脾肾而固涩,宜于肾虚遗精滑精、脾虚肾虚带下、脾虚食少、久泻。莲子又可益肾养心,用于心悸失眠;芡实又能除湿止带,为虚、实带下常用药品。

此外,龙骨、牡蛎、酸枣仁、黄芪、白术、白芍、五味子、山茱萸、五倍子等也能止汗,可用于自汗、盗汗。

菟丝子、补骨脂、益智、沙苑子也能补肾固精缩尿,标本兼顾。

(宁艳梅)

复习思考题

1. 收涩药为何常与补虚药配伍?
2. 为什么表邪未解湿热方盛者不宜过早使用收涩药?
3. 收涩药中哪些具有补涩并举、标本兼顾的治疗作用?

PPT 课件

第二十五章

涌 吐 药

1. 通过本章学习,把握涌吐药概述的含义、功效主治、性能特点,使用注意;各药的功效与主治,用量,特殊用法及使用注意。

2. 学会理解由该类药物组成的涌吐剂,改善食、毒、痰壅滞于胃及胸中等实证的用药特点及"吐法"的意义,为其后学习方剂学及内科等课程奠定基础。

概述

1. 基本含义 凡以诱发或促使呕吐为主要作用的药物,称为涌吐药,又称催吐药。

2. 功效主治

(1)功效:涌吐药均以促使呕吐为共有功效,通过涌吐,使毒物、宿食、痰涎等多种病邪毒物从口涌泄而出。

(2)主治:①误食毒物且时间不长,毒物尚停留于胃中,未被吸收。②宿食停滞不化,尚未入肠,胃脘胀痛。③痰涎壅盛,阻于胸膈或咽喉,呼吸喘促;痰浊上涌,蒙蔽清窍致癫痫发狂等证。

3. 性能特点 大多味苦性寒;主归胃经;均有升浮的作用趋向;均有毒。

4. 配伍应用 本类药作用峻猛,奏效迅速,所服药物大部分会因呕吐而不被机体吸收,故本类药物用于涌吐时,其他对证药物与涌吐药共剂服用意义不大。应用原则:①减少单味药用量以免中毒:可与增强涌吐作用的药物同用,旨在保证涌吐作用的基础上,避免单味药用量过大,导致中毒。②缓解毒烈之性:配伍相应药物作为赋形剂,以降低涌吐药在药剂中的浓度,并降低其毒性与烈性。

5. 使用注意 ①因证选药:本类药物只适用于宿食、毒物尚在胃中,痰浊壅盛且体壮邪实者。②合理用药:本类药物毒性较大,作用峻猛,患者反应强烈,现代临床已很少使用。用时一般宜采用小量渐增之法,以防中毒或涌吐太过,损伤正气;服药后不吐或未达必要的呕吐程度,可多饮温水以助药力,或用翎毛探喉助吐;若呕吐不止,则当采取措施及时解救;呕吐之后,应适当休息,不宜立即进食,待胃肠功能恢复,方可进食少量流质或半流质食物,以免重伤胃气。③病证禁忌:凡老人、小儿、妇女胎前产后,以及高血压、心脏病、肺结核、慢性咳喘、出血证及体虚者均当禁用。

常山 Changshan 《神农本草经》

为虎耳草科植物常山 *Dichroa febrifuga* Lour. 的干燥根。生用或酒炒用。

【性味归经】苦、辛,寒;有毒。归肺、肝、心经。

【主要功效】涌吐痰涎,截疟。

【临床应用】

1. 痰饮停聚,胸膈痞塞　本品能涌吐胸中痰饮、积饮,宜于痰饮停聚胸中,痞满胀痛,头痛不欲食者,可与甘草配伍,水煎加蜜服用。

2. 疟疾　本品善祛痰而截疟,为治疟疾要药。治各型疟疾,单用有效,亦可与草果、槟榔等其他截疟药同用。

【用法用量】煎服,5~9g。本品生用涌吐;酒炒截疟。

【使用注意】本品催吐,易伤正气,用量不宜过大,体虚者及孕妇不宜用。

【参考资料】

1. 本草精选　《神农本草经》:"主伤寒寒热,温疟,鬼毒,胸中痰结,吐逆。"《本草纲目》:"常山、蜀漆有劫痰截疟之功……生用则上行必吐,酒蒸炒熟用则气稍缓,少用亦不至吐也。"

2. 化学成分　本品主要含生物碱类成分,如常山碱甲、乙、丙,常山次碱,4-喹唑酮等;尚含有香豆素类成分,如常山素 A、B 等。

3. 药理作用　本品所含生物碱有明显抗疟原虫作用,其中常山碱丙的作用最强。常山碱乙能抗阿米巴原虫;常山碱甲、乙、丙均有催吐作用。

需了解的涌吐药见表 25-1。

表 25-1　需了解的涌吐药

药名	性味归经	功效	主治	用法用量与注意
瓜蒂	苦,寒;有毒。归胃经	①内服涌吐热痰、宿食 ②外用研末吹鼻,引去湿热	①热痰,宿食 ②湿热黄疸,湿家头痛	煎服,2.5~5g;入丸散,每次 0.3~1g。服后含砂糖以助药力。外用少量,研末吹鼻,待鼻中流出黄水即停药。孕妇、体虚、失血及上焦无邪实者禁用
藜芦	辛、苦,寒;有毒。归肺、肝、胃经	①涌吐风痰 ②杀虫疗癣	①中风,癫痫,喉痹 ②疥癣秃疮	入丸散,每次 0.3~0.9g。内服宜慎,孕妇及体虚者忌用。不宜与人参、丹参、苦参、玄参、沙参、细辛、芍药同用

学习小结

1. 学习内容

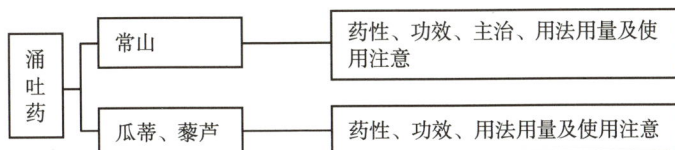

涌吐药 —— 常山 —— 药性、功效、主治、用法用量及使用注意

涌吐药 —— 瓜蒂、藜芦 —— 药性、功效、用法用量及使用注意

2. 学习方法

(1)本章应以涌吐功效为主线,结合各药的主治病证,比较功效异同,把握各药的用药特点和使用注意等基本知识。

(2)功效相似药物比较:该类药均能刺激胃黏膜,反射性引起呕吐。其中常山长于涌吐胸中痰饮,主治胸中痰饮积聚,头痛不欲食;尚能截疟,治疗疟疾。瓜蒂长于涌吐热痰、宿食,也可外用吹鼻以引去湿热而退黄。藜芦长于涌吐风痰,又有杀虫疗癣之功。

（王 茜）

复习思考题

1. 涌吐药可否治疗毒物吸收入血的患者?当如何处理?
2. 服用涌吐药后为什么不能立即进食?

扫一扫
测一测

第二十六章

攻毒杀虫去腐敛疮药

学习目标

1. 通过本章学习,把握攻毒杀虫去腐敛疮药的含义、功效与主治、使用注意;常用重点药物的主要功效与临床应用、用法用量及使用注意;硫黄与大黄的配伍意义。

2. 学会理解由该类药物外用,主治皮肤及五官科疾病的用药特点及规律,为其后学习方剂学及临床各学科课程奠定基础。

概述

1. **基本含义**　凡以攻毒消肿、杀虫止痒、去腐排脓、生肌敛疮为主要功效的药物,分别称为攻毒药、杀虫药、去腐药、敛疮药,总称为攻毒杀虫去腐敛疮药。

2. **功效主治**

(1)功效:攻毒消肿、杀虫止痒、去腐排脓、生肌敛疮。

(2)主治:疮痈疔毒、疥癣、湿疹瘙痒、口疮、目疾、喉疾、耳疾,以及痈疽疮疡溃后脓出不畅,或溃后腐肉不去,新肉难生、伤口难愈等皮肤及五官科病症。

3. **性能特点**　本类药大多具有不同程度的毒性;性味归经缺乏规律和共性。

4. **使用注意**　①安全用药:本类药物大多有毒,以外用为主,但不宜大面积涂敷,也不宜在头面及五官使用,以免吸收中毒;部分可内服,应严格掌控剂量,注意用法,不可过量或持续使用,以防中毒;应严格遵守炮制和制剂法度,以确保用药安全。②合理选择剂型:根据病位,合理选择符合病情需要的剂型。如外用可研末外撒,或煎汤洗渍及热敷、泡浴、含漱,或用油脂及水调敷,或制成软膏涂抹,或作成药捻、栓剂等。本类药物内服使用时,宜作丸散剂应用,使其缓慢溶解吸收,且便于掌握剂量。③过敏患者:对本类药物有过敏史者禁用。

雄黄　Xionghuang　《神农本草经》

为硫化物类矿物雄黄族雄黄的矿石。主含二硫化二砷(As_2S_2)。研成细粉或水飞,生用。

【性味归经】辛,温;有毒。归肝、大肠经。

【主要功效】解毒,杀虫,燥湿,祛痰,截疟,定惊。

【临床应用】

1. 痈肿疔疮,湿疹,疥癣,虫蛇咬伤　本品温燥有毒,外用以毒攻毒而有解毒、杀虫、燥湿之效,为"治疮杀毒要药"。治痈肿疔毒,可单用或入复方,以外用为主;治湿疹、疥癣等皮肤瘙痒者,与白矾等分为散,清茶调涂患处;治虫蛇咬伤,轻者单用本品香油调涂患处,重者内外兼施,当与五灵脂共为细末,内服外敷以增效。

2. 蛔虫病,蛲虫病　本品又能毒杀肠道寄生虫,但临床较少专用其驱虫。治蛔虫病虫积腹痛,需与牵牛子、槟榔等驱虫药同用;治蛲虫病肛门瘙痒,可与凡士林制成纱条,纳入肛中。

3. 哮喘,疟疾,惊痫　本品内服有祛痰、截疟、定惊之效。治哮喘、疟疾、癫痫等病证,可分别与止咳平喘、截疟、化痰、定惊之品配伍。

【用法用量】内服,入丸散,每次 0.05~0.1g。外用适量,研末敷,或调涂。

【使用注意】本品有毒,内服宜慎,且应水飞,不可久服;外用不宜大面积涂敷或长期使用。孕妇禁用。切忌火煅。

【参考资料】

1. 本草精选　《神农本草经》,"主寒热,鼠瘘,恶疮,疽痔,死肌……"《日华子本草》:"治疥癣,风邪癫痫,岚瘴,一切蛇虫犬兽伤咬。"《本草从新》:"燥湿杀虫。治劳疳蛇伤,敷杨梅疔毒。"

2. 化学成分　本品主要含二硫化二砷(As_2S_2),尚含有少量三氧化二砷(As_2O_3)及五氧化二砷(As_2O_5)。

3. 药理作用　二硫化二砷能促进白血病细胞株的细胞凋亡,雄黄有抗菌、抗病毒、增强细胞免疫功能、抗肿瘤、抗血吸虫及疟原虫等作用。

硫黄　Liuhuang　《神农本草经》

为自然元素类矿物硫族自然硫。采挖后加热熔化,除去杂质,或用含硫矿物经加工制得。生硫黄只作外用,内服常与豆腐同煮后阴干用。

【性味归经】酸,温;有毒。归肾、大肠经。

【主要功效】外用解毒杀虫止痒,内服补火助阳通便。

【临床应用】

1. 疥癣,湿疹,秃疮,阴疽恶疮　本品有解毒、杀虫、止痒功效,为治疥疮要药。治疥疮瘙痒,单用或配伍使用,如硫黄软膏;治顽癣瘙痒,可与轻粉、斑蝥、冰片为末,同香油、面粉为膏涂患处;治湿疹瘙痒,可与燥湿止痒药同用;治秃疮,阴疽恶疮,多与其他解毒杀虫、燥湿止痒药配伍。

治疗酒渣鼻,痤疮,硫黄常与清热解毒、活血化瘀的大黄配伍外用,共奏清热解毒、杀虫止痒之功。

2. 肾虚阳痿,小便频数,肾虚喘促,阳虚便秘　本品内服有补火助阳,壮阳通便功效。治疗肾阳不足的阳痿、小便频数、腰冷膝弱、遗精、遗尿等,常与鹿茸、补骨脂、蛇床子等补肾阳药配伍;治肾不纳气之虚喘,常与补肾纳气药同用;治阳虚冷积便秘,多与半夏等同用。

【用法用量】内服,1.5~3g,炮制后入丸散服。外用适量,研末油调涂敷患处,或烧烟熏。

【使用注意】本品性温有毒,孕妇及阴虚火旺者忌服。不宜与芒硝、玄明粉同用。

【参考资料】

1. 本草精选　《神农本草经》:"主妇人阴蚀,疽痔,恶血,坚筋骨,除头秃。"《本草纲目》:"主虚寒久痢,滑泄,霍乱,补命门不足,阳气暴绝,阴毒伤寒,小儿慢惊。"

2. 化学成分　本品主要含单质硫(S_8),尚含有少量钙、铁、铝、镁和微量硒、碲等元素,常有黏土和有机质混入。

3. 药理作用　本品外用有溶解角质、杀疥虫、抗细菌与真菌等作用;还可抗炎、扩张支气管平滑肌、祛痰;尚能刺激肠壁引起缓泻。

轻粉　Qingfen　《本草拾遗》

为氯化亚汞(Hg_2Cl_2)结晶性粉末。避光保存,研细末用。

【性味归经】辛,寒;有毒。归大肠、小肠经。

【主要功效】外用杀虫,攻毒,敛疮;内服祛痰消积,逐水通便。

【临床应用】

1. 疥癣,梅毒,疮疡溃烂　本品辛寒毒烈,外用攻毒杀虫敛疮。治疗疥疮、湿疹瘙痒等,须与杀虫疗癣药同用;治梅毒,以本品与大风子研末外涂,以增攻毒杀虫止痒之功;治疮疡溃烂,可与活血生肌敛疮药同用。

2. 痰涎积滞,水肿臌胀兼二便不利　本品内服能祛痰消积,逐水通便。治痰壅喘逆,常与化痰平喘药配伍;治水肿,便秘实证,可与大黄、甘遂、大戟等药同用。

【用法用量】内服,每次 0.1~0.2g,多入丸散或装入胶囊用。每日 1~2 次。外用适量,研末掺敷患处。

【使用注意】本品有毒,外用不可大面积或长久涂敷;内服不可过量或久服,孕妇及肝、肾功能不全者禁服;服后要及时漱口,以免口腔糜烂。

【参考资料】

1. 本草精选　《本草拾遗》:"通大肠,转小儿疳并瘰疬,杀疮疥癣虫及鼻上酒齇、风疮瘙痒。"《本草图经》:"服之过剂及用之失宜,则毒气被逼窜入经络筋骨莫之能出,变为筋挛骨痛,发为痈肿疳漏,经年累月,遂成废疾。因而夭枉,用者慎之。"

2. 化学成分　本品主要含氯化亚汞(Hg_2Cl_2),尚含有氯化汞($HgCl_2$)。

3. 药理作用　本品外用有抗细菌及致病性皮肤真菌作用。口服有一定泻下、利尿作用。

白矾　Baifan　《神农本草经》

为硫酸盐类矿物明矾石族明矾石经加工提炼制成。主含含水硫酸铝钾[$KAl(SO_4)_2 \cdot 12H_2O$]。生用或煅用。煅后称枯矾。

【性味归经】酸、涩,寒。归肺、脾、肝、大肠经。

【主要功效】外用解毒杀虫,收湿止痒;内服止血止泻,清热消痰。

【临床应用】

1. 疮疡,湿疹瘙痒,疥癣,带下阴痒　本品酸涩,善收湿止痒,并能燥湿解毒杀虫。治疮疡痈疽,常与朴硝研末外用;治湿疹瘙痒,黄水流注,可单用,或与煅石膏、冰片、黄连等研末外用;治疥疮瘙痒,可与硫黄等杀虫疗癣药同用。

此外,本品燥湿止痒,还可用于痔疮、脱肛、子宫脱垂以及带下阴痒等。

2. 吐衄,便血,崩漏,创伤出血　本品内服、外用均有收敛止血功效,适宜于多种出血证。治衄血不止,以本品研末吹鼻;治吐血,可与白及、海螵蛸等配伍;治肠风便血,可与炮姜等为丸服;治崩漏出血,可与五倍子、地榆等同用;治金疮出血,用生矾、煅矾配松香研末,外敷伤处。

3. 久泻久痢　本品内服能涩肠止泻。治疗久痢便脓血,常与五味子、诃子等涩肠止泻药同用。

4. 风痰痫病，痰热癫狂 本品性寒，内服能清热化痰。治中风痰厥，癫痫发狂、痰饮咳喘等，分别与其他清热化痰、开窍醒神、止咳平喘之品同用。

5. 湿热黄疸 本品还可祛湿退黄。治湿热黄疸，可单用，或与茵陈、金钱草等其他退黄药同用。

【用法用量】内服，0.6~1.5g，入丸散服。外用适量，研末敷或化水洗患处。

【使用注意】体虚胃弱及无湿热痰火者禁用。

【参考资料】

1. 本草精选 《神农本草经》："主寒热泄痢，白沃，阴蚀恶疮，目痛，坚骨齿。"《本草纲目》："矾石之用有四：吐利风热之痰涎，取其酸苦涌泄也；治诸血痛、脱肛、阴挺、疮疡，取其酸涩而收也；治痰饮、泄痢、崩带、风眼，取其收而燥湿也；治喉痹、痈疽、中蛊、蛇虫伤螫，取其解毒也。"

2. 化学成分 本品为含水硫酸铝钾 $[KAl(SO_4)_2 \cdot 12H_2O]$，枯矾为脱水白矾。

3. 药理作用 本品有抗细菌、抗皮肤癣菌及真菌、抗阴道滴虫、止血、止泻、涌吐痰涎、促进溃疡愈合、利胆、抗肿瘤等作用。

斑蝥 Banmao 《神农本草经》

为芫青科昆虫南方大斑蝥 *Mylabris phalerata* Pallas 或黄黑小斑蝥 *Mylabris cichorii* Linnaeus 的干燥体。生用或与糯米同炒至黄黑色，去米，研末用。

【性味归经】辛，热；有大毒。归肝、肾、胃经。

【主要功效】攻毒蚀疮，破血逐瘀，散结消癥。

【临床应用】

1. 痈疽不溃，恶疮死肌，顽癣，瘰疬 本品辛热有大毒，外用以毒攻毒，消肿散结蚀疮。治痈疽肿硬不溃，恶疮死肌，用本品研末，与蒜共捣制膏贴之，可攻毒蚀疮；治顽癣，以本品微炒研末，蜂蜜调敷；治瘰疬，瘘疮，可与白矾、青黛等共研细末外掺。

2. 血瘀经闭，癥瘕 本品辛行温通，内服又能破血逐瘀通经，消癥散结。治疗血瘀经闭，癥瘕积聚，可分别与活血通经，破血消癥药配伍。

此外，本品外敷有发疱作用，可作发疱疗法，治面瘫、风湿痹痛等病证。

【用法用量】内服 0.03~0.06g，炮制后多入丸散。外用适量，研末或浸酒、蜜调，或制油膏涂敷患处。不宜大面积用。

【使用注意】本品有大毒，内服宜慎，孕妇及体弱者禁用。外涂皮肤即能发赤起疱，对皮肤有较强的刺激性，故只宜小面积暂用。

【参考资料】

1. 本草精选 《神农本草经》："主寒热，鬼疰，蛊毒，鼠瘘，恶疮，疽蚀，死肌，破石癃。"《药性论》："治瘰疬，通利水道。"《本草纲目》："斑蝥专主走下窍，直至精溺之处，蚀下败物，痛不可挡。"

2. 化学成分 本品主要含有斑蝥素；此外，还含有油脂、蚁酸、色素等。

3. 药理作用 本品有抗炎、抗病原微生物作用，并有雌激素样作用。斑蝥素能抑制肿瘤细胞的蛋白质合成和增殖，促进肿瘤细胞凋亡；去甲斑蝥素具有免疫增强作用；斑蝥素的各种衍生物能刺激骨髓而有升高白细胞作用。斑蝥素可刺激人和动物皮肤发红起疱。

马钱子 Maqianzi 《本草纲目》

为马钱科植物马钱 *Strychnos nux-vomica* L. 的干燥成熟种子。炮制后入药。

【性味归经】苦,温;有大毒。归肝、脾经。

【主要功效】散结消肿,通络止痛。

【临床应用】

1. 跌打损伤,骨折肿痛 本品能通络止痛,为伤科疗伤止痛之佳品。治跌打损伤,骨折肿痛,可与麻黄、乳香、没药等分为丸,如九分散;亦可与穿山甲等同用。

2. 痈疽疮毒 本品又有散结消肿之功。治疗痈疽疮毒,单味多外用。

3. 风湿顽痹,麻木瘫痪 本品善能温通经络,止痛。治疗风湿顽痹、拘挛疼痛、麻木瘫痪,单用有效;治手足麻木、半身不遂,可与甘草同用,炼蜜为丸服。

【用法用量】内服,炮制后入丸散,每次 0.3~0.6g。外用适量,研末调敷。

【使用注意】本品有大毒,孕妇禁用。内服应严格炮制控制剂量,不宜生用及多服久服;过量导致惊厥,呼吸麻痹甚至死亡。本品有毒成分能被皮肤吸收,故外用亦不宜大面积涂敷。运动员慎用。

【参考资料】

1. 本草精选 《本草纲目》:"治伤寒热病,咽喉肿痛,消痞块,并含之咽汁,或磨水噙咽。"《得配本草》:"散乳痈,治喉痹。涂丹毒。"《医学衷中参西录》:"开通经络,透达关节,远胜于它药也。"

2. 化学成分 本品主要有效成分为生物碱类,主要含番木鳖碱(士的宁)及马钱子碱,并含有微量番木鳖次碱、伪番木鳖碱、马钱子碱、伪马钱子碱、奴伐新碱、α- 及 β- 可鲁勃林、士屈新碱等;尚含有脂肪油、蛋白质、绿原酸等。

3. 药理作用 马钱子的主要成分士的宁和马钱子碱既是有效成分也是有毒成分,士的宁毒性最大,成人口服 5~10mg 士的宁就会中毒。所含士的宁能兴奋脊髓、兴奋延髓呼吸中枢及血管运动中枢,并可刺激味觉感受器。马钱子碱及其氮氧化物对心肌细胞具有保护作用。马钱子碱具有抑制肿瘤、镇痛、镇咳、祛痰、平喘、抑菌等作用。

蛇床子 Shechuangzi 《神农本草经》

为伞形科植物蛇床 *Cnidium monnieri* (L.) Cuss. 的干燥成熟果实。生用。

【性味归经】辛、苦,温;有小毒。归肾经。

【主要功效】杀虫止痒,燥湿祛风,温肾壮阳。

【临床应用】

1. 阴部湿痒,湿疹,疥癣 本品外用有燥湿杀虫止痒作用,为治皮肤及妇科瘙痒之常用药,单用或配伍使用。治阴部瘙痒,可与白矾煎汤外洗;治湿疹瘙痒,以本品研粉调凡士林外涂;治疥癣瘙痒,单用本品研粉,猪脂调之外涂,或与硫黄等药为末,菜油调涂。

2. 寒湿带下,湿痹腰痛 本品内服既能燥湿祛风,又可温肾助阳,适宜于寒湿病证。治肾阳虚之寒湿带下,量多清稀,常与补肾、止带药配伍;治寒湿久痹兼肾虚者,常与温肾散寒、祛风湿强筋骨之品同用。

3. 肾虚阳痿,宫冷不孕 本品内服又能温肾壮阳起痿。治疗肾阳虚,阳痿不举,常与鹿茸、淫羊藿、巴戟天等配伍;治宫冷不孕,可与菟丝子、五味子等补肾益精药同用。

【用法用量】内服,3~10g。外用适量,多煎汤熏洗,或研末调敷。

【使用注意】阴虚火旺或下焦有湿热者忌用。

【参考资料】

1. 本草精选　《神农本草经》:"主妇人阴中肿痛,男子阴痿,湿痒,除痹气,利关节,癫痫,恶疮。"《药性论》:"治男子、女人虚,湿痹,毒风,顽痛,去男子腰疼,浴男女阴,去风冷,大益阳事。主大风身痒,煎汤浴之差。疗齿痛及小儿惊痫。"

2. 化学成分　本品主要含香豆素类化合物,如蛇床子素、佛手柑内酯、异虎耳草素等;还含有油酸、亚油酸、挥发油、氨基酸等。

3. 药理作用　本品有增强非特异性免疫功能、类性激素样作用;还能抗真菌、抗病毒、抗炎、驱蛔虫、抗滴虫。蛇床子素有抗心律失常、扩张血管、降血压、保护心血管、改善大脑缺血、提高学习记忆力、降血脂、抗血栓、抗凝血、抗肿瘤、镇静、催眠等作用。

蜂房　Fengfang　《神农本草经》

为胡蜂科昆虫果马蜂 *Polistes olivaceous*(DeGeer)、日本长脚胡蜂 *Polistes japonicus* Saussure 或异腹胡蜂 *Parapolybia varia* Fabricius 的巢。晒干或蒸,除去死蜂死蛹后再晒干,剪块生用或炒用。又名露蜂房。

【性味归经】甘,平;有毒。归胃经。

【主要功效】攻毒杀虫,祛风止痛。

【临床应用】

1. 疮疡肿毒,乳痈,瘰疬,顽癣　本品有毒,能攻毒杀虫,为外科常用之品。治疮肿初发,单用,或与清热解毒燥湿之品配伍;治乳痈,可与清热解毒、消痈散结药配伍;治瘰疬,可与消肿散结药同用;治头上癣疮,以本品为末,调猪脂涂擦。

2. 风湿痹痛,牙痛　本品又能祛风止痛。治风湿痹痛,以之与川乌、草乌同用,乙醇浸泡外涂痛处;治牙痛,可与细辛煎水漱口。

【用法用量】内服,3~5g。外用适量,研末油调敷患处,或煎水漱口,或洗患处。

【使用注意】气血虚弱者,痈疽已破溃者忌用。

【参考资料】

1. 本草精选　《神农本草经》:"主惊痫瘈疭,寒热邪气,癫疾……肠痔。"《日华子本草》:"治牙齿疼,痢疾,乳痈,蜂叮,恶疮,即煎洗入药并炙用。"

2. 化学成分　本品主要含蜂蜡、蜂胶和蜂房油 3 种物质;此外,蜂房中含丰富的锌、铁、硅、锰、铜等微量元素。

3. 药理作用　蜂房黄酮类化合物药理作用广泛,具有增强免疫力,调节内分泌功能、镇痛、抗菌、抗炎、抗感染、抗氧化等作用。本品尚能抗肿瘤,蜂胶能抗单纯性疱疹病毒、疱疹性口炎病毒及脊髓灰质炎病毒;蜂房油能驱蛔虫、绦虫。

升药　Shengyao　《疡医大全》

由水银、火硝、白矾各等分混合升华制成。红色者称红升,黄色者称黄升。研细末入药,陈久者良。又名红粉、三仙丹、红升丹、黄升丹。

【性味归经】辛,热;有大毒。归肺、脾经。

【主要功效】拔毒去腐。

【临床应用】

痈疽溃后,脓出不畅,或腐肉不去,新肉难生　本品外用有良好的拔毒去腐排脓作用,为外科拔毒去腐之要药。常与收湿敛疮之煅石膏同用,根据溃疡面脓腐的多少,调整二药用量比例。如升药与煅石膏的用量比为 1∶9 者,称九一丹,拔毒去腐力较轻而收湿生肌力较强;

2∶8者,称八二丹;3∶7者,称七三丹;1∶1者,称五五丹;9∶1者,称九转丹。随着升药用量增加,攻毒去腐之力逐渐增强。用药时可将药物撒于患处,或将药物黏附棉纸捻上,插入脓腔内。

此外,升药也可用于湿疮、黄水疮、顽癣、梅毒等。

【用法用量】外用适量。不用纯品,多配煅石膏外用。用时,研极细粉末,干掺或调敷,或以药捻蘸药粉使用。

【使用注意】本品有大毒,只供外用,不能内服。外用亦不可过量或持续使用,亦不可大面积涂敷。外疡腐肉已去或脓水已尽者,不宜用。

【参考资料】

1. 本草精选 《疡医大全》:"提脓长肉,治疮口坚硬,肉暗紫黑,或有脓不尽者。"《疡科心得集》:"治一切疮疡溃后,拔毒去腐,生新长肉。"

2. 化学成分 本品主要含氧化汞(HgO),另含少量硝酸汞。

3. 药理作用 本品有抗菌作用。升丹制剂可促进和改善创面微循环,减少微血栓,增加创面营养和血供,有利于创面愈合。

炉甘石 Luganshi 《外丹本草》

为碳酸盐类矿物方解石族菱锌矿,主含碳酸锌($ZnCO_3$)。水飞用。

【性味归经】甘,平。归肝、脾经。

【主要功效】明目退翳,收湿生肌。

【临床应用】

1. 目赤翳障,烂弦风眼 本品甘平无毒,解毒明目退翳,为眼科外用常用药。治目赤翳障,以本品与青矾、朴硝等分同用,沸水化开,温洗;治风热流泪,常与海螵蛸、冰片为细末点眼;治眼睑溃烂,畏光流泪,常与黄连、冰片等解毒燥湿、清热消肿药同用。

2. 疮疡溃烂不敛,湿疮湿疹 本品有收湿止痒,生肌敛疮及解毒功效。治疮疡溃烂不敛,可与龙骨同用,研极细末,干掺患处;治湿疹湿疮,常与煅石膏、龙骨、黄连等同用。

此外,本品可与清热防腐之冰片等同用,治烧烫伤。

【用法用量】外用适量,研末撒布或调敷;水飞点眼。

【使用注意】宜炮制后用。一般不内服。

【参考资料】

1. 本草精选 《本草品汇精要》:"主风热赤眼,或痒或痛,渐生翳膜,及治下部湿疮。调敷。"《本草纲目》:"止血,消肿毒,生肌,明目,去翳退赤,收湿除烂。同龙脑点,治目中一切诸病。"

2. 化学成分 本品主要含碳酸锌($ZnCO_3$),尚含铁、钙、镁、锰的碳酸盐。煅炉甘石主要含氧化锌。

3. 药理作用 本品所含的碳酸锌不溶于水,外用能部分吸收创面的分泌液,有止痒、防腐、收敛、抗炎及保护创面作用,并能抑制局部葡萄球菌的生长。

需了解的药物见表 26-1;本章供参考学习的拓展药见表 26-2。

表 26-1 需了解的攻毒杀虫去腐敛疮药

药名	性味归经	功效	主治	用法用量与注意
铅丹	辛,微寒;有毒。归心、肝经	①外用拔毒止痒,敛疮生肌 ②内服化痰镇惊,攻毒截疟	①外治疮疡溃烂,黄水湿疮等 ②惊痫癫狂、疟疾等	内服,入丸散,每次 0.3~0.6g。外用适量,研末撒布或熬膏贴敷。本品有毒,宜慎用,不可久服。孕妇忌用

续表

药名	性味归经	功效	主治	用法用量与注意
土荆皮	辛,温;有毒。归肺、脾经	杀虫,疗癣,止痒	体癣,手足癣,头癣,湿疹及皮肤瘙痒	外用适量,酒或醋浸涂擦,或研末调涂患处。有毒,一般不作内服
砒石	辛,大热;有大毒。归肺、肝经	①外用蚀疮去腐②内服化痰平喘,截疟	①腐肉不脱之恶疮,瘰疬,疥癣,牙疳②寒痰哮喘,疟疾	内服,入丸散,每次0.002~0.004g。外用适量,研末撒敷。本品大毒,不宜长期大面积涂敷;忌用于头面部。内服不宜浸酒;孕妇禁用
硼砂	甘、咸,凉。归肺、胃经	①外用清热解毒,消肿防腐②内服清肺化痰	①咽喉肿痛,口舌生疮,目赤翳障②肺热痰咳	内服,入丸散用,每次1.5~3g。外用适量,研极细末干撒或调涂患处;或化水含漱。内服宜慎
大蒜	辛,温。归脾、胃、肺经	①解毒,消肿②杀虫③止痢	①疮痈,疥癣②肺痨,顿咳;钩虫病,蛲虫病③痢疾,泄泻④还可用于食鱼蟹中毒,防治流感等	内服,煎汤,6~15g。外用适量,捣敷,切片擦或隔蒜灸。外敷能发红起疱,不可久敷;阴虚火旺及目、口齿、喉舌诸疾不宜;孕妇不宜以汁灌肠
儿茶	涩、苦,微寒。归肺、心经	①收湿敛疮②生肌止血③活血止痛④清肺化痰	①湿疹,湿疮,疮疡不敛②吐血,衄血,外伤出血③跌扑伤痛④肺热咳嗽	内服,1~3g,包煎;多入丸散服。外用适量,研末撒或调敷
猫爪草	甘、辛,温。归肝、肺经	①化痰散结②解毒消肿	①瘰疬结核②疔疮肿毒,蛇虫咬伤	煎服,15~30g;或入丸散。外用适量,捣敷或研末调敷。外用刺激皮肤黏膜,发红起疱,皮肤过敏者慎用
毛茛	辛,温;有毒	①发疱止痛②攻毒杀虫	①风湿痹痛,外伤疼痛,头痛,胃脘痛②痈肿疮毒,瘰疬,疥癣,疟疾,喘咳等	外用发疱或煎水洗患处,一般只作外用,不宜久敷,皮肤过敏者禁用;孕妇、小儿、体弱者不宜使用

表26-2　攻毒杀虫去腐敛疮药知识拓展

药名	功效	主治	用法用量
大风子	①攻毒杀虫②祛风燥湿	①麻风、梅毒、疥癣诸疮等②风湿关节痛	内服,0.3~1g,入丸散。外用适量。孕妇、体虚者忌服
木鳖子	散结消肿,攻毒疗疮	疮疡肿毒,疮痈,瘰疬,痔疮肿痛,干癣,秃疮	内服0.9~1.2g。外用适量,研末,用油或醋调涂患处
狼毒	①蚀疮杀虫,破积散结②逐水祛痰	①瘰疬结核,疥癣,湿疹;虫积,冷积腹痛②水肿臌胀,痰饮咳喘	煎服,0.9~2.4g;或入丸散。外用适量,研末调敷或磨汁涂或制膏外用。不与密陀僧同用

学习小结

1. 学习内容

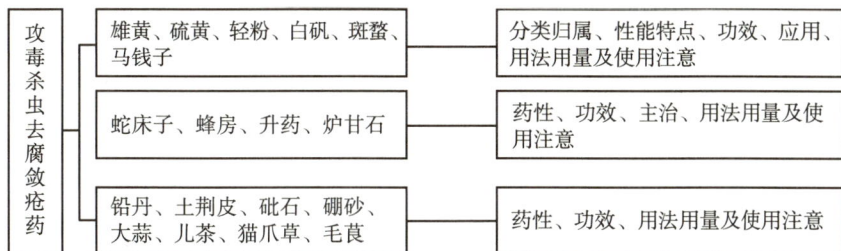

2. 学习方法

(1)本章应以攻毒杀虫去腐敛疮药功效为主线,采取归纳、比较、鉴别法,记诵相似功效共性,区别各药在性、效、用方面的特点,以便更好地把握本章药物的基本知识和技能。本类药大多有毒,尤其要关注使用注意;部分药物的用法用量;硫黄配大黄的意义。

(2)功效相似药物比较

1)攻毒(解毒)杀虫止痒药:雄黄、硫黄、白矾、轻粉、蜂房、毛茛。除白矾、轻粉药性偏寒外,其余性温。

解毒杀虫药:雄黄、硫黄、白矾。均外用于湿疹、疥癣。雄黄善治痈疽疮疔、虫蛇咬伤;硫黄为治疥癣要药;白矾善治湿疹瘙痒。雄黄内服杀虫,燥湿祛痰,截疟定惊;硫黄内服补火助阳通便;白矾内服止血止泻,清热化痰,祛湿退黄。

攻毒杀虫药:轻粉、蜂房、毛茛。均可外用于疮疡肿毒。轻粉还治疥癣、梅毒、疮疡溃烂;蜂房又治乳痈、瘰疬、顽癣。轻粉内服祛痰消积,利水通便;蜂房还可祛风止痛;毛茛发疱止痛。

杀虫止痒药:蛇床子、土荆皮。均外用于湿疹、皮肤瘙痒。蛇床子善治阴部瘙痒;土荆皮只作外用,善治癣痒、疥疮。蛇床子内服能燥湿祛风,温助肾阳。

2)散结消肿去腐药:斑蝥、马钱子、升药、砒石。均为性温热、大毒之品。

散结消肿药:斑蝥、马钱子。均可用于痈疽。斑蝥外用攻毒散结,消肿蚀疮,发疱,内服破血逐瘀消癥;马钱子还可通络止痛。

解毒消肿药:大蒜、猫爪草。均外用于疮毒,并刺激皮肤发红起疱。大蒜还可杀虫、止痢;猫爪草还能化痰散结。

蚀疮去腐药:升药、砒石。均可去腐,外用于痈疽溃后,腐肉不去,新肉难生。升药拔毒去腐,专供外用,常与煅石膏配伍;砒石可内服化痰平喘,截疟。

3)收湿生肌敛疮药:炉甘石、儿茶、铅丹。均外用于湿疹湿疮,溃烂不敛。炉甘石还能明目退翳;儿茶又能生肌止血,活血止痛,清热化痰;铅丹外用还可拔毒止痒,内服能化痰镇惊,攻毒截疟。

4)清肺化痰药:硼砂、儿茶。二药内服清热化痰,用于肺热痰咳之证。硼砂又能清热解毒,消肿防腐;儿茶还可收湿敛疮,生肌止血,活血止痛。

(王　建)

复习思考题

1. 拔毒化腐生肌药可大面积涂敷于面部疮肿吗？为什么？

2. 矿物药质地坚硬,多用火煅等炮制方法有助于有效成分煎出。但为何朱砂与雄黄均忌火煅？

3. 升药拔毒化腐为何不用纯品,而常与煅石膏配伍？

附 录

附录一 中药药性理论研究进展

中药药性理论是中药基础理论的核心内容,也是其重要组成部分。中药药性是对中药性质与功能的高度概括,是中药临床处方用药的重要依据,是中医基础理论体系的重要组成部分。开展药性理论的研究,对指导临床用药具有重要的学术意义和实用价值。自 20 世纪中叶起,围绕着这一焦点问题,国内外学者开展了涉及化学、病理生理学、信息学、数学与计算机科学和临床等多学科的广泛研究,研究手段众多,形成了丰富的药性资料库。现就四气、五味、归经、升降浮沉的相关研究现状进行梳理,以展示中药药性现代研究成果。而关于毒性的研究内容非常丰富,故在此暂不重点介绍。

一、四气的研究进展

寒热为四气总纲,围绕着寒热药性,借鉴现代科学技术手段,国内学者开展了多角度的药性研究,形成了化学成分研究和中药药理学研究两大主要研究方向。

(一) 化学基础研究

1. 挥发油与四气　大多数温热性药物都含有挥发油,如细辛、荆芥、当归、防风、白芷、独活、苍术、艾叶、豆蔻、广陈皮、肉桂、胡椒、干姜等。对 85 味温热药物进行统计,其中 53 种(辛味类)含有挥发油成分,主要涉及温里药、辛温解表药和祛风湿药。有学者采用气质联用(GC/MS)技术对肉桂、干姜、吴茱萸等 12 种温里药(不含附子)的挥发油成分进行测定,检出 136 个化学成分,其中多个药物共同含有龙脑、α-蒎烯、丁香酚、月桂烯、柠檬烯等。辛温解表药中也有 90% 以上均含有挥发油。当然还有研究证实:一些寒凉药物中也含有挥发性成分,如薄荷和柴胡均含有挥发油,约 50% 辛凉解表药含有挥发油类成分。

2. 生物碱与四气　中药附子、细辛等温里药中具有强心作用的去甲乌药碱与热性的相关性研究最为引人注目。同时,热性中药在炮制配伍后,其生物碱含量也会发生明显变化,出现"寒热相减,热热相增"的变化趋势。有学者总结了有毒中药马钱子、附子、乌头、雷公藤在配伍后生物碱类型和含量的变化,例如马钱子配伍甘草、芍药、生地黄、肉桂后番木鳖碱和马钱子碱的变化,附子配伍甘草、人参、黄芪、大黄后乌头碱的变化,认为寒热配伍是其配伍减毒增效的基本形式之一。寒性中药也含有生物碱有效成分,包括黄连、黄柏、钩藤、苦参、汉防己等。有统计显示,100 味以生物碱为主要活性成分的中药中 1/3 为苦寒药,特别是清热药和抗肿瘤药。与热性中药不同,寒性中药生物碱的药理作用多集中在降血压、抗菌、解热等方面,例如钩藤中钩藤碱的降血压作用,黄连中小檗碱、黄连碱、药根碱及巴马汀的广谱抗菌作用,以及大量清热解毒药中的生物碱类有效成分,包括苦参碱、龙胆碱、蝙蝠葛碱等有抗炎、解热等作用。

3. 无机元素与四气　有学者认为无机元素可能是中药寒热药性的物质基础之一,采用原子吸收光谱法对寒热药性明显的 56 种中药所含的 12 种无机元素进行比较分析,发现在温热药中 Mn^{2+} 的含量明显高于寒凉药,而寒凉药中 Ca^{2+} 的含量相对较高。有研究选取 120 味植物类中药的 42 种无机元素制作了元素含量区间尺度表,发现温热药的多数无机元素含量高于均值线,而寒凉药的多数无机元素含量低于均值线,其中附子、肉桂等温里药的 Mn^{2+} 含量尤其丰富。另有研究则表明,115 味中草药的 32 种无机元素中,有 26 种元素的含量有规律地呈现出寒凉药 > 温热药 > 平性药的次序;100 味中草药的 15 种无机元素中,寒凉药组有 11 种元素的含量高于温热药组。以上研究表明,无机元素的含量差异或可提示中药的寒热属性。在此基础上,有学者根据中药无机元素分布规律建立数学模型,用于判别中药寒热药性。以 105 味中药的 15 种稀土元素含量的因子分析结果为依据,建立寒热判别临界值,得到 68.6% 的预测准确率;以 100 味中药的 15 种无机元素含量为依据,建立了判别能力较好(F 检验,$P<0.001$)的寒热判别函数;以 115 味中药的 32 种无机元素含量为依据,建立了寒、热、平三总体的判别函数,准确率 70.4%;以 100 味中药水煎液的 23 种无机元素含量在寒、热药物组的信息量差值为依据,建立了准确率为 76% 的判别函数;以 100 味中药的 14 种无机元素含量为依据,采用多种统计分析方法进行寒热判别,最后以支持向量机方法达到 90% 的准确率。

(二)生物学效应研究

1. 神经 - 内分泌系统与四气　神经内分泌系统是机体重要的调节系统,包括下丘脑 - 垂体 - 靶腺轴(甲状腺、肾上腺、性腺),调控着机体重要器官的生理功能,与生命体生长发育和新陈代谢息息相关。很早就有学者认为,温热药(尤其是热性复方)能够兴奋机体的神经、内分泌等功能活动,而寒凉药(尤其是寒性复方)能够抑制机体的这些功能活动。临床研究也发现,温热药能使寒证患者的心率增加、体温升高、尿儿茶酚胺及 17- 羟皮质类固醇排出量增加,而寒凉药则与温热药作用相反;温热药能升高甲状腺功能亢进患者的基础代谢,而寒凉药则能使其降低;温肾阳中药(温热性)对于后期激素撤退时血浆皮质醇回升的促进作用较为明显,而滋肾阴中药(寒凉性)对于激素应用早期皮质醇抑制的拮抗作用较为明显等。也有学者展开了寒热中药或复方的模型诱导研究,系统探讨了寒热中药作用于机体后神经内分泌系统的变化。研究者选用多组热性复方(由附子、干姜、肉桂、黄芪等组成)和寒性复方(由黄柏、黄连、龙胆、连翘等组成)干预正常动物或虚寒、虚热模型动物,观察到热性复方具有增强交感神经 - 肾上腺功能活动的作用,表现为增加心率和尿中 17- 羟皮质类固醇(17-OHCS)、肾上腺素(AD)及去甲肾上腺素(NE)含量,增加脑内 NE、多巴胺(DA)含量,减少脑内抑制性递质 5- 羟色胺(5-HT)含量,增强血清、肾上腺及脑干中多巴胺 -β - 羟化酶($D\beta H$)活性;同时,还可以增强其他内分泌腺功能,表现为增加垂体促甲状腺激素(TSH)和黄体生成素(LH)的合成与释放。而寒性复方具有减弱交感神经 - 肾上腺功能活动的作用,表现为减慢心率,减少尿中 AD 及 17-OHCS 含量,减少脑内 NE 含量,增加脑内 5-HT 含量,减弱血清、肾上腺及脑中 $D\beta H$ 活性;同时,还可以减弱其他内分泌腺功能,主要为减少血清 TSH 和 LH 的含量,并延长动情周期。

2. 物质能量代谢系统　物质能量代谢是指生物体内物质的合成与分解以及此过程中伴随着能量的储存与释放。中药进入体内后,调节着物质的合成分解,也影响着能量的储存释放,中药四气(寒、热、温、凉)既是中药性质和作用属性的高度概括,又是机体能量代谢与热活性的重要反映。热性中药能增强肝脏和骨骼肌产生与消耗腺苷三磷酸(ATP)能力,即体现在 6 种热性中药(附子、干姜、高良姜、花椒、肉桂和吴茱萸)中能够显著降低大鼠肝糖原、肌糖原(肉桂除外)含量,增强肝组织、骨骼肌组织琥珀酸脱氢酶(SDH)、Na^+-K^+-ATP 酶和 Ca^{2+}-ATP 酶活性,降低解偶联蛋白 3(UCP3)的 mRNA 表达水平;其中高良姜还可以增加血清游离脂肪酸(NEFA)含量,增强脂蛋白脂酶(LPL)和肝脂酶(HL)活性,升高血清三碘甲腺原氨酸(T_3)、甲状腺素(T_4)和促甲状腺素(TSH)的水平。而寒性中药可以减弱肝脏和骨骼肌产生 ATP、消耗 ATP 和产热的能力,表现为 6 味寒性中药(苦参、栀子、黄柏、黄芩、黄连和龙胆)能够增加大鼠肝糖原、肌糖原含量,降低肝组织、骨骼肌组织 SDH、Na^+-K^+-ATP 酶和 Ca^{2+}-ATP 酶活性,降低肝脏 UCP2、UCP3 的 mRNA 表达水平;其中,黄芩还可以降低血清 NEFA 含量,降低 LPL 和 HL 活性,但对 T_3、T_4 和 TSH 没有显著影响。另对 300 多种常用中药抑制脂肪酸合酶(FAS)的研究显示,热性药有效率为 40.0%,温性药有效率为 28.4%,凉性药有效率为 22.2%,寒性药有效率为 20.2%,表明温热类中药抑制 FAS 的能力明显强于寒凉类中药。

3. 分子生物学　应用代谢组学方法考察健康受试者口服苦寒方剂给药前后的生物标志物变化。结果表明,热性药(吴茱萸、花椒、肉桂、干姜)有增强心血管功能、内分泌系统功能与能量代谢的倾向,而寒性药(黄连、龙胆)具有相反的作用倾向。有学者对发热模型大鼠的血清整体代谢和生物标志物进行主成分分析,结果显示"药证相应"现象突出,寒性药黄连、寒性复方黄连解毒汤干预酵母诱导的发热模型,使其代谢物轮廓离开模型组并趋向空白组,而热性药高良姜则不具有此特征。

有学者通过观察中药对培养细胞生长情况的影响,认为其能评价寒热药性。发现寒凉药(黄连、虎杖、竹叶、夏枯草)在 50~800μg/ml 时可以抑制 MCF27 生长增殖,其作用随质量浓度的增大而增强,趋势一致;温热药干姜和白胡椒在 50~800μg/ml 时可以促进 MCF27 生长增殖,其作用随质量浓度的增大而增强;而肉桂、花椒和仙茅只在低质量浓度时(50~400μg/ml)对 MCF27 生长增殖有促进作用。有学者建立了基于细胞凋亡表达的中药四气模式识别系统,发现热性药红参的抗细胞凋亡作用最强,高于生晒参和西洋参。

有研究者从细胞因子及信息通路角度研究寒热药性,发现热性中药可以升高血浆 cAMP 浓度,并进一步通过细胞试验探讨了其干预 cAMP-PKA 信号通路的分子生物学机制。温补肾阳的经典名方右归饮可以显著抑制醋酸可的松诱导的肾阳虚大鼠下丘脑、血淋巴细胞的胞内钙离子和血清钙的异常升高,可以降低下丘脑组织钙调素(CaM)的 mRNA 表达水平;辛热药附子可上调氢化可的松诱导的阳虚证大鼠低下的血清钙水平。采用共聚焦显微成像法,以薄荷醇为瞬变感受器离子通道(TRPM8)的激动剂,观测寒热中药成分对体外背根神经节神经元细胞胞内钙离子的影响,显示寒性中药的黄芩苷和大黄素成分均可显著上调 TRPM8 通道蛋白;热性中药的桂皮醛、吴茱萸碱成分可下调 TRPM8 通道蛋白。

二、五味的研究进展

(一)化学物质基础研究

中药的辛味与有机化合物种类存在着密切联系。有学者分析 64 种辛味中药的化学成分,发现辛味药中萜类和挥发油成分明显比其他化学成分多,两者的关联最大。对辛味药所含成分进行分析,发现其主要含有挥发油、生物碱及萜类;苦味药主要活性成分为生物碱、苷类;酸味药主要活性成分为有机酸,其次为鞣质;咸味药以无机盐为主,其次为氨基酸、蛋白质;甘味药有效成分以多糖、蛋白质、氨基酸等为主。

有学者通过对 35 种常用中药的无机元素含量进行测定,来探讨五味与无机元素的相关性。结果发现,甘味代表药甘草中锂含量高;酸涩味的山茱萸、石榴皮中钾含量高;辛味的桂枝、木香、红花等锰、镁含量高;苦味药黄连、黄柏、栀子等的铁含量高;而咸味药牡蛎中锌、铁、钠、铌、钼、铝、镉、钙、铅、钯、镍、钛、钴、锂、铬、硼、铋、铷、锗、锑、锆 21 种元素含量高。

(二)生物学效应研究

有学者通过实验研究来探讨中药五味与生物学反应的关系。《中华人民共和国药典》中具有降血压药理作用的 101 种植物中药中苦味者多,116 种具有抗真菌作用的植物中药中也是苦味者多。《抗癌中草药》中检索出治疗肺癌的 117 味中药及治疗大肠癌的 101 味中药偏苦者居多。还有学者研究 300 多种中药提取物对脂肪酸合酶(FAS)活性的抑制程度,发现酸味药的有效率为 50.0%,苦味药的有效率为 29.8%,甘味药的效率为 19.2%,辛味药的有效率为 24.1%,咸味药的有效率 20.0%,说明不同药味中药对 FAS 活性抑制程度是不同的。

三、归经的研究进展

归经理论对指导临床用药有重要指导意义。现代研究认为归经与中药有效成分在体内的分布、微量元素及受体等有密切关系。

(一)化学物质基础研究

有学者认为药物的归经是通过微量元素向病变部位的迁移、富集与亲和运动来表达的。补肾中药补骨脂、肉苁蓉、熟地黄、菟丝子等经测定含有较高的锌、锰络合物。锌、锰等微量元素与人体的生殖、发育具有密切关系,并在性腺、肾上腺、甲状腺、垂体等器官内富集,故认为含足量锌、锰是相关补肾中药归肾经的物质基础。对 180 多味中药的归经关系进行分析,归肝经的中药富含铁、锌、铜、锰,其中以铁、锌最为明显。而肝脏是微量元素铁、锌、铜、锰富集的地方,这些微量元素对造血、保肝、视力保护起着较大的作用,由此认为"肝藏血,开窍于目"的理论与中药的归经、微量元素的生物学作用较为一致。以氚(^{3}H)标记苋科植物牛膝的有效成分牛膝蜕皮甾酮,发现 ^{3}H- 牛膝蜕皮甾酮对器官组织选择性分布的特点与牛膝归经的脏腑络属关系基本一致。以 ^{3}H- 栀子苷为示踪剂,采用放射自显影及图像分析技术观察发现,栀子苷在肾、膀胱、肺、胆、肾上腺、肝、大肠、小肠、心脏和胃等器官分布较多,其分布情况与其络属关系基本一致。

采用数理统计学方法对 129 种归肺经中药的化学成分类别构成情况与其归经作用的关系进行研究。结果表明,归肺经中药中萜类化合物出现频数最高,其中又以三萜(尤其是五环三萜)最为多见;而且萜类化合物的出现频率随肺经中药归经数(除肺经外出现其他经)的增多而降低,有一定的特异性。此外,脂肪族、甾体、生物碱、黄酮类在归肺经中药中出现的频数也很高。

(二)生物学效应研究

有学者采用相关系数统计学方法,分析 32 种中药归经及其与药物体内代谢过程的关系,指出药物在相应脏腑或脏腑系统的血药浓度,直接反映了药物归经的基本情况,提出无论是药动学的总体情况还是吸收、分布、代谢、排泄各环节,均与该药的归经密切相关。

观察归脾经的党参、黄芪和主归肝经的天麻对脾虚模型大鼠血清 D- 木糖含量、骨骼肌 ATP 酶、乳酸脱氢酶(LDH)活性及神经内分泌免疫网络调控因子 P 物质含量等指标的不同影响,发现党参、黄芪归脾经与其对 NEI 网络中脑 - 肠轴 SP 调控影响有一定的相关性。在相关性分析中,只有当党参、黄芪合用时,脑 - 肠轴 VIP 才与血清 D- 木糖含量变化、肌酸激酶(CK)活性等表现出一定的相关性。

(三)微量元素及群子参数

有学者认为药物的归经是通过微量元素向病变部位的迁移、富集与亲和运动来实现的。对 180 余种中药的归经统计:归肝经中药富含铁、锌、铜、锰,以铁、锌最为明显,其对造血、保肝、视力有利。补肾中药补骨脂、肉苁蓉、熟地黄、菟丝子等含较多的锌、锰络合物,可促进人体生殖、发育,并在性腺、肾上腺、甲状腺、垂体等器官内富集,可能是补肾中药归肾经的物质基础。有学者用群子统计力学计算法从阴阳离子研究归经;也有通过分析生命体内动力学元素钾、钠、钙、镁、铁、锌、铜、锰等,得到人体各器官组织及中药生命动力元素分布的群子参数,找出两者之间的关系以判定归何经(适合微量元素是有效成分群的中药研究)。

(四)超分子印迹模板

有学者认为归经实质是基于人体巨复超分子主体"印迹模板"的通道结构。其机制是原中药主体"印迹模板"合成的客体成分群,经提取制备成制剂,经不同给药形式进入机体,能通过自组织、自组装、自识别及自复制与机体超分子主体产生作用,在宏观药效上表现为归经。

(五)受体学说

中药发挥作用的是其有效化学成分。其药效本质就是中药"活性物质群"对机体生物分子(受体、酶等)的多靶点、多途径、多效应作用,提出以受体作为靶点,从中药的生物效应入手,建立中药生物效应鉴定法,以阐明中药的作用靶点、作用机制、药效物质基础,优化剂型,提高疗效,实现中药质量和疗效的科学化、规范化评价。如槟榔所含槟榔碱作用于 M 胆碱受体,促进腺体分泌,增加胃肠平滑肌张力,促进肠蠕动,与槟榔归胃、大肠经,消积行气功效相关。可利用配体与受体(锁 - 钥)原理,采用计算机模拟,分子对接探讨归经。

四、升降浮沉的研究进展

升降浮沉药性是基于其他药性及功效,立足于作用趋向性特征加以高度概括出来的药性理论。其研究难以独立实现,通常与其他药性及功效结合关联研究。

(一) 性味与趋向

升浮药大多为辛、甘味,属温热性;沉降药多为酸、苦、咸味,属寒凉性。中药通过配伍可改变其升降之性。如补中益气汤对子宫脱垂有肯定的疗效,实验中观察到本方对离体或在体子宫及平滑肌均有兴奋作用,方中若去掉味辛升浮的升麻、柴胡,则作用减弱且不持久;单味升麻、柴胡不表现作用,但二药并用有显著的协同作用。

(二) 归经与趋向

有学者指出,入胃经中药以沉降作用为主,升浮作用居次要地位,数量也不少;入肾、肝经中药以沉降作用为主,升浮作用也不在少数;入脾经的中药具有升浮性质者占 58%,有沉降性质的中药占31.3%;入肺经的中药有升浮性质者占总数的 44.12%,具有沉降性质者占 54.15%,以沉降为主;入胆经中药以沉降作用为主,占药物总数的绝大部分;入大肠经中药以沉降作用为主,升浮作用居次要地位;入膀胱经的中药具有升浮性质的中药 14 味,占 34.1%;有沉降性质的占 63.4%,可见入膀胱的中药以沉降作用为主。

五、综合药性研究

(一) 中药药性系统的研究

1. 基于功效分类的药性整体研究　有学者以《临床中药学》(张廷模主编,中国中医药出版社2004 年出版)为蓝本,通过统计分析了 326 种常用中药功效与药性之间的关联性。发现大多数类别药物的功效与药性系统"四气 - 五味 - 归经 - 作用趋势"构架组合(3 种以上)间呈明显的特征和规律,如解表类药物有"辛 - 肺 - 升浮"药性系统基本规律,又因其影响的寒热病证不同,"辛 - 温 -肺 - 升浮"构架为发散风寒药的药性系统特征,"辛苦 - 寒凉 - 肺 - 浮"则属于发散风热药的特征。

也有学者基于"知识元语义分析"的新方法研究"药性 - 功效知识元"之间的关联规律,主张将"四气 - 五味 - 归经 - 功效"视作一个整体进行研究,先后报道了"五脏功效群"的"药性 - 功效知识元"之间的关联规律,单味药的药性组合与功效之间的关联性,以中药药性、功效知识元为基础探析中药复方的整体功效等。有学者尝试基于中药"性 - 效 - 证 - 症 - 病"知识元关联,探讨涩味、淡味的科学内涵。有学者采用聚类分析法,对清热解毒药的性、味、归经与功效进行关联分析,将中药性、味、归经和功效量化处理,用 SPSS12.0 统计软件对变量用系统聚类法进行分析,得出结论:清热解毒药主要针对归心、肺、肝、胃经的火热之证进行治疗。

2. "功效 - 药性"组合研究　有学者以《中华人民共和国药典》收载的中药及其药性、功效数据为基础,开展大量"功效 - 药性组合"研究。通过构建药性词表和功效词表,利用决策树学习算法,探讨中药功能与四气、功能与五味、功能与归经间的关系并进行研究,建立预测模型。根据相应模型,对缺失药性进行预测。以活血化瘀中药为研究载体,发掘以药效团为代表的物质基础共同属性与中药药性的内在相关性。

也有学者以《中药学》(高学敏主编,中国中医药出版社 2002 年出版)为蓝本,建立 466 味中药的药理作用和药性数据表,分析每味药的性味、归经与各药理作用之间的相关性。结果显示,与每个归经相关的药理作用均有多种,在不同归经间有交叉和重复,并有一定特异性,药理作用大多数与其经络、脏腑有一定的对应关系。研究四气五味与药理作用的关系也得到类似的结果,如寒性药解热、镇痛、抗菌、抗病毒等作用与寒性药物清热解毒的功能基本一致;辛味药发汗、镇痛、抗菌等作用与辛味"能行、能散"相符。有学者对 2005 年版《中华人民共和国药典》所载中药的药性与功能靶点数据进行整理,通过频数统计,分析四气、五味、归经的主要功能靶点,结果显示寒性的主要作用方式是"清""解",作用的主要功能靶点是"热""血";凉性为"清",作用于"热"证。

3. "性-味-归经"结合研究　有学者以杜仲、何首乌、海马、菟丝子四味甘温归肝肾经中药为示例药,以"甘,温,归肝、肾经"为主线,测定大鼠抓力,精囊腺指数,卵巢指数,子宫指数,血清肌酐(Cr)、尿酸(UR)、总磷(TP)、白蛋白(ALB)、谷草转氨酶(GOT)、谷丙转氨酶(GPT)水平。研究结果显示,杜仲、海马、菟丝子、何首乌四味中药能不同程度地改善肾阳虚证之腰膝酸软、畏寒肢冷、性欲减退、肾精亏虚等症状;何首乌、海马、菟丝子能在不同程度上改善血液流变学;四味中药均可不同程度补益肝肾以调理肝之疏泄,杜仲、海马可改善肾阳虚证之阳虚水泛。通过以上实验验证了"甘,温,归肝、肾经"中药对性激素致肾阳虚大鼠的作用规律。

4. 性味归经与趋向　对"性-味-归经"结合趋向性进行研究。如以《临床中药学》(张廷模主编,中国中医药社 2002 年出版)为蓝本,统计分析 326 种常用中药的功效分类与中药药性(性能)之间的关联性,发现解表类药物具有"辛-肺-升浮"药性系统基本规律;清热药具有"苦-寒-沉降"药性系统基本规律;泻下药中的攻下药和峻下药有"苦-寒-大肠-降"药性系统基本规律;平肝潜阳药有"咸-寒-肝-降",开窍药有"辛-温-心-浮";涌吐药有"苦-寒-胃-升"的药性系统基本规律。苦降泄,寒清泄,本身就体现沉降;辛散,辛开,温通,又与升浮紧密相关,可见四气、五味、归经、趋向性之间不可割裂。

5. "化学组分-性、味"研究　有学者提出中药性味以药物的化学成分作为物质基础,中药某一性味的功效可由特定化学成分或成分群体现,中药性味功效具有可拆分性及可组合性;五味主要与中药的具体功效相关,而四气主要与机体的能量代谢、物质代谢相联系。有研究通过药物对动物能量代谢、物质代谢的影响予以评价归属,阐明了麻黄和吴茱萸等药物辛味和苦味的物质基础,拆分出代表其不同性味的化学组分。研究证实麻黄的辛味具有温性,苦味物质基础具有凉(寒)性,其性味的精细结构为:辛温、苦凉(寒);而吴茱萸的辛味与苦味均具有温性,其性味的精细结构为:苦温、辛温,其辛味组分和苦味组分分别可代替经方"左金丸"和"吴茱萸汤"中的吴茱萸原药材,起到相应的配伍作用。

(二)"气-味-效"结合的三维研究

有学者以《神农本草经》中 365 种中药性味及药性记载为数据源,在建立"气-味-效"三维数据立方体的基础上,运用关联规则挖掘中的 Apriori 算法寻找"气-味-效"三者之间的频繁模式和强关联规则。结果提示,不同药物通过不同的功效与特定的寒热药性、特定的五味相关联。表达平性的药物功效多为补益作用,如养精神、安魂魄等;表达寒性的药物一般与热病或水液代谢相关;表达苦味的功效群多与热病、水液代谢或留滞结固的治疗相关;表达辛味特性的功效群多与治疗气机不畅疾病、祛除风邪有关;表达甘味特性的功效群与表达平性类似,基本为补益功效群;同时,也发现许多气味组合(如甘温、甘微温、甘平、酸平等)均表现出轻身延年的作用倾向。

六、药性研究的新思路和新方法

(一)药性研究思路的创新

在前期研究基础上,许多学者注意到中药药性与化学物质基础和生物学表征两方面的相关性,提出新的药性构成理念。

1. 基于中药自然属性的药性研究思路　有学者提出,中药药性包括自然属性和效应属性两方面。其中,自然属性是指药物的形、色、质以及所含的化学成分等,是效应属性产生的基础;效应属性指中药的性能,即传统认识的四气、五味、归经等,是药物自然属性作用于机体状态后所产生效应的高度概括。在此基础上提出基于植物亲缘关系的中药药性研究思路,认为植物的亲缘关系是植物类群的自然演化关系,在一定程度上反映了药用植物的生物学本质。所以,在植物科属分类单元内,以具有相同药性的药物为研究对象,首先寻求共性药理活性,接着分析与药性相关的化学成分,进而揭示"中药药性 - 药理作用 - 化学成分"之间的关联规律。

2. 基于"性 - 效 - 物质三元论"的寒热药性研究思路　有学者提出"性 - 效 - 物质三元论"假说,认为中药的药性是其客观存在性的主观反映,构成中药四性理论的 3 个核心元素是药性、物质和功效,表征中药四性理论的基本要素是成分要素、功效要素、性状要素和经验要素,判定和认知中药寒热温凉的现代标准与规范是标识要素量、阈区的差异以及标识要素关联度的差异;并通过多学科结合开展药性 - 物质、物质 - 药效、药效 - 药性的相关性研究,建立中药四性数据汇聚与分析平台,揭示中药药性理论的科学性。

3. 基于中药性味拆分的组分性味研究思路　性味拆分是指将中药性味拆分为组分性味,药性是按组分性味进行的配伍组方。研究方法是以特定药味的功效为配伍目的,用性味明确的组分代替方剂中原药物,考察其是否能代表原有的配伍作用,验证组分的性味归属,同时阐明特定性味的科学内涵。

4. 基于"药性构成三要素"的研究思路　有学者遵循中药临床特点和药性发生学原理,提出"药性构成三要素"假说,认为构成药性的三个要素是化学成分、机体状态和生物学效应,而药性是"药物成分作用于特定状态的机体,所发生的复杂的、多层次的生物学正 - 负效应的综合表达",通过"三要素简要、规约化地表述了中药药性构成特点"。其中,化学成分是药物作用的物质基础,机体是药物发挥作用的载体,是功效产出的依托,生物学效应是药物作用于机体后的综合表现。三者结合,整体、动态、全面地阐述了中药药性的实质和内涵,并构建了有效的"三要素"数理分析模式,实现对寒热药性的表征及分析。

5. 基于功效分类的药性整体研究思路　有学者认为中药的性能(四气五味、升降浮沉、归经)与功效、应用、禁忌等共同构成了一个有机的药性系统,而中药药性理论的研究不能单纯采用一种性能加以判断,而应当是对各种性能的综合认识;倡导"药性整体"学术观,认为"四性 - 五味 - 归经 - 升降浮沉"是从不同角度高度概括药物功用特点的"药性整体",并非孤立存在,其中"药味是基础""归经是核心""寒热药性是关键";并主张按照中药功效分类研究中药药性理论,尤其应重视各性能之间、性能与病证及药效之间的有机联系。其他一些学者也强调在"性、味结合归经"层面研究中药药性,提出以药理学方法(不同层面、不同状态)为主,首先以温、凉代表药为例,采用药理与化学密切结合的方法进行整体研究,建立中药药性学。还有一些学者也提出基于中药药理作用的中药药性理论研究,认为中药药性、药理作用与临床应用三方面有密切联系,应当综合考虑。

6. 基于超分子"印迹模板"研究药性　有学者对中药五味体内外各成分群超分子"印迹模板"特征、作用规律及其网络药理学的定性定量开展研究,建立"中药成分群 - 味蕾超分子孔穴结构 - 经络脏腑孔穴"关联研究方法,宏观与微观相结合研究中药五味,并与归经关联研究。

(二) 药性研究新方法

随着研究的不断深入,许多新技术、新方法被引入到药性研究中,为中药药性研究提供了全新的视角和方法学支持。

1. 实验研究平台　建立"动物温度趋向行为学智能监测系统"和微量量热法,评价中药寒热药性生物学差异分析方法和模型,在一定程度上揭示了中药寒热药性差异的客观存在性。

2. 信息学平台　通过建立表示双向调节和动态平衡特征的三阴三阳系统模型,研究组分药性;构建了中药药性与功效的语义数据库。还有学者建立了基于药性位势模型与功效知识元网格的中药药性模型化表征方法。

3. 构建认知模式 从认知科学角度,依据中药临床应用特点,梳理药性认知全过程的诸要素,提出了基于化学成分、机体状态、生物效应的"三要素"药性认知模式。采用"还原整合,合纵连横"的研究方法,从"假说提出 - 要素拆分 - 信息整合 - 假说修订 - 概念形成"全面解读药性,形成符合中医药理论特点的药性认知模式,凝练出"药性是药物作为始动因素的,在特定机体状态下发生的复杂、多层次的正 - 负生物效应的综合表达"的科学认识。

4. 系统生物学研究模式 从系统生物学角度,采用代谢组学方法研究中药药性理论的新思路,以"证"的生物标志物及其变化规律为切入点,通过机体代谢后生物小分子的变化规律来表征传统中药性味本质;通过研究"药性 - 功能知识元"之间的内在关联规律,从而探析性能与功效的科学内涵,体现了中医药基础理论思维方式,以还原药性理论本质。

●(张 冰)

附录二　历代代表本草著作简表

代表本草专著	成书年代	作者	主要学术成就	
			载药 / 种	构架与特色
《神农本草经》	东汉末年(约公元200年)	集体创作,假托神农	365	是我国现存最早的药学专著;按上、中、下三品分类;序录载四气五味、有毒无毒、七情配伍、君臣佐使等理论及用药原则,奠定了中药学理论基础;多数药物功用记载翔实、验之有效;萌芽炼丹术等
《吴普本草》	3世纪 / 三国时期	吴普	231（校本）	集录神农、黄帝、岐伯、雷公、桐君、扁鹊、季氏、《一经》医和等9家之论,汇总魏以前药性研究,关注药性、药效,注重临床实践;并丰富了当时和后世药物学和植物学内容
《本草经集注》	约公元500年 / 梁代	陶弘景	730	集成《名医别录》与《神农本草经》,合为7卷,首创自然属性分类,每类中又分三品;创"诸病通用药",如治黄疸通用药有茵陈、栀子等;记述各药产地、采集、炮制、用量、服法、真伪等与疗效的关系;奠定了综合性本草的编写模式
《雷公炮炙论》	公元588年 / 南北朝刘宋	雷敩	300	是我国最早的炮制学专著,全书分3卷,称制药为修事、修治、修合等;记述净选、粉碎、切制、干燥、水制、火制、加辅料制、制霜、制膏等炮制方法;对后世影响极大,是我国最早的炮制学专著,奠定了中药炮制学学科分类的基础
《新修本草》	公元659年 / 唐显庆四年	李勣、苏敬等23人	850	长孙无忌领衔,李勣、苏敬等23人编撰而成;是我国乃至世界上最早的一部药典;开创图文对照编撰先例,共计54卷,本草20卷、目录2卷、药图25卷、图经7卷,并含部分外来药;"普颁天下,营求药物,羽毛鳞介,无远不臻";"详探秘要,博综方术",集唐以前药学之大成
《本草拾遗》	公元739年 / 唐开元二十七年	陈藏器	712	由序录1卷、拾遗6卷、解纷3卷,共10卷组成;提出宣、通、补、泻、滑、涩、轻、重、燥、湿用药10类,是中药功效分类及治法的发端;李时珍评价:"其所著述,博极群书,精核物类,订绳谬误,搜罗幽隐……"

代表本草专著	成书年代	作者	主要学术成就	
			载药/种	构架与特色
《食疗本草》	公元 741 年 / 唐开元二十九年	孟诜	260	是第一部食疗专著,记载有常见食物的食性,食忌,食宜与食方;正文述功效、禁忌及单方,部分论及形态、修治、产地等;首载菠薐、胡荽、莙荙、鳜鱼等食蔬,以动物脏器疗法与藻菌类食疗作用引人注目
《药性论》	唐代 / 不详	甄权	256	从诸本草佚文 403 条,分 4 卷,按《新修本草》药物目次编排;各药含正名,性味,君、臣、佐、使,禁忌,功效主治,炮炙制剂及附方;重点阐释性能,详尽描述君、臣、佐、使及禁忌等;君药 76 味,臣药 72 味,使药 108 味
《海药本草》	公元907—925 年 / 唐末五代	李珣	131	共 6 卷,是研究岭南和海外香药的专著,多数药物从海外传入或从海外移植到中国南方,介绍外来药知识和补遗中国本草著作;记载对药物的气味和主治新发现,修正既往本草中的错误;拓展"相恶相使"药对,如补骨脂恶甘草等
《蜀本草》	公元 935—960 年 / 唐末五代	韩保昇	915	共 20 卷,在《新修本草》基础上重新增补扩大而成,增补注释,尤其是对药物图形的解说,更详于以前的本草;原本已散佚,但后人编本草专著时常引用该书
《日华子本草》	约唐末五代 / 不详	浙江四明人,姓氏不详	600 余	全名《日华子诸家本草》,又称《日华本草》和《大明本草》,集诸家本草,结合当时常用药物编撰而成;丰富了七情"相恶相反"药对的内容,发展老药新用途,重新赋予部分药物的药性,对药用植物生长状态记载较翔实
《开宝本草》	公元 973 年 / 宋开宝六年	刘翰、马志等	983	共 20 卷,新增 133 种;详校《新修本草》《蜀本草》,参以《本草拾遗》,"刊正别名,增益品目"而成,又称《开宝新详定本草》;翌年又重修增加品种,订正分类,名《开宝重定本草》;其内容可见于《证类本草》《本草纲目》
《嘉祐补注本草》	公元 1060 年 / 宋嘉祐五年	掌禹锡、林亿、苏颂等	1 082	以《开宝重定本草》为蓝本,参以诸家本草及经史百家所载的药学知识,并搜罗为当时医家所常用而未载于本草的药物,新增 99 种,对药物逐一考释校注,并以 15 条凡例严格规范补注,共 21 卷
《本草图经》	公元 1061 年 / 宋嘉祐六年	苏颂	780,图933	又称《图经本草》,因唐《新修本草》中"图经"和"药图"已散佚,加之新药品种日益增多,真伪难辨,当时政府下令,将各地所产药物一律绘图,成为我国现存最早的由政府组织编绘的刻板本草图谱;其遵古不泥,理性传承,去伪补缺,科学求实;并注重民生和用药安全
《经史证类备急本草》/《证类本草》	公元 1082 年 / 宋元丰五年	唐慎微	1746	引《嘉祐本草》《本草图经》内容,载图 933 幅,补 280 余种药炮制法,载方 3 000 余首;图文并茂、方药兼收;收集本草、方书、经史、笔记、地志、诗赋、佛书、道藏等多种资料,有极高的学术价值和文价值,集宋以前本草学之大成
《本草衍义》	公元 1116 年 / 宋政和六年	寇宗奭	470	共 20 卷,补充本草所载药物的功用、效验,并鉴别品种;强调按年龄老少,体质强弱,疾病新久等确定药量;是较早、较系统地运用性味、归经等药性理论阐释药效的代表著作;倡"四气"改为"四性",并指出"入腹则知其性"认知观

续表

代表本草专著	成书年代	作者	主要学术成就	
			载药/种	构架与特色
《珍珠囊》	公元1186年/金大定二十六年	张元素	100	重视药物的气味、升降浮沉、归经、补泻药性理论;首次将归经学说系统化、具体化,开拓了临床用药思路;阐发引经理论、疮家用药规律、药物相反等,其学术成就被李时珍赞誉;初步构建了法象药理的认知模式
《汤液本草》	公元1280年/元十七年	王好古	242	共6卷,卷一、二为药性总论,强调"五脏苦欲补泻药味""脏腑泻火药",次引"东垣先生药类法象"和"东垣先生用药心法",后为"海藏老人汤液本草",引《黄帝内经》理论,补充发展了张元素、李东垣的学术思想;综合金元时期法象药理学说的成就,以实用为主旨,有重要的参考价值
《饮膳正要》	公元1330年/元天历三年	忽思慧	230	是中国古代第一部也是世界上最早的较系统的饮食卫生和营养保健专书,也是有价值的古代食谱;其注重食品性味与调养作用,并含妊娠食忌、乳母食忌、饮酒避忌等;强调保养守中,饮食有节,养生有道,宜忌为要,食物之味,不可偏颇
《本草衍义补遗》	公元1358年/元至正十八年	朱丹溪	153	从增补开拓药物主治范围、纠正辨析药物舛误、评价解析药物特性3方面,充实了《本草衍义》的内容;对五行归属、气味归经、升降浮沉等方面进行了阐发,较之其他本草,见解独到;详论药理,药材鉴别,详略得当,多有发挥
《本草发挥》	公元1368年/明洪武元年	徐彦纯	270	共4卷,卷一至卷三按自然属性分为10类;各药项下简述性味归经功用,录用金元医家著述阐发、分析;卷四论述药性,基于《黄帝内经》理论,围绕气味厚薄、归经、制方用药等,阐发个人观点,发挥较多
《救荒本草》	公元1406年/明永乐四年	朱橚	414	是一部介绍地方性药食两用、救荒为主的植物学著作;分上、下卷,录旧本草者138种,新增276种;按部编目分为草类、木类、米谷类、果类、菜类;又按可食部位于各部项下分叶、根、实可食等;并载须加工才能食用的有毒植物,以便荒年时充饥;尚附图描述形态、生长环境及加工处理烹调方法等
《滇南本草》	公元1436—1449年/明正统年间	兰茂	280/版本不同载药各异	记述以云南为主体的西南高原地区药物,是我国第一部地方本草专著;共3卷,考察草本生长环境,绘图,辨识药材的气味色性等属性;涉猎云南地区及许多少数民族医药知识,结合汉族医药实例,记载不少用药经验及民间秘方;收载《本草纲目》中未载药物,被奉为"滇中至宝"
《本草品汇精要》	公元1505年/明弘治十八年	刘文泰	1815	共42卷,是明代宫廷奉诏修撰的一部官修本草,也是现存一部大型本草学彩绘典籍;所录药目主要取材于《神农本草经》《名医别录》《本草拾遗》及唐、宋本草,按自然属性分为10部;其分项精确,叙述简明,对多学科领域均有学术研究价值

续表

代表本草专著	成书年代	作者	主要学术成就	
			载药/种	构架与特色
《本草蒙筌》	公元 1565 年 / 明嘉靖四十四年	陈嘉谟	742	在《本草集要》基础上，吸取诸家之长加以修订，共 12 卷；对药物的产地、真假鉴别、炮制、性味理论等项有不少独到见解，是一部偏重生药研究的本草著作，对生药学发展做出了较大贡献；按语讨论辨证用药，理论实践结合，颇具心得
《本草纲目》	公元 1578 年 / 明万历六年	李时珍	1892	"振纲分目""纲目分明"，分 52 卷，16 部(纲)，共 60 类(目)；载药 1 892 种(新药 370 余)，附方 11 096 首，附图 1 160 幅；先列实物图谱，次序"百病主治药"，后依纲分目叙述各药，含"释名""集解"(含产地、形态和采集)、气味、主治、修治、发明(解析药物性味功用)、正讹、附方等项；内容丰富，项目齐全，是一部伟大的划时代药学巨著，总结了 16 世纪前我国用药经验和知识；翻译成多国文字传至海外，对世界各自然学科领域产生了重大的影响
《本草汇言》	公元 1624 年 / 明天启四年	倪朱谟	608	共 15 卷，汇集明以前 40 余种本草著作及 148 名明代医药家的药论或方剂编成，附图 530 余幅；载方"必见诸古本有据，时贤有验者，方敢信从"，对荒诞之谈能误人性命者，一概弃之不录；丰富了中医临床用药和药性理论，极具参考价值
《本草正》	公元 1624 年 / 明天启四年	张景岳	300	共 2 卷，仿《本草纲目》分 14 部，次第介绍药物的别名、性味厚薄主要功效与机制、临床运用范围、注意事项等；论药条理清晰，相似药物功效比较、药物配伍等阐析甚明；尤擅用熟地黄，论其功治配伍、炮制等，见解独到；将人参、熟地黄、附子、大黄命为药之"四维"以扶阳救阴
《神农本草经疏》	公元 1625 年 / 明天启五年	缪希雍	495	共 30 卷，收录《神农本草经》和部分《证类本草》药物，用注疏方式加以发挥，并各附主治参互及简误二项，考证药效及处方、宜忌等；各卷编排次序与《证类本草》同；补遗药品 27 种，征引本草文献广博；阐释临床用药之理，内容精要
《本草崇原》	公元 1663 年 / 清康熙二年	张志聪	289	共 3 卷，摘录《本草纲目》中《神农本草经》药 233 味(另附 56 种)，作"崇原"之论；序言"诠释《本经》阐明药性，端本五运六气之理，解释详备"；按《神农本草经》三品分类，依据性味、生成、阴阳五行属性、形色等层次分述，结合主治，阐明功效
《本草新编》	公元 1691 年 / 清康熙三十年	陈士铎	272	共 5 卷，卷一至五，以药名为纲，对各药均先述功效于前，继发尚论于后，论述药物性味、归经、功效、主治；其以阐释寒热、升降药性理论著称，从医理、有见解；重视养阴与温补，切中于临床，实用价值高
《本草备要》	公元 1683 年 / 清康熙初年；修订于 1694 年	汪昂	478	首创"先言功效，后列主治"编撰体例，以"功用"统摄"主治"；按自然属性分 8 部，每药项下论性味归经、功用主治、品种形态、加工炮制等，博采众长阐发药物功效，用法翔实，实用易懂，颇受初学者欢迎；后世增附药图 400 余幅

续表

代表本草专著	成书年代	作者	主要学术成就	
			载药/种	构架与特色
《本经逢原》	公元 1695 年 / 清 康熙三十四年	张璐	784	共 4 卷,开创清代注解本草类专著的先河;仿《本草纲目》分 32 部,每种药首记性味、功治,或兼述产地、炮制、鉴别等,次述《神农本草经》原文,非《神农本草经》药直述其功用主治;专论药物性效及临床应用,附个人见解、用药经验,指正不当
《神农本草经百种录》	公元 1736 年 / 清 乾隆元年	徐灵胎	100	取《神农本草经》常用药 100 种,是注疏、阐发药性机制与用药规律的临床指导著作,篇幅虽短,但蕴奥甚深;倡学医必溯本知源,备列经文,推阐主治之义,于诸家之中最有启发之功;"凡所笺释,多有精意",临床实用,论理精辟
《本草从新》	公元 1757 年 / 清 乾隆二十二年	吴仪洛	720	重订、补充了《本草备要》,共 18 卷;每药论性味、主治、功用、辨伪、修治等;结合自身经验,总结历代医家临床应用;比较同一药物不同品种的力量厚薄,性味优劣,功效差异;新增冬虫夏草、太子参、党参、西洋参等
《得配本草》	公元 1761 年 / 清 乾隆二十六年	严西亭、施澹宁、洪缉庵	647	是论述药物配伍的专注,共 10 卷,以《本草纲目》分类方式共分 25 部;卷末附奇经药考,列入奇经八脉药 43 种;每药先标"畏恶反使",次列性味、主治;强调配伍、炮制改变归经和药性;重视药物偏性对人体的伤害及临床安全用药
《本草纲目拾遗》	公元 1765 年 / 清 乾隆三十年	赵学敏	921	共 10 卷,新增《本草纲目》未载药物 716 种,冠古代本草新增药物之最;多数系民间有效常用药,亦含外来药;补充《本草纲目》所载药物备而不详,订正错误;增藤、花两类,将"金石"分为两部;完成了本草学第六次总结
《本草求真》	公元 1769 年 / 清 乾隆三十四年	黄宫绣	520	共 10 卷,附图 244 幅;药物分为补剂、涩剂、散剂、泻剂、血剂和杂剂 6 类;将药理、药效与形性及临床实践结合,言简意赅,新见独到;又按脏腑、六淫病因辨证用药,以理议药,传承、纠错,对临床辨证用药有指导价值,是一部功效分类较完善的临床药学专著
《要药分剂》	公元 1773 年 / 清 乾隆三十八年	沈金鳌	420	共 10 卷,按《本草拾遗》宣、通、补、泻、滑、涩、轻、重、燥、湿十剂分类;各药先述性味及畏恶,其后按主治、归经、前论、禁忌、炮制等分述;首次规范使用"归经"药性,将走经、行经、入经提法统摄其中;加按阐释个人见解
《本草害利》	公元 1862 年 / 清 同治元年	凌奂	300 余	以主治脏腑病变为纲,药性补泻凉温为目,再以猛将、次将区分药力强弱;每药首论药害,再论药利,详述产地、性状、炮制方法;阐释药性,见解独到;强调辨证,趋利避害;合理配伍,因证炮制;应用对比,鉴别异同
《医学衷中参西录》	公元 1909 年	张锡纯	常用中药 87,附西药 45	中西医学汇通,师古不泥古,参西不背中;重视基础理论,试图互证脏象学说与解剖生理;注重观察记述病情,建立病历;诸病治法,联系实际;载方 174 首,不少为独创;以性能阐释 79 种药物作用原理,见解独到

续表

代表本草专著	成书年代	作者	主要学术成就	
			载药/种	构架与特色
《本草正义》	公元 1914 年	张山雷	285	是中国近代史上第一部中药学教材,分 7 类,每种药首论《神农本草经》和《名医别录》,继述正义、广义、发明、正讹、纠谬、存疑、禁忌、考证等名目,博采诸家论述各药性味、功用、主治、炮制、用法及宜忌等,详加考订,又旁抒己见,融入经验而成,具有较高的学术价值;尤对炮制性效认知颇具心得
《增订伪药条辨》	公元 1928 年	曹炳章	110	是专论药物真伪优劣鉴别的专著,共 4 卷,分山草、芳草、隰草、毒草、木、石、虫介、兽 8 部,较准确地表述药品鉴别、采集、炮制等内容
《中华本草》	公元 1999 年	国家中医药管理局主持编写	8 980	共 35 卷,前 30 卷载药 8980 味,后有"民族药卷"5 卷,并配插图;涉及中医药多学科领域知识,内容丰富翔实,项目全面,旧识新知,兼贯博通,揭示了本草学发展轨迹;是一部集我国中医药界集体智慧,多学科协作完成的综合性中药学巨著;收载药物品种最多、检索功能最全的划时代的药物学巨著,是一部反映 20 世纪以来我国中医药发展水平的传世之作

●（周　昕）

❖❖❖ 主要参考文献 ❖❖❖

［1］唐慎微.重修政和经史证类备用本草［M］.2 版.北京：人民卫生出版社，1982.

［2］刘文泰.本草品汇精要［M］.北京：人民卫生出版社，1982.

［3］陈嘉谟.本草蒙筌［M］.王淑民，陈湘萍，周超凡，点校.北京：人民卫生出版社，1988.

［4］国家中医药管理局《中华本草》编委会.中华本草［M］.上海：上海科学技术出版社，1999.

［5］张廷模.临床中药学［M］.北京：中国中医药出版社，2004.

［6］李时珍.本草纲目［M］.校点本.2 版.王育杰，整理.北京：人民卫生出版社，2004.

［7］张介宾.景岳全书［M］.李继明，王大淳，整理.北京：人民卫生出版社，2007.

［8］黄宫绣.本草求真［M］.王淑民，校注.北京：中国中医药出版社，2008.

［9］高学敏.中药学［M］.北京：中国中医药出版社，2010.

［10］国家药典委员会.中华人民共和国药典［M］.2020 年版一部.北京：中国医药科技出版社，2020.

［11］国家药品监督管理局执业药师资格认证中心.2020 国家执业药师职业资格考试指南中药学专业知识（二）
［M］.8 版.北京：中国医药科技出版社，2020.

［12］严永清，吴建新.药物的辛味与归经、作用及化学成分的关系［J］.中药通报，1987，12（1）：53-56.

［13］梁月华，王晶，谢竹藩.寒凉药与温热药对交感神经肾上腺及代谢机能的影响［J］.北京医科大学学报（医学版），1987，19（1）：54-56.

［14］谢宗万.应用中药品种理论，迎接中药质量新世纪［J］.中药研究与信息，1999（1）：22-23.

［15］杨文珍，韩霞.中药四气的现代药理作用［J］.中医药研究，2002，18（4）：50-51.

［16］臧梓因.中药化学成分与其药性关系浅析［J］.中国中医药信息杂志，2003，10（11）：75.

［17］刘群，杨晓农.中药四气五味的现代认识［J］.西南民族大学学报（自然科学版），2006，32（5）：981-985.

［18］王振国，王鹏，欧阳兵.关于中药四性物质基础研究技术路线的讨论［J］.浙江中医药大学学报，2006，30（2）：143-146.

［19］陈素红，吕圭源."性、味结合归经"层面研究中药药性［J］.中药药理与临床，2008，24（4）：58-62.

［20］王建，付勇，姚洪武，等.中药功效分类与药性系统间的内在规律研究［J］.时珍国医国药，2008，19（12）：2889-2891.

［21］周福生，赖小平，许仕杰，等.中药药性理论模型化表征方法研究思路［J］.世界科学技术——中医药现代化，2009，11（2）：229-233.

［22］赵海平，赵艳玲，王伽伯，等.基于冷热板示差法的中药大黄和附子寒热药性差异的表征［J］.中国科学（C 辑：生命科学），2009，39（8）：808.

［23］游章才，周福生，陈冠林，等.基于中药"性-效-证-症-病"知识元关联探讨"涩味"的内涵［J］.四川中医，2010，28（8）：54-57.

［24］匡海学，王艳宏，王秋红，等.基于中药性味可拆分性和可组合性的中药性味理论研究新模式［J］.世界科学技术——中医药现代化，2011，13（1）：25-29.

［25］黄璐琦.论中药药性理论的研究方向［J］.中药与临床，2011，2（2）：1-3.

［26］金锐，张冰，刘小青，等.基于药性构成"三要素"数理分析模式的中药寒热药性生物学表征差异研究［J］.中西

医结合学报,2011,9(7):715-724.

［27］贺福元,邓凯文,杨岩涛,等.基于超分子化学的中药药性理论研究方法探讨(1)——中药归经［J］.中国中医药杂志,2015,40(8):1624-1629.

［28］李文兰,张秀丽,隋峰,等.中药性味理论的现代研究进展［J］.中国实验方剂学杂志,2015,21(12):227-229.

［29］郭慧,崔扬,王秋红,等.代谢组学技术在中药药性理论研究中的应用概述［J］.中草药,2016,47(3):363-368.

［30］贺鹏,李海英,樊启猛,等.超分子"印迹模板"理论解析中药五味［J］.中草药,2019,50(12):2763-2770.

❖❖❖ 索　引 ❖❖❖

中药中文名称索引

中药拉丁学名索引

复习思考题
答案要点

模拟试卷